中华医学
百科全书

基础医学

医学教育学

国家出版基金项目
NATIONAL PUBLICATION FOUNDATION

中国协和医科大学出版社

图书在版编目 (CIP) 数据

医学教育学／孟群主编 . —北京：中国协和医科大学出版社，2018.5
（中华医学百科全书）

ISBN 978-7-5679-1036-2

Ⅰ . ①医… Ⅱ . ①孟… Ⅲ . ①医学教育 Ⅳ . ① R-4

中国版本图书馆 CIP 数据核字 (2018) 第 055419 号

中华医学百科全书·医学教育学

主　　编：	孟　群	
编　　审：	解江林　彭南燕	
责任编辑：	郭广亮	

出版发行：**中国协和医科大学出版社**
　　　　　（北京东单三条九号　邮编 100730　电话 010-6526 0431）

网　　址：www.pumcp.com

经　　销：新华书店总店北京发行所

印　　刷：北京雅昌艺术印刷有限公司

开　　本：889×1230　1/16 开

印　　张：19.25

字　　数：450 千字

版　　次：2018 年 5 月第 1 版

印　　次：2018 年 5 月第 1 次印刷

定　　价：230.00 元

ISBN 978-7-5679-1036-2

《中华医学百科全书》编纂委员会

总顾问　吴阶平　韩启德　桑国卫

总指导　陈　竺

总主编　刘德培

副总主编　曹雪涛　李立明　曾益新

编纂委员（以姓氏笔画为序）

B·吉格木德	丁　洁	丁　樱	丁安伟	于中麟	于布为
于学忠	万经海	马　军	马　骁	马　静	马　融	马中立
马安宁	马建辉	马烈光	马绪臣	王　伟	王　辰	王　政
王　恒	王　硕	王　舒	王　键	王一飞	王一镗	王士贞
王卫平	王长振	王文全	王心如	王生田	王立祥	王兰兰
王汉明	王永安	王永炎	王华兰	王成锋	王延光	王旭东
王军志	王声湧	王坚成	王良录	王拥军	王茂斌	王松灵
王明荣	王明贵	王宝玺	王诗忠	王建中	王建业	王建军
王建祥	王临虹	王贵强	王美青	王晓民	王晓良	王鸿利
王维林	王琳芳	王喜军	王道全	王德文	王德群	
木塔力甫·艾力阿吉	尤启冬	戈　烽	牛　侨	毛秉智	毛常学
乌　兰	文卫平	文历阳	文爱东	方以群	尹　佳	孔北华
孔令义	孔维佳	邓文龙	邓家刚	书　亭	毋福海	艾措千
艾儒棣	石　岩	石远凯	石学敏	石建功	布仁达来	占　堆
卢志平	卢祖洵	叶　桦	叶冬青	叶常青	叶章群	申昆玲
申春悌	田景振	田嘉禾	史录文	代　涛	代华平	白春学
白慧良	丛　斌	丛亚丽	包怀恩	包金山	冯卫生	冯学山
冯希平	边旭明	边振甲	匡海学	邢小平	达万明	达庆东
成　军	成翼娟	师英强	吐尔洪·艾买尔	吕时铭	吕爱平
朱　珠	朱万孚	朱立国	朱华栋	朱宗涵	朱建平	朱晓东
朱祥成	乔延江	伍瑞昌	任　华	华　伟	伊河山·伊明
向　阳	多　杰	邬堂春	庄　辉	庄志雄	刘　平	刘　进
刘　玮	刘　蓬	刘大为	刘小林	刘中民	刘玉清	刘尔翔
刘训红	刘永锋	刘吉开	刘伏友	刘芝华	刘华平	刘华生
刘志刚	刘克良	刘更生	刘迎龙	刘建勋	刘胡波	刘树民
刘昭纯	刘俊涛	刘洪涛	刘献祥	刘嘉瀛	刘德培	闫永平

米 玛	许 媛	许腊英	那彦群	阮长耿	阮时宝	孙 宁
孙 光	孙 皎	孙 锟	孙长颢	孙少宣	孙立忠	孙则禹
孙秀梅	孙建中	孙建方	孙贵范	孙海晨	孙景工	孙颖浩
孙慕义	严世芸	苏 川	苏 旭	苏荣扎布	杜元灏	杜文东
杜治政	杜惠兰	李 龙	李 飞	李 东	李 宁	李 刚
李 丽	李 波	李 勇	李 桦	李 鲁	李 磊	李 燕
李 冀	李大魁	李云庆	李太生	李曰庆	李玉珍	李世荣
李立明	李永哲	李志平	李连达	李灿东	李君文	李劲松
李其忠	李若瑜	李松林	李泽坚	李宝馨	李建勇	李映兰
李莹辉	李继承	李森恺	李曙光	杨 凯	杨 恬	杨 健
杨化新	杨文英	杨世民	杨世林	杨伟文	杨克敌	杨国山
杨宝峰	杨炳友	杨晓明	杨跃进	杨腊虎	杨瑞馥	杨慧霞
励建安	连建伟	肖 波	肖 南	肖永庆	肖海峰	肖培根
肖鲁伟	吴 东	吴 江	吴 明	吴 信	吴令英	吴立玲
吴欣娟	吴勉华	吴爱勤	吴群红	吴德沛	邱建华	邱贵兴
邱海波	邱蔚六	何 维	何 勤	何方方	何绍衡	何春涤
何裕民	余争平	余新忠	狄 文	冷希圣	汪 海	汪受传
沈 岩	沈 岳	沈 敏	沈 铿	沈卫峰	沈心亮	沈华浩
沈俊良	宋国维	张 泓	张 学	张 亮	张 强	张 霆
张 澍	张大庆	张为远	张世民	张志愿	张丽霞	张伯礼
张宏誉	张劲松	张奉春	张宝仁	张宇鹏	张建中	张建宁
张承芬	张琴明	张富强	张新庆	张潍平	张德芹	张燕生
陆 华	陆付耳	陆伟跃	陆静波	阿不都热依木·卡地尔		陈 文
陈 杰	陈 实	陈 洪	陈 琪	陈 楠	陈 薇	陈士林
陈大为	陈文祥	陈代杰	陈红风	陈尧忠	陈志南	陈志强
陈规化	陈国良	陈佩仪	陈家旭	陈智轩	陈锦秀	陈誉华
邵 蓉	邵荣光	武志昂	其仁旺其格	范 明	范炳华	林三仁
林久祥	林子强	林江涛	林曙光	杭太俊	欧阳靖宇	尚 红
果德安	明根巴雅尔	易定华	易著文	罗 力	罗 毅	罗小平
罗长坤	罗永昌	罗颂平	帕尔哈提·克力木			
帕塔尔·买合木提·吐尔根			图门巴雅尔	岳建民	金 玉	金 奇
金少鸿	金伯泉	金季玲	金征宇	金银龙	金惠铭	郁 琦
周 兵	周 林	周永学	周光炎	周灿全	周良辅	周纯武
周学东	周宗灿	周定标	周宜开	周建平	周建新	周荣斌
周福成	郑一宁	郑家伟	郑志忠	郑金福	郑法雷	郑建全
郑洪新	郎景和	房 敏	孟 群	孟庆跃	孟静岩	赵 平

赵　群　　赵子琴　　赵中振　　赵文海　　赵玉沛　　赵正言　　赵永强
赵志河　　赵彤言　　赵明杰　　赵明辉　　赵耐青　　赵继宗　　赵铱民
郝　模　　郝小江　　郝传明　　郝晓柯　　胡　志　　胡大一　　胡文东
胡向军　　胡国华　　胡昌勤　　胡晓峰　　胡盛寿　　胡德瑜　　柯　杨
查　干　　柏树令　　柳长华　　钟翠平　　钟赣生　　香多·李先加
段　涛　　段金廒　　段俊国　　侯一平　　侯金林　　侯春林　　俞光岩
俞梦孙　　俞景茂　　饶克勤　　姜小鹰　　姜玉新　　姜廷良　　姜国华
姜柏生　　姜德友　　洪　两　　洪　震　　洪秀华　　洪建国　　祝庆余
祝蔯晨　　姚永杰　　姚祝军　　秦　川　　袁文俊　　袁永贵　　都晓伟
晋红中　　粟占国　　贾　波　　贾建平　　贾继东　　夏照帆　　夏慧敏
柴光军　　柴家科　　钱传云　　钱忠直　　钱家鸣　　钱焕文　　倪　鑫
倪　健　　徐　军　　徐　晨　　徐永健　　徐志云　　徐志凯　　徐克前
徐金华　　徐建国　　徐勇勇　　徐桂华　　凌文华　　高　妍　　高　晞
高志贤　　高志强　　高学敏　　高金明　　高健生　　高树中　　高思华
高润霖　　郭　岩　　郭小朝　　郭长江　　郭巧生　　郭宝林　　郭海英
唐　强　　唐朝枢　　唐德才　　诸欣平　　谈　勇　　谈献和　　陶·苏和
陶广正　　陶永华　　陶芳标　　陶建生　　黄　峻　　黄　烽　　黄人健
黄叶莉　　黄宇光　　黄国宁　　黄国英　　黄跃生　　黄璐琦　　萧树东
梅长林　　曹　佳　　曹广文　　曹务春　　曹建平　　曹洪欣　　曹济民
曹雪涛　　曹德英　　龚千锋　　龚守良　　龚非力　　袭著革　　常耀明
崔　蒙　　崔丽英　　庚石山　　康　健　　康廷国　　康宏向　　章友康
章锦才　　章静波　　梁显泉　　梁铭会　　梁繁荣　　谌贻璞　　屠鹏飞
隆　云　　绳　宇　　巢永烈　　彭　成　　彭　勇　　彭明婷　　彭晓忠
彭瑞云　　彭毅志　　斯拉甫·艾白　　葛　坚　　葛立宏　　董方田
蒋力生　　蒋建东　　蒋建利　　蒋澄宇　　韩晶岩　　韩德民　　惠延年
粟晓黎　　程　伟　　程天民　　程训佳　　童培建　　曾　苏　　曾小峰
曾正陪　　曾学思　　曾益新　　谢　宁　　谢立信　　蒲传强　　赖西南
赖新生　　詹启敏　　詹思延　　鲍春德　　窦科峰　　窦德强　　赫　捷
蔡　威　　裴国献　　裴晓方　　裴晓华　　管柏林　　廖品正　　谭仁祥
谭先杰　　翟所迪　　熊大经　　熊鸿燕　　樊飞跃　　樊巧玲　　樊代明
樊立华　　樊明文　　黎源倩　　颜　虹　　潘国宗　　潘柏申　　潘桂娟
薛社普　　薛博瑜　　魏光辉　　魏丽惠　　藤光生

梁文权　　梁德荣　　彭名炜　　董　怡　　温　海　　程元荣　　程书钧

程伯基　　傅民魁　　曾长青　　曾宪英　　裘雪友　　甄永苏　　褚新奇

蔡年生　　廖万清　　樊明文　　黎介寿　　薛　淼　　戴行锷　　戴宝珍

戴尅戎

《中华医学百科全书》工作委员会

主任委员　郑忠伟

副主任委员　袁　钟

编审（以姓氏笔画为序）

开赛尔	司伊康	当增扎西	吕立宁	任晓黎	邬扬清	刘玉玮
孙　海	何　维	张之生	张玉森	张立峰	陈　懿	陈永生
松布尔巴图	呼素华	周　茵	郑伯承	郝胜利	胡永洁	侯澄芝
袁　钟	郭亦超	彭南燕	傅祚华	谢　阳	解江林	

编辑（以姓氏笔画为序）

于　岚	王　波	王　莹	王　颖	王　霞	王明生	尹丽品
左　谦	刘　婷	刘岩岩	孙文欣	李元君	李亚楠	杨小杰
吴桂梅	吴翠姣	沈冰冰	宋　玥	张　安	张　玮	张浩然
陈　佩	骆彩云	聂沛沛	顾良军	高青青	郭广亮	傅保娣
戴小欢	戴申倩					

工作委员　刘小培　罗　鸿　宋晓英　姜文祥　韩　鹏　汤国星　王　玲　李志北

办公室主任　左　谦　孙文欣　吴翠姣

医学教育学

主　编

孟　群　　国家卫生计生委统计信息中心

副主编

文历阳　　华中科技大学同济医学院

赵　群　　中国医科大学

柯　杨　　北京大学医学部

王卫平　　复旦大学上海医学院

编　委

孙宝志　　中国医科大学

郭永松　　杭州医学院

段丽萍　　北京大学医学部

贺　加　　陆军军医大学

厉　岩　　华中科技大学同济医学院

赵玉虹　　中国医科大学

宗文红　　上海市闸北区卫生局

景汇泉　　首都医科大学

乔旺忠　　北京中医药大学

李晓松　　四川大学公共卫生学院

贾明艳　　北京医学教育协会

尤黎明　　中山大学护理学院

刘文川　　哈尔滨医科大学

姚文兵　　中国药科大学

解江林　　原国家卫生部科教司

沈　彬　　天津医学高等专科学校

杨文秀　　天津医学高等专科学校

周学东　　四川大学华西口腔学院

曾　诚　　四川大学医学教育研究与发展中心

吴仁友　　上海交通大学医学院

高三度　　无锡卫生高等职业技术学校

翟海魂　　河北医科大学

郭　立　　北京大学医学部

冼利青　　中山大学医学教育研究所

范佩贞　　台湾阳明大学医学院

何家慧　　香港特别行政区卫生署

吴永礼　　澳门特别行政区卫生局医疗活动申诉评估中心

前　言

《中华医学百科全书》终于和读者朋友们见面了！

古往今来，凡政通人和、国泰民安之时代，国之重器皆为科技、文化领域的鸿篇巨制。唐代《艺文类聚》、宋代《太平御览》、明代《永乐大典》、清代《古今图书集成》等，无不彰显盛世之辉煌。新中国成立后，国家先后组织编纂了《中国大百科全书》第一版、第二版，成为我国科学文化事业繁荣发达的重要标志。医学的发展，从大医学、大卫生、大健康角度，集自然科学、人文社会科学和艺术之大成，是人类社会文明与进步的集中体现。随着经济社会快速发展，医药卫生领域科技日新月异，知识大幅更新。广大读者对医药卫生领域的知识文化需求日益增长，因此，编纂一部医药卫生领域的专业性百科全书，进一步规范医学基本概念，整理医学核心体系，传播精准医学知识，促进医学发展和人类健康的任务迫在眉睫。在党中央、国务院的亲切关怀以及国家各有关部门的大力支持下，《中华医学百科全书》应运而生。

作为当代中华民族"盛世修典"的重要工程之一，《中华医学百科全书》肩负着全面总结国内外医药卫生领域经典理论、先进知识，回顾展现我国卫生事业取得的辉煌成就，弘扬中华文明传统医药璀璨历史文化的使命。《中华医学百科全书》将成为我国科技文化发展水平的重要标志、医药卫生领域知识技术的最高"检阅"、服务千家万户的国家健康数据库和医药卫生各学科领域走向整合的平台。

肩此重任，《中华医学百科全书》的编纂力求做到两个符合：一是符合社会发展趋势。全面贯彻以人为本的科学发展观指导思想，通过普及医学知识，增强人民群众健康意识，提高人民群众健康水平，促进社会主义和谐社会构建；二是符合医学发展趋势。遵循先进的国际医学理念，以"战略前移、重心下移、模式转变、系统整合"的人口与健康科技发展战略为指导。同时，《中华医学百科全书》的编纂力求做到两个体现：一是体现科学思维模式的深刻变革，即学科交叉渗透/知识系统整合；二是体现继承发展与时俱进的精神，准确把握学科现有基础理论、基本知识、基本技能以及经典理论知识与科学思维精髓，深刻领悟学科当前面临的交叉渗透与整合转化，敏锐洞察学科未来的发展趋势与突破方向。

作为未来权威著作的"基准点"和"金标准"，《中华医学百科全书》编纂过程中，制定了严格的主编、编者遴选原则，聘请了一批在学界有相当威望、具有较高学术造诣和较强组织协调能力的专家教授（包括多位两院院士）担任大类主编和学科卷主编，确保全书的科学性与权威性。另外，还借鉴了已有百科全书的编写经验。鉴于《中华医学百科全书》的编纂过程本身带有科学研究性质，还聘请了若干科研院所的科研管理专家作为特约编审，站在科研管理的高度为全书的顺利编纂保驾护航。除了编者、编审队伍外，还制订了详尽的质量保证计划。编纂委员会和工作委员会秉持质量源于设计的理念，共同制订了一系列配套的质量控制规范性文件，建立了一套切实可行、行之有效、效率最优的编纂质量管理方案和各种情况下的处理原则及预案。

《中华医学百科全书》的编纂实行主编负责制，在统一思想下进行系统规划，保证良好的全程质量策划、质量控制、质量保证。在编写过程中，统筹协调学科内各编委、卷内条目以及学科间编委、卷间条目，努力做到科学布局、合理分工、层次分明、逻辑严谨、详略有方。在内容编排上，务求做到"全准精新"。形式"全"：学科"全"，册内条目"全"，全面展现学科面貌；内涵"全"：知识结构"全"，多方位进行条目阐释；联系整合"全"：多角度编制知识网。数据"准"：基于权威文献，引用准确数据，表述权威观点；把握"准"：审慎洞察知识内涵，准确把握取舍详略。内容"精"："一语天然万古新，豪华落尽见真淳。"内容丰富而精炼，文字简洁而规范；逻辑"精"："片言可以明百意，坐驰可以役万里。"严密说理，科学分析。知识"新"：以最新的知识积累体现时代气息；见解"新"：体现出学术水平，具有科学性、启发性和先进性。

《中华医学百科全书》之"中华"二字，意在中华之文明、中华之血脉、中华之视角，而不仅限于中华之地域。在文明交织的国际化浪潮下，中华医学汲取人类文明成果，正不断开拓视野，敞开胸怀，海纳百川般融入，润物无声状拓展。《中华医学百科全书》秉承了这样的胸襟怀抱，广泛吸收国内外华裔专家加入，力求以中华文明为纽带，牵系起所有华人专家的力量，展现出现今时代下中华医学文明之全貌。《中华医学百科全书》作为由中国政府主导，参与编纂学者多、分卷学科设置全、未来受益人口广的国家重点出版工程，得到了联合国教科文等组织的高度关注，对于中华医学的全球共享和人类的健康保健，都具有深远意义。

《中华医学百科全书》分基础医学、临床医学、中医药学、公共卫生学、军事与特种医学和药学六大类，共计144卷。由中国医学科学院/北京协和医学院牵头，联合军事医学科学院、中国中医科学院和中国疾病预防控制中心，带动全国知名院校、科研单位和医院，有多位院士和海内外数千位优秀专家参加。国内知名的医学和百科编审汇集中国协和医科大学出版社，并培养了一批热爱百科事业的中青年编辑。

回览编纂历程，犹然历历在目。几年来，《中华医学百科全书》编纂团队呕心沥血，孜孜矻矻。组织协调坚定有力，条目撰写字斟句酌，学术审查一丝不苟，手书长卷撼人心魂……在此，谨向全国医学各学科、各领域、各部门的专家、学者的积极参与以及国家各有关部门、医药卫生领域相关单位的大力支持致以崇高的敬意和衷心的感谢！

《中华医学百科全书》的编纂是一项泽被后世的创举，其牵涉医学科学众多学科及学科间交叉，有着一定的复杂性；需要体现在当前医学整合转型的新形式，有着相当的创新性；作为一项国家出版工程，有着毋庸置疑的严肃性。《中华医学百科全书》开创性和挑战性都非常强。由于编纂工作浩繁，难免存在差错与疏漏，敬请广大读者给予批评指正，以便在今后的编纂工作中不断改进和完善。

刘德培

凡　例

一、《中华医学百科全书》（以下简称《全书》）按基础医学类、临床医学类、中医药学类、公共卫生类、军事与特种医学类、药学类的不同学科分卷出版。一学科辑成一卷或数卷。

二、《全书》基本结构单元为条目，主要供读者查检，亦可系统阅读。条目标题有些是一个词，例如"炎症"；有些是词组，例如"弥散性血管内凝血"。

三、由于学科内容有交叉，会在不同卷设有少量同名条目。例如《肿瘤学》《病理生理学》都设有"肿瘤"条目。其释文会根据不同学科的视角不同各有侧重。

四、条目标题上方加注汉语拼音，条目标题后附相应的外文。例如：

xīnjì
心悸（palpitation）

五、本卷条目按学科知识体系顺序排列。为便于读者了解学科概貌，卷首条目分类目录中条目标题按阶梯式排列，例如：

医学生 ……………………………………………………………………………

　医学生素质 …………………………………………………………………

　　医学生誓言 ……………………………………………………………

　　医学职业素养 …………………………………………………………

六、各学科都有一篇介绍本学科的概观性条目，一般作为本学科卷的首条。介绍学科大类的概观性条目，列在本大类中基础性学科卷的学科概观性条目之前。

七、条目之中设立参见系统，体现相关条目内容的联系。一个条目的内容涉及其他条目，需要其他条目的释文作为补充的，设为"参见"。所参见的本卷条目的标题在本条目释文中出现的，用蓝色楷体字印刷；所参见的本卷条目的标题未在本条目释文中出现的，在括号内用蓝色楷体字印刷该标题，另加"见"字；参见其他卷条目的，注明参见条所属学科卷名，如"参见□□□卷"或"参见□□□卷□□□□"。

八、《全书》医学名词以全国科学技术名词审定委员会审定公布的为标准。同一概念或疾病在不同学科有不同命名的，以主科所定名词为准。字数较多，释文中拟用简称的名词，每个条目中第一次出现时使用全称，并括注简称，例如：甲型病毒性肝炎（简称甲肝）。个别众所周知的名词直接使用简称、缩写，例如：B超。药物名称参照《中华人民共和国药典》2015年版和《国家基本药物目录》2012年版。

九、《全书》量和单位的使用以国家标准 GB 3100～3102—1993《量和单位》为准。援引古籍或外文时维持原有单位不变。必要时括注与法定计量单位的换算。

十、《全书》数字用法以国家标准 GB/T 15835—2011《出版物上数字用法》为准。

十一、正文之后设有内容索引和条目标题索引。内容索引供读者按照汉语拼音字母顺序查检条目和条目之中隐含的知识主题。条目标题索引分为条目标题汉字笔画索引和条目外文标题索引，条目标题汉字笔画索引供读者按照汉字笔画顺序查检条目，条目外文标题索引供读者按照外文字母顺序查检条目。

十二、部分学科卷根据需要设有附录，列载本学科有关的重要文献资料。

目　录

yīxué jiàoyùxué

医学教育学（medical pedagogy）

研究按照社会需求有目的、有计划、有组织地进行医药卫生人才培养的运行形态和发展规律的科学，是一门具有综合性、理论性和应用性的教育科学。医学教育学的发展既要遵循教育学的基本理论和规律，又要适应医药卫生行业的特点和发展的需要。医学教育学研究意义在于：①正确认识医学教育规律，指导医学教育实践。②强化医学教育的科学管理，提高医学人才培养质量。

医学教育具有不同于普通教育及其他专业教育的规律和特点。表现在以下几个方面：①与医学发展紧密相关。②跨越自然科学与社会科学两个领域。③突出实践与能力培养。④注重医学基础知识的学习，教育周期长。⑤即强调专科性又注重通科性。⑥重视职业道德教育。⑦医学教育过程融教学、医疗、服务为一体。⑧强调社会性和公益性。

医学教育学已发展成为独立的学科，具有独立的研究对象和专门反映医学教育本质和规律的教育概念、范畴及其体系；具有科学的研究方法、研究机构和系统的医学教育学专著与研究结果。国际上，美国、英国等国家一些大学设有医学教育学系，专门培养医学教育学硕士和博士研究生。中国也有一些大学专门培养医学教育学研究生，这些都成为独立学科的标志。

简史 医学教育的产生与发展，同医学的产生和发展相伴行。早在公元前3世纪即已出现医学教育。中国和古希腊的医学家，如扁鹊、张仲景、李杲、希波克拉底等，都提出过不少关于如何培养医学生的教育思想和方法。

在一些古代医学著作中，如《素问·著至教论篇》《希波克拉底誓言》等均有有关医学教育活动经验的记载。

中国传统的医学教育主要是师承授学。官办教育发端于南北朝时期，是世界上最早的医学教育机构。以后逐步发展，完善于隋、唐时期。经过一千多年的发展，形成了传统医学教育的特点。1840年鸦片战争以后，西方的医学和医学教育大规模传入中国，1866年在广州建立了中国最早的西医教会学校——博济医学堂，西医医学教育开始发展。

11世纪之后，西方国家的大学开始培养医生。欧洲第一家组织完善的医学院是意大利的萨勒诺医学院。文艺复兴时期，医学教育在欧洲迅速发展。1910年，美国医学教育家亚伯拉罕·弗莱克斯纳（Abraham Flexner）对北美155所医学院校调查后写出了著名的报告"美国和加拿大的医学教育"，开始将医学教育作为研究对象。该报告强调自然科学知识对医学人才培养和临床医疗工作的基础性地位，建议医学院校采取规范形式强化基础科学知识教育，规范医学院校教育的入学标准、办学模式，以及教育质量的认证，对美国及世界各国医学教育改革发展，产生了重大影响。

20世纪50年代以后，随着医学科学的发展和卫生服务需求的变化，在世界卫生组织的推动下，不论在发达国家还是在发展中国家，医学教育家们都致力于医学教育改革的试验，将医学教育本身作为科学研究的对象。在教育学家的帮助下，各国医学院校普遍建立了医学教育研究机构，并建立了全国性和国际性的医学教育学术组织，出版学术研究刊物。

在政府和非政府机构的赞助下，医学教育工作者进行了大量教育科学研究工作。一些著名大学医学院还开始提供以培训医学教育科学硕士或博士学位为目标的研究生培养计划，从而促使医学教育同教育科学结合，使医学教育学成为教育科学的一门新的分支学科。在中国，20世纪80年代初，上海第一医学院、中国医科大学、北京医学院、北京中医学院、中山医学院、四川医学院等医学院校率先成立独立的医学教育研究机构，研究医学教育的发展规律，探索以研究的成果指导医学教育改革的实践。20世纪90年代初，北京医科大学与美国伊利诺伊大学合作，联合培养医学教育硕士学位研究生。

中国出版了若干医学教育学专著。第一部《医学教育学》由王桂生（石河子医学院）、关永琛（中国医科大学）主编，于1987年出版。此著作的主审由厦门大学著名学者潘懋元教授担任，潘教授曾于1984年主编中国第一部《高等教育学》。2004年第四军医大学的沈纪宗、刘鉴汶教授主编出版了《高等医学教育学》。2011年中国医科大学孙宝志教授主编出版了《实用医学教育学》。

进入21世纪，伴随着医学科学快速发展，医学教育学研究呈现出新的发展趋势：①医学教育学的研究领域在不断扩大。随着医学伦理学、医学心理学等边缘学科兴起，医学人文教育越来越受重视。②医学教育学的研究基础和研究模式呈现多样化。医学教育科学来源于直接的医学和教育实践，并指导实践。随着医学的快速发展，以及教育学和心理学等相关学科的研究不断取得新的成果，医学教育学的理论研究也有新的进展。不断吸收和借鉴国外教育科学的新成就，对其他学科采取开放态势，吸收其先进的成果服务于医学教育学，成为了当代医学教育学发展的趋势。③医学教育学不断分化和综合，形成医学教育的学科体系。医学教育改革，促进了医学教育学的发展。同时，由于科学的高度分化和综合，各学科之间的相互渗透，形成了大量的交叉性、边缘性学科，引起了医学教育学的巨大变化。④医学教育学研究与医学教育实践改革的关系日益密切。为适应社会对卫生人才的需求，医学教育面临着改革人才培养模式、调整培养规模和发展速度、改革教学内容、改革传统教学方法、调整专业结构、改革课程体系、改革考试评价方式等多方面的挑战。医学教育学研究方向也跟随着医学教育改革而不断调整。

研究范围 研究医学教育的运行形态和发展基本规律。医学教育是运用教育学的一般原理，按着社会的需求有目的、有计划、有组织地培养医药卫生人才的活动。按照医学人才培养的阶段，医学教育可分为院校医学教育（以高等医学教育为主，还包括中等医学教育和初级卫生人员的培训）、毕业后医学教育（包括住院医师培训和医学研究生教育）、继续医学教育（又称继续职业发展）；按照教育的专业内容，可以分为临床医学教育、基础医学教育、预防医学教育、护理学教育、药学教育，以及其他各种培养医学相关人才教育；按照培养形式，可以分为面授教育、夜大学、函授教育及各种远程医学教育等；按照培养对象，可以分为普通医学教育、成人医学教育；按照教

育的理论体系，可分为现代医学教育和传统医学教育。

医学教育学的研究范围很广，包括医学教育的各个阶段和层次、各种专业，以及各种教育对象和教育形式，涉及基础研究、应用研究、开发研究。常见的研究内容涉及以下几个方面：一是研究医学教育的基本理论与规律，包括教育理念、教育目标、教学内容、教学方法等；二是研究医学教育的条件，包括教育的对象、教师、教材、仪器设备、教学场所等；三是研究医学教育的组织管理，如教育计划、制度体系、培养标准、专业设置、政策措施、教育评估等；四是研究医学教育相关的人文领域，如医学心理、医学伦理、卫生法学、医患关系等对医学教育的影响。

研究方法 医学教育学研究和医学科学研究有很多相似之处，二者的理念和原则是相同的。如：提出假设，随机、同等地对待研究客体，减少组间差异，采用盲法观察，统一结果衡量方式，采用正确的统计方法，并在可能的情况下应用于医学教育实践等。在医学教育研究的文献中，存在大量定性研究。定性研究在检查新观点，产生假说，提出新概念和前提方面是有效和有用的，是可以接受的方法。有些特定的研究对象不能使用定量的方法，则定性的方法成了唯一的选择。

常用的研究方法有：①调查研究法。调查是通过制订调查方案，设计调查问卷，进行访谈等收集数据，获得资料；研究是从现象中寻找本质，从经验中推导理论。②测量法。运用成绩测试、能力测验等教育测量工具，取得准确的研究资料。通过对研究资料的统计分析，得出研究结论。

③个案研究法。通过分析典型案例，总结教育措施的作用。④实验设计法。医学教育实验研究遵循一般科学实验的基本要求，并充分考虑社会科学课题的复杂性，选择可行的研究方法。⑤比较研究法。用比较分析的方法，研究不同国家、民族和地区的医学教育的理论和实践，找出规律和发展趋势，以便根据本国、本校的条件进行取长补短，为提高教育质量服务。⑥文献法。从医学教育事件发生发展和消亡的过程中探索其本质和规律的方法。主要通过收集史料，以批判的精神对历史事件或史实进行准确的描述和分析，形成结论。

此外，二次研究法也被广泛采用。比如系统性综述和大样本综合分析，在医学教育研究中也有突出作用。常用于决定有关学科的现有知识状态、从已经完成的研究中巩固研究结果从而得出有效结论、发展概念和理论框架、确定知识差距等。在实际工作中，研究人员根据研究对象和研究问题的特性来挑选一种或多种适合的研究方法。

医学和医学教育活动及相关领域产生了大量多样性数据，大数据研究方法为医学教育学研究提供了新的方法和路径。

与有关学科的关系 医学教育学的相关学科主要有教育学、高等教育学、职业教育学。

医学教育学由教育学和医学交叉形成，是教育学的分支学科和组成部分。教育学所研究的一般教育规律，是医学教育研究的理论基础，对医学教育的发展具有重要的指导意义；教育学确定的原则，医学教育均应遵守。同时，医学教育有许多特殊问题，如医学与人类、医学与社会、医

学与环境等的关系，医学生的德育，医学课程结构，临床教学以及实验、实习，技能训练等问题，具有显著的专业和行业特点，不但不是教育学所能论述，也不是高等教育学所能解决的，需要运用和借鉴教育学的原理和方法，结合医学教育的实际情况，进行专门的研究。

医学教育中的高等医学院校教育，包括专科、本科，以及研究生层次的硕士、博士学位教育属于高等教育的范畴，是高等教育的有机组成部分。这部分教育除了遵循高等教育的一般规律外，还必须符合医药卫生行业的要求，在相应卫生法规和医学伦理道德规范的原则内开展教育活动。

医学教育中的中等和高等医学职业教育，又称卫生职业教育，旨在培养技能型、应用型人才，属于职业教育的范畴。卫生职业教育需要遵循职业教育的发展规律，同时也要结合医药卫生教育的实际，探索医学职业技能型应用型人才的培养途径。

对于医学教育研究人员而言，单纯掌握医学或教育学等相关学科知识很难胜任医学教育研究的需要。医学背景人员需要借鉴相关学科的研究方法与结果；而非医学背景研究成员则需要在具备自身专业能力的同时，尽可能了解必要的医学相关知识。

（孟　群　解江林　孙宝志）

yīxué jiàoyù liánxù tǒngyītǐ

医学教育连续统一体 （continuum of medical education）

由医学院校教育、毕业后医学教育和继续医学教育组成的医学终身教育体系。

历史沿革　中国的医学教育始于南北朝，至今已有一千多年的历史。19 世纪初叶，西方教会开始在中国开办医院，进而创办医学校。1866 年美国教会在广州开办了博济医学堂，这是中国最早的西医教会学校，也是中国现代医学院校教育的开端。但是，直至新中国建立前，医学院校教育规模并不大，专业不多。据 1937 年统计，全中国仅有医学院校 33 所，还有少数护士学校和助产学校。新中国建立之初，也只有高等医学院校 44 所。1952 年进行了第一次院系调整，合并了规模较小的学校，将沿海的一些医学院校迁往内地，并筹建了一批中医院校。1957 年进行了第二次调整，将 24 所卫生部所属医学院下放给省、市代管。随着新中国经济的发展和社会的进步，医学院校教育不断发展。"文化大革命"期间，医学院校 5 年没有招生。中国共产党十一届三中全会后，改革开放的政策促进了医学教育的大发展。据 2009 年统计，全国医药院校总数为 159 所，其中大学和学院 103 所，专科学校 56 所。医学院校教育已具有相当规模。

毕业后医学教育包括研究生教育和住院医师规范化培训两种方式。中国开展住院医师规范化培训工作已有几十年历史。新中国建立后，在一些医学院校的附属医院和大型医院中，实行"24 小时住院医师负责制和总住院医师负责制"，这对培养临床医学人才起到了重要作用。1986 年浙江医科大学试行了住院医师规范化培训，得到卫生部的肯定。卫生部科教司从 1987 年开始在部分部属高等学校和一些省市进行了住院医师规范化培训试点工作。在此基础上，卫生部于 1993 年下发"关于实施《临床住院医师规范化培训试行办法》的通知"。同年，卫生部在上海召开全国住院医师规范化培训工作会议，对全国开展住院医师规范化培训工作进行了部署，标志着中国住院医师规范化培训制度逐步启动。

1949 年以前，中国只招收过少数研究生，但未形成研究生教育制度。新中国建立后，1951 年开始培养研究生，自 1949 年至 1965 年的 17 年中，共招收研究生 1 185 名。1963 年教育部下达《高等学校培养研究生工作暂行条例（草案）》等 6 个文件，拟将研究生培养列入教育制度，但由于"文化大革命"的开展，使这个计划被迫取消。1978 年 8 月，教育部颁发《高等学校培养研究生工作条例（修改草案）》，同年恢复了研究生制度。当年招收医科门类研究生 1 417 名，占全国研究生招生总数的 13.2%。随后招生规模逐年扩大，学科专业不断增加，医学研究生教育蓬勃发展，成为毕业后医学教育的重要组成部分。

新中国建立后，各地先后建立了一批专门的卫生干部进修学校，开办了各种师资班、进修班，但进修教育没有形成制度。20 世纪 80 年代初，继续医学教育概念引入中国后，开始对卫生技术人员的继续教育进行规范化和制度化探索。1989 年卫生部批准了浙江省和长春市开展继续医学教育的试点工作。1991 年 7 月卫生部颁布了《继续医学教育暂行规定》并把试点扩大到 11 个省（市）自治区。1996 年 6 月成立了卫生部继续教育委员会，颁发了《国家继续医学教育项目申报认可试行办法》等一系列文件，初步建立了中国继续医学教育制度。

构成内容　医学教育连续统

一体由三个阶段构成。第一阶段是医学院校教育，这是医学专业的入门教育，主要传授医学理论，培养临床基本技能，为今后从事临床工作奠定基础。第二阶段是毕业后医学教育，这是医学院校教育的延续，是医学专业毕业生从医学理论到医疗实践的过渡和培训，包括研究生教育和住院医师规范化培训两种教育形式。第三阶段是继续医学教育，这是医务工作者主动获取、更新知识的过程，是将医学新成果、新技术、新药物应用于医疗实践的重要环节。

运行方式　医学教育连续统一体是医学教育三个阶段的有机组合。这个体系正常运行的关键是医学教育的每一个阶段都应有明确的教育目标、培养内容以及三个阶段之间的有机衔接。2009年教育部、卫生部联合颁发了《本科医学教育标准——临床医学专业（试行）》，明确了医学院校教育的教育目标和办学标准。卫生部颁发了住院医师规范化培训和继续医学教育的有关文件，规范了住院医师规范化培训和继续医学教育的目标和要求。世界医学教育联合会除了制定本科医学教育标准外，还制定了毕业后医学教育和继续医学教育的标准，并有相应的认证制度。中国正在建立和完善终身医学教育体系，使医学教育连续统一体更加完善，适应医学人才培养的要求。

（文历阳）

yīxué yuànxiào jiàoyù

医学院校教育（undergraduate medical education）　按照社会的需求有目的、有计划、有组织地在医学院校培养医药卫生人才的教育活动。又称基本医学教育，是培养医学专门人才的起点。学生在医学院校中接受人文科学、基础医学、预防医学和临床医学等多学科的教育，掌握基础理论、基本知识和基本技能，培养职业素养和临床能力，为继续进入毕业后医学教育的住院医师规范化培训奠定基础。

历史沿革　1910年，现代医学教育家亚伯拉罕·弗莱克斯纳（Abraham Flexner）对北美155所医学院调查后写出了著名的报告"美国和加拿大的医学教育"，提出了"基于大学的教育，两年的科学基础教育，两年的临床实习教育"，规范了医学院校教育模式。这个模式的提出，不仅使得美国医学教育迈上了优秀台阶，对世界各国医学教育的改革发展，也产生了重大影响。中国传统的医学教育主要是师承授学。虽然也有私办和官办的医学教育机构，但不规范。19世纪初叶，西方教会开始在中国开办医院，进而开办医学院校。1866年，美国教会在广州开办了博济医学堂，这是近代西方医学院校教育传入中国的象征。当时的中国政府颁发过一些改革教育法令和决定，废除旧式教育，建立近代教育体系。规定医学院校教育修业年限为医预科一年，本科四年。随后建立了一些医学院校，但数量不多，规模不大。新中国建立后，学习苏联的教育体制，将许多综合大学的医学院分离出来，成为独立设置的医学院校。经过1952年和1957年二次院系调整，医学教育的布局有了很大变化，医学院校教育也得到了很大发展。20世纪末，进行了高校管理体制改革，一些独立设置的医学院校并入综合大学或多科性大学，从而形成了综合（或多科）大学医学院和独立设置医学院校同时存在的医学院校教育格局。

构成内容　医学院校教育由公共基础教育、基础医学教育、临床医学教育等几个阶段构成。进入21世纪以来，医学院校教育改革不断深入，很多医学院校在一般基础教育阶段加强了人文科学教育，在基础医学教育和临床医学教育阶段通过早期接触临床、实行课程整合等，使基础和临床教学更加紧密结合。

运行方式　医学院校教育按照国家规定，确定的学制和招生规模，设置相应专业，授予相应学位，并定期接受国家教育主管部门组织的评估和认证。为保证教学水平和人才培养质量，学校需制订人才培养方案和教学计划，明确培养目标，确定课程体系，配置教育资源，开展教育教学活动，不断深化教育教学改革。

（文历阳）

bìyèhòu yīxué jiàoyù

毕业后医学教育（postgraduate medical education）　医学生在大学本科毕业后接受专门化培养的教育活动。包括研究生教育和住院医师规范化培训。见研究生教育和住院医师规范化培训。

（文历阳）

jìxù yīxué jiàoyù

继续医学教育（continuing medical education，CME）　继医学院校教育和毕业后医学教育之后，以学习新理论、新知识、新技术、新方法为主的终身教育活动。目的是使卫生技术人员在整个职业生涯中，保持高尚的职业道德，不断提高专业工作能力和业务水平，提高服务质量，以适应医学科学技术发展和工作岗位的需要。狭义的继续医学教育的对象为住院医师规范化培训合格后的医师，广义的继续医学教育对象则包括各层次、各专业卫生技术人员，包括继续护理学教育，继续药学教育等。继续医学教育的内容主要依据各类专业卫生技术人员的实际需要而定，注重针对性、实用性和先进性，以现代医学科学技术发展中的新理论、新知识、新技术和新方法为重点。继续医学教育的形式多种多样，以短期的业务学习为主，包括：学术会议、学术讲座、专题讨论会、专题讲习班、专题调研和考察、案例分析讨论会、临床病理讨论会、技术操作示教、短期或长期培训等，自学亦是继续医学教育的重要形式。

继续医学教育始于20世纪20年代的欧美等国，50年代后得到迅速发展。1983年美国医学会将其定义为保持、发展和增强医师服务于病人，公众和同行所需要的知识、技能，专业工作能力及人际关系的各种教育活动。2003年世界医学教育联合会将继续医学教育更名为继续职业发展（continuing professional development，CPD）。CPD比继续医学教育的内容更广泛，其内容不仅包括医药卫生知识，还涉及相关的管理、社会、人文、法律法规等，见继续职业发展。在中国，继续医学教育发展经过了四个阶段：第一阶段，卫生人员进修教育，即在职卫生技术人员到上级医疗卫生机构或医学院校接受一段时间的学习或培训（1949～1976）；第二阶段，继续医学教育探索和试点（1976～1990）；第三阶段，继续医学教育制度基本建立（1991～1999）；第四阶段，继续医学教育制度建立和全面发展（2000年以后）。

继续医学教育不同于本科医学教育和毕业后医学教育，主要是自我学习和基于实践的学习活动，而不是在督导下的培训。除了促进个人业务提高以外，CME的主要目的是保持和不断提高医师的能力（知识、技能和态度），以适应临床诊治和卫生保健工作的需要，适应医学科学发展的新挑战，适应执业和社会的要求。从医师个人的角度来看，CME的动力来自三个方面：一是职业驱使医师要向每个病人提供最理想的服务；二是医师有履行雇主和社会要求的义务；三是维护职业满意度的需要。

（孟　群　刘文川）

Zhōngguó yīxué jiàoyù tǐxì
中国医学教育体系（medical education system in China）
中国各级各类医学人才培养的各个要素按照一定的秩序和内部联系组合而成的整体。包括现代医学教育体系和传统医学教育体系。

历史沿革　中国医学教育历史悠久，源远流长。古代医学教育有私学教育和官办教育两种形式。官办教育始于公元220～420年的魏晋，逐步发展于公元581～907年的隋唐，到公元960～1127年北宋时期达到顶峰。主要是通过师承、家传和自学的方式进行。经过一千多年的发展，逐步形成了传统医学教育的特点。新中国建立后，政府重视传统医学，通过继承和发展，大力发展传统医学教育，形成了传统医学教育体系。

随着现代科学技术发展和西方医学教育制度引入中国，现代医学教育有了一定的发展，但在旧中国，医学院校数量不多，专业设置较少，办学形式单一，没有形成体系。新中国建立后，医学教育迅速发展。1950年第一届全国卫生工作会议上，提出了医学教育实行高、中、初三级制，以发展中级医学教育为主的方针。1951年4月，卫生部、教育部联合颁发的《关于发展卫生教育和培养各级卫生工作人员的决定》指出："要建立适应中国人民需要的新的卫生教育制度，逐步改革旧的卫生教育"。《决定》颁发后，高等、中等、初等医学教育得到很快地发展。1951年开始培养研究生，1963年教育部下达《高等学校培养研究生工作条例》等6个文件，正式将研究生培养列入教育制度。进修教育属于在职教育，新中国成立以来一直受到各级卫生主管部门的重视。20世纪50年代卫生部即开始有计划地组织开展以专科进修和专题进修为主的进修教育。随着卫生事业的发展，进修教育范围扩大，涵盖了卫生技术人员、卫生管理人员和医药院校教师三方面人员，进修教育成为规范的教育形式。1950年政务院发布《关于职工业余教育的指示》，1956年2月卫生部颁发的《卫生人员在职业余教育的指示》及《卫生部业余教育七年规划》，对业余医学教育起到推动作用。随后，医学函授教育与夜大学教育，高等教育自学考试等教育形式，也得到了相应的发展。随着农村卫生事业的发展，乡村医生和农村卫生员的培养，也以各种形式广泛开展。20世纪80年代，医学教育连续统一体的概念引入中国，促进了毕业后医学教育和继续医学教育的发展。改革开放后，中国进入了新的历史发展时期，医学教育事业蓬勃发展，医学院校教育进一步完善，住院医师规范化培训形成制度，毕业后医学教育逐步规范，基本形成了医学终身教育体系——医学教育连续统一体。

构成内容 医学教育体系即由医学院校教育、毕业后医学教育和继续医学教育组成的医学教育连续统一体，见医学教育连续统一体。其中医学院校教育，按照办学类型可分为普通医学教育和成人医学教育；按照教育层次可分为高等医学教育、中等医学教育和初等医学教育（培训城乡基层卫生组织从事简易技术工作的初级卫生人员的职业教育）；按照专业内容可分为医学类、药学类和相关医学类专业教育；按照培养年限可分为不同年制的医学教育（如三年制、五年制和长学制等）。传统医学教育体系的院校教育可分为中医药教育、藏医药教育、蒙医药教育和维医药教育等。毕业后医学教育可分为住院医师规范化培训和医学研究生教育（包括医学硕士和医学博士教育）。继续医学教育可分为执业岗位要求的教育培训和卫生技术人员的自主学习。

运行方式 各级各类医学教育根据卫生事业发展的需求，确定培养对象、办学形式和办学规模。各种医学教育均有明确的培养目标、教学内容和教育方法，并制订相应的教学计划。依据培养方案和教学计划组织教学，开展各种教育教学活动，并进行相应的考核评价。达到培养要求者，颁发毕业证书或学位证书或培训证书。

特点 ①全员性：各级各类医学教育培养对象广泛，包含了医药卫生机构的各类人员。②多样性：既有全日制医学教育，也有业余医学教育、医学进修教育，还有短期培训等多种形式。

(文历阳)

Táiwān dìqū yīxué jiàoyù

台湾地区医学教育 （medical education in Taiwan region） 台湾地区主流的医学教育是七年制的西方教育模式；其他形式的医学教育包含五年制的学士后课程与传统医学课程。2000 年开始医学教育改革，致力于将人文带进医学教育的各方面，包括招生、课程、发许可证与继续教育。医学教育改革将美国与英国的标准移植到台湾地区。

历史沿革 台湾地区早期医学教育的发展与其殖民地历史有关，偏爱西方医学过于传统医学。在第二次世界大战后，传统医学才重新浮现并且被纳入医学教育系统。一些中国大陆医学专家迁移到台湾地区，开始了一连串大规模的提升医学教育及公共卫生的运动。如 1950 年的消灭疟疾运动与 1970 年的家庭计划的倡议等。

为了培养全面及人性化的专业能力，开始实施新的毕业后一年培训制度。要求所有的医学毕业生在进入专科训练之前都要接受一般执业（general practice）的训练，时间至少一年。各种有关学制缩短或延长、以落实医学生医学人文培育的改革在不断争议中。

基本内容 包括医学院校教育、毕业后医学教育和继续医学教育。

医学院校教育 据 2015 年统计，台湾地区有 12 所医学院校，包括 1 所军事的、3 所公立的、8 所私立的医学院校。每年将近有 1 300 名学生毕业，医师与人口的比例稳定控制在 1∶600。除了接受主流西方医学教育以外，还有 270 名学生从这 12 所内的两所医学院校的传统医学系毕业。

学制 所有的医学院校都提供七年制的课程，并可获得医学学士的学位。课程包括医学预科、基础医学和临床医学。最后一年为实习医师训练。其中一所学校在提供七年制教育之外，还招收已取得其他专业本科学士学位的学生，学制为五年，省略了医学预科阶段 2 年，其余与七年制教学安排相同。课程教授有大讲堂，也有小班教学，包含解决问题、个案研究与授课。在临床训练时期的人文课程包含沟通技巧，医学道德与医患关系等内容。

课程评鉴 课程评鉴已成为医学院校为了在各种临床环境保证训练品质而设置的必要议题。评鉴的方法包含专家小组评鉴、客观结构化临床考试、临床能力测验等。

核发执照 核发执照的测验由台湾地区考试院执行，分两个阶段。第一阶段着重于医学知识，开放给五年级或以上的学生。第二阶段开放给已经通过第一个核发执照测验的七年级或以上的学生。2010 年，第一阶段的通过率是 47.62%。第二阶段的通过率是 68.94%。为了确保人文关怀的临床能力，2012 年在第二阶段采用了标准化的客观结构化临床考试方法。核发执照与继续教育由台湾地区卫生主管部门医事处管理。

监督体系 2000 年成立了医学院评鉴委员会，定期评鉴医学院。医学院评鉴委员会与美国及澳大利亚的相关机构之间保持紧密的联系和交流。

毕业后医学教育 包括一般医学训练和专科医师训练。

一般医学训练 台湾地区毕业。

业后一般医学训练改革经历了5个阶段：①毕业后一般医学训练的模式建构：台大医学院二阶段学程之第二阶段毕业后训练，自2000年7月开始实施。②三月期毕业后一般医学训练：台湾地区卫生主管部门自2003年8月起至2006年7月推动实施。③一年（半年）期毕业后一般医学训练：自2006年7月至2011年6月。④一般医学训练示范中心：自2006年起台湾地区卫生主管部门及"台湾医学教育学会"推动以建立一般医学内科训练模式及加强一般医学师资培育。⑤全一年期毕业后一般医学训练：自2011年7月起。2006年起的毕业后一般医学训练目的，即强调美国毕业后医学教育评鉴委员会所制定的六大核心能力：病人照护（patient care）、医学知识（medical knowledge）、临床工作中的学习与改善（practice based learning and improvement）、人际关系与沟通技巧（interpersonal and communication skills）、专业素养（professionalism）、制度下的临床工作（systems based practice）。

专科医师训练　台湾地区卫生主管部门医事处监督各专业协会，根据需要提供不同年限的专业的训练，并实施培训机构认证。例如：家庭医学训练为2年，神经外科训练为6年。继续的专业培养包括每年的继续医学教育课程，每6年进行一次再认证，是由各专业协会督导。

继续医学教育　2002年1月台湾地区新公布之"医师法"第八条第二项明定"医师执业，应接受继续教育"，并且规定每六年提交完成继续教育证明文件，办理执照更新。新修正之"医师法"规定六年需修满180学分，其内容包含医学知识技术等专业科目占90%即162学分，医事法规、医学伦理、人文医学、医疗经济等占10%即18学分。规定医师应接受继续教育并定期更新执业执照，表明台湾地区正在推行强制性医学继续教育制度。

（范佩贞）

Xiānggǎng Tèbié Xíngzhèngqū yīxué jiàoyù

香港特别行政区医学教育

（medical education in Hong Kong Special Administrative Region）
香港特别行政区依照《中华人民共和国香港特别行政区基本法》（基本法）的规定实行高度自治。在教育方面，基本法第136条规定香港特别行政区（简称香港特区）政府在原有教育制度的基础上，自行制定有关教育的发展和改进的政策，包括教育体制和管理、教学语言、经费分配、考试制度、学位制度和承认学历等政策。在专业执业资格方面，基本法第142条规定香港特区政府在保留原有的专业制度的基础上，自行制定有关评审各种专业的执业资格的办法。

香港特区有多所高等教育院校及公私营医疗机构携手参与及提供医护人员的培训课程，以确保拥有一支高水平的专业医疗队伍。

组织架构　香港特区医学教育涉及特区政府医疗卫生管理和高等教育管理机构。

政府的角色　香港特区政府食物及卫生署的主要职责是制定香港特区的医护服务政策和分配资源，并确保这些政策能够有效推行，以保障和促进市民的健康。就医护人员的人力需求及培训，食物及卫生署亦会向大学教育资助委员会（教资会）提供意见。

卫生署是香港特区政府的卫生事务顾问，也是执行医护政策和法定职责的部门。卫生署亦竭力支持专业持续发展，以使员工提高专业水平。卫生署提供认可的普通科医师及牙科医师的持续医学教育的课程，以鼓励执业医师及牙科医师持续进修。1990年根据《医院管理局条例》成立医院管理局（医管局），属法定机构，负责提供公立医院及相关的医疗服务。医管局亦致力提升医护素质并提供医护人员的培训课程，包括专科医师的培训、护士基础培训及专科护理课程，药剂师及其他专职医疗人员专科课程及中医培训等。

高等教育　香港特区有17所颁授学位的高等教育院校，其中8所由教资会拨付公帑资助。教资会属非法定的咨询委员会，成员由香港特别行政区行政长官委任，负责就发展香港特区高等教育及所需经费等事宜，向政府提供意见，并处理8所受公帑资助高等教育院校的拨款事宜。教资会的另一重任，是保证高等教育的质量并推动研究。教资会的成员包括本地和非本地学者、专业人士及社区领袖。

8所由教资会资助的高等教育院校都是独立的法定组织，受所属法例规管，并设有本身的管治组织。各院校享有高度的学术自由和自主权，可在法律规限的范围内自行处理内部事务。

医护专业人员的规管　根据香港特区现行法例，需向有关的管理局或委员会注册，医护专业人员包括医师、牙科医师、中医师、护士（包括注册及登记护士）、助产士、药剂师、脊医、物理治疗师、职业治疗师、化验师、视光师、放射技师及牙齿卫生员才可在香港特区执业。

根据香港特区法例第 161 章《医生注册条例》，医师需向香港特区医务委员会注册，才可在香港特区执业。注册资格包括：在香港特区的大学获颁授内科及外科学位，并完成为期一年的医院实习；在香港特区以外的医科毕业生，可通过香港特区医务委员会举办的执业资格考试合格，并需在一所认可的医院或机构完成一段由医务委员会确定的评核期，而获取注册资格。

其他医护专业人员亦有相关法例规定其注册要求，其中包括申请人需持有认可的学位或专业文凭或在所属管理局或委员会举办的注册考试中合格。涉及的管理局或委员会分别是香港特区的牙医管理委员会、中医药管理委员会、护士管理局、助产士管理局、药剂业及毒药管理局、脊医管理局以及辅助医疗业管理局辖下的物理治疗师管理委员会、职业治疗师管理委员会、医务化验师管理委员会、视光师管理委员会及放射技师管理委员会。

医护人员培训　包括医师（西医）、中医师、护士及助产士，以及其他医务人员。

医师（西医）培训　香港特区医师的培训分为基础培训、专科培训和持续医学教育三个阶段。

基础培训　香港大学及香港中文大学均开办医师基础培训课程。六年制医科本科综合课程包括以人体各系统为本的课程，结合基础科学和临床医学理论，并配合临床训练及医学以外的课程，令学生得到多方面知识。

专科培训　医师的专科培训由医学专科学院管理。该院是根据香港特区法例第 419 章《香港医学专科学院条例》于 1993 年成立的独立法定机构，获授权批核、评估和评审医科及牙科各专科的培训课程。专科学院通过其下 15 所分科学院举办考试，向合格考生颁授专科资格。15 所分科学院包括麻醉科、社会医学科、牙科、急症科、家庭医学科、妇产科、眼科、骨科、耳鼻喉科、儿科、病理科、内科、精神科、放射科、外科专业。注册医师可选择非专科执业或继续接受专科培训。本地两所大学每年的医科毕业生绝大部分由医管局聘用，并在该局工作期间接受专科培训。因此医管局除了为香港特区市民提供公营医疗服务外，也肩负培训专科医师的责任。专科训练共计 6 年，当中包括 2~4 年的基础专科训练，2~4 年的高等专科训练及需分科学院的专科考试合格。

持续医学教育　香港特区鼓励医师持续提升其专业技能和知识，于注册后持续医学教育，可确保他们能符合不断变更的要求及增强其专业能力，以切合专业实务的需要。持续医学教育课程以学分制度为基础，参加者参与有关活动后可获得学分。按一般认可机构的要求，参加者需在为期 3 年的周期内获取 90 个学分（例：参与 1 小时的讲座可获得 1 个学分）。认可的持续医学教育活动参与方式包括：主持活动、发表作品、出席活动、自学、刊物发布。

专科医师需依从其所属专科学院的规定，于周期内参与认可的持续进修教育活动，并获得足够的分数，方可继续名列香港特区医务委员会的《专科医生名册》。

香港特区医务委员会亦鼓励非专科医师参与委员会的"普通科医生自愿延续医学教育计划"。

参与计划的医师在为期 3 年的延续医学教育周期内其中 1 年累积指定学分，将获发持续医学教育修业证书。

牙医培训　香港大学开办六年制的牙医学士课程。牙医学院设于香港菲腊牙科医院，课程以融会贯通、问题为本的学习方式为基础。注册牙科医师可选择接受专科培训以获取牙科专科资格。除香港大学牙医学院为牙科医师提供专科培训课程外，由卫生署聘用的牙科医师亦可在该署工作期间接受专科培训。注册牙科医师专科训练的模式跟注册医师的一样，授权香港特区医学专科学院批核、评估和评审牙科各专科的培训课程。注册牙科医师亦可自愿参与香港特区牙医管理委员会的"执业牙医持续专业发展计划"，参加者需在为期 3 年的周期内获取 45 个学分。香港特区医学专科学院院士如符合该学院的持续医学教育发展要求，将视为已达到委员会的持续专业发展要求。

中医培训　香港大学、香港中文大学和香港浸会大学提供全日制中医药学士学位课程。医管局亦协助香港浸会大学，为中医药学士学位提供西医培训课程。根据《中医药条例》，注册中医师必须符合香港特区中医药管理委员会中医组制定的注册中医进修中医药学要求，才可续领执业证明书。

为配合未来中医的专科发展，医管局亦增设"初级专科奖学金"及"高级专科奖学金"，让中医师到内地中医院作为期一年的专科培训。中医师完成培训后，需返港协助发展中医专科服务，建立中医专科团队。香港特区政府积极为中医药学位课程毕业生提供 3

年临床培训机会，包括职前培训课程及有关西医临床实习，并定期邀请著名的专家教授到港讲学，为在医管局辖下培训学员提供专科临床指导。

香港特区医管局致力为全港中医师提供持续进修机会，开放各类讲座、课程及开发了一站式网上学习平台，方便中医师、医护人员随时进修。为加深各西医专业医护人员对中医理论及诊治原则的认识，医管局与大学合办课程，建构中西医结合基础，以达到在公营医疗体系内中西医互相配合的目标。

中医的持续医学教育学分制与西医相似，参加者需于为期3年内获取60个学分（参与1小时的讲座可获得1个学分）。认可的持续医学教育活动参与方式包括：修读及教授课程，参与或担任学术会议、研讨会、讲座、工作坊、交流会等活动讲者，举办学术课程或活动、发表中医药学专题著作、自修、担任中医药学专业考试考试员。

护士及助产士培训 香港大学、香港中文大学、香港理工大学、香港公开大学及香港大学专业进修学院均开办注册护士基础培训课程，其中包括护理学高级文凭、学士学位、硕士课程及供登记护士报读的课程。另外香港公开大学、东华学院及香港特区多间私家医院护士学校也开办登记护士基础培训课程。医管局除提供注册护士基础培训外，还举办登记护士基础培训课程。

香港特区护士管理局现正推行自愿参与持续护理教育制度，鼓励注册及登记护士持续进修，自我装备最适时的护理知识和技能，确保市民获得最适切的护理及健康教育和健康促进等服务。

医管局致力加强护士的核心才能，提升护理素质。医管局辖下的护理深造学院按照局方的整体医疗服务策略，加强基层社区及专科服务方面的护理培训，并筹办培训课程，鼓励护士持续进修以提升专业水平。学院提供的课程包括专科护理证书课程，专业才能提升课程及网上学习课程。医管局也积极推动香港特区护士与内地、澳门特别行政区及其他国家的护士进行交流。

香港特区唯一的助产士训练课程是由医管局开办为期18个月的助产学文凭课程，供本港的注册护士报读。注册助产士亦可自愿参与香港特区助产士管理局推行的助产士注册后产科教育计划。

其他需注册的医疗专业人员培训 香港大学及香港中文大学亦有开办药剂学学士课程。香港中文大学之毕业生需在香港特区药剂业及毒药管理局认可之机构完成为期1年之实习，表现良好并通过评核，方可注册为执业药剂师。在持续进修方面，"药剂中央持续教育委员会"则负责提供有关课程。

香港理工大学则为5个辅助医疗专业包括医务化验科学、物理治疗学、职业治疗学、视光学及放射学提供学位课程，而辅助医疗业管理局辖下的委员会则为该等医疗专业提供自愿性参与的持续专业发展计划。

为配合服务需求和新的专业发展模式，医管局之总药剂师办事处和专职医疗深造学院分别为有关职系员工作出有系统而长远的培训规划，并提供专科、跨专业及个人发展课程。此外，为配合在药剂师、物理治疗师、职业治疗师及放射诊断技师四个职系推行的新专业发展模式，学院更

推出为期3年的专科深造证书课程并设立多个海外奖学金名额。

菲腊牙科医院连同香港大学专业进修学院，并在香港大学牙医学院协助下，举办为期2年的全日制牙科卫生护理高级文凭课程。课程包括以问题为本的学习及临床训练。毕业生可于香港特区牙医管理委员会注册为牙齿卫生员，肩负预防及控制牙周病和龋病的责任。

(何佳慧)

Àomén Tèbié Xíngzhèngqū yīxué jiàoyù

澳门特别行政区医学教育

（medical education in Macao Special Administrative Region）

澳门特别行政区（简称澳门特区）政府领导下的卫生局，统筹澳门特区医疗卫生服务，通过特区政府医疗机构（仁伯爵综合医院、6个卫生中心及2个卫生站）和非特区政府医疗机构（镜湖医院、科大医院、工人医疗所、同善堂医疗所、各类私人诊所、医疗中心及化验所），为澳门特区居民提供各项专科医疗和保健服务。各区的卫生中心、医疗所、医疗中心和各类私人诊所组成了初级卫生保健网络系统，该系统经过多年的发展，渐趋完善和成熟。

回归前，澳门特区没有高等医学院校，当时在仁伯爵综合医院服务的医师主要来自葡萄牙，而在镜湖医院服务的医师则主要来自内地。随着中国改革开放，内地众多高等医学院校面向港澳地区招收学生，从而有更多的澳门特区学生在内地得到学习机会，接受医学专业培养，毕业后为澳门特区的医疗卫生事业服务。

西医医师培训 澳门特区的西医医师的培训主要在仁伯爵综

合医院和镜湖医院进行。

仁伯爵综合医院西医医师培训 西医医师的培训主要由卫生局辖下的"实习医生培训委员会"负责，对培训事宜进行协调和监督，该委员会以仁伯爵综合医院作为临床实习的培训基地。特区卫生局对进入相应职程的合格人士提供职前培训，培训分为两个阶段。

全科实习阶段 是进入普通科医师（相当于全科医师）职程的基础培训，由特区卫生局不定期开考甄选，对获选的医科毕业生提供为期18个月的全科实习培训，完成实习且经考核合格后，获发全科实习文凭，该文凭是获聘为特区卫生局普通科医师的必要条件。获聘的普通科医师主要被分配在各区的卫生中心和仁伯爵综合医院急诊室工作。

专科培训阶段 是进入专科医师职程的高级培训，由特区卫生局应各专科需要而开考甄选，仅向持有全科实习医师文凭者提供专科培训，根据不同的专科，培训时间为3~5年不等。完成培训且各科轮转合格者，则可进入专科培训的最后评核考试。由相应的专科组织评核考试委员会进行考核，该委员会由1名主席（通常由该专科负责人担任）和2名委员（其中1名是香港特别行政区医学专科学院代表或葡萄牙专科医师，以加强考试委员会的公平性和认受性）共3人组成。考试包括履历考试、实践考试和理论考试三部分，考试属淘汰试，凡任何一部分考试不合格者，则被淘汰。考试合格者将获发专科培训文凭。该文凭是获聘为特区卫生局专科医师的必要条件。

全科实习及专科实习的医师培训均受相关法律、法规规范。"实习医生培训委员会"会列明报考所需具备的条件、入学考试和制订培训课程大纲，定时检查和完善实习医师培训工作。

镜湖医院西医医师培训 1871年由华人自行创办和管理的镜湖医院成立，该医院是一所非政府的医疗机构，隶属镜湖慈善会。成立初期，医院主要为华人提供中医服务，后来逐步加入西医服务。中国民主革命先行者孙中山先生于1892年在该院任义务西医师，开创了澳门特区华人西医的先河。随着时代的变迁，社会和居民对医疗服务的需求日益增加，医院现时已提供包括门诊、急诊、住院及专科等服务，逐渐成为澳门特区医疗服务的主要提供者之一。

镜湖医院自1996年起借鉴内地住院医师的培训模式。自本世纪初，医院提出强化住院医师培训，实施住院医师"3+2+1"的培训模式——即3年的第一阶段在本科内各亚专业及其他相关学科轮回培训；2年的第二阶段专科定向培训及第三阶段的1年总住院医师培训，总共为期6年，所有住院医师均需参与以上的培训模式。为加强专科培训，医院要求培训的住院医师在第二阶段专科培训的最后1年，前往内地或香港特别行政区/台湾地区/新加坡的大型教学医院接受系统的专科培训。完成并通过"3+2+1"培训的住院医师方可申请成为医院主治医师。

从2003年起，镜湖医院建立了临床培训医师制度，即住院医师前的培训阶段，目的是进一步强化医学基础培训，使培训医师获得更多的临床技能训练。招收对象为医学院毕业之本地应征者，

每年招收约10名，培训时间为期1年，以定向科室培训为主，培训期间学员需参与考核和期末考试。考试合格者则具备资格申请成为医院住院医师，如若获聘，则继续参与上述"3+2+1"之住院医师培训，因此，医院的住院医师培训制度，实际上已扩展为"1+3+2+1"模式。

镜湖医院自2002年以来，对主治医师的持续医学教育主要采取两项措施：一是建立医学持续教育管理办法，实施学分制管理，以2年为一周期，由医学教学部门监督实施；二是为配合本专科技术的开展，每3年给予2个月赴外地专科技术进修，由本专科选题及选择进修地点。

中医药从业员教育及培训澳门特区中医从业员的学历背景主要有以下3种：中医专业学士学位、中医专业毕业文凭（不具学士学位）、中医带徒（家传或师传）。

回归前，澳门特区没有政府部门认可的中等或高等中医药专业教育机构，大多数的中医药从业员是在内地接受培训和教育。卫生局与澳门特区内外的中医药学术及行业团体、中医药管理或药检部门合作，通过举办一些中医药培训课程，以提高本地中医药从业员的专业知识和学术水平，如"中药技术员（中药士）进修班"、"澳门中医进修班"及"中药房从业员培训课程"等。

2000年澳门科技大学成立"中医药学院"，2002年澳门大学成立"中华医药研究院"，开展中医药、生物医药、医药管理等专业的本科和研究生教育。2006年3月，经特区政府批准澳门科技大学成立"科大医院"，在开展医疗服务的基础上，承担该校中医

药学院的临床教学及科研任务。

护理人员及其他卫生技术人员培训 澳门特区正规的护理专业培训源于 20 世纪初。与世界各地情况相似，早期的护士学生是以劳动力来换取学习机会，随着社会的进步和人类健康的需要，护理工作也由学徒式训练逐步向护理职业培训方式转变，并已建立了高等护理教育体制。

澳门镜湖护理学院 澳门镜湖护理学院创办于 1923 年秋，初期称"澳门镜湖护士助产学校"，隶属于镜湖慈善会的护理教育机构。1999 年 11 月，澳门回归前夕更名为"澳门镜湖护理学院"。至 2013 年已培养了护理专业人才两千多名，遍布于澳门特区、香港特区、内地及国外。

1998 年 9 月，镜湖护理学院开办"高等护理专科课程"（三年制），自此，该院之护理学课程由中等专业教育程度提升至高等教育程度，教育模式也由"学徒制"转为"全日制"。1999 年，镜湖护理学院与中国协和医科大学护理学院合作，首次在澳门特区合办"在职护理学学士学位课程"（二年制），提升了护理教学层次及护理素质，深受在职护士的欢迎。2002 年，镜湖护理学院获特区政府批准开办"护理学学士学位课程"（四年制）。2008 年与香港特区医院管理局合办"护理学专科深造课程"（三年制），并于 2010 年与广州中山大学合办"护理学专业硕士学位课程"（三年制）。

护理学院的教育宗旨是培养品格和才能并重的新一代护士，推动护理关怀教育，弘扬中国传统的儒家思想，提出"从人到仁"的教育理念，培养学生护理照顾、沟通合作、法律伦理、管理、专业发展及个人发展六个核心才能。

受特区政府委托，学院承担了《澳门医院护理人力十年规划研究》及《澳门长者照顾服务需求研究》等大型研究项目。学院还制定了《十年发展规划》，未来十年将建立多元化、多层次的护理教育体系，开办护理及健康科学相关的课程，为社会培养高质量健康照顾服务人才。

澳门理工学院高等卫生学校 1997 年，原澳门卫生司技术学校合并于澳门理工学院，改名为澳门理工学院高等卫生学校。1998 年，该校开设"全科护理高等专科学位课程"（三年制）。2002 年开设"3+1"护理学士学位补充课程，学生完成三年制全科护理高等专科学位后，继续修读一年或一年半，成绩合格者将获颁发护理学士学位；2005 年与澳大利亚莫纳什大学（Monash University，Australia）合作，开办护理硕士学位课程（三年制）。2006 年与香港理工大学、澳门特区卫生局合作开办"专科护理学深造文凭课程"（二年制），招收在职护士作专科护理培训。2008 年开设四年制护理学士学位课程。

此外，学校于 2002 年开设"诊疗技术高等专科学位课程"（三年制）及"诊疗技术学士学位补充课程"（一年或一年半制），课程设有医学检验、药剂学专业。其后又开办影像学、物理治疗及职业治疗等专业学士学位补充课程。该校还以仁伯爵综合医院和其他医疗机构为实习基地，并与内地、香港特区及国外如葡萄牙、澳大利亚、美国、英国、泰国等相关机构签署合作协议，开展学术交流，拓展科研活动。

（吴永礼）

yīxué jiàoyù guǎnlǐ tǐzhì

医学教育管理体制（management system of medical education） 医学教育的管理机构和管理规范。分为宏观管理体制和微观管理体制两大类。宏观管理体制指从总体上和全局上对医学教育工作进行管理的机构体系和制度，一般由国家或省级行政主管部门实施。医学教育微观管理体制指对局部和具体的医学教育工作进行管理机构和制度，多指学校对各项具体工作的管理，包括综合性（或多科性）大学对医学教育的管理和独立设置医学院校的管理两种类型。

（文历阳）

hóngguān guǎnlǐ tǐzhì

宏观管理体制（macro managemet system） 政府管理医学教育的机构设置和管理权限划分的制度。

历史沿革 新中国建立后，国家收回了教育主权，废除了旧的教育制度。关于医学教育的管理体制，当时确定由教育部、卫生部共同管理。具体分工是：教育领域带共性的方针、政策、规划及规章制度的制定和统一安排的工作，由教育部负责；医学教育的具体业务管理，以卫生部为主。医学教育的重大问题，则由两部协商配合，共同研究，取得一致意见后再向下布置实施。多年来，一直采用这种体制对医学教育进行管理。20 世纪 90 年代，国务院进行机构改革，重新划定了各部委的职责范围，调整了教育部、卫生部对医学教育管理的职责分工。教育部负责医学教育的大政方针、规划、制度的制定，并管理医学院校教育和医学研究生教育。卫生部负责住院医师规范化培训、医学专业学位的相关工作以及继续医学教育工作。为加强对医学教育的宏观管理，教育部、卫生部于 2004 年建立了"教育部、卫生部医学教育宏观管理工作部际协调机制"。

2008 年教育部、卫生部召开全国医学教育工作会议后，下发了"教育部、卫生部关于加强医学教育工作，提高医学教育质量的若干意见"，再次强调"建立和完善教育、卫生行政部门医学教育宏观管理协调机制，充分发挥其对医学教育的宏观指导与管理作用，及时研究解决医学教育工作中存在的新情况和新问题"。

构成内容 教育、卫生行政部门医学教育宏观管理工作协调机制的主要内容是：建立国家教育、卫生行政部门医学教育管理协调小组，由国家教育、卫生行政部门的主要领导和分管领导任正副组长，主要职责是：定期研究拟出台或需进行重大调整的医学教育宏观管理政策，交流相关管理工作的计划和进展情况，通报相关重大政策和工作信息；成立国家教育、卫生行政部门医学教育管理工作小组，由两部门分管领导任组长，主要职责是：定期召开医学教育管理工作会议，落实协调小组决定的事项，研究和协调相关管理工作，交流工作信息，组织开展医学教育相关政策研究，为医学教育管理协调委员会提供政策建议；成立医学教育政策咨询委员会，由全国知名医学教育专家组成，主要职责是：在医学教育工作小组的组织和委托下，开展相关政策的调研、科学研究工作，为医学教育管理工作及制定相关政策提供咨询建议。

运行方式 国家教育、卫生行政部门医学教育管理协调小组和工作小组定期召开会议，研究

重大问题，并共建一批医学院校。医学教育宏观管理的日常工作，则按照国务院机构改革和职能调整方案中关于各相关部门和机构的职责分工的要求开展。

特点 ①国家教育、卫生行政部门对医学教育的宏观管理既有明确的职责分工，又有部际协调沟通机制，从而加强了对医学教育管理的力度。②国家教育行政部门主要以规划、政策、制度、项目等管理医学教育。国家卫生行政部门主要以卫生需求和卫生人力规划为导向，促进医学教育健康发展。

(文历阳)

xuéxiào guǎnlǐ tǐzhì

学校管理体制 (school managemet system) 学校对各项工作管理的机构设置和管理权限划分的制度。

新中国建立以来，高等医学院校的领导体制几经变化。1950 年实行过"校长负责制"，1958 年实行过"党委领导下的校（院）务委员会负责制"，1961 年改为"党委领导下的以校（院）长为首的校（院）务委员会负责制"，1978 年又改为"党委领导下的校（院）长分工负责制"，1980 年以后实行党委领导下的校（院）长负责制。中等卫生学校则实行校长负责制。

医学院校的组织机构，分为两大系统：一是党委领导的思想政治工作和党务工作系统，二是校（院）长领导的教学、科研、医疗、人事、后勤等业务行政工作系统。在两个系统中，设置若干管理工作机构，制定若干规章制度。

高等医学院校实行校、院、系（专业）、教研室四级管理或院、系（专业）、教研室三级管

理。中等卫生（职业技术）学校实行学校、教研室二级管理。

高等医学院校设立校务委员会，建立教职工代表大会制度，加强民主管理和民主监督。同时，成立学术委员会、学位委员会、教学委员会等，审议相关学术事项。

综合大学对医学教育的管理模式和运行机制差别较大。有的设立医学部，有的设立医学院，有的将医学教育相关机构分成若干二级学院，直接归大学领导。

为构建符合高等医学教育规律、符合国家发展战略需要和学校实际的医学教育管理体制，促进医学教育的发展，2012 年教育部颁发了"关于进一步推进教育部直属高校医学教育管理体制改革的意见"。各有关高校正按照教育部要求，推进医学教育管理体制改革，加强对医学教育的领导和管理。

(文历阳)

yī-jiào xiétóng

医教协同 (medicine-education coordination) 卫生与教育之间的协调配合和协同一致，共同为培养社会所需要的医学人才发挥积极作用。内涵包括：促进卫生主管部门与教育主管部门在医学教育制度设计和统筹管理方面的协同；促进卫生系统与教育系统在人才培养和使用的各方面有机衔接和协调一致，形成以需求为导向、人才供需平衡的机制。涉及医学教育的发展规划、政策措施，如招生规模、培养目标、专业设置、课程计划、教学评估等各个环节和各个层面的协调配合。

形成过程 进入 21 世纪，中国医学人才在供给方面面临数量不足、质量不高、专业结构不合理等一系列挑战。同时，医学科

技的不断进步与公众健康需求的不断提高，也对医学人才的质量和多样性提出更高要求。这就需要医学教育不断作出调整和完善以适应社会发展，满足社会需求；需要医学教育管理主体能够根据医疗卫生系统的需求制定医学教育政策，根据健康服务制定教育规划、培养目标、招生计划、专业设置、教学方案和评价体系。所有医学教育的顶层设计需由人才供给方与人才需求方共同制定。加强卫生与教育之间的协调配合和协同一致，共同为培养社会所需要的医学人才发挥积极作用。为此，教育部、卫生部在 2011 年12 月 6 日召开的全国医学教育改革工作会议上提出医教协同的基本思想，并且在 2014 年 6 月教育部、国家卫生和计划生育委员会等六部门联合印发的《关于医教协同深化临床医学人才培养改革的意见》中，首次正式明确提出医教协同的概念。

基本内容 ①协同政策：卫生与教育协同设计医学教育制度，以需求为导向制定医学教育政策。②协同管理：以卫生人才规划为基础制定医学教育规划，以需求为基础制定招生计划、专业设置、培养目标、人才规格、质量标准和评价指标。③协同人才供需平衡：教育要为医疗卫生需求培养人才，培养数量和专业与实际需求相匹配，保持动态平衡。④协同医学教育过程：遵循医学教育人才培养规律，将专业岗位要求标准融入医学教育过程，课程设计、教学计划、教学活动要以岗位胜任力为目标。到 2020 年，基本建成院校医学教育、毕业后医学教育、继续医学教育三阶段有机衔接的具有中国特色的标准化、规范化临床医学人才培养体系。

加强医教协同，健全工作协调机制，以"服务需求，提高质量"为主线，深化改革，强化标准，加强建设，全面提高临床医学人才培养质量，为卫生计生事业发展和提高人民健康水平提供坚实的人才保障。

（瞿海魂）

yīxué jiàoyù zhuānyè tǐxì
医学教育专业体系（specialties system of medical education） 由医学类、相关医学类、药学类构成的教育系统。

中国医学教育的专业设置，历经 1955 年、1963 年、1978 年、1986 年和 1998 年几次大的调整。2002 年教育部、卫生部颁发了《教育部、卫生部关于举办高等医学教育的若干意见》，将医学教育的专业设置划分为医学类、相关医学类和药学类三大类。

医学类专业包括临床医学、口腔医学、中医学、藏医学、蒙医学、维吾尔医学、针灸推拿学、预防医学、麻醉学、医学影像学（五年制）等专业。相关医学类专业包括基础医学类、法医学类、护理学类及辅助医疗类、医学技术类等专业。药学类专业包括药学、中药学、药物制剂等专业。

医学类专业属国家控制布点专业。教育部定期修订并公布专业目录，各级各类院校要开办医学门类专业，需经主管部门向教育部申报，教育部组织专家评审，由教育部门批准后方可招生办学。

（文历阳）

yīxué xuézhì-xuéwèi tǐxì
医学学制学位体系（medical academic degree system） 由不同学制和不同学位教育制度构成的医学教育系统。学制指学校教育的年限，规定各级各类学校的性质、任务、入学条件、学习年限以及它们之间的衔接和关系。学位是标志被授予者的受教育程度和学术水平达到规定标准的学术称号。经在高等学校或者经批准承担研究生教育任务的科学研究机构学习和研究，考试合格后，由有关部门授予国家和社会承认的专业知识学习资历。

历史沿革 中国医学教育的学制体系，是随着西方医学教育制度的引进而逐步形成的。1881年建立的天津医学馆和 1902 年建立的北洋海军医学堂，学制均定为四年。1901 年张之洞等依照日本的学制，建立了统一的中国学制，即著名的辛丑学制。根据辛丑学制，医科的学制定为六年，其中医预科三年，医科三年。这是中国第一个由政府颁布的医学教育学制。新中国建立初期，在学习苏联经验的基础上，对医学院校的学制和课程进行了重大改革。1953 年取消了专修科，医学专业的学制定为五年，药学和公共卫生专业的学制定为四年。1954 年开始，公共卫生专业的学制也改为五年。1962 年，16 所医学院校医学专业的学制改为六年，其他医学院校医学专业的学制仍为五年。1966 ~ 1976 年"文化大革命"时期，医学各专业学制一律改为三年。1977 年教育部公布的专业目录，规定医学类的专科为三年制，本科为五年制。1993年国家教委公布了新的专业目录，规定医学类本科专业的学制为五年，部分医学院校的临床医学专业和口腔医学专业为七年制，并且明确提出三年制、五年制、七年制为中国医学教育的基本学制。至此，初步形成了中国医学教育的比较规范的学制体系。随着医学教育的发展和办学规模的扩大，医学教育学制出现了种类偏多的状况，形成了三年制、四年制、五年制、六年制、七年制、八年制并存的局面。根据医学教育存在的问题和改革发展的需要，教育部和卫生部联合于 2003 年设立了"中国医学教育管理体制和学制学位改革研究"课题。"中国高等医学教育学制与学位改革研究"课题组经过三年多的研究，提出了"构建以三年制、五年制和八年制为基本学制的医学教育学制体系"的建议。这一建议得到了教育部、卫生部的认可和采纳。2009 年教育部、卫生部联合颁发的《关于加强医学教育工作提高医学教育质量的若干意见》明确提出："医学类专业以修业年限五年制为主体，现阶段适量保留三年制，控制长学制医学教育"。至此，以三年制、五年制、八年制为基本学制的医学教育学制体系已经形成。

随着西方医学教育制度和学位制度的传入，中国曾于 1935 年公布《学位授予法》，规定学位分学士、硕士、博士三级，但未完全实行。新中国成立初期，学习苏联医学教育经验，曾在少数院校试行副博士培养方案，但实践时间不长，未建立规范的制度。1981 年中国实行学位制度，规定五年制医学本科毕业生可授予医学学士学位，医学研究生可授予硕士和博士学位。1997 年 4 月国务院学位委员会颁发了《关于调整医学学位类型和设置医学专业学位的几点意见》，规定除学士学位不设专业学位外，硕士、博士两级学位针对不同学科和不同职业背景对人才的不同要求，分为两种类型，一类是"医学科学学位"，一类是"医学专业学位"。据此，临床医学可授予的学位有：临床医学学士学位、临床医学硕

士科学学位、临床医学硕士专业学位、临床医学博士科学学位和临床医学博士专业学位。其他学科则授予硕士和博士科学学位。至此，中国医学学位体系初步建立。

构成内容　中国中等医学教育和高职高专医学教育的学制为 3 年。本科医学教育中医学类专业有五年制、七年制、八年制，护理类专业有四年制、五年制，药学类专业有四年制、六年制，相关医学类专业为四年制。医学学位有科学学位和专业学位二大类。医学科学学位有学士、硕士、博士三级。医学专业学位有硕士、博士二级。

运行方式　医学教育的学制和学位均由国家规定。

特点　为适应各地区社会、经济发展不平衡，对医学人才多样化的需求，形成了多种学制、多种学位并存的学制学位体系。

（文历阳）

yīxué móshì

医学模式（medical model）

医学发展过程中，人们对医学总体特征的基本认识和医学实践活动的行为方式的哲学概括。

形成过程　医学模式是在医学实践活动和医学科学发展过程中逐步形成的，并随着医学的发展而演变。医学发展历史中 5 种主要医学模式的演变过程：

神灵主义医学模式（spiritualistic medical model）　该模式产生于人类社会的早期阶段，即原始社会时期。由于当时的生产力极其低下，人们对自然界的认知十分有限，风雨雷电、生老病死等自然现象使原始人倍感神秘莫测。在无法给出正确解释的时候，他们自然而然地认为世界上存在着超自然的神灵，操控着生命、

健康、疾病和灾祸。除去祈求他们想象中的神灵的帮助外，人们别无他法。于是人类中出现了巫医，使用祈祷、占卜、念咒等巫术，以达到驱鬼逐疫的目的。在这种医学模式的支配下，人们对健康的认识趋于完全的被动，而防治疾病的主要方式也是以巫术为主，兼有一些药物或运动辅助。在 21 世纪，这种原始的医学模式在某些落后地区或特殊人群中仍有一定的影响力。

自然哲学医学模式（naturephilosophical medical model）　由于生产力的发展和人类对自然以及自身认识的不断加深，在逐步摆脱原始宗教束缚的同时，人们对生活环境有了比较客观的认识和粗浅的理论概括，产生了朴素唯物的自然哲学观。人们对健康和疾病的认识开始发生变化，由宗教神学为主导的巫医巫术逐渐发展为以古代自然哲学理论为基础的古典医学理论体系。自然哲学医学模式摆脱宗教神学的束缚，为古代医学知识和经验的积累、继承和升华。如中国古人用阴阳五行学说来解释人体的生理病理现象，提出人与自然统一的天人合一思想和整体观念，指导疾病的诊治和预后的判断。而在古希腊，医师希波克拉底则提出"四体液"病理学说，认为有机体的生命取决于血、黏液、黄胆汁和黑胆汁 4 种液体，液体平衡则健康，失衡则生病，引起体液失衡的原因主要有先天、环境和营养失调等；并认为人体内存在一种"自然痊愈力"，可以帮助体液恢复平衡。

机械论医学模式（mechanistic medical model）　人类社会发展到了 17 世纪和 18 世纪时，自然科学开始显现，并以最简单的运

动形式——机械运动（即力学）作为主要研究对象。当时的科学家试图用力学的原则解释他们所接触到的一切自然现象，给全部自然科学涂上了浓厚的机械论色彩。机械论认为人体是一部机器，生命活动就是机械运动，保护健康就是保护机器；疾病是机器某部分故障、失灵，医师的任务就是修补机器。机械论医学模式对于医学科学摆脱宗教、经验哲学以及唯心主义的影响无疑起了积极的作用，但把复杂的生命现象，乃至思维活动都简单地用尚处于初期阶段的机械原理来解释，导致了对人体观察研究的机械性与片面性。

生物医学模式（biomedical model）　18世纪后，生物学理论的建立和显微技术的广泛应用为近代实验医学研究提供了理论依据和物质保障，医学领域逐步走向了实验研究，人体解剖学、组织学、生理学、病理学、细菌学、寄生虫学以及免疫学等学科相继建立和发展，生物学科体系逐步形成，促使人类对健康与疾病的认识逐步深化，各种疾病的病因、病理和发病机制被逐步揭示。基于19世纪下半叶形成的细菌学，人们先后发现了多种病原菌。人们对传染病有了新的认识，并从保持宿主、环境和病因三者之间的动态平衡来解释疾病的机制，认为发生传染病的原因就在于这种平衡的破坏。这种维护生态平衡的观念，称为生态学模式（ecological model）。由于生态学模式的三个因素都从纯生物学角度分析和研究健康与疾病现象，如病因是生物病因；宿主是人或动物，都是生物；环境只局限于自然环境；分析问题常用微观分析方法，强调宿主的生理和病理过程，而忽略心理和社会因素的影响。所以，生态学模式又称为生物医学模式。这种模式在近代医学中一直占据统治地位，极大地推动了医学科学的发展。

生物—心理—社会医学模式（bio-psycho-social medical model）　20世纪以来，由于心理学和社会科学的发展及其对医学的影响，心因性和社会因素性的疾病显著增加。随着社会发展、科学技术和医学的进步，世界各国疾病谱发生了改变，传染病发病率显著减少，出现了各种与社会环境、行为方式有关的疾病，人们发现生物医学模式不能全面认识健康问题，世界卫生组织则认为对此类疾病需要用"行为和社会措施"进行防治。20世纪中期以后，学者相继提出新的现代医学模式。1977年美国罗彻斯特大学精神病学和内科学教授恩格尔（George L. Engel）在《需要新的医学模式：对生物医学的挑战》中，批评传统的生物医学模式只依据病人身体检查和化验参数是否偏离正常值来诊治疾病，忽略了心理和社会因素对这些参数的影响，率先提出需要创立一种有别于生物医学模式的新模式，即生物—心理—社会医学模式。恩格尔同时指出："生物医学逐渐演变为生物—心理—社会医学是医学发展的必然"。生物—心理—社会医学模式和生物医学模式两者并非互相排斥的关系，而是一种包容、补充的关系。

基本内容　医学模式的核心是医学观，研究医学的属性、结构、功能和发展规律等，以指导医学实践活动。各个历史时期多半都会有特定的医学模式，并在疾病的防治、医学教育、医学研究、医学管理的实践活动以及医学著作中有所体现，主要表达相应的医学观和行为方式。

医学模式具有5个特点：①社会性，某种医学模式得到社会广泛认可。②稳定性，某种医学模式可以长久影响人们的思想和行为。③渐变性，随着医学的发展，某种医学模式会随之逐渐转变，并影响人们对医学的认识和行为。④共存性，多种医学模式可同时影响人们的认识和行为。⑤实践性，医学模式在实践中形成，并在实践活动中表现出来。

建立模式是科学研究的一种方法。通过研究医学模式去分析和阐明医学的本质特征以及医学与其他相关学科的关系和联系，进而指导人们观察、分析和解决相应的问题。研究医学模式对人们认识和总结医学的发展规律具有重要的历史意义和现实意义。

生物—心理—社会医学模式对医学实践的影响　生物—心理—社会医学模式的建立，对医疗卫生工作和医学教育产生了深远的影响和重大的指导作用。

在医疗卫生服务中，生物—心理—社会医学模式指导人们认识人的生物属性和社会属性，指导临床医师摆脱孤立的生物医学思维方法，关注病人的社会背景和心理状态，对病人所患疾病进行全面的分析和诊断，从而制订出整体性、综合性的治疗方案，进行多层次的整体治疗和多途径的综合治疗，以提高治疗效果。

在疾病预防控制工作中，生物—心理—社会医学模式倡导用"社会大卫生"观念指导预防工作，要求全社会多部门参与、卫生系统发挥专业指导作用，改变预防保健工作只重视物理、化学、生物等自然因素的作用，而忽视不良的心理、行为以及社会因素对人群健康影响的认识误区和工作盲区，将预防医学从生物病因为主的预防保健扩大到生物—心理—社会综合的预防保健。中华民族传统的养生文化，中医学提倡"治未病"，体现了预防为主的思想，也综合考虑了导致疾病的生理、心理、环境等方面的原因及预防策略，与生物—心理—社会医学模式的主张一致。

在医学教育实践中，生物—心理—社会医学模式的转变，促使医学教育工作者更新教育观念，进一步认识医学专业人员不仅需要掌握医学技术，还应了解心理、社会因素对健康的影响，因此，在教育培训中需要建立适应生物—心理—社会医学模式的培养目标，为医学教育改革指明了方向。医学院校积极探索建立医学教育标准，在医学知识和技术、医患沟通、职业精神等方面提出明确的要求；在课程设置中，增加了心理学、行为学、医学与社会等人文社会科学选修课，强调人文教育与专业教育相结合；整合基础医学、预防医学、临床医学课程，构建医学与人文社会科学交叉融合的开放式医学教育体系；开展社区实践教学；提倡医学生早期接触临床、早期接触病人，培养具有人文素养和医学技术的医学专业人才，适应社会发展对医疗卫生工作的要求。

(冼利青)

yīxué jiàoyù jiégòu

医学教育结构 （structure of medical education）

医学教育各要素的构成和状态。涉及教育类型、办学层次、学制学位、专业设置、培养模式、课程体系、管理模式等一系列基本要素，是一个复杂、多维的综合构成体系，

其形成和发展又是多种因素综合作用的结果。从宏观层面来看，一个国家或地区采用何种医学教育结构，往往取决于其经济发展状况、政治体制、教育文化传统、资源条件和社会需求等诸多因素。

形成过程 中国的医学教育结构较复杂、层次较多，其基本原因在于国土辽阔且地域之间发展不平衡，需要培养不同层次的医疗卫生从业人员以满足不同需求。1950年召开的第一届全国卫生工作会议确立了医学教育"实行高、中、初三级制，以发展中级医学教育为主"的方针，以解决当时所面临的医学人力资源严重匮乏的问题，同时还确定高等医学院校实行统一招生、统一分配，改变各自为政的办学状态，开始建立适应中国国情的新的医学教育体制。

1952年开始，中国全面学习苏联经验，对医学院校进行院系大调整，大部分医学院校从综合性大学中独立出来，走单科性办学之路，并借鉴苏联的办学模式，采用集中指导型管理体制，对专业设置、教学计划、教材出版、行政管理等都做了规定和统一。

"文化大革命"结束后，中国医学教育进行了一系列重大改革。1977年恢复全国统一的高校招生考试制度，1978年教育部颁发"高等学校培养研究生工作条例（修改草案）"，恢复了研究生培养制度，1983年建立了临床医学硕士、博士学位的研究生制度，1988年和2001年分别开始试办七年制、八年制医学教育，加大了高层次医学人才培养的力度，以适应新时期的发展需要。20世纪90年代，中国高等医学教育进行新一轮院系调整，许多原独立设置的医学院校合并入综合性大学，

以达到强强联合、促进资源共享和多学科合作的目的。

中国医学教育的专业结构也在不断变化和完善。新中国建立初期本科专业仅有医疗、口腔、卫生和药学4类，其后专业目录经过多次修订和调整，1954年增加到7个本科专业（医疗、卫生、口腔、儿科、药学、中医、中药），此后逐步发展到1987年的9大类57种专业、1993年的9大类37个专业。在2012年教育部发布的最新专业目录中，医学门类已调整为11大类（基础医学、临床医学、口腔医学、公共卫生与预防医学、中医学、中西医结合、药学、中药学、法医学、医学技术和护理学）44种专业。

基本内容 中国的医学教育已逐步发展和确立为以初等医学教育、中等医学教育、高等医学教育（本、专科）、医学研究生教育和成人医学教育等不同层次构成的教育结构。医学教育的学制从3年至8年不等，与此对应的医学学位分为医学科学学位和医学专业学位两种，医学科学学位分为学士、硕士和博士三个层次，医学专业学位分为硕士和博士两个层次。

中国医学院校的课程体系以起源于20世纪初的"以学科为基础"的医学课程模式为主流，而在全球医学教育改革潮流的影响下，"以问题为基础"的学习模式、"以器官系统为中心"的课程整合、"以岗位胜任力"为导向的课程设置等相应的医学教育改革已在逐步推进和完善之中。

(汪 青 王卫平)

yīxué jiàoyù lèixíng

医学教育类型 （type of medical education）

根据教育的对象、目标、任务、内容和形式划

分的种类。医学教育可分为普通医学教育和成人医学教育两大类。二者的主要区别在于培养的对象不同。普通医学教育的对象一般为没有医学类执业资格的人员，学生需通过普通教育考试，培养方式为全日制、面授方式。见普通医学教育。成人医学教育的对象则是已经具有医学类执业资格或专业基础的在职人员，包括成人学历教育和非学历教育。成人学历教育的学生需要参加成人教育考试，培养的方式有脱产、业余、函授、现代远程教育等多种形式。见成人医学教育。

医学教育类型与国家的政治、经济、文化、人口、环境、卫生资源、医疗卫生服务体系和管理运作等宏观背景相关联，因而在世界范围内有多种类型模式共存，并且不会一成不变，会随着相应条件和因素的改变而有所发展和变化。

（汪　青　王卫平）

pǔtōng yīxué jiàoyù

普通医学教育（general medical education）　中等及高等层次的全日制医学专业教育活动。又称正规医学教育。普通医学教育的学生一般经普通高等学校招生全国统一考试录取入学，全部学业在学校完成，培养方式为面授，学习期满、成绩合格则可获得相应层次的毕业证书和医学学位。

普通医学教育是国家医学人才培养储备的主要途径，其规模和层次与国家的经济基础相适应，与社会对卫生人力资源的需求相吻合，由国家教育卫生行政部门进行科学规划和统筹协调。

形成过程　新中国普通医学教育经历了曲折的发展过程，新中国建立时全国仅有 44 所高等医学院校，政府通过接管公私立医学院校，大力发展医学教育。20世纪 50~60 年代中国医学教育主要借鉴苏联的办学模式，采用集中指导型管理体制，对专业设置、教学计划、教材出版、行政管理等都做了规定和统一。1977 年恢复全国统一高考，恢复研究生招生制度，就高校工作和管理、教学计划和教学大纲、统编教材建设等修订和颁布了一系列条例和规定，使高等医学教育逐步恢复正常秩序。改革开放以来，医学教育在管理体制、专业和课程设置、教学内容和方法等方面进行了一系列改革，以满足时代发展和社会需求的变化，并努力与国际接轨。

至 2012 年，全国共有 590 所医学院校，其中本科院校 295 所、专科院校 234 所、独立学院 57 所（独立学院是指实施本科以上学历教育的普通高等学校与国家机构以外的社会组织或者个人合作，利用非国家财政性经费举办的实施本科学历教育的高等学校，是民办高等教育的重要组成部分，属公益性事业）。

基本内容　中国普通医学教育的学制为三~八年不等，有临床医学、基础医学、护理学、预防医学、药学、法医学、口腔医学、中医学、医学技术、卫生管理等专业设置。医学院校招生的形式包括普通高等学校招生全国统一考试、高中优秀学生保送、高校自主招生、特长生和欠发达地区特殊配额 5 种方式。医学教育的课程体系有其独特的规律，由公共基础课、医学基础课和医学临床课等部分构成，医学专业课程根据各学科之间的内在联系循序安排。随着医学模式转变为生物—心理—社会医学模式，需要医疗卫生从业人员具备与之相适应的知识结构和能力结构，医学教育改革主要在课程体系的优化调整、加强基础和临床的整合、强化人文精神和素质的培养、倡导早期接触临床、培养终身学习的意识和能力等方面。

（汪　青　王卫平）

wèishēng zhíyè jiàoyù

卫生职业教育（health vocational education）　培养护理类、药学类及其他相关医学专业类技术技能人才的教育活动。卫生职业教育是职业教育体系中的一个专业类别，是医学教育的重要组成部分。

形成过程　1997 年联合国教科文组织颁布的《国际教育标准分类法》（修订本）将职业技术教育列为 5B，与学科性、学术性教育（5A）一起定为第 5 级教育。

根据各类卫生技术人员培养过程的区别性属性，美国著名教育学家拉尔夫·泰勒（Ralph Tyler）将医学教育分为专业教育（professional education）和职业技术教育（occupational education）两类，前者是培养医学类专业人员为目标的教育，后者则是以主要培养技能型辅助卫生人员为目标的教育。

在中国，培养护理类人员的护理教育、培养药学类人员的药学教育和培养其他相关医学类人员的专业教育有着各自的产生、成长、发展的历史，而最早使用卫生职业教育这一概念是 1987 年时任卫生部部长的陈敏章同志在参加湖南省农村职业教育工作会议上的讲话中提出"加强农村卫生职业技术教育势在必行"。当时主要指中等层次的面向农村地区的卫生人才培养。此后卫生职业技术教育或卫生职业教育广泛使用并不断赋予其新的内涵。伴随着中国大力发展职业教育的需要，2000 年教育部成立了各专业教学指导委员会，卫生职业教育教学指导委员会应运而生，卫生职业教育作为专业名词正式使用。2006 年卫生部下发了《关于加强卫生职业教育的指导意见》的通知，明确"卫生职业教育是培养护理、药学及其他相关医学专业卫生技术人才的教育。"

卫生职业教育是培养技术技能型人才的教育，具有职业教育的职业性、技能性和实践性的特征，特别强调技能的培养。卫生职业教育又属医学教育范畴，培养的人才服务的对象是人，关系人的生命安全与健康，尊重人，关爱人，以人为本，更具有知识性和人文性的鲜明特征，在注重必要的专业知识和娴熟的专业技能培养的同时，更要注重职业道德和职业精神的培养。

卫生职业教育具有从业前的学历教育和从业后在岗人员整个职业生涯进行职业培训的两大功能。卫生职业教育的学历教育由中等职业教育、高等职业（专科）教育、本科教育和专业学位教育构成，因此又具有分段连续性的特征。

卫生部《医药卫生中长期人才发展规划》（2011~2020）中特别指出要"发展医药卫生职业教育，加大各类医药卫生高技能人才培养。"并把护理、药学、卫生应急、卫生监督等作为急需紧缺人才要大力培养和培训，指出"合理扩大急需紧缺人才的医学教育的规模，加强对相关领域在岗人员的专业培训。"2004 年卫生部印发的《护理、药学和医学相关类高等教育改革和发展规划》中提出，积极发展护理、药学和相关医学类高等教育。要扩大办学规模；调整办学层次，压缩中等教育，提高整体办学层次；建立健全护理、药学和相关医学类高等教育的审批和准入制度；规范专业设置，制定专业标准；制定指导性专业指南，完善评估机制；建立健全护理、药学和其他相关医学类高等教育学术组织；深化教学改革，提高教学质量；拓宽筹资渠道，加大教学投入，改善办学条件；加强卫生行业立法，完善卫生行业执业准入制度。

卫生职业教育服从、服务于国家医药卫生事业改革和发展的需要，不断满足人民群众日益增长的对预防、医疗、康复、保健的需要，遵循卫生人才发展规律，坚持培养德、智、体、美全面发展的高素质的技术技能人才的理念，按照"政府主导、行业指导、医院（企业）参与"的校院（企）合作办学模式，形成了"工学结合、校院（企）合作、顶岗实习"的人才培养模式，探索出"学中做，做中学，任务驱动，项目导向，教学做一体"的教学模式，建立了学校、行业、医院（企业）和其他社会组织共同参与的评价评估模式，不断加强专业建设、课程建设、实训实习基地建设、双师型师资队伍建设，既突出了职业教育技术技能特色，又体现了医学教育知识人文的特色。

基本内容 卫生职业教育的专业分为护理类、药学类和其他相关医学类三大类别。相关医学类又可分为医学技术类和卫生管理类。学生毕业后在取得相应的执业资格证书后在各级各类预防、医疗、保健、康复及制药，药品营销机构第一线从事服务、管理、生产等工作，在相应岗位上成为护士（师）、药剂士（师）、技士（师）、治疗师或管理者。

（沈　彬）

chéngrén yīxué jiàoyù

成人医学教育（adult medical education）　面向在职卫生技术人员开展的各种类型的职后医学学历教育和非学历医学培训教育活动。又称在职医学教育。包括多形式、多规格、多层次、多渠道的医学成人学历教育、非学历教育、住院医师规范化培训和继续医学教育等。

成人医学教育对已经走上工作岗位的卫生技术人员，提供他们所不具备的履行岗位职责所必需的专业知识、专业技术和实际能力的教育，合格者可获得相应的毕业证书；对已经接受过高等医学教育的专业技术人员和管理人员进行知识更新和扩展知识、提高职业能力。成人医学教育的办学形式主要包括：普通高校、成人高校和广播电视大学面向卫生技术人员开展的成人医学本专科教育（包括医学函授教育、业余医学教育、医学网络教育）、医学自学考试、各类非学历岗位培训等。

形成过程 1949 年 9 月，《中国人民政治协商会议共同纲领》中规定："要加强劳动者的业余教育和在职干部教育。"中华人民共和国成立后，将成人教育纳入国民教育体系，从而与基础教育、职业技术教育、高等教育具有同等重要地位。1951 年中国人民大学举办普通高校夜大学，从此，许多业余医学教育机构应运而生，到 60 年代初步形成了从初等到高等多种形式、多层次的成人医学教育体系。"文革"期间，成人医学教育基本停顿。1978 年中国共产党十一届三中全会后，成人医学教育得到恢复和发展。成人高等医学教育除恢复医学函授教育、业余医学教育（夜大学），还举办了成人医学自学考试。1987年国务院批转国家教育委员会《关于改革和发展成人教育的决定》，进一步提出成人教育的主要任务是：对已经走上工作岗位，以及需要转换岗位或重新就业的人员进行岗位培训；对已经走上岗位而未受完初等、中等教育的劳动者进行基础教育；对已经在职而达不到岗位要求的中等或高等文化程度和专业水平的人员进行文化和专业教育；对受过高等教育的人进行继续教育；对全社会的成人进行社会文化和文明生活教育。进入20世纪80年代，成人医学教育有了较大的发展，显示了强大生命力，初步形成了包括职后学历教育、住院医师规范化培训、岗位培训、乡村医生教育等具有中国特色的医学成人教育体系，成为医学教育体系的重要组成部分。

基本内容　成人医学教育在国家和省级教育及卫生行政部门相关政策的指导下，由经认可的大学、医学院校、医疗卫生机构和社会学术团体制订各类教学和培训计划，并组织实施，学员自愿选择参加学习，对达到各类教学和培训计划规定的学习要求，通过考核合格，由主办单位发给相应的毕业证书或学习证明。

成人医学学历教育适应医学模式转变的需要，适应高新技术发展的需要，适应岗位工作的实际需要，由国家组织或主办学校组织的统一入学考试，择优录取，办学形式灵活，层次齐全，投入少效益高，方便在职学习。医学自学考试实行宽进严出，减少工学矛盾。

非学历岗位培训教育以学习新理论、新知识、新技术、新方法，补充、扩展、深化更新知识、技术为主，注重提高卫生技术人员的素质和理解力，不断开发人的潜力和创新能力，以适应现代社会、科技、经济高度发展对卫生服务的需要。

（王雄国　吴仁友）

yèdàxué yīxué jiàoyù

夜大学医学教育（evening college medical education）

利用晚上或其他业余时间实施的医学教育活动。是成人医学学历教育的一种形式。夜大学医学教育主要开设专科和本科两个层次，招收具有专业对口的在职医务人员。通过全国统一或各省、市自治区统一的入学考试，择优录取。教学上参照全日制学校相应的教学计划和教学大纲，建立严格的考试制度，面授完成医学学历教育的要求。

形成过程　1950年中央人民政府颁布了关于职工业余教育的指示。1951年教育部还分别颁布了各级职工教育委员会组织条例和职工业余教育暂行实施办法，对职工教育的内容、对象、学习年限、组织领导、教师、教材、经费、设备等事项都作了规定。从此，夜大学医学教育应运而生。1958年中共中央提出发展教育事业必须贯彻"两条腿走路"的方针，即在发展全日制医学教育的同时，发展业余医学教育。夜大学医学教育作为业余医学教育的主要组成部分，有利于多、快、好、省地培养医药人才，这在当时的情况下对发展中国医学教育与卫生事业是一个重要的方针。

由于"文化大革命"中国医学教育中断，造成部分无医科学历的人员进入卫生技术队伍，使卫生人员的整体素质下降。1987年国务院批转国家教委《关于改革和发展成人教育的决定》，提出"普通高等学校要大力发展函授、夜大学"。夜大学医学教育得到逐步恢复和发展，对提高在职卫生人员的整体素质发挥了一定的作用。

20世纪50年代夜大学医学教育开设中专、专科和本科三个层次，1980年起主要为专科和本科两个层次，有临床医学、护理学、医学检验、预防医学、卫生检验、中医学、药学等专业。

2002年，教育部、卫生部颁发了《关于举办高等医学教育的若干意见（教高〔2002〕10号文）》，对夜大学医学教育（成人学历教育）的入学资格、专业设置以及毕业后的执业资格等作出了一系列的规定，明确指出，自2002年10月31日起，成人高等教育举办的医学类专业、相关医学类专业、药学类专业的学历教育，只能招收已取得卫生类执业资格的人员，停止招收非在职人员。

基本内容　参加夜大学医学教育的主要对象为在职医务人员，必须参加全国统一或各省、市、自治区统一的入学考试，由成人高等医学院校（夜大学）择优录取。学生在校完成相应学历层次教学计划规定的理论课程、实践课程学习和实习后，考试成绩合格，方可毕业，取得相应的学历证书。专科及本科学历证书电子注册后，国家予以承认。符合相应学位条件的成人医学教育的本科毕业生，按《中华人民共和国学位条例》的规定，由国务院已授权的主办高等院校授予相应学位。

（王雄国　吴仁友）

wǎngluò yīxué jiàoyù

网络医学教育 （online medical education）

以现代教育思想和学习理论为指导，利用网络技术、多媒体技术等现代信息技术手段及网络环境开展的以学习者为中心的非面授医学教育活动。又称现代远程医学教育。网络医学教育以其可及性强、覆盖面广、方便、快捷等特点，成为医学教育的新形式和重要手段，为建设学习型社会和构建医学终身教育体系发挥了应有作用。

形成过程　远程教育在中国的发展经历了三代：第一代是函授教育，第二代是80年代兴起的广播电视教育，90年代随着信息和网络技术的发展，产生了以信息和网络技术为基础的第三代现代远程教育。随着现代信息技术和计算机网络的出现，全新的远程教育得到迅速发展，今天网络教育已经成为现代远程教育的代名词。1998年国务院批准了教育部《关于发展我国现代远程教育的意见》，并制定了发展建设规划。1998年9月教育部批准在清华大学等4所普通高等学校开展远程教育试点。2000年又批准增加25所高校开展现代远程教育试点工作，其中北京中医药大学等5所高校为成人教育形式的远程教育试点院校。2011年教育部批准可以开展网络高等学历教育的试点高校共有68所。

教育部批准允许的部分现代远程教育试点高校在校内开展网络医学教学工作的基础上，通过现代通信网络，开展了网络医学学历教育和非学历教育。网络医学学历教育设置专科、专升本二个层次，开设专业主要有相关医学类、卫生管理、卫生技术类等。网络医学教育主办学校制订有关专业教学计划和教学大纲，课程教学管理采用学分制。

基本内容　网络医学教育对象主要为专业对口的在职医务人员，学生必须参加由主办学校组织的入学考试。学员按所学专业教学计划要求，完成规定的理论课程学习，考试合格，达到规定的总学分，完成该专业规定的实践性环节课程考核、操作技能考核，成绩合格，通过教育部组织的网络教育统考课程，可获得国家承认的专科、本科学历证书，学历证书电子注册。本科生完成毕业论文并通过答辩，按照国家授予学位的有关规定，符合条件者可同时获得学士学位证书。

网络医学教育是医学教育与现代信息技术相结合的新的教学模式。它使医学教育从封闭的知识体系转变为开放的知识体系，从以讲授为主转变为以自学为主。它以学习者为主体，突破了传统教学在时间和空间上的限制，学生可根据教学进度的要求，自己安排时间进行网上学习，同时利用业余时间自学，学生和学生、学生和教师、学生和教育机构之间运用多种交互手段进行交流和联系，可以获得学习方面的帮助和指导。有关网络医学教育中非学历教育的内容见继续医学教育。

（王雄国　吴仁友）

yīxué zìxué kǎoshì

医学自学考试 （medical examination for self-learner）

对申请者是否达到国家规定的医学学历标准进行的评价活动。在中国，通常指国家对自学者进行的以学历考试为主的高等医学教育考试，是个人自学、社会助学和国家考试相结合的教育形式。通过国家考试可促进个人自学医学知识，提高学历层次。主要对象是在职的医务工作者，以学历考试为主。医学自学考试是国家高等教育自学考试中的一部分，具有权威性、开放性、灵活性和业余性等特点。

形成过程　高等教育自学考试制度创建于1981年。医学自学考试从1990年初开始。初期开设专科和独立本科二个层次。专科开设预防医学、卫生检验、临床医学、医学检验、医学影像学、农村中医医疗（中西医结合）、藏医学、蒙医学、护理学、中医护理学、药学和卫生事业管理等；独立本科开设法医学、护理学和卫生事业管理等专业。随着医学自学考试的发展，拓宽了功能。1991年国家教委发布中等专业教育自学考试暂行规定后，各省市自治区相继开始了中专层次医学自学考试。

从20世纪90年代到2002年，要求报名参加医学类自学考试必须是本专业中专毕业或高中毕业学历并从事本专业工作2～3年的在职人员。2002年教育部、卫生部根据高等医学教育规律和卫生事业发展对卫生人力的需要以及行业人才准入的有关规定，颁发了《关于举办高等医学教育的若干意见》，明确规定自2002年10月31日起，停止自学考试举办医学类专业学历教育、自学考试举办的相关医学类专业、药学类专业的学历教育，只能招收已取得卫生类执业资格的人员，停止招收非在职人员。

基本内容　医学自学考试宽进严出，以个人自学、社会助学、国家考试三者紧密结合而组成。国家考试是这种教育形式的核心，个人自学、社会助学则是教育形式的具体体现。医学自学考试采用学分累积制，不需经过入学考试，没有招生规模和学制的限制，考试合格一科即可获得该科的学分，不合格可以重考，重考次数不限，积满学分即可毕业。

参加医学自学考试者，必须完成本专业考试计划规定的理论课程学习、考试成绩合格，完成该专业规定的实践性环节课程、考核成绩合格，毕业临床操作技能考核成绩合格，思想品德经鉴定符合要求，可获得相应层次的毕业证书。本科阶段医学自学考试者完成毕业论文并通过答辩，按照国家授予学位的有关规定，由主考高等院校对符合条件者授予相应学位。

（王雄国　吴仁友）

yīxué hánshòu jiàoyù

医学函授教育（correspondence medical education）

以通讯方式进行的医学教育活动。通常以学习医学教材为主，由主办学校给予辅导和考核。医学函授教育学员一般利用业余时间学习，并在一定时间接受主办学校举办的短期集中学习和教学辅导。由于早期医学函授教材、讲义和各种辅导材料，均为纸质材料，有的为专门的函授报刊、杂志，也称为医学刊授教育。

形成过程　高等学校举办函授教育是从 1952 年中国人民大学和 1953 年东北师范大学开始，后来逐步扩大到理、工、农、医、文、财经、政法、师范和体育等各类高等学校，其中以师范函授教育发展的规模最大、速度最快。"文化大革命"期间，函授教育停办。1980 年 9 月，国务院批转的教育部《关于大力发展高等学校函授教育和夜大学的意见》强调，高等函授教育应当采取积极恢复、大力发展的方针，以扩大高等教育事业的规模，改变中国教育发展与经济发展不相适应的状况，

加速培养四个现代化建设需要的各种人才。1991 年国家教委颁发了《普通高等学校函授教育暂行工作条例》和《普通高等学校函授教育辅导站暂行规程》的通知，进一步规范了函授教育，保证了函授教育的培养质量。

医学函授教育从 20 世纪 90 年代初开始，是以有计划、有组织、有指导的个人自学为主，并由主办学校组织系统的集中辅导面授，理论联系实际的医学教学模式。医学函授教育的主办学校结合医学函授教育特点，根据同专业全日制教学的基本要求，制订医学函授教学计划、教学大纲、编写或选用医学函授教材，制定实践教学要求与考试考核规定。

基本内容　医学函授教育的对象主要为在职医务人员。学员通过信函报名，交纳学费，并在举办学校注册。学校将教材及其他辅导资料邮寄给学员，教师与学生的交流也通过信函完成，学员在不耽误工作的情况下完成学业。医学函授教育设有中专、专科、本科三个层次，主要设置了药学、中医学类和部分相关医学类专业。医学函授教育实行学年制，也可以实行学分制。

医学函授教育专业设置具有针对性和实用性强的特点，学员根据工作和自身需要，在教师书面指导下，充分利用业余时间进行学习，学习形式灵活机动，可较快地提高知识水平和学历。医学函授教育充分利用现有师资和各种教学设施，能以较少的投入，较快地培养卫生人才。

学员学完函授教学计划规定的全部课程，达到教学大纲的要求，考试考查成绩合格，实践操作考核合格，毕业考试合格，由主办学校发给相应层次的毕业证

书，国家承认其学历。本科学员完成毕业论文及答辩通过，按照国家授予学位的有关规定，可对符合条件的医学函授生授予相应的学位。

（王雄国　吴仁友）

xiāngcūn yīshēng jiàoyù

乡村医生教育（vellage doctor education）

培训和培养乡村医生的教育活动。包括乡村医生的学历教育和在岗乡村医生的非学历培训活动。乡村医生教育是根据中国农村卫生工作的实际需求，有目的、有计划、有组织地培养适宜卫生人才的教育活动，是中国医学教育的组成部分。

形成过程　乡村医生，最初被称为"赤脚医生"，产生于 20 世纪 50 年代。一般指接受过短期医疗训练、仍持农业户口、"半农半医"的农村医疗人员。1968 年 9 月，《红旗》杂志发表了一篇题为《从"赤脚医生"的成长看医学教育革命的方向》的文章，《人民日报》于 1968 年 9 月 14 日进行刊载，随后《文汇报》等各大报刊纷纷转载，"赤脚医生"的名称走向了全国。从此，"赤脚医生"成为半农半医的乡村医生的特定称谓。到 1977 年底，全国有 85% 的生产大队实行了合作医疗，"赤脚医生"数量一度达到 150 多万名。"赤脚医生"的培训主要由公社卫生院承担，许多单位主动帮助公社卫生院培训"赤脚医生"，如当地医院、中医学院、卫生学校、医药公司和解放军医疗单位。将中草药知识和技术传授给"赤脚医生"是培训的重点之一。1980 年以后，随着农村"家庭联产承包责任制"的实施，大多数地区农村合作医疗制度解体，乡村医生人数明显减少。

1985 年 1 月，在全国卫生厅

（局）长会议上，卫生部决定不再使用"赤脚医生"名称，明确凡经过考试考核已达到相当于医士水平的，称为乡村医生；达不到医士水平的，都改称卫生员。此后"赤脚医生"名称逐渐消失。1989年，经卫生部批准，中国乡村医生培训中心在中国医科大学成立，负责对全国乡村医生培训工作的业务指导，开展乡村医生非学历函授教育。1991年初，卫生部颁发《1991~2000年全国乡村医生教育规划》，提出对乡村医生实行"系统化、正规化"中等医学教育目标。2002年，《中共中央国务院关于进一步加强农村卫生工作的决定》和卫生部等5部门《关于加强农村卫生人才培养和队伍建设的意见》，进一步提出要加强农村卫生人才培养和队伍建设，其中包括乡村医生队伍培训和建设。2003年7月，国务院颁发的《乡村医生从业管理条例》规定，国家实行乡村医生执业注册制度，乡村医生一般需具有中等及以上医学专业学历，才能进行乡村医生执业注册，在村卫生室执业。2011年，国务院办公厅下发《关于进一步加强乡村医生队伍建设的指导意见》，进一步提出要健全乡村医生培养培训制度，加强乡村医生的培训。要求各省（区、市）卫生行政部门合理制定乡村医生培养培训规划，采取临床进修、集中培训、城乡对口支援、选派乡村医生到县级医疗卫生机构或医学院校学习等多种方式开展培训。

基本内容 乡村医生教育包括学历教育和非学历培训两个部分。

学历教育 拟从事乡村医生工作的农村青年，应具有初中毕业学历，按照省级教育、卫生行政部门要求，参加入学考试，进行全日制中等医学专业学历教育。学员修满规定的理论课和实践性课程，参加考试、考核，成绩合格，可获得本省承认的中专学历证书。

在职乡村医生，可参加成人高等教育举办的大专、本科医学类专业学历教育，提高学历层次。学员必须参加全国统一或各省、市、自治区统一的入学考试，由成人高等教育主办院校择优录取。学生完成相应学历层次教学计划规定的理论课程、实践课程学习和实习后，考试成绩合格，方可毕业，取得相应的学历证书。专科及本科学历证书电子注册后，国家予以承认。符合相应学位条件的成人医学教育的本科毕业生，由国务院已授权的主办高等院校授予相应学位。

非学历培训 参加定期培训是乡村医生必须履行的义务。乡村医生可以充分利用各种形式，如函授、广播电视、网络教育、讲习班等参加各类培训；可以充分利用农村卫生技术人员定期进修学习制度，定期到县及县以上卫生机构进修学习，以提高业务水平，保证服务质量。县级卫生行政部门对在村卫生室执业的乡村医生每年免费培训不少于两次，累计培训时间不少于两周。

（王雄国 吴仁友）

gǎngwèi péixùn

岗位培训 （on-the-training）

根据卫生技术岗位要求而开展的短期教育和训练活动。包括为达到岗位规范要求，取得上岗、转岗和提职、晋级资格而进行的各种培训。其目的是提高在岗员工的业务知识，专业技能和职业素养。培训对象为即将从事某类工作的在职人员。

形成过程 新中国成立以来，为了适应社会主义建设对卫生事业需要，国家在大力发展学校医学教育的同时，对各级各类在职卫生人员开展了较系统的进修教育和培训活动。各级卫生行政部门根据不同时期对卫生人才要求，制订和实施了各级各类在职卫生人员的进修、培训计划，主要有医学进修教育、医学教育师资培训、卫生干部进修教育和"赤脚医生"培训等，在很大程度上提高了各类在职医药卫生人员的技术水平和适应能力。

1987年国家教委下发了《关于改革和发展成人教育的决定》，"要把开展岗位培训作为成人教育的重点，把提高从业人员本岗位需要的工作能力和生产技能作为重点，广泛地开展岗位培训"。20世纪90年代，卫生部制订了医学、护理、科研、初级卫生保健、卫生管理等系列的岗位培训制度，医学岗位培训已向制度化、规范化、学科化稳步发展。1999年，根据中国基层卫生技术队伍的现状和开展社区卫生服务对全科医学人才的迫切需求，卫生部制订了《全科医师岗位培训大纲》。北京市1999年开始全科医学人才培训"百千万工程"，先后开展了对全科医师、社区护士、防保医师、防保人员、社区管理干部、口腔医师、中医医师及放射、心电图、超声、检验、药学和康复专业人员的岗位培训工作，培训考核合格者可获得相应的岗位培训合格证书。2000年起，全国各地开始对在基层卫生服务机构工作的卫生技术人员和各级医院中从事社区卫生服务工作的卫生技术人员进行全科医学岗位培训。岗位培训已逐步成为建立和完善医学终身教育体系的重要组成部分。

基本内容 岗位培训通常由各级各类卫生医疗机构根据自身实际工作需要，建立规章制度，制订培训计划和培训大纲，对本单位各类工作人员进行有针对性的培训。在涉及全局性、阶段性改革或重大工作任务时，也可由各级各类卫生行政部门提出培训要求。由卫生行政部门安排的培训项目，一般给予经费支持，并组织或委托有关医学院校、医院、疾控中心等有条件的机构开展培训活动。

岗位培训具有针对性、实用性强的特点，岗位培训对象为各级各类在岗卫生技术人员，培训内容为所在岗位要求应具备的知识和技能，与工作内容密切相关，基本一致。岗位培训教育充分利用本地医学教育资源，结合本地区的医疗卫生实际情况而进行。

（王雄国　吴仁友）

yīxué jiàoyù céngcì
医学教育层次（medical educational level）

根据受教育对象划分的医学教育等级。医学教育的层次，从高到低，包括继续医学教育、毕业后医学教育、高等医学教育、中等医学教育和初级卫生人员培训等层次，以高等医学教育为主体。

高等医学教育的目的是培养各类高级卫生技术人员，包括医学研究生教育、医学本科教育和医学专科教育；毕业后医学教育是医学生完成基本医学教育后接受的某一学科规范化的专业培训，如住院医师规范化培训；继续医学教育是指完成基本医学教育和毕业后医学教育之后，卫生专业技术人员更新专业知识和技术的教育培训。中等医学教育的目的是培养各类中级卫生技术人员，主要由中等卫生学校承担；初级

卫生人员培训主要由县卫生学校和各级医疗卫生机构承担。

由于各国教育制度和国民经济和社会发展水平的差异，医学教育的层次结构有较大差异，就是在同一个国家，不同历史时期也不完全相同。一般来说，发达国家整个医学教育系统内各层次的卫生人才培训都得到了充分的发展，形成了完整的体系。发展中国家层次结构多不完整，处在发展、完善过程中。

现代医学形成以前，医学学科的分化发展有限，医学教育以经验传授为主，不可能建立模式化的医学教育体系。随着科技进步和现代医学发展，医学开始实行专业化分工，为适应卫生服务需要，医学教育逐渐形成在不同水平上培养各类卫生人员的层次结构。初级卫生人员培训是一类旨在培养从事简易卫生技术操作的初级卫生人员的职业培训。二战后以医院和初级卫生人员学校培训初级辅助卫生人员为主要形式，但之后初级卫生培训学校相继停办或升格为中级卫生学校。中国的初级卫生人员培训，旨在培养从事简易卫生技术工作的人员，如医院的护理员（护工）、卫生防疫（疾病控制）访视员、消毒员，包括在 20 世纪 60~70 年代在农村培训半农半医（赤脚医生）人员。早在 19 世纪中叶，欧洲开办了中等医学教育，二战前，大多数国家发展了以学校和以医院为基础的中等医学教育。二战后，多数国家仍发展中等医学教育，1973 年世界卫生组织不完全统计，全球有中等卫生学校 2 875 所，是同期高等医学院校数量的 2 倍。之后部分中等卫生学校升格为高等卫生职业技术学校，加上新建医学院校，到 2013 年，全球高等

医学院校为 2 511 所。2001 年，卫生部、教育部发布《中国医学教育改革和发展纲要》，中国医学教育进行规模、布局、层次、结构调整，逐渐调整和控制中等医学教育规模，大力发展高等医学教育，逐渐改变了中国医学教育以中等医学教育为主的格局；同时开始重视和加强卫生技术人员在基本医学教育基础上的毕业后医学教育和继续医学教育。

有学者对医学教育层次的概念持不同意见，不将初级卫生人员培训或继续医学教育纳入医学教育层次范畴，认为医学教育层次仅限于高等医学教育和中等医学教育。有学者认为医学研究生教育不包括在高等医学教育范围内，而和住院医师规范化培训同属于毕业后医学教育，2013 年 12 月 31 日国家卫生和计划生育委员会等 7 部门发布《关于建立住院医师规范化培训制度的指导意见》，建议住院医师规范化培训与临床医学硕士专业学位研究生教育有机衔接，可同时实施。广义的住院医师规范化培训，包括毕业后为期三年的住院医师第一阶段培训（通常以二级学科为主），也包括随后为期年限不等的第二阶段培训（通常以三级学科为主）。但也有学者建议将第二阶段培训从住院医师规范化培训中划分出来，称为专科医师培训。

（曾　勇　王卫平）

gāoděng yīxué jiàoyù
高等医学教育（higher medical education）

由高等教育机构承担的旨在培养高级医药卫生专门人才的教育活动。高等医学教育是相对于中等、初等医学教育而言，包括高职高专医学教育、本科医学教育和研究生医学教育。

形成过程 在古代，医学教

育是以家传父授、师傅带徒弟的培训形式进行，西方 11 世纪之后，大学开始培训医师。在中国，公元 443 年太医令秦承祖建议官办医学教育，隋朝开始，太医署或太医院承担官办中央医学教育培养中医。鸦片战争后，教会医院通过带徒培训西医，1866 年美国教会在广州开办了博济医学堂，即中国最早的西医教会学校。1903 年，法国教会在上海创办震旦大学医学院，以大学为基础的西医医学教育开始发展。1912 年 10 月，成立国立北京医学专门学校，当时的教育主管部门公布"大学令"，确立医学教育的学制及课程设置，规定医学 51 门课程，药学 52 门课程，并规定"设置医科者，需开具临床实习用医院之平面图及临床实习用病人之定额，解剖用尸体之预定数目，呈'教育总长'认可"。1930 年"医学教育委员会"决议，医学院的学制为高中毕业后学习 6 年，医学专科学校需高中毕业后学习 4 年。到 1937 年，中国有高等医学院校 33 所，其中私立 14 所。抗日战争时期，革命根据地的医药卫生事业也在发展，其中中国医科大学于 1940 年 9 月在延安成立，教学计划为 3 年基础课和临床课，1 年临床实习。1949 年新中国成立之时，全国名义上有高等医学院校 44 所，但是师资短缺，设备简陋，招生数少。1954 年高等教育部和卫生部联合召开第一届全国高等医学教育会议，提出在保证质量的基础上争取提高培养数量的方针，同时确定了专业设置和以五年制为主的学制，统一了教学计划和教学大纲。"文化大革命"初期 5 年高等医学院校没有招生，教学秩序混乱。1977 年以后，高等医学教育恢复

秩序并得到发展，到 1986 年全国高等医药院校 118 所，当年颁布《全国普通高等医药本科专业目录》含 9 类 49 种专业，2012 年调整为 11 类 44 种专业。

随着中国对医学人才要求的提高，为了培养具有发展潜力和后劲的高层次医学人才，1988 年中国有 15 所院校开始试办七年制临床医学教育，毕业时授予医学硕士学位，之后七年制临床医学教育的院校逐渐增加。2000 年前后，近 30 所医科院校与综合性大学或多科性大学合并。为了拓宽自然科学和人文社会科学基础，顺应国际医学教育发展趋势，2004 年起，教育部在中国协和医科大学、北京大学举办八年制医学教育的基础上，批准复旦大学、华中科技大学、中南大学、中山大学和四川大学等院校实施八年制临床医学教育，八年制临床医学专业毕业生授予临床医学博士专业学位（Doctor of Medicine）；同年这些学校停止招收七年制临床医学专业学生。

关于中国研究生医学教育，据记录，1948 年上海医学院开始研究生教育。新中国建立后经卫生部核准，北京协和医学院等院校于 1954 年起相继招收研究生。"文化大革命"期间，研究生教育中断。1978 年 8 月教育部颁发《高等学校培养研究生工作暂行条例（修改草案）》，中国恢复研究生教育，医药学科开始招收研究生，包括医学基础、临床、药学、公共卫生、中医等学科。经卫生部审议和国务院学位委员会复审，确认首批医学类博士学位授予权单位 34 个，医学类硕士学位授予权单位 76 个。1984 年 1 月，经国务院学位委员会审批，又公布了第二批博士、硕士学位授予权单

位名单，之后陆续增加。

主要内容 依据培养目标和学制，高等医学教育通常可以分为三个层次：第一层次是高职高专医学教育，以培养应用型医学人才为目标；学制一般三年，不授予学位。主要涉及临床医学类、护理学、医学技术类、药学类和卫生管理类等专业。高职高专层次的临床医学类专业旨在培养农村及城市社区卫生服务中心等基层医疗卫生机构需要的执业助理医师。主要培养过程为课程教学（公共课、专业基础课、专业课、选修课）、综合实训和毕业实习。综合实训要求学生在课程学习基础上进一步掌握临床常用的基本技能。毕业实习一般在各级医疗机构、保健康复机构或卫生行政管理部门等进行。第二层次是本科医学教育，以大学或独立的医药学院为基础，以培养专业性人才为目标，主要面向已完成高中阶段学业的学生，也有的面向完成其他专业本科学习的毕业生，学制 4~8 年，授予学士学位。基本培养过程为课程学习、见习和实习。中国的本科医学教育课程一般包括思想政治、外语、体育、军事和其他通识教育课程，还有专业基础课、专业课和选修课等。见习或实习地点一般为校内临床技能中心或模拟医院，医疗服务、保健康复机构或卫生行政管理等部门。临床医学专业本科毕业生一般需要经过国家执业医师资格考试和执业注册，才成为合法的执业医师。第三层次为研究生医学教育，包括医学硕士和医学博士研究生教育，面向已完成大学教育的医科或相关学科的毕业生。学制一般 3~4 年，分为两种类型：一是专业学位类型，二是学术学位类型，授予硕士学位或博

士学位。培养过程包括课程学习、毕业论文课题研究和实践实习三个部分。课程可包括政治理论课、外语、学位基础课、学位专业课和选修课等。毕业论文课题研究是研究生医学教育重要的组成部分，一般需要经过开题、中期考核和论文答辩等环节。实践实习一般在医学院校或医疗服务、医学研究、疾病预防、保健康复、健康教育机构或卫生管理部门等进行。

（王卫平　曾　勇）

bĕnkē yīxué jiàoyù

本科医学教育（undergraduate medical education）

高中毕业生在高等医学院校中接受四年及以上人文和自然科学、基础医学、临床医学、预防医学等多学科的教育活动。又称医学院校教育或基本医学教育，是高等医学教育的主体。

形成过程　清光绪二十八年（1902 年）颁布《钦定学堂章程》后，未实施；1904 年颁布《奏定学堂章程》，将大学分为八个科类，第四科为医科（含医学和药学两门）。大学分本科及预科，医学本科学制三至四年，预科三年。1903 年，京师大学堂设医学馆，兼授中医西医，经御史徐定超奏议，1907 年将医学馆改为专门医学堂，中西医分科教授。辛亥革命后，于 1912～1913 年陆续颁布壬子癸丑学制，1922 年北洋政府公布《壬戌学制》，将大学本科、专门学院、专修科、大学院（研究生院）纳入学制；其中确定大学本科四至六年，医科至少五年；本科毕业生授予学士学位。1954 年高等教育部和卫生部联合召开第一届全国高等医学教育会议，确定医学专业设置，学制以五年制为主，统一了教学计划和教学大纲。

基本内容　包括培养目标、教学内容、课程结构、教学方法。

培养目标　本科医学教育的整体目标在于培养具有一定知识、掌握一定基本技能和具备良好职业态度的医科毕业生，为他们在相关的医学领域继续发展打下一定的基础，毕业生主要从事临床医学相关工作，也可从事医学研究、公共卫生或卫生行政管理等方面的工作。

教学内容　①生命各时期人体的正常结构、功能与发育，身心的相互影响及其干扰因素。②生命各时期常见身心疾病的病原学、病理学、症状与体征、病史及预后。③常规诊断、鉴别诊断及治疗（药理、物理、营养和心理治疗）护理。④健康教育、疾病预防、康复及护理。⑤人体健康的自然环境、文化和社会因素（医疗保障体系）知识与应用。⑥信息收集处理与沟通知识及技能。⑦职业素养（真诚与责任、团队合作、医疗资源配置、病人和社区的健康利益等）。⑧批判性思维与创新。

课程结构　传统课程结构以学科为中心，根据各学科在医学课程中的重要性，将全体课程区分为必修课、指定选修课和选修课三大类。随着医学科学知识的发展，教学内容不断更新、新兴学科和边缘学科课程不断增设，课程教学时数不断增加。为了加强医学课程的联系，1952 年美国西余大学医学院开始实施"以器官系统为中心"的课程模式；1965 年加拿大麦克玛斯特大学开始实施"以问题为基础"的课程模式（problem-based learning，PBL）。这些课程模式引起不少学校相继效仿，但大部分医学院校仍以传统的"以学科为中心"课程模式为基础，结合器官系统模式或 PBL 模式安排课程。

教学方法　传统的医学教育是上课、实验和实习，随着培养目标、理念和课程结构的改变，各种教学方法和形式得到运用：①小组讨论，即 10 名左右学生与导师一起进行专题讨论。②自导学习。③计算机和网络辅助教学，可利用视听技术的形象性、计算机的人工智能、多信息通道与交互作用增强学习效果；随着慕课的发展，翻转课堂得到采用。④以问题为基础的学习，即以问题为中心，在老师指导下进行小组讨论与学习，强调学生自我指导、收集资料和讨论。⑤标准化病人，即运用经过培训能扮演病人症状和某些体征等的模拟病人，用于学生临床能力评价与教学。⑥课题研究参与，即提供参与一些科研的机会以便学生参加，锻炼学生研究能力等。

（曾　勇　王卫平）

yánjiūshēng jiàoyù

研究生教育（graduate education）

高等学校或有资质的科学研究机构培养本科毕业生科研能力的教育活动。包括硕士研究生教育和博士研究生教育。

形成过程　研究生教育是近代高等教育发展和分化的产物，形成于 19 世纪的欧美国家。自 19 世纪 20 年代开始，德国的大学建立实验室和研讨班，成为现代意义上的研究生教育的最初组织形式。此后随着经济社会进步，各国研究生教育也得到了蓬勃发展，英国、日本等国医学研究生学位分为硕士和博士两级，德国、美国等国医学研究生学位只设博士一级。清光绪三十年（1904 年）《钦定京师大学堂章程》规定大学堂设大学院，"为学问极则，主研究不讲授，不立课程"，这是中国最早关于研究生教育的规定。1917 年北京大学设立研究所开始正式招收和培养研究生，开创了中国国立大学研究生教育的先河。1931 年公布《学位授予法》，建立学位制度，1935 年开始施行，是中国学位制度的开端。新中国成立后，政府通过接管私立高校、院系调整等政策措施，使高等教育体系尽快转向为新中国各项事业的发展和建设服务，研究生教育作为高等教育体系的一部分，开始了规范化的发展，当时确定的研究生教育发展模式得到延续。1953 年高等教育部发布了《高等学校培养研究生暂行办法》，这是新中国第一个关于研究生教育的文件，文件明确了发展研究生教育的目的是培养高等学校师资和科学研究人才，对研究生的招生时间、学习专业、导师选聘、学习计划、毕业分配、工资待遇及校内管理机构设置等都作了规定，医学研究生教育作为重要组成部分参与其中。1966 年受"文化大革命"的影响，研究生招生工作中断，直至 1978 年，中国恢复研究生教育制度，重新开始招收医学研究生。1980 年《中华人民共和国学位条例》颁布施行，形成了完整的研究生教育体系。1997 年开始中国将医学研究生分为"医学科学学位"和"医学专业学位"两种类型研究生，医学科学学位研究生教育要求侧重于学术理论水平和实验研究能力，以培养从事基础理论或应用基础理论研究人员为目标；医学专业学位研究生教育要求侧重于从事某一特定职业实际工作的能力，以培养高级临床医师、口腔医师、卫生防疫和新药研制与开发等应用型人才为目标。

构成内容　医学研究生教育包括研究生课程学习、医学专业实践、科研训练及学位论文等内容。学生按规定需完成学位课程学习，在研究生导师或研究生指导小组的指导下进行科研训练，并提交硕士（博士）学位论文，课程学习及学位论文达到要求者获硕士（博士）学位。医学专业学位研究生还需进行相应的医学专业实践。

运行方式　在中国，医学研究生教育由招生、培养、学籍、学位授予、毕业就业、奖助学金等环节组织运行。高等学校常设立研究生院（部、处），负责研究生教育的工作管理，包括制订研究生招生规模和计划、审批培养方案、遴选研究生导师、组织招生、管理学籍、办理学位审核及授予事宜、管理发放奖学金助学金；以及使用研究生经费、评估教学质量、建立相关规章制度等。

特点　医学研究生教育是中国医学教育体系中最高层次的教育，担负着为社会培养高素质、高层次医药人才和发展学科技术的双重任务。医学研究生教育较其他学科教育具有实践性强的特点，医学研究生教育和医学的发展紧密联系在一起。

（柯 杨 段丽萍）

zhuānkē yīxué jiàoyù

专科医学教育 （medical education in junior colleges）　普通高中教育基础上进行的三年及以下学制的医学门类专业教育活动。是中国高等医学教育的重要组成部分。专科教育应当使学生掌握本专业必备的基础理论、专门知识，具有从事本专业实际工作的基本技能和初步能力。专科医学教育包括普通专科医学教育和成人专科医学教育。成人专科医学教育见成人医学教育。

形成过程　专科医学教育是在中国高等专科教育的基础上形成与发展起来的。1904 年 1 月清政府颁布《奏定学堂章程》，将实业学堂分级分类，1906 年法定的高等实业学堂增设医学堂。随后，高等实业学堂改称为"专门学校""专科学校"，分类包括医学、药学等。

新中国成立之初，为解决医药卫生技术人员严重缺乏的问题，各高等医学院校开办了许多专科医学教育模式的大学专修科。1965 年，为贯彻"卫生工作的重点放到农村"的精神，卫生部召开全国农村医学教育会议，提出高等医学院校要以长短学制并存、短学制为主的办法逐步改革学制。"文化大革命"期间，高等医学院校学制均为三年。"文化大革命"后，专科医学教育逐渐发展。

1988 年，国家教育委员会下发《关于试办七年制高等医学教育的通知》，根据社会对不同层次医学人才的需求状况，将中国高等医药教育的学制逐步规范化为三年制、五年制、七年制，其中医学专科教育修业 3 年，暂不授予学位。1990 年，卫生部召开全国医学教育工作会议，明确高等医学教育开始实行多层次、多形式、多渠道的办学方针，根据当时的实际情况，要求积极发展高等医学专科教育，重点为农村基层培养医学人才。

自 20 世纪 90 年代起，国家越来越重视职业教育，在大力发展高等职业教育的大背景下，专科层次的高等卫生职业教育进入快速发展时期。2001 年，卫生部与教育部颁发的《中国医学教育改革和发展纲要》，提出调整专科医学教育，医学高等专科学校一部分通过合并或联合办学改制为本科院校，一部分仍保留现有格局，但应积极发展高等职业技术教育。2002 年，为保证医药卫生类高职高专院校的办学条件和教育质量，促进医药卫生类高职高专教育的健康发展，教育部、卫生部、国家中医药管理局印发《关于医药卫生类高职高专教育的若干意见》，明确高等学校专科层次医药卫生类专业分为三类，即：医学类、相关医学类、药学类专业。医学类专业以培养面向农村、社区医院的助理执业医师为主要目标，专业名称统一规范为"临床医学""中医学"和"口腔医学"等；相关医学类及药学类专业以培养医学技术、辅助医疗和药学专门人才为主，其培养目标与高职高专教育的培养目标相一致，归入高等职业技术教育范畴。一般认为，专科层次医学教育中，医学类专业教育为高专教育，其他类专业教育为高职教育，统称为高职高专教育。

2004 年，为满足西部地区农村医疗卫生服务的需求，教育部、卫生部下发《关于批准部分学校试办初中起点 5 年制医学专业教育的通知》（教高厅〔2004〕15 号），批准试办面向西部地区农村、初中起点、修业年限五年的专科层次医学教育。在一定阶段内，初中起点的五年制医学教育为农村培养了一批高等医学专科人才。2014 年，为进一步加强以培养医师为目标的医学类专业教育管理，教育部、国家卫生计生委、国家中医药管理局专门下发《关于规范医学类专业办学的通知》（教高〔2014〕7 号），停止初中起点五年制高职（专科）医学类专业招生。2014 年及以后，

不再审批初中起点五年制高职（专科）医学类专业点。

基本内容　专科医学教育以培养应用型医学专门人才为目标，学制一般为三年，不授予学位。学生毕业后，在取得相应的执业资格证书后在各级各类预防、医疗、保健、康复及制药、药品营销机构第一线从事服务、管理、生产等工作。

教学突出医学理论知识的应用、实践动手能力和医学人文精神的培养。基础理论的教学以应用为目的，以必需、够用为度。专业课的教学内容注重针对性和实用性。加强各种实践性教学环节，实践教学（尤其是专业实践教学）环节要在教学计划中占有较大的比重，使学生受到较好的专业训练、实践动手能力、职业道德的培养。

专科层次的医学教育主要涉及临床医学类、护理类、医学技术类、药学类和卫生管理类等专业。

（杨文秀）

zhōngděng yīxué jiàoyù
中等医学教育（secondary medical education）　在初中教育基础上培养医药卫生人才的职业教育活动。属于中等职业教育，又称中等医药卫生职业技术教育。中等医学教育招生对象主要是初中毕业生，主要培养护理、药学及其他相关医学类人才。在一定的历史时期，也培养医学类人才，为农村基层及边远贫困地区卫生事业发展做出过重要贡献。

形成过程　中等医学教育与西方医学传入中国密切相关。西方医学大规模传入中国，是在 19 世纪中叶，特别是鸦片战争以后。1887 年，在上海妇孺医院成立了护训班。1888 年，在福州建立了

中国第一所护士学校。1891 年第一所女子医校——苏州女子医学校成立。1895 年，在北京建立护训班。1905 年，在北京建立护士职业学校。1921 北京协和医学院成立，协和护士学校同时诞生。1934 年，"国民政府教育部"成立护士教育专门委员会，护士教育被正式纳入国家教育系统。

新中国成立以来，中等医学教育在中央及各级地方政府的支持下加速发展。1953 年，国家实施发展国民经济的第一个五年计划，中等医学教育开始参照苏联的中专教育模式培养中等医药卫生专业人员。1985 年 5 月，中共中央颁布《关于教育体制改革的决定》，把职业技术教育作为教育体制改革的重点，确定大力发展职业技术教育，中等医学教育的规模迅速扩大，招生数量连年递增，专业设置迅速拓展。中等医学教育在原本以护理、助产、医士等专业为主的基础上，新增设的专业几乎覆盖医药卫生领域的所有专业岗位。1991 年国务院颁布了《关于大力发展职业技术教育的决定》。1996 年 5 月全国人大常委会颁布了《中华人民共和国职业教育法》，同年 6 月国家教委召开的全国职业教育工作会议，促进了中等医学教育进一步发展。

基本内容　中等医学教育的招生对象主要是初中毕业生，学制以三年制为主。中等医学教育属于高中阶段教育，也包括一部分高中后医药卫生职业技术培训，其定位就是在九年义务教育的基础上培养中等医药卫生专业技能型人才和高素质的劳动者。中等医学教育在对学生进行高中文化知识教育的同时，根据医药卫生职业岗位的要求有针对性地实施

医药卫生专业知识教育和职业技能训练。中等医学教育设置的主要专业有护理专业、助产专业、药剂专业、中药专业、医学影像技术专业、检验技术专业、康复技术专业、中医康复保健专业、口腔修复工艺专业、眼视光与配镜专业、农村医学专业、医学生物技术专业等。

(高三度)

yīxué jiàoyù xuézhì

医学教育学制（length of schooling on medical education）

医学教育的修业年限。一般由国家规定颁布。学制与医学院校的办学类型、办学层次、管理体制、培养目标、课程计划、入学条件等多种要素相关。另外，学制也决定了相应的学位等级。

形成过程　鸦片战争前，学徒与祖传是中国医学人才培养的主要途径。鸦片战争失败后，1894 年天津总医院设立了天津医学堂（又名北洋医学堂），学堂教师主要来自日本，修业年限为四年。同时期，外国教会开始在中国建立的教会医学院校，引进西方医学教育制度，但学制长短和教育程度的深浅不一。1930 年"国民政府医学教育委员会"决议，国立大学医学院（有 4 所）为高中毕业后学习五至六年；医学专科学校为高中毕业后学习四年。到 1942 年，"国民政府教育部"对颁布的《医学院暂行科目表》作了修订，医学院的学制统一确定为六年，该学制一直执行到新中国成立。

新中国成立后，经历过解放初期的卫生资源匮乏期、"大跃进和文化大革命"时期，以及改革开放和经济发展等多个特殊时期，出现过三年制、四年制、五年制、六年制、七年制和八年制等不同

年限的学制。绝大多数本科医学院校采用五年制本科，大专、中专则为三年制。1988 年后举办临床医学长学制的院校开始逐步增加。进入 21 世纪，有多所综合大学医学院校开办八年制本科临床医学专业。

适用范围　医学教育学制通常包括从事医学教育学校的类型、级别和结构。如果在各级各类医学院校的性质、任务、教学内容等基本一定的情况下，修业年限是其关键，因此狭义的学制是指修业年限，修业年限成为学制的重要基本涵义，从长远和根本而言，学制的长短决定了医学教育的计划、大纲、目标、方法、模式，乃至医学教育学校规模、授予学位权限、布局、师资培训等一系列重大问题。

(刘瑞梓　王卫平)

sānniánzhì

三年制（3-year program）

修业年限为三年的高职高专教育。毕业时不授予学位，但可以获得相应专业的医学专科毕业证书，毕业后通过国家执业医师资格考试可获执业助理医师资格。

新中国成立初期，由于卫生人力资源匮乏，城乡急需大量医药卫生人才。1950 年第一届全国卫生工作会议提出，医学教育实行高、中、初三级制，以发展中级医学教育为主，甚至增办了两年制专修科。根据 1953 年制订的第一个五年计划，取消了专修科，并确定了三年制的医学专科教育。之后很长时期内，三年制的高等医学专科教育一直受到高度重视，在中国医学人才培养，特别是农村基层医学人才培养方面，发挥重要作用。1990 年，在卫生部召开的全国医学教育工作会议上，明确提出要积极发展高等医学专

科教育，重点为农村基层培养医学人才。进入 21 世纪后，随着中国经济和社会的发展，医学本科教育规模迅速扩大，三年制教育逐步调整。临床医学等医学类专业教育的招生规模减少，转为主要培养护理、药学及其他相关医学类专业的职业技术人才。

三年制教育涉及医药卫生门类的所有专业，主要有护理学、药学、医学检验、医学影像技术、生物医学技术、康复技术、营养学等相关医学专业，培养具有实际工作能力的应用型人才，也培养一定数量临床医学、口腔医学等医学类专业人才。毕业生就业主要面向农村基层，特别是边远农村地区的医疗保健机构。

(刘瑞梓　王卫平)

wǔniánzhì

五年制（5-year program）

修业年限为五年的医学院校教育。通常指高等医学院校本科教育，是中国高等医学教育最主要的学制类型。学生毕业可获得医学学士学位，其中临床药学等专业的学生毕业后获得理学或药学学士学位。

新中国成立以来，除 1966 ~ 1976 年"文化大革命"期间，五年制医学教育一直是中国高等医学教育的主体学制。2011 年底由教育部和卫生部共同召开的全国医学教育改革工作会议，教育与卫生两部门达成共识：中国今后将继续以五年制为主体进行医学院校教育，但要加上三年的住院医师规范化培训或全科医生规范化培训，这种"5+3"模式将成为中国医学人才培养的主流模式。

中国绝大多数医学院校的临床医学、基础医学、口腔医学、预防医学、法医学、中医学、临床药学等专业本科教育为五年制。

课程包括公共课、专业基础课、专业课与实践教学。

（刘瑞梓　王卫平）

chángxuézhì

长学制（long-term program）

修业年限为六至八年的高等医学院校教育。长学制是中国医学教育培养为适应21世纪发展需要、达到国际医学教育高标准的医学专门人才设定的，其目标主要是培养基础宽、能力强、发展潜力大的医学"精英"人才。

形成过程　中国现代长学制高等医学教育始于1930年，"国民政府医学教育委员会"根据"教育部"颁布的《建立大学条例》，规定国立大学医学院学制为高中毕业后学习六年，并一直将这一学制执行到1949年。新中国成立后开始全面系统地学习苏联时期学制，将高等医学教育的主体学制改为五年制，只是在北京医学院、上海第一医学院、中山医学院以及四川医学院4所高等医学院实行六年制，首都医科大学（即中国协和医科大学）实行八年制，以满足医学师资和研究基础的要求。1962年，卫生部、教育部联合发出《关于改变高等医药院校学制的通知》，决定分期分批将五年制的医疗、卫生、儿科、口腔4个专业的学制改为六年制，第一批改制的医学院有北京医学院等11所医学院。1964年第二批改制的医学院有北京第二医学院等21所医学院。1966年"文化大革命"开始后，改制工作被否定而停顿。"文革"结束后，为了培养具有发展潜力和后劲的高层次医学人才，1988年有15所院校试办七年制，毕业授予医学硕士学位。至2001年，举办七年制教育的医学院校已发展到52所。从2004年起，教育部在中国协和医科大学、北京大学举办八年制医学教育的基础上，将八年制医学教育改革试点扩展至复旦大学、华中科技大学、中南大学、中山大学、四川大学、上海交通大学等院校，同时这些学校停办七年制临床医学教育。

适用范围　七年制医学教育实行本硕（本科、硕士）一贯制，旨在培养"具有较宽厚的自然科学基础、较深厚的医学基础理论"的临床医学专业硕士。七年制教育中包括思想政治、军训及毕业实习，学生的社会人文科学等公共基础教育方面仍显薄弱。2016年七年制教育停止招生。八年制医学教育实行本硕博（本科、硕士、博士）一贯制，将连续培养与分阶段淘汰分流相结合。主要课程包括通识教育、公共基础课、专业基础课、专业课，以及为期二年的通科轮转和临床二级学科轮转实践。毕业生授予医学博士专业学位。

（刘瑞梓　王卫平）

yīxué xuéwèi

医学学位（medical degree）

表示被授予者接受高等医学教育程度和学术水平达到规定标准的学术称号。经在高等学校或有研究生教育资质的科学研究机构培养后，考核合格者，授予国家和社会承认的学位。

1980年2月12日，第五届全国人民代表大会常务委员会第13次会议通过了《中华人民共和国学位条例》，并于1981年1月开始施行，将学位分为学士、硕士、博士三级。医学是13个学科门类之一，医学学位分为学士、硕士、博士三级。学士学位不设专业学位，授予医学学士学位。硕士、博士这两级学位针对不同学科和不同职业背景对人才的不同要求，分为两种类型：医学科学学位和医学专业学位。

医学学位由国务院学位委员会授权的高等学校和科研机构授予。高等学校医学本科毕业生，成绩优良，达到下述学术水平者，授予医学学士学位：①较好地掌握医学学科的基础理论、专门知识和基本技能。②具有从事医学科学研究工作或担负专门技术工作的初步能力。

高等学校和科学研究机构的研究生，或具有研究生毕业同等学力的人员，通过硕士学位的课程考试和论文答辩，成绩合格，达到下述学术水平者，授予医学硕士学位：①在医学学科上掌握坚实的基础理论和系统的专门知识。②具有从事医学科学研究工作或独立担负专门技术工作的能力。授予临床/口腔医学硕士专业学位者还应具有较强的临床分析和思维能力，能独立处理本学科领域内常见病，完成住院医师规范化培训等。

高等学校和科学研究机构的研究生，或具有研究生毕业同等学力的人员，通过博士学位的课程考试和论文答辩，成绩合格，达到下述学术水平者，授予医学博士学位：①在医学学科上掌握坚实宽广的基础理论和系统深入的专门知识。②具有独立从事医学科学研究工作的能力。③在医学科学或专门技术上做出创造性的成果。授予临床/口腔医学博士专业学位者还应具有较严密的逻辑思维和较强的分析问题、解决问题的能力，熟练掌握本学科的临床技能，完成专科医师培训等。

（段丽萍）

zhuānyè xuéwèi

专业学位（professional degree）

根据社会特定职业或岗位的需

求培养高层次应用型人才而设置的学位类型。区别于侧重理论和研究的科学学位。医学专业学位是与行业准入衔接非常密切的一类专业学位，以培养高级临床医师、口腔医师、公共卫生医师和新药研制与开发人员等应用型人才为目标。

1983 年教育部与卫生部联合下发了《关于培养临床医学硕士、博士学位研究生的试行办法》，1984 年首先在北京医科大学、中国协和医科大学、上海医科大学和中山医科大学试行，探索加强医学研究生临床能力培养。1997 年，国务院学位委员会发布《关于调整医学学位类型和设置医学专业学位的几点意见》，明确医学专业学位人才的培养应侧重于从事某一特定职业实际工作的能力，以培养高级临床医师、口腔医师、卫生防疫和新药研制与开发的应用型人才为目标。合格者授予医学专业学位。医学学位分为学士、硕士、博士三级，学士学位不设专业学位，硕士、博士这两级学位针对不同学科和不同职业背景对人才的不同要求，分为两种类型：一类是"医学科学学位"，一类是"医学专业学位"。2014 年教育部等六部门联合下发了《关于医教协同深化临床医学人才培养改革的意见》，推进临床医学专业学位研究生培养改革，临床医学硕士专业学位研究生培养与住院医师规范化培训有机衔接、临床医学博士专业学位研究生培养与专科医师培训有机衔接。

授予医学专业学位的要求一般是：通过高水平的医学专业训练从而达到一定的水平，并掌握扎实的专业理论知识。医学专业学位根据学科及职业背景特点的不同，设有临床医学专业学位、口腔医学专业学位、药学专业学位、护理专业学位和公共卫生专业学位等。

（段丽萍）

kēxué xuéwèi

科学学位（scientific degree）

根据学科发展和科学研究的需求培养高层次人才而设置的学位类型。医学科学学位以培养从事医学基础理论或应用基础理论的研究人员为目标，侧重医学学术理论水平和实验研究能力的培养。它不同于侧重临床能力培养的医学专业学位。

1980 年 2 月 12 日，中华人民共和国第五届全国人民代表大会常务委员会第 13 次会议通过了《中华人民共和国学位条例》，并于 1981 年 1 月开始实行学位制度。在此之前毕业的医学研究生不授予学位。

医学科学学位涉的学科主要是基础医学、临床医学、口腔医学、公共卫生与预防医学、中医学、中西医结合、药学、中药学、特种医学、医学技术、护理学等相关理论与实验研究的学科。

（段丽萍）

xuéshì

学士（Bachelor）

高等教育本科阶段毕业授予的学位名称。是世界上多数国家通行的高等教育的初级学位。

各国通常按照本国的规定或惯例，由高等学校授予不同学科门类的学士，例如文学士、理学士等。具有现代意义的学位授予制度，始于 19 世纪的德国。医学学位开始于欧洲中世纪时期的大学。新中国从 1981 年开始实行学位制度，由国务院学位委员会授权高等学校授予学士学位，医学是 13 个能够授予学士学位的学科门类之一。高等学校医学本科毕业生，成绩优良，达到下述学术水平者，授予医学学士学位：①较好地掌握医学学科的基础理论、专门知识和基本技能。②具有从事医学科学研究工作或担负专门技术工作的初步能力。

医学门类中授予医学学士的专业是基础医学、临床医学、口腔医学、预防医学、中西医临床医学、法医学以及中医学、针灸推拿学、藏医学、蒙医学、维医学、壮医学、哈医学等医学类专业。预防医学类的食品卫生与营养学；药学类的药学、药物制剂；中药学类的中药学、中药资源与开发；医学技术类的医学检验技术、医学实验技术、医学影像技术、眼视光学、康复治疗学、口腔医学技术、卫生检验与检疫；护理学类的护理学等相关医学类专业毕业生则授予理学学士学位。

（段丽萍）

shuòshì

硕士（Master）

研究生教育的初级学位。其学位等级介于学士及博士之间。医学硕士学位分为科学硕士学位和专业硕士学位两种类型。医学学位开始于欧洲中世纪时期的大学。具有现代意义的医学学位授予制度，始于 19 世纪的德国。新中国从 1981 年起实行学位制度。医学是 13 个能够授予硕士学位的学科门类之一。

医学高等学校和科学研究机构的研究生，或具有研究生毕业同等学力的人员，通过硕士学位的课程考试和论文答辩，成绩合格，达到下述学术水平者，授予医学硕士学位：①在医学学科上掌握坚实的基础理论和系统的专门知识。②具有从事医学科学研究工作或独立担负专门技术工作的能力。授予医学硕士专业学位者还应具有较强的临床分析和思维能力，能独立处理本学科领域内常见病，完成住院医师规范化培训等。主要涉及的学科是基础医学、临床医学、口腔医学、公共卫生与预防医学、中医学、中西医结合、药学、中药学、特种医学、医学技术、护理学等相关理论与实验研究的学科。

（段丽萍）

bóshì

博士（Doctor）

研究生教育的高级学位。也是世界多数国家通行的研究生教育的最高级学位。医学博士学位一般分为科学学位和专业学位两种类型。医学科学学位博士，多数国家授予哲学博士（Doctor of Philosophy，Ph. D）学位，主要以科学研究为职业方向，培养的核心是科学研究，着重训练研究生的科学思维和科研能力，毕业后获得学术理论研究类型的博士学位；医学专业学位博士，多数国家通行授予医学博士（Doctor of Medicine，M. D.）学位，属于职业学位，注重临床实践能力的训练，毕业后获得应用型博士学位。医学学位开始于欧洲中世纪时期的大学。具有现代意义的医学学位授予制度，始于19世纪的德国。新中国从1981年开始实行学位制度。医学是13个能够授予博士学位的学科门类之一。

医学高等学校和科学研究机构的研究生，或具有研究生毕业同等学力的人员，通过博士学位的课程考试和论文答辩，成绩合格，达到下述学术水平者，授予医学博士学位：①在医学学科上掌握坚实宽广的基础理论和系统深入的专门知识。②具有独立从事医学科学研究工作的能力。③在医学科学或专门技术上做出创造性的成果。授予临床/口腔医

学博士专业学位者还应具有较严密的逻辑思维和较强的分析问题、解决问题的能力，熟练地掌握本学科的临床技能，完成专科医师培训等。医学博士学位涉及的学科主要是基础医学、临床医学、口腔医学、公共卫生与预防医学、中医学、中西医结合、药学、中药学、特种医学、医学技术、护理学等相关理论与实验研究的学科。

（段丽萍）

shuāngxuéwèi

双学位（dual degree）

可以获得两种学位的培养制度。包括第二学士学位、辅修专业学位、双博士学位等多种形式。第二学士学位，在层次上属于大学本科后教育，是大学毕业并获得学士学位的人员，经过一定的时间，修完规定课程，考试合格后，授予第二学士学位。辅修专业学位指攻读第一学位的学生在学习本专业的同时，跨学科门类学习另一专业的学位课程，达到全部要求后，可获得辅修学位证书。世界上相当数量的国家，主要是欧美国家，允许已获学士学位者在高等学校其他专业继续学习，攻读第二学士学位。双博士学位是通过一定的医学教育和研究生训练，培养学生获得医学专业博士（Doctor of Medicine，M. D.）和医学科学博士（Doctor of Philosophy，Ph. D）双博士学位，是为培养既精通临床技能又精于科学研究的高层次医学科学复合型人才而设立的。双学位教育项目可以在一所学校内实施，也可以与其他学校，甚至与国外大学合作开展。

20世纪60年代，美国国立卫生研究院制定了医学科学家培训计划，该计划鼓励有潜力的学生

从事生物医学和临床研究，接受生物医学训练和临床训练，毕业后授予 M. D. 和 Ph. D 双学位。实施 M. D. -Ph. D 计划的国家有加拿大、德国、瑞士、法国、奥地利等。美国 M. D. -Ph. D 计划修业年限大致为7~9年，包括4年在医学院完成的 M. D. 和3~5年在研究生院完成的 Ph. D，M. D. 和 Ph. D 教育相互融合进行。中国一些医学院校也设立了 M. D. -Ph. D 项目。1995年中国协和医科大学开始设立的 M. D. -Ph. D 项目，主要是选拔医学专业博士学位（M. D.）的优秀毕业生，继续学习3年，加强科学研究能力训练后，授予医学科学博士学位（Ph. D）；2001年北京大学医学部开始推出 M. D. -Ph. D 双学位培养计划，培养模式主要包括临床医学博士（M. D.）和3~4年 Ph. D，口腔医学博士（Doctor of Dental Surger，D. DS）和3年 Ph. D。

1984年，经教育部批准，少数高等学校试办了第二学士学位班，之后逐步成为中国培养高层次人才的一种新途径。高等学校第二学士学位的授予资格，需经教育部审批。授予第二学士学位的学科门类与学士学位相同。

第二学士学位着重培养具有复合型知识结构的高层次专门人才。已修完一个学科门类中的某个本科专业课程，已准予毕业并获得学士学位，再攻读另一个学科门类中的某个本科专业，完成教学计划规定的各项要求，成绩合格，准予毕业的，可授予第二学士学位。第二学士学位生所攻读的专业，应是具有学士学位授予资格的本科专业。部分高校规定在校本科学生（专科起点本科除外）修满第一年全部课程，无不及格课程且平均学习成绩达到

某一标准后，学有余力，对某辅修/双学位专业有特别兴趣并有一定基础者，才能申请修读辅修/双学位专业。经批准后，学生可以从在校第二年或第三年开始修读。每人只能选修一个辅修/双学位专业。

(段丽萍)

yīxué ménlèi zhuānyè

医学门类专业 (medical specialty)

与医学学科相关的学业门类。包括基础医学、临床医学、口腔医学、中医学、中西医结合、预防医学、护理学、药学、中药学、医学技术、法医学等专业类。

中国的学科门类由国务院学位委员会和教育部共同组织研究确定，是进行学位授权审核与学科管理、学位授予单位安排招生、实施人才培养与学位授予的基本依据。医学门类为 13 个学科门类（哲学、经济学、法学、教育学、文学、历史学、理学、工学、农学、医学、军事学、管理学、艺术学）之一。高等学校本科教育专业设置按"学科门类""专业类""专业"三个层次来设置。具体内容根据社会经济发展不断调整。

《普通高等学校本科专业目录（2012 年）》规定医学门类分为 11 个专业类，44 个专业，它们分别为：基础医学类（含基础医学 1 个专业），临床医学类（含临床医学、麻醉学、医学影像学、眼视光医学、精神医学和放射医学 6 个专业），口腔医学类（含口腔医学 1 个专业），公共卫生与预防医学类（含预防医学、食品卫生与营养学、保健医学、卫生监督和全球健康学 5 个专业），中医学类（含中医学、针灸推拿学、藏医学、蒙医学、维医学、壮医学和哈医学 7 个专业），中西医结合类

（含中西医临床医学 1 个专业），药学类（含药学、药物制剂、临床药学、药事管理、药物分析、药物化学和海洋药学 7 个专业），中药学类（含中药学、中药资源与开发、藏药学、蒙药学、中药制药、中草药栽培与鉴定 6 个专业），法医学类（含法医学 1 个专业），医学技术类（含医学检验技术、医学实验技术、医学影像技术、眼视光学、康复治疗学、口腔医学技术、卫生检验与检疫和听力与语言康复学 8 个专业），护理学类（含护理学 1 个专业）。

(曾 勇 王卫平)

jīchǔ yīxué zhuānyè

基础医学专业 (specialty of basic medical science)

高等学校中培养基础医学教育师资和相关学科科学研究人才而设置的学业门类。按照教育部《普通高等学校本科专业目录（2012 年）》，基础医学类专业包含基础医学 1 个专业。

培养目标 本类专业旨在培养具有全面的综合素质、扎实的现代生命科学和医学理论基础、较强的创新精神和实践能力、较大的发展潜能及德、智、体等全面发展，能在医学院校和科研机构等从事基础医学各学科教学、科研以及从事基础与临床相结合医学实验研究的高级专门人才。

新中国成立后第一届全国高等医学教育会议确定的专业类型中，尚无"基础医学"这一专业类别。1977 年，北京医学院最早在国内试办基础医学专业本科教育，学制五年，1980～1985 年六个年级学制六年，后恢复到五年。1986 年国家教委高教二司颁发的《全国普通高等医药本科专业目录（审议稿）》中，"基础医学"和"药学"专业放置于基础医学类专

业。1996 年国家教委建立第四批"理科基础科学研究和教学人才培养基地"，确定北京医科大学、上海医科大学、浙江医科大学和哈尔滨医科大学等学校为首批基地，可试办本－硕（博）连读七～十年制教育。之后，华西医科大学、安徽医科大学等院校相继开设基础医学专业，主体学制仍为五年。

"基础医学"本科专业为国家控制布点专业（根据相关专业就业岗位的限制，为了保持招生和就业的平衡，避免过多学校开设，并集中师资力量办好这些专业，教育部对设置这些专业的学校和招生数量进行控制），开设基础医学专业的学校有：北京大学、复旦大学、浙江大学、四川大学、中山大学、首都医科大学、南方医科大学、南京大学、哈尔滨医科大学等。

培养要求 基础医学专业毕业生应获得以下几方面的知识和能力：①具有坚实的自然科学知识和较广博的人文社会科学知识，了解生物医学和相关学科的新进展和新成果，了解临床医学知识和常见疾病的诊断治疗方法和临床思维方法，了解疾病防治与发展生物医学研究技术的密切关系。②掌握基础医学及相关生命科学的基础理论和基本知识。③掌握基础医学和相关生命科学学科的实验技能，掌握基础医学的科研思维和研究方法。④具有独立分析问题和解决问题的能力，利用现代信息技术自主获取知识的能力和较强的自我发展潜能，创新性思维和实践的能力，良好的团队合作能力。⑤具有一定的批判思维能力和从事生物科学研究的基本能力，具有一定的承担医学基础学科教学的能力。⑥了解国家教育教学、卫生、科技、知识

产权等方面的有关方针政策和法规。

教学计划

主干学科　基础医学、生物学、临床医学。

核心课程　人体解剖学与组织胚胎学、生物化学与分子生物学、生理学、细胞生物学、医学遗传学、医学免疫学、病原生物学、药理学、病理学及病理生理学、内科学、外科学。

主要实践性教学环节　教学及科研训练、基础实验、临床医学、毕业实习及论文。

主要专业实验　形态学实验、功能学实验、生物化学与生物学实验、细胞生物学实验、免疫学实验、病原生物学实验、医学遗传学实验、实验动物学等。

修业年限　五年。

授予学位　医学学士。

（曾　勇　王卫平）

yùfáng yīxué zhuānyè

预防医学专业（specialty of pre-ventive medicine）

培养具备公共卫生与预防医学基本理论、基本知识和基本技能，毕业后能够从事预防疾病、延长寿命、促进健康工作的专业卫生人才的学业门类。又称卫生学专业、公共卫生专业。

1882 年，德国在慕尼黑开创了世界上第一所公共卫生学院，其目的是向卫生官员提供卫生管理训练。美国的第一所公共卫生学院于 1912 年建立，后并入哈佛大学，成为哈佛大学公共卫生学院。以后，各国相继建立公共卫生学院。第二次世界大战之后，公共卫生教育有了较快的发展。国际上的公共卫生教育的目标和重点，一是着重于生物医学研究，培养公共卫生学家，二是着重于卫生立法和公共卫生管理，培养

公共卫生管理人员。

1950 年，中国卫生部提出了"预防为主"的卫生工作方针，并在部分高等医学院校中开办了公共卫生专业。1954 年 8 月，卫生部召开了第十届全国高等医学教育会议，确定预防医学专业学制为五年，从 1955 年起执行。1955年，卫生部决定将原有 9 处公共卫生系调整并为 6 处，即北京医学院、上海第一医学院、四川医学院、武汉医学院、哈尔滨医学院、山西医学院。1978 年以后，中国预防医学教育事业得到了蓬勃发展。1987 年国家教育委员会颁布的《全国普通高等学校医药本科专业目录》将卫生学专业更名为预防医学。到 2013 年，全国有 84 所高等学校设置预防医学专业。

中国预防医学专业教育的主体为本科层次，一般为五年制。毕业授予医学学士学位。有部分学校开展公共卫生硕士专业学位教育，属于研究生教育层次。预防医学专业的在校教育可分为四个阶段，第一阶段主要进行大学公共基础课程教育，第二阶段主要进行基础医学课程教育，第三阶段主要进行临床医学课程教育，第四阶段进行预防医学与公共卫生专业课程教育和专业实习。

学生主要学习基础医学、临床医学、预防医学等学科理论知识和技能，接受预防医学研究设计、卫生检测技术、疾病控制技术等基本方法训练，掌握传染病和慢性非传染性疾病防控、职业与环境卫生监测、食品卫生监测与监督以及卫生管理等工作的基本能力。学生毕业后主要在公共卫生专业机构如疾病预防控制中心和卫生监督机构、医疗机构、环保部门、出入境检验检疫部门

及海关、科研院所、高等学校、卫生行政部门和食品药品监督管理部门以及企业等从事相关工作。根据社会发展需要，各院校还设置了预防医学与其他学科交叉的一些专业或专业方向，如卫生检验专业、卫生管理专业、营养与食品卫生专业或专业方向等。

培养目标　预防医学本科专业总体培养目标为：培养适应中国医药卫生事业发展，具有良好职业道德、创新精神、实践能力和学习能力，掌握基础医学、临床医学和预防医学的基础理论、基本知识和技能，能够胜任疾病预防控制和健康促进等公共卫生相关领域的工作，从事公共卫生实践、预防与控制疾病的流行、保障公共卫生安全，促进人群健康的专业人才。各高校以此为基础，分别制订了各自院校的预防医学本科专业人才培养目标。各院校培养目标都强调预防医学基本知识和基本技能的培养，但在培养目标定位上略有不同。有些院校定位于培养高级公共卫生领导人才，有些院校定位于培养宽口径的公共卫生专业人才。一般而言，培养目标是应该具有从事监测和调查人群健康状况，分析与评估健康危险因素，识别具有较大公共卫生意义的疾病或危险，预防和控制疾病或健康危害事件，执行公共卫生法律法规、政策和卫生标准，开展健康教育和健康促进活动，评价公共卫生与预防医学干预措施效果，与其他社会部门、媒体和公众有效沟通，发展和实施创新性的公共卫生干预措施等工作的基本能力，具有开展科学研究的初步能力。同时，热爱公共卫生事业，具备良好思想道德素质、科学文化素质、专业素质和身心素质。能够恪守公

共卫生职业价值和伦理原则,遵守学术道德规范,维护卫生服务公平性。在公共卫生事业快速变化发展的形势下,预防医学专业培养目标开始从知识型人才的培养向知识、能力、素质型人才转变,尤其是管理能力、交流能力和文化素养的培养。

培养要求 预防医学本科专业学生主要学习基础医学、临床医学、预防医学的基本理论和基本知识,接受疾病控制和健康相关行为干预等方面的技术训练,具有开展疾病预防控制、实施卫生监督检测、改进环境卫生、开展卫生保健和健康教育等工作的能力。具体包括:掌握基础医学基本理论、基本知识和基本技能;掌握临床医学基本理论、基本知识,熟悉常见病、多发病的防治技术,具有从事群体和个体预防保健及卫生防病工作的能力;掌握预防医学的基本理论、基本知识,具备开展疾病控制的基本能力;掌握开展人群流行病学病因调查、疾病监测、疾病筛查的基本技能;了解卫生管理的基本原理及中国与卫生相关的法律法规;具备与公众、媒体及其他人员进行关于健康相关信息有效沟通的基本技能;掌握文献检索、资料查询、计算机应用及统计分析的基本方法,具有一定从事科学研究和实际工作能力;掌握一门外语,能够较熟练地阅读本专业的外文文献;了解预防医学领域的现状和发展动向,具有一定的学术鉴别力;具备良好的心理素质,具有一定的自主学习和终身学习的能力。各高校以此为基础,结合本校所制订的培养目标,制订本校预防医学专业人才培养的具体要求。

教学计划 各高校在课程设置及各类课程学时学分的分配上存在一定差异。预防医学专业本科课程可大致分为:公共类课程、专业基础类课程、专业类课程和实践类课程。为适应学分制教学模式改革的需要,各高校分别在不同类别课程中安排必修课程和选修课程。大部分高校以基础医学、临床医学、预防医学为预防医学专业主干学科,也有个别院校以基础医学、预防医学作为预防医学专业主干学科。预防医学核心课程包括:流行病学、卫生统计学、环境与职业卫生学、营养与食品卫生学、儿童少年与妇幼卫生学、毒理学、健康教育与健康促进、社会医学与卫生事业管理、预防医学实验技能等。各高校预防医学专业本科培养计划总学分大多介于 170～210 之间,每学分对应 16～18 学时。

(李晓松)

línchuáng yīxué zhuānyè

临床医学专业（specialty of clinical medicine） 培养能在医疗机构从事诊断、治疗等工作的高级专门人才的学业门类。是一类实践性很强的应用科学专业。该专业学生主要学习医学方面的基础理论和基本知识,人类疾病的诊断、治疗、预防方面的基本技能,具有对人类疾病的病因、发病机制作出分类鉴别的能力。临床医学专业教育一直是医学教育的主要部分,其规模和质量对中国医疗卫生事业和医学科学的发展都具有重大影响。

旧中国的高等学校,只有院、系,不设专业。1949 年新中国刚成立时,医药类系、科仅有医学、牙医学、药学 3 种。1950 年医学修业年限有四年制、五年制、六年制、七年制,系、科布点以医学为最多,共 38 个。1952 年学习苏联高等学校制度,有计划地按专业培养人才,1954 年 7 月第一届全国高等医学教育会议确定医疗专业的名称,本科院校的基本学制为五年,少数为六年;医学专科学校为三年制。1955 年专业布点数为 29 个。1956 年更名为医学专业。1961 年医学专业改为医疗专业,有四年制、五年制、六年制、八年制。1962 年 8 月 2 日卫生部、教育部联合发出《关于改变高等医药院校学制的通知》,北京医学院、天津医学院、沈阳医学院、上海第一医学院、上海第二医学院、山东医学院、南京医学院、南京药学院、武汉医学院、四川医学院、西安医学院由五年制改为六年制。1965 年又改为医学专业,有五年和六年两种学制。"文化大革命"期间,医学院校有 5 年没有招生。1971～1976 年期间的学制定为三年。1978 年医学专业有四年制、五年制,57 个专业点数。1986 年医学专业有 75 个专业点数。1987 年医学专业更改为临床医学专业,以后该名称一直沿用。1988 年国家教育委员会批准北京医科大学、上海医科大学、同济医科大学等 15 所高校试办临床医学专业七年制,毕业授予医学硕士学位。2001 年北京大学试办八年制医学教育,2004 年教育部批准中南大学、中山大学、四川大学、华中科技大学、复旦大学 5 所高校试办八年制医学教育,毕业授予医学博士学位。

中国临床医学专业有三年制、五年制、八年制三种学制。三年制为专科教育;五年制为本科教育主体,毕业生获得医学学士学位;少数学校举办八年制医学教育,毕业生可获得医学博士学位。以下以临床医学专业五年制为例进行介绍。

培养目标　培养适应医药卫生事业发展需要，具有良好职业素养、初步临床工作能力、终身学习能力和进一步深造基础，能在各级卫生保健机构在上级医师的指导与监督下，从事安全有效的医疗实践的应用型人才。

培养要求　要求学生主要学习自然科学、基础医学和临床医学方面的基本知识与基本理论，接受临床技能、沟通技能等方面的基本训练，掌握初步的医疗、健康教育、自主学习和终身学习的能力。毕业时应当达到的知识和能力有：①掌握医学相关的自然科学、社会科学知识和方法，并能用于指导未来的学习与医学实践。②掌握基础医学相关知识，即生命各阶段人体的正常结构、功能和心理状态，掌握各种常见病和多发病（包括精神疾病）的发病原因、发病机制、临床表现、诊断及防治原则。③掌握基本的药理知识和临床合理用药原则。④掌握正常的妊娠和分娩知识、产科常见急症处理方法、产前及产后的保健原则以及计划生育的医学知识。⑤掌握临床流行病的有关知识和相关科学实验方法，掌握健康教育、疾病预防和筛查的原则，掌握缓解与改善疾患和残障、康复以及临终关怀的有关知识。⑥掌握中国传统医学的基本特点，了解中医的辨证论治等原则。⑦掌握传染病的发生、发展及传播规律，掌握常见传染病的防治原则。⑧掌握临床医学的基本知识和临床操作的基本技能，具备临床各科常见病、多发病的诊断和处理能力，具备一般急症的诊断、急救及处理能力。⑨掌握临床思维分析方法，能够运用循证医学、预防医学原理指导医学实践。⑩具有一定的科学研究能力，能够结合临床实际，独立利用图书资料和现代信息技术研究医学问题和获取信息，能够用一门外语阅读医学文献。⑪具有与病人及其家属进行有效沟通的能力，具有与医师、护士及其他医疗卫生从业人员交流沟通的能力，能够对病人和公众进行健康生活方式、疾病预防等方面知识的宣传教育。⑫熟悉医疗相关方针、政策和法规，理解全科医学和社区卫生政策。⑬了解医疗相关专业领域的最新前沿进展。⑭具备自主学习和终身学习的能力。

教学计划　临床医学专业的主干学科是基础医学和临床医学。其核心课程有：人体解剖学、组织学与胚胎学、生物化学、生理学、病理学、诊断学、内科学、外科学、妇产科学、儿科学。课程设置中包括：思想道德修养课程、自然科学课程、生物医学课程（如人体解剖学、组织学与胚胎学、生物化学、生理学、分子生物学、细胞生物学、病原生物学、医学遗传学、医学免疫学、药理学、病理学、病理生理学等学科内容）、行为科学、人文社会科学以及医学伦理学课程（如心理学、社会医学、医学社会学、医学伦理学、卫生经济学、卫生法学、卫生事业管理等学科内容）、公共卫生课程（如预防医学和/或卫生学等学科内容）、临床医学课程（如诊断学、内科学、外科学、妇产科学、儿科学、传染病学、神经病学、精神病学、眼科学、耳鼻咽喉科学、口腔医学、皮肤性病学、麻醉学、急诊医学、康复医学、老年医学、中医学、全科医学、循证医学等学科内容和临床见习）六类课程。主要实践性教学环节：临床见习、临床实习等。通常临床实习安排一般不少于48周。修业年限：五年。授予医学学士。

（厉　岩）

hùlǐlèi zhuānyè

护理类专业（specialty of nursing science）　培养具备人文社会科学素养和护士职业素养，具备护理学、医学、预防保健知识及临床护理工作能力的专门人才的学业门类。由中职、高职、本科及硕士和博士研究生等多个教育层次组成。其中，普通教育全日制中职、高职和本科为本专业的基本教育，护理学成人学历教育中职、高职（大专）和本科（专升本）是为在职护士提高本专业学历层次而设计，有夜大学、电视大学、网络教育、自学考试、函授教育、全日制教育等多种教学形式。

1860年，弗洛伦斯·南丁格尔（Florence Nightingale）在英国伦敦圣多马医院创办了世界上第一所护士学校，标志着正规护理教育的开端。其后欧美各国纷纷成立护士学校，受过训练的护士大批增加。20世纪以来，各国护理教育先后进入大学教育系统。各国普遍要求护士的专业教育至少是高中毕业后进入护理院校学习2~3年。

在中国，1840年鸦片战争前后西方传教士们前来开设诊所、医院，并开办各种护士训练班。1888年，福州开办中国第一所护士学校，随后各大城市的教会医院相继开办护士学校。1920年，北京协和医学院高等护士学校建立，开始了护理本科教育。中华人民共和国成立后，1950年召开的第一届全国卫生工作会议决定将护理等10余个卫生专业列为中等专业教育，以迅速培养大量卫生专业人员。1966～1976年"文化大革命"期间，全国大部分护士学校停办，各医学院校、医院开办了护士训练班，以满足临床护理人力的紧迫需要。1976年以后，原有的护士学校多数恢复招生，并新增了一批护士学校。1983年，天津医学院开设本科护理学专业，恢复了高等护理教育。1985年，卫生部属的7所医学院校开始招收护理学专业本科生。1992年，北京医科大学开始招收护理学硕士研究生。2004年，中山大学、第二军医大学开始招收护理学博士研究生。经过20年的努力，中国的护理教育从单一层次的中等教育发展成为由中职、高职、本科及硕士、博士研究生教育构成的多层次教育体系。另外，自1980年以来，中国开展了多层次（中专、大专、专升本）、多种形式的成人护理教育，为广大在职护士提供了学习和提高的机会。

培养目标

本科护理学专业 招收普通高中毕业生。学制为四年或五年。培养适应中国社会主义现代化建设和医疗卫生事业发展需要的，德、智、体、美全面发展，比较系统地掌握护理学及相关的医学和人文社会科学的基础理论、基本知识和基本技能，具备良好的人文社会科学素养和护士职业素养，具备基本的临床护理能力，初步的教学、管理及科研能力，以及终身学习能力和自我发展潜能的应用型护理专业人才。岗位面向各级各类医疗卫生保健机构，从事临床护理和预防保健工作。

护理学科学学位硕士 主要招收护理学专业本科毕业生。学制为二年或三年。培养热爱护理学专业，愿为护理事业而奉献，具备良好的政治思想素质和职业道德素养，严谨求实的科学态度，具有本学科坚实的基础理论和系统的专业知识、较强的临床分析和思维能力，了解本学科专业的前沿动态，能独立解决本专业领域内的常见临床护理问题，熟练运用计算机和一门外语，具有一定的科研、教学、管理能力的高级护理专门人才。岗位面向各级各类医疗卫生保健机构、高等院校、各级职业技术学校等，从事临床护理、护理教育及科研等工作。

护理学专业学位硕士 主要招收护理学专业本科毕业生。学制为二年或三年。培养热爱护理学专业，愿为护理事业而奉献，直接参与临床护理实践的高级应用型、专科型护理人才。毕业生应具备良好的政治思想素质和职业道德素养；具有本学科坚实的基础理论和系统的专业知识；具有合格的临床专科护理工作能力、较强的临床分析和思维能力，能独立解决本专业领域内的常见临床护理问题；掌握临床护理教学技能；能针对临床实践中的问题进行调查分析，提出对策；具有较熟练阅读本专业外文资料的能力。岗位面向各级各类医疗卫生保健机构，主要从事临床专科护理工作。

护理学博士 主要招收护理学专业硕士毕业生。学制为三年。护理学博士教育是要培养具备良好的政治思想品德、心理素质和科学修养，具有实事求是的严谨学风，勤奋好学，刻苦钻研，勇于开拓，立志从事护理事业的高级护理专门人才。应掌握护理学及相关学科坚实宽广的基础理论和系统深入的专门知识，熟悉本学科的发展趋势和前沿；熟练地掌握科学研究的基本技能和方法，具有独立从事科学研究的能力，在相关研究领域做出创造性的成果；掌握一门外国语，能熟练地阅读本专业的外文资料，并具有良好的翻译和写作能力，能理解本专业的外语学术报告并用外语表达个人的学术观点。岗位面向各级各类医疗卫生保健机构、高等院校、各级职业技术学校等，主要从事护理教育、科研、临床护理及护理管理工作。

高职护理专业 招收普通高中毕业生和"三校生"（职业高中、中专和技校毕业生）。学制为三年。培养适应中国社会主义现代化建设和医疗卫生事业发展需要的，德、智、体、美全面发展，具有良好的职业素质、人际交往与沟通能力，掌握本专业实际工作所必需的护理学及相关的医学和人文社会科学的基础理论、基本知识和操作技能，掌握常见病、多发病、急重症护理的基本知识和操作技能，了解护理管理工作所必需的基本知识，以及具有职业生涯发展潜能的应用型护理专业人才。岗位面向各级各类医疗卫生保健机构，从事临床护理和预防保健工作。

中职护理专业 招收普通初中毕业生。学制为三年。培养适应中国社会主义现代化建设和医疗卫生事业发展需要的，德智体美全面发展，具有良好的职业素质、人际交往与沟通能力，掌握本专业实际工作所必需的护理学及相关的医学和人文社会科学的基础理论、基本知识和操作技能，掌握常见病、多发病、急重症护理的基本知识和操作技能，以及具有职业生涯发展基础的实用型护理专业人才。岗位面向各级各类医疗卫生保健机构，从事临床护理和预防保健工作。

培养要求 护理学专业学生应树立科学的世界观和人生观,热爱祖国,具有为祖国卫生事业的发展和人类健康服务的奉献精神;具有人道主义精神,关爱护理对象,忠于护理事业;具有科学精神和慎独修养,具有严谨求实的工作态度及符合职业道德准则的职业行为;尊重他人,具有团队合作精神,具有与护理对象和相关专业人员有效沟通与合作的能力;具有创新思维和评判能力;树立终身学习、不断进行自我完善和推动专业发展的观念;树立依法执业的法律观念,具有在执业活动中保护护理对象和自身的合法权益的意识和能力。

本科护理学专业的主要业务要求是了解国家卫生工作的基本方针、政策和法规;掌握护理学专业的基础理论、基本知识和基本技能;了解护理学科的发展动态及趋势;掌握与护理学相关的自然科学、基础医学及人文社会科学的基础理论和基本知识;熟悉常见病和多发病的病因、发病机制、临床表现、诊断防治原则,掌握相关疾病的病情观察、护理知识和技能;具有应用护理程序为护理对象实施整体护理的能力;具有初步配合急危重症病人的抢救和应急处理突发事件的能力;熟悉不同人群卫生保健及健康促进的知识和方法,具有从事社区护理的基本能力;熟悉防治传染病以及应对突发公共卫生事件的有关知识;了解中医护理的基本知识及基本护理方法;具有应用现代信息技术获取并利用相关信息的能力;具有初步的临床教学、管理及科研能力。学生完成教学计划中规定的所有环节,修满规定学分,通过毕业综合技能考核,

达到毕业基本要求者,颁发毕业证书。经学位授予单位学位评定委员会审核,符合《中华人民共和国学位条例》规定的学位授予条件者,授予学士学位。

护理学硕士、博士研究生采取导师指导(与指导小组集体培养相结合)的培养方式,专业学位硕士采取护理学院导师和临床实践教学基地导师(或副导师)联合指导的培养方式。硕士、博士生培养以课程学习、专业实践和学位论文相结合,完成所在高校规定的课程学习及规定时间和内容的临床、教学实践,在导师指导下完成学位论文的撰写工作,博士生应注重科研能力的训练。专业学位硕士以理论课学习及护理学专业相应专科的临床实践为主,辅以一定的科研训练,要求熟悉和掌握相应临床专科护理的基础理论、基本知识和基本技能,掌握专科常见病的护理知识与技能,为从事临床护理工作打下扎实的基础。学位论文应针对临床工作中的问题通过调研或循证方法设计解决方案,提出对策,体现学生运用护理及相关学科理论、知识和方法,分析、解决临床护理实际问题的能力。完成培养方案中规定的所有环节,修满规定学分,临床实践考核合格,并通过学位论文答辩,达到毕业基本要求者,颁发毕业证书。经学位授予单位学位评定委员会审核,符合《中华人民共和国学位条例》规定的学位授予条件者,分别授予硕士或博士学位。

高职和中职护理专业的主要业务要求是具有护理与医学相关的基本知识和技能,按照护理程序,进行护理评估,解决护理问题,评价护理结果,并能完成安全的用药治疗;掌握常用护理技

术,能正确进行日常护理操作;能使用常用器械、仪器、设备,安排与管理适合的护理环境,保证护理对象安全与舒适;能开展心理护理和健康教育;能应急处理和配合医生抢救急危重症病人;能初步处理或协助处理突发公共卫生事件;能进行预防保健的宣教;能帮助护理对象完成康复计划。学生完成教学计划中规定的所有环节,通过毕业考核,达到毕业基本要求者,颁发毕业证书。

教学计划 本科护理学专业的课程由公共基础课、医学基础课、护理学专业课、人文社会课程和护理学专业实践构成。主干学科为基础医学、护理学、人文社会科学。核心课程有人体解剖学、生理学、病理生理学、医学微生物学、药理学、健康评估、护理学基础、内科护理学、外科护理学、妇产科护理学、儿科护理学、精神科护理学、社区护理学、护理伦理学等。实践性教学环节主要包括临床见习及不少于40周的毕业实习。实习科目包括内科、外科(含手术室)、妇产科、儿科、急诊科、精神科等临床科室和社区护理,安排一定量的科研专题训练和社会实践活动。

科学学位硕士研究方向有临床护理(含内科护理、外科护理、妇产科护理、儿科护理、老年护理等)、社区护理、护理管理、护理教育等。课程设置由公共课(政治理论、英语等)、专业基础课(卫生统计学、医学文献检索等)、专业课(护理学、护理研究、护理教育、护理管理等)构成。实践性教学环节主要包括完成规定时间和内容的临床实践、教学实践等,通过临床能力考核和教学能力考核。在导师的指导下完成学位论文工作,包括开题、

资料收集、统计分析和论文撰写工作。

专业学位硕士的专业方向设有临床各专科护理。课程设置由公共课（政治理论、英语等）、专业基础课（高级健康评估、药物治疗学、病理生理学、循证护理或护理科研、医学统计学或临床流行病学等）、专业课（专业方向课程、高级临床护理能力培养等）构成。实践性教学环节包括完成规定时间和内容的临床实践训练，需通过临床能力考核；参加学术讲座、继续教育项目学习、学术会议交流等。在导师与指导小组的合作指导下完成学位论文工作，包括开题、资料收集、统计分析和论文撰写工作。

护理学博士的研究方向有临床护理（含内科护理、外科护理、妇产科护理、儿科护理、老年护理等）、社区护理、护理管理、护理教育等。主要课程包括政治理论、英语、统计学、研究方法学等，同时在导师的指导下，根据研究方向选修相应的专业课、专业基础课或相关学科的课程。实践性教学环节主要是根据研究方向安排临床相应专科的实践，参与助教、助研工作，参加国内、国际高水平学术交流活动。在导师的指导下完成学位论文工作，包括开题、资料收集、统计分析和论文撰写工作。

高职护理专业的核心课程有人体解剖学、生理学、病理学、药理学、健康评估、护理学基础、内科护理学、外科护理学、妇产科护理学、儿科护理学、护理管理学等。中职护理专业的核心课程有解剖学基础、生理学基础、健康评估、护理学基础、内科护理学、外科护理学、妇产科护理学、儿科护理学等。高职和中职

护理专业的毕业实习主要安排在二级以上医疗机构进行，为期至少8个月。

（尤黎明）

yīxué jìshùlèi zhuānyè

医学技术类专业（specialty of medical technology）

培养在医疗卫生行业从事技师类工作的学业门类。是一类专业教育的总称。医学技术涵盖范围十分广泛，在美国等医学发达国家，一般把除医师和护士之外的其他与医学相关的职业均划入医学技术领域，包括健康服务，疾病相关的诊断、评估、治疗、预防、康复、营养、医学信息管理等技术岗位。随着医学科学技术的进步和人们健康需求的提高，新的边缘技术不断涌现，医学技术专业领域将越来越广，专业会越来越多。

新中国成立后较长时期内，医学技术类专业教育结构层次主要定为中等教育。20世纪80年代，高等医学院校开始设置医学技术类专业，培养相关专业人才。进入21世纪后，随着经济发展和国家大力发展职业教育，医学技术类专业得到了快速发展。医学技术类专业教育有中等、高职高专、本科等层次，主要以高职高专层次为主体。2012年教育部发布的《普通高等学校本科专业目录》中首次将医学技术类专业单列为一类，下设医学检验技术、医学实验技术、医学影像技术、眼视光学、康复治疗学、口腔医学技术、卫生检验与检疫7个基本专业，听力与言语康复学1个特设专业。授予理学学士学位。在高职高专层次的专业目录中，医学技术类包括医学检验技术、医学生物技术、医学影像技术、眼视光技术、康复治疗技术、口腔医学技术、医学营养、医疗美

容技术、呼吸治疗技术、卫生检验与检疫技术、医疗仪器维修技术、医学实验技术、实验动物技术、放射治疗技术、康复工程技术、临床工程技术、中医保健康复技术、苗侗康复治疗技术、言语听觉康复技术、制药设备管理与维护20个专业；专业数量呈不断增长的趋势。在中专层次的专业目录中，医药卫生类中主要有营养与保健、康复技术、眼视光与配镜、医学检验技术、医学影像技术、口腔康复工艺、医学生物技术、药品食品检验等医学技术类专业。

培养目标 培养掌握某个医学技术专业的基本理论和专业技能，从事该专业技术工作的高级技术应用型专门人才。

培养要求 根据市场和岗位需求设置专业，确立培养目标，确定人才规格、知识范围和能力结构，其专业具有很强的岗位针对性和就业面向。在课程和实训环节的设计上主要考虑职业领域知识的学习和技能的训练，同时兼顾学科的完整性。重视知识和技能的有机结合，重视实训教学。

教学计划 根据不同的专业具有不同专业所要求的主干学科、核心课程、主要实践性教学环节、主要专业实验等。本科教育通常修业年限为四年，毕业授予理学学士学位。

（厉岩）

kǒuqiāng yīxué zhuānyè

口腔医学专业（stomatological specialty）

培养能从事口腔及颌面部疾病诊断、治疗、预防、保健工作的医学高级专门人才的学业门类。该专业致力于培养道德、身心、知识、技能全面健康发展，具备人文精神、创新精神、终身

学习能力和良好职业素质，具备扎实基础医学、临床医学、口腔医学等学科基本理论和实验、实践技能的专门人才。毕业生主要在医疗机构从事口腔常见病、多发病诊治和预防工作，也可从事口腔医学有关的科学研究、人才培养及卫生管理等工作。

中国现代口腔医学专业教育始于1907年建立的华西协合大学（简称华大）牙学院（今四川大学华西口腔医学院）。当时的学制加上预科共为七年，与美国、加拿大等北美牙学院执行同一标准。1929年，华大牙学院开始接收外国留学生。1934年起，美国纽约州立大学授予华大牙学院毕业生牙医学博士学位。华大牙学院的培养模式和培养出的优秀人才带动了中国口腔医学教育的发展，如建于1932年的上海交通大学口腔医学院、建于1941年的北京大学口腔医学院等。华西协合大学牙学院在牙医学课程加入了医学元素，要求牙医学生在牙医学之前先学医学，从而了解口腔内部的系统性及口腔与身体间的整体性的关联，更有利于促进人民的健康，也更促进了中国的牙医学向口腔医学发展。

1950年6月，教育部在北京召开第一次全国教育工作会议，同年8月卫生部召开了全国卫生工作会议，研究医学教育改革问题，会议将牙医学更名为口腔医学，规范命名。全国各地的牙医学系和牙科相继改名为口腔医学系和口腔科，并进行了相应教学范畴的调整。

中国口腔医学学科的内涵扩大以后，口腔医学教育体系的模式逐步按照苏联的模式进行改变。1954年7月，高等教育部、卫生部在北京联合召开全国高等医学教育会议，确定了以口腔内科、口腔颌面外科和口腔矫形科三个学科为主体的口腔医学专业教育的框架。中国口腔医学专业研究范围从牙扩大到整个咀嚼器官和口腔颌面部，形成不同于欧美、日本等国的有中国特色的口腔医学专业。新中国成立初期的高等教育"全盘苏化"所形成的口腔医学专业教学模式在一定时期发挥过积极作用，但是不能跟上20世纪80年代国际发展趋势，中国于1982年开始全面修订高等口腔医学专业教学计划，进行中国人自己的口腔医学专业设计。中国口腔医学培养的院校在20世纪80年代中期发展到30所。20世纪末，中国口腔医学培养院校数目激增。2010年，口腔专业培养院校有180余所，其中口腔医学本科培养院校超过100所。口腔医学专业教育也从原来比较单一的生物医学模式逐渐向生物-心理-社会医学模式转变。

培养目标 培养道德、身心、知识、技能全面健康发展，具备人文精神、创新精神、终身学习能力和良好职业素质，具备扎实基础医学、临床医学、口腔医学等学科基本理论和实验、实践技能，在医疗机构从事口腔常见病、多发病诊治和预防工作的口腔医学应用型人才；为口腔医学生毕业后继续深造和在各类口腔卫生医疗或者保健机构执业奠定必要的基础，使其具备口腔医学教育、继续职业发展和持续医疗实践的自觉再提高能力。

岗位面向 口腔医学院、口腔医院、口腔医学科研院所、综合医院口腔科、医药企业、口腔医疗保健企业及其他口腔医疗机构、卫生行政部门等单位。

培养要求 毕业生应该获得以下几方面的培养：①素质要求方面。树立正确的世界观、人生观、职业道德观等。②知识要求方面。掌握与口腔医学相关的数学、物理学、化学、生命科学、行为科学和社会科学等基础知识和科学方法，并能用于指导未来的学习和医学实践；能够概述人体各阶段的正常结构和功能、掌握口腔医学各学科的基本理论知识；熟悉国家卫生工作方针、政策和法规。③能力要求方面。具有创新意识和创新能力、较强的临床思维和表达能力、有效交流与沟通能力、知识与信息查询能力等总体能力，完成临床医学技能与口腔医学技能科学研究能力的培养；掌握一门外语，具有一定的听、说、读、写能力，能较熟练地阅读专业外语书刊；具有计算机应用的基本能力。

教学计划 基本学制：五年；修业年限：四至六年；主干学科：基础医学、口腔医学。主要课程：口腔医学专业包含了自然科学、基础医学、人文社会科学及医学伦理学、预防医学、临床医学、口腔医学等课程群。主要包括以下课程：①基础医学综合部分：医学免疫学、药理学、医学心理学、医学伦理、预防医学、卫生法规、内科学、外科学等；专业基础部分：口腔解剖生理学、口腔组织病理学、口腔生物化学、口腔微生物学等。②口腔内科学，是口腔临床医学的重要组成部分之一，是一门以研究牙体、牙周组织和口腔黏膜组织疾病的病因和治疗、口腔疾病的预防保健为主要内容的学科群。研究范围主要有龋病学、牙髓病学、牙周病学、口腔黏膜病学、儿童口腔医学、老年口腔医学、口腔预防医学等。③口腔颌面外科学，是口腔临床医学的重要组成部分之一，是一门以研究口腔器官（牙、牙槽骨、唇、颊、舌、腭、咽等）、面部软组织、颌面诸骨（上颌骨、下颌骨、颧骨等）、颞下颌关节、涎液腺以及颈部某些疾病的防治为主要内容的学科群。研究范围主要有齿槽外科学、唇腭裂外科学、创伤整形外科学、头颈肿瘤外科学、正颌外科学、口腔麻醉学、口腔影像诊断学，涎腺、颌面神经、关节外科学等。④口腔修复学，是口腔临床医学的重要组成部分之一，是一门以基础医学、口腔基础医学、技工工艺学、口腔材料学、生物工程学和美学等学科为基础的临床学科，也是一门以研究用符合生理需要的方法，进行牙体缺损、牙列缺损和畸形的修复治疗，牙列缺失的修复治疗，牙周疾患、颞颌关节疾患及咬合异常的预防和修复治疗，以及颌面部缺损的整复治疗等为主要内容的学科。研究范围主要有固定修复学、活动修复学、口腔种植学、口腔修复工艺学等。⑤口腔正畸学，是研究错𬌗畸形的病因机制、诊断分析及其预防和治疗的一门学科。研究范围主要有固定矫治技术、功能矫形治疗、活动矫治及各种早期预防和阻断性矫治等。计划中还有实践性教学环节。

(周学东)

zhōngyīxuélèi zhuānyè

中医学类专业 (specialty of Chinese medicine)

培养能用中医药（传统民族医药）理论和方法从事疾病诊断、治疗等工作的高级医学专门人才的学业门类。按照教育部《普通高等学校本科专业目录（2012 年）》，中医学类专业包含中医学、针灸推拿学、藏医学、蒙医学、维医学、壮医学、哈医

学 7 个专业。中医学类专业培养的人才主要面向医疗机构，也可在相关医药院校、科研机构及管理部门从事人才培养、科学研究及卫生管理等工作。此类专业中，中医学专业的建立时间最早，专业布点和培养人数最多，具有代表性。以下以中医学专业五年制为例进行介绍。

培养目标　中医学类专业培养适应社会主义现代化建设和中医药事业发展需要，德、智、体、美全面发展，系统掌握中医药基础理论、基本知识和基本技能，具有一定的现代医学基本知识，掌握一定的人文社会科学、自然科学和中国传统文化知识，能从事中医学临床、教学、科研等方面工作，具有良好的医学职业道德，具有较强实践能力和较大发展潜力，富有创新意识的中医专门人才。针灸推拿学、藏医学、蒙医学、维医学、壮医学、哈医学专业与中医学专业总体培养目标相近，根据各自专业特性有所调整。

培养要求　本科中医学专业学生在完成学业时，专业水平应达到以下要求：①掌握系统的中医药基础理论和中医临床知识，掌握中医的思维方法和基本技能，具备一定的中医药科学研究思维方法与能力。②掌握一定的现代医学基础理论、基本知识和基本技能。③具有运用四诊八纲、理法方药对常见病、多发病进行辨证论治能力和对急、难、重症的初步处理能力。④熟悉国家卫生和中医药工作方针、政策和法规。⑤掌握中医古文的基本知识，具备熟练阅读中医古典医籍的能力。⑥具备一定的人文社会科学、自然科学和中国传统文化知识。⑦掌握一门外语，能查阅本专业

外文资料。⑧熟练运用计算机，掌握文献检索、资料查询的基本方法。⑨了解中医药学科及其相关学科的学术发展动态。针灸推拿学、藏医学、蒙医学、维医学、壮医学、哈医学专业与中医学专业培养要求相近，根据各自专业特性略有调整。

教学计划　中医学专业的主干学科为中医学，中医学专业的主要课程有：中医基础理论、中医诊断学、中药学、方剂学、中医内科学、中医外科学、中医妇科学、中医儿科学、针灸学、诊断学基础、内科学及中医经典类、基础医学类课程。实践性教学环节中，课间见习时间不少于 10 周，毕业实习时间不少于 48 周。修业年限为五年。毕业生授予医学学士学位。针灸推拿学、藏医学、蒙医学、维医学、壮医学、哈医学专业与中医学专业培养要求相近，根据各自专业特性适当调整。

(乔旺忠)

fǎyīxuélèi zhuānyè

法医学类专业 (specialty of forensic medicine)

培养能够从事法医学鉴定工作的高级法医学专门人才的学业门类。毕业生主要面向公安、司法、法院、检察院系统的各级法医鉴定机构，也可在有关教学、科研、管理机构从事人才培养、科学研究及相关管理工作。

法医学是一门古老的学科，自 20 世纪以来，随着司法实践的需要和医学科学的发展，内涵日益丰富，逐步形成了包括法医病理学、法医物证学、法医化学、法医生物学、临床法医学及司法精神病学等学科为主的专业学科体系。中国的现代法医学专业教育起始于 1930 年，新中国成立初

期的 10 年里，法医学工作得到重视，部分高等医学院校相继成立了法医学教研室，司法部成立了法医学研究所，培养了一批法医学师资和专业人员，全国各省市陆续建立了法医鉴定机构。1980 年以后，随着社会主义法制建设的加强，需要进行法医学鉴定的刑事或民事案例日益增多，法医专业队伍的短缺显得特别突出。1983 年 10 月，教育部、卫生部、公安部、司法部、最高人民法院和最高人民检察院在太原召开了"全国高等法医学专业教育座谈会"，研究如何积极发展法医学专业教育，加速培养高等法医学专业人才。随后个别学校开始举办法医学专业，1986 年已有上海医科大学、华西医科大学、同济医科大学等 9 所院校举办法医学专业。1987 年在法医学类专业下设法医学和法医物证学。1993 年将法医物证学变为法医学的专业方向。1998 年取消专业方向。

培养目标 培养具备系统的法医学理论和技能，能在司法机关和鉴定机构从事法医学及相关司法鉴定工作的专业人才。

岗位面向 公安、司法、法院、检察院系统的各级法医鉴定机构，高等医学院校和政法院校，法医学研究机构。

培养要求 要求学生主要学习医学、法医学和法学三个方面的基本理论和基本知识，接受法医学检验和司法鉴定技能的基本训练，具备运用法医学知识解决涉及法律的医学问题并进行相关科学研究的基本能力。毕业时应当获得的知识和能力是：掌握基础医学、临床医学、法医学以及司法鉴定的基本理论和基本知识；掌握法医学的基本技术和案例分析的逻辑思维方法；具有独立承

担法医学检案和司法鉴定等相关工作的初步能力；熟悉与法医学有关的各项法律法规以及法医工作的技术规范标准；了解法医学的应用前景及发展动态；具有初步的科学研究和实际工作能力，具有一定的批判性思维能力；掌握文献检索、资料调查和信息分析及计算机应用的基本方法；掌握一门外语，具有一定的听、说、读、写能力，能较熟练地阅读专业外语书刊。

教学计划 法医学专业的主干学科有法医学、基础医学、临床医学、司法鉴定。核心课程：人体解剖学、生物化学与分子生物学、病理学、法医病理学、法医临床学、法医物证学、法医精神病学、法医毒物分析、司法鉴定、诉讼法学。主要实践性教学环节：基础及专业课程实验、专业综合实验、教学见习、临床医学实习、法医学专业实习、科研训练和司法鉴定实践。临床实习一般安排 12 周左右；校外基地实习包括法医病理学、法医物证及法医临床等，一般安排 12 周左右。修业年限为五年，毕业生可授予医学学士学位。

（厉 岩）

yàoxuélèi zhuānyè

药学类专业（pharmacy specialty） 培养能够从事药物研究、生产和临床应用的高级药学专门人才的学业门类。药学的任务包括：研究、发现和生产药物及其制剂；阐明药物的作用及机制；制定药品质量标准；控制药品质量；合理使用药物；监督和管理药品等。药学发展至今已形成了一个较为完备的科学知识体系，包含药物化学、药物分析学、药理学、药剂学、生药学、微生物与生化药学、临床药学、药事管理等主要

学科。药学类专业在中国为本科专业，学制一般为四年，其中临床药学专业为五年。毕业生主要面向药物研发、生产、流通、管理、质量控制、临床应用等工作岗位，也可到医药院校、科研机构、管理部门从事教学、科研及相关管理工作。

新中国成立以来，药学类专业结构调整和药学教育发展随着不同历史阶段的教育发展和行业需求不断变化，历经 3 次药学院校系调整和 5 次专业结构调整。表现为从初期的专业设置较少，到中期专业设置较多，专业过细，再到专业精简，进入 21 世纪专业结构调整基本符合药学学科性质，反映了高等药学教育在发展中变化、在变化中发展的客观规律。

新中国建立初期，各药学院校系设立有药剂学、药物化学、生药学、分析鉴定、制药工程 5 个专业。1963 年版的"专业目录"规定药学本科设置药学、药物化学、中药学、化学制药、抗生素 5 种专业。《全国普通高等学校医药本科专业目录（1987 年版）》中，药学类院校设置的专业 14 个，其中药学类专业 11 个，即：药学、药物化学、药物分析、化学制药、生化制药、微生物制药、药物制剂、药理学、中药学、中药制药、中药鉴定；试办专业 3 个，即：临床药学、中药药理学、中药资源。在 1993 年国家教委正式颁发修订后新的《普通高等学校本科专业目录》中，药学类及相关专业有 16 个，包括药学、药物化学、药物分析、化学制药、生物制药、微生物制药、药物制剂、药理学、中药学、中药制药、中药鉴定、药用植物、动物药学、临床药学、中药药理学、中药资源。《普通高等学校本科专业目录

（1998 年版）》，将原来与"药"有关的 16 个专业调整为药学、中药学、药物制剂、制药工程 4 个，其中制药工程属工学门类。《普通高等学校本科专业目录和专业介绍（2012 年版）》将原有二级专业门类"药学类"调整为"药学类""中药学类"两个二级专业门类。现药学类专业包括药学、药物制剂、药事管理、药物分析、药物化学、海洋药学、临床药学 7 个专业。中药学、中药资源与开发、藏药学、蒙药学、中药制药、中草药栽培与鉴定 6 个专业纳入中药学类专业。

培养目标 药学类专业培养人格健全、全面发展，系统掌握药学学科基础知识、基本理论和基本技能，具备创新意识和实践能力，能够从事药物研发、生产、流通、管理、质量控制和药学服务等方面工作的专门技术人才。

培养要求 药学类专业学生主要学习药学、化学、生物学、基础医学等学科的基本理论、基本知识和基本技能，接受药学及相关学科基本实验技能的训练以及科学研究方法的基本训练，具备药物研究与开发、药物生产、药物质量控制和药物临床应用等方面的基本能力。

教学计划 药学类专业课程体系由通识类课程、基础课程、专业核心课程和专业实践环节等构成。药学类专业教学内容应涵盖本标准中所列课程的知识或技能，同时鼓励高校设置体现学校、地域或者行业特色的相关选修课程，建立满足学生多样化发展需要、有特色的课程体系。应高度重视专业实践环节，建立完善的实践教学体系。实践类课程在总学分中所占的比例不少于 25%（药事管理专业不少于 10%），主要包括实验、实训、实习、毕业论文、社会实践等，鼓励高校多途径、多形式完成相关实践教学内容。

药学、药物制剂、药物分析、药物化学、海洋药学专业的基础课程包括化学类、生物学类、医学类课程，主要为无机化学、有机化学、物理化学、分析化学、生物化学与分子生物学、微生物学、人体解剖学、生理学。临床药学专业除上述基础课程外还包括免疫学、人体解剖学、生理学、病理生理学、药物分析、生物药剂学、生药学、临床医学基础课程（含内科学、外科学、妇产科学、儿科学、诊断学等）、医学伦理学、医患沟通与技巧等。药事管理专业的基础课程包括法学和管理学类课程，主要为管理学、经济法、民法、药学课程群（含化学药物、生化药物、生药学课程）等。各高校的药学类专业应开设以下专业核心课程：

药学专业核心课程 药物化学、药剂学、药理学、药物分析、生药学、药事管理等。

药物制剂专业核心课程 药剂学、工业药剂学、生物药剂学与药物动力学、药用高分子材料学、药物化学、药理学、药物分析等。

药物分析专业核心课程 药物分析、体内药物分析、药物光谱分析、药物色谱分析、药物化学、药理学、药剂学等。

药物化学专业核心课程 药物化学、药物设计与计算机辅助药物设计、药物合成反应、天然药物化学、药物代谢动力学、药理学、药剂学、药物分析等。

海洋药学专业核心课程 生物技术、海洋生物学、海洋药用生物资源学、海洋制药学、生物制药工艺学、药物化学、药理学、药物分析等。

药事管理专业核心课程 中国药事法规、国际药事法规、药品质量管理规范、行政法、临床医学概论、药理学等。

临床药学专业核心课程 药物化学、药剂学、药理学、临床药理学、临床药物动力学、临床药物治疗学、药事管理等。

（姚文兵）

yīxuéshēng

医学生（medical students） 正在接受医学教育的学生。主要指接受高等医学教育的本科生和研究生。广义的医学生包括医学院校的所有在校学生；狭义指学习临床医学、口腔医学、中医学、预防医学等医学类专业（除护理学、药学及其他相关医学类专业以外）的学生。医学生是社会的一个特殊群体，是医务人员职业生涯中的早期专业培养阶段。在这个阶段，医学生主要学习基础医学、临床医学等内容，是高等医学教育教学活动的主要对象。

19 世纪以前，中国的"医学生"多指"师徒制"中学习医学的人。19 世纪以后，西方医学传入中国，开始建立医学院，如 1866 年美国教会在广州建立的博济医学堂，1915 年美国洛克菲勒基金会建立的北京协和医学院等，才有了现代意义上的医学生。

中国的医学生从高考学生中录取，经过高等医学教育系统学习后，达到合格要求予以毕业。临床医学专业学生要在毕业后工作一年参加国家执业医师资格考试，合格后才能取得正式行医资格。医学生的学习是一个从初级到高级、由肤浅到高深逐步推进的发展过程，从基础医学课程的接触到临床医学的系统学习。以五年制本科学生为例，一年级医学生主要学习人文社科和公共基础知识；二年级医学生的学习内容主要是基础医学，如生理、生物化学、病理解剖、病理生理等课程；三、四年级的医学本科生已完全进入专业学习阶段，重点为临床医学各科；五年级是毕业临床实习阶段。

医学专业专科为三年制，本科为五年制（获学士学位），还有七年制（获硕士学位）及八年制（获博士学位）。2011年以后，国家开始实施临床医学人才培养"5+3"模式，即医学生在校五年接受医学教育，毕业后获得本科学历和学士学位，直接进入3年住院医师规范化培训阶段，毕业后达到硕士标准授予硕士学位和住院医师规范化培训合格证书。之后医学生可以从事全科医学专业，或继续接受医学亚专科教育，成为专科医师。

（赵　群）

yīxuéshēng sùzhì

医学生素质（quality of medical students）

医学生通过接受高等医学教育应达到的基本品质。主要包括医学生的思想道德素质、科学文化素质、专业素质和身心素质。医学生思想道德素质是指医学生政治、思想、道德方面拥有的基本品质，主要是指人的政治观点、理想信念、思想意识、价值观念、行为准则及道德规范等方面；医学生科学文化素质是指医学生应该具备广博的自然科学（非医学方面）、工程技术、人文社科基础理论等各方面的知识；医学生专业素质是指医学生所学专业的基本理论素质和实践能力，包括医学基础知识、临床技能、沟通技能、科研能力和学习能力；医学生身心素质是指医学生应具有良好的身体素质和健康的心理。

1998年教育部印发实施的《普通高等学校本科专业目录》，对于医学生素质的要求，改变了过去过分强调"专业对口"的教育观念，确立了知识、能力、素质全面发展的人才观，在引导高等学校拓宽专业口径，增强适应性，加强专业建设和管理，提高办学水平和人才培养质量方面发挥了积极作用。1999年，第三次全国教育工作会议上提出："全面推进素质教育，提高受教育者的全面素质"，此后，素质教育在全国各级各类学校全面展开。

1998年世界卫生组织和世界医学教育联合会建立了"医学教育国际标准"项目，2001年6月，世界医学教育联合会执行委员会通过并发布了《本科医学教育全球标准》，提出了医学生素质的基本要求，包括生物医学、行为和社会科学、一般临床技能、临床决策技能、交际技能和医学伦理学等。

2008年，教育部、卫生部参照国际医学教育标准，联合颁发了《本科医学教育标准——临床医学专业（试行）》，以五年制本科临床专业学生为适用对象，提出在思想道德与职业素质、知识、技能这三方面医学生应该达到的要求。

医学生素质广泛适用于医学院校教育中，包括医学教育目标的设立、医学教育课程的设置、医学教育考核与评价的设立标准等方面，是制订教育计划的依据和规范教学管理的参照。

（赵　群）

yīxuéshēng shìyán

医学生誓言（the oath of a medical students）

医学生入学后通过特定仪式表达的对职业精神的承诺。是国家教育行政部门颁布的对医学生的职业精神和从医行为的规范要求。该誓言吸收了《希波克拉底誓言》《世界医学会日内瓦宣言》等医师誓词的精华，又结合了当代中国卫生事业与医学教育发展的实际，对医学生的职业精神与职业素养进行启蒙教育。

为加强医学生的思想政治和职业道德教育，国家教育委员会高等教育司组织国内部分医学院校参与起草了《医学生誓言》，1990年召开了审稿会议，1991年由国家教育委员会高等教育司下达文件颁布实施。全文与英译文如下：

医学生誓言

"健康所系，性命相托。

当我步入神圣医学学府的时刻，谨庄严宣誓：

我志愿献身医学，热爱祖国，忠于人民，恪守医德，尊师守纪，刻苦钻研，孜孜不倦，精益求精，全面发展。

我决心竭尽全力除人类之病痛，助健康之完美，维护医术的圣洁和荣誉。救死扶伤，不辞艰辛，执著追求，为祖国医药卫生事业的发展和人类身心健康奋斗终生。"

THE OATH OF A MEDICAL STUDENT

Health related, life entrusted.

The moment I step into the hallowed medical institution, I pledge solemnly—

I will volunteer myself to medicine with love for my motherland and loyalty to the people.

I will scrupulously abide by the medical ethics, respect my teachers and discipline myself.

I will strive diligently for the

perfection of technology and for all-round development of myself.

I am determined to strive diligently to eliminate man's suffering, enhance man's health conditions and uphold the chasteness and honor of medicine.

I will heal the wounded and rescue the dying, regardless of the hardships.

I will always be in earnest pursuit of better achievement. I will work all my life for the development of the nation's medical enterprise as well as mankind's physical and mental health.

（赵 群）

yīxué zhíyè sùyǎng

医学职业素养 （medical professionalism）

医务人员从业过程中应有的道德规范和工作态度。包括以下七个方面：救死扶伤，实行社会主义的人道主义；尊重病人的人格与权利，对待病人一视同仁；态度和蔼，同情、关心和体贴病人；廉洁奉公，不以医谋私；为病人保守医密；互学互尊，团结协作；严谨求实，奋发进取，钻研医术，精益求精。由于医学职业面临信息技术发展迅速、市场机制转换、医疗体制与管理的问题，医学职业素养显得尤为重要。

中国古代医家十分重视职业素养，晋代杨泉在《物理论》中明确指出："夫医者，非仁爱之士不可托也，非聪明达理不可任也；非廉洁淳良不可信也。"唐代医学家孙思邈流传百世的名篇"论大医精诚"对医学职业精神做了系统、具体的论述。这种重视医学道德的认识是没有国界的，中外医学在基本理论、方法上存在着区别，但对职业素养的理解却是

相同的。在以被西方人尊为医学之父的希波克拉底的名义编纂的《希波克拉底全集》中对职业素养进行了论述："我决心尽我之所能与判断为病人利益着想而救助之……保持我之行为与职业之纯洁与神圣。"

主要内容　医务人员职业素养包括的内容非常广泛，主要有以下几个方面：①医学职业道德包括职业价值、态度、行为和伦理。职业道德要求医学生热爱卫生事业，有为人类健康服务的奉献精神，具有高度的责任感和同情心，忠于职守，能专心致志地完成各项工作，使病人身心达到最佳状态。②医学职业作风：紧张明快、秩序井然、有条不紊、有始有终，是医务人员应有的职业风格。在医疗工作中要有计划性，能对时间和工作进行科学的安排和穿插，保证各项工作都能按计划和质量要求及时完成。医学生要踏踏实实地多练基本功，认真实践，勤于思考，积极学习，经常自我检查，找出差距和薄弱环节，才能在实际工作中不断得到提高和完善。③掌握精湛的医学知识与技能：能够掌握医学科学的基础知识和技能，并能运用这些技能为病人服务。包括"医学科学基础知识""临床技能""群体健康和卫生系统""沟通技能""信息管理"和"批判性思维和研究"等能力。以上三者有机结合的最佳境界，就是对医学生职业素养的具体要求。

美国毕业后医学教育认证委员会为了提高医师培养质量，公布了基于能力的培养目标，要求住院医师培训后达到六项核心职业能力，其中包括职业素养，有以下几方面：①对待病人表现出尊重、同情与诚实的态度；坚持

追求卓越、连续不断的职业发展。②在提供与撤销医疗时坚持伦理原则，确保病人隐私及知情权。③对病人年龄、性别、文化及生理缺陷表现理解与慎重态度。

中国医学院校的做法有：①职业素养教育课程：医学生从入学开始就应该接受职业道德素质培养，开设思想道德修养与法律基础、医学伦理学、医患沟通、卫生法学等课程，并在课程讲解过程中结合实例，更容易使学生感兴趣和接受。②早期接触临床：部分医学院校会在医学教育早期开设一些早期接触临床的课程，如临床医学导论，并安排一定的见习阶段，让学生亲临医院和基础医学院进行实地见习，熟悉临床和基础工作的环境和一般流程，对今后他们将进入的学科有初步的感性认识。③开展社会实践活动：医学是一门密切联系大众、服务大众的科学，学校可以开展一些社会实践活动，如深入社区，了解基层医疗卫生情况等，培养他们的组织协调、沟通能力，同时也能让他们对医学的理解更加深入。④教师言传身教：教师的身体力行和榜样作用对医学生的潜移默化作用非常关键，教师在教学中如何处理问题对学生的指导起着非常重要的作用。

适用范围　职业素养教育应伴随着医学教学的全过程，学生步入医学院校时就应该是职业道德教育的开始。同时，为了适应人类社会的发展和构建和谐社会的要求，必须开展系统的职业道德教育。

（赵 群）

yīxuéshēng rénwén sùzhì jiàoyù

医学生人文素质教育 （humanistic education of medical student）

培养医学生如何处理

人与自然、人与社会、人与人的关系以及自身的理性、情感、意志等方面问题的教育活动。具体来说就是培养医学生对人、对生命、对病人的尊重与关爱，遵循和维护医学增进人民健康的内在精髓和神圣宗旨，这样才能使医学生的医学素养与人文素质融为一体，培育出素养全面的优秀医师。医学的研究对象是人，医学的本质决定了医学教育要重视人文素质教育。

形成过程　早在 20 世纪 60 年代，医学人文教育在西方兴起，美国医学院协会于 1985 年要求将医疗有关的伦理学和行为科学纳入医学院的课程体系之中，随后，英、法、德、日等国家陆续加强人文社会科学课程比重。

20 世纪 80 年代以后，中国医学人文教育在一些中国知名医学院校陆续开展，来自医学史、自然辩证法、医学伦理学、社会科学课程的教学和研究人员，开设了一些新兴的医学人文课程并开拓了新的教育研究领域。

2009 年《教育部、卫生部关于加强医学教育工作提高医学教育质量的若干意见》中指出："医学教育，德育为先"。要将德育和职业素养培养列为医学教育人才培养的重要内容。培养学生爱国主义、社会主义、集体主义和人道主义精神，树立科学的世界观、人生观、价值观和社会主义荣辱观，增强发展祖国卫生事业和保障人类身心健康的使命感。

主要内容　医学生人文素质教育的主要内容可分为以下三个部分：

公共基础性人文素质教育　包括政治理论课、思想品德课，以及其他有关哲学、法学、文学、历史等广泛内容，主要在大学一、二年级进行。它立足于对人才基本素养的总体要求，主要解决如何做人和做什么样人的问题，旨在培养医学生成为具有高尚思想道德情操、高品位文化修养和健康心理素养的全面发展的社会骨干人才。

医学基础性人文素质教育　包括医学伦理学、医学社会学、医学法学、医学史论、医学导论（概论）、卫生经济学、医学管理学、医疗保险学、医学技术评估学、医学辩证法等内容，主要在大学二、三年级进行。它立足于对医学双重性质的认识，从宏观方面强化对医学人文社会性质及医学与社会关系的认识，着眼于树立正确的医学价值观。这一部分的教育内容深入剖析医学的人文价值、社会价值，帮助医学生深刻理解医学的社会人文内涵，认识医学与社会的互动关系，提高对医学社会价值、道德价值的判断能力以及医学行为选择决策能力，树立完整正确的医学价值观。

医学专业性人文素质教育　包括医学心理学、社会医学、行为医学、医患沟通学、健康教育等专业内容，主要在大学三、四年级进行。它立足于医学模式的转变对医学知识结构的具体需求，从实施医学行为的微观角度，培养学生全面应用心理、社会等医学人文知识和手段参与医学诊治过程的能力。它直接应用于维护人体健康的实践，是 21 世纪的医师们所必备的医学操作能力之一。

特点　人文素质教育不同于医学专业教育，最主要的特点是隐形课程作用的影响很大。任何学科的实施都有显性与隐形两种课程在起作用，但人文素质教育的课程体系建设应该加强隐形课程的比重，构建良好的校园文化和人文传统；优秀教师的言传身教；寓人文教育于专业课程之中；开设第二课堂，如开办学生业余党校，建立校外素养教育基地，开展社会实践活动，必将提升人文素质教育的质量。

（赵　群）

xuéfēng

学风（the style of study）　学术界的或一般学习方面的风格。在学校是指师生员工在治学精神、治学态度和治学方法等方面的风格。优良学风应该包括端正的学习目的，科学的学习方法，良好的学习习惯，融洽的学习关系，严格的学习纪律，明确的学习目标，积极坚韧的学习品质，浓厚的学习兴趣等，它依不同学校的不同特点表现出独有的特色和丰富的内涵，并通过学校全体成员的意志与行动，逐步地形成和固化，成为一种传统和风格。这些传统和风格对学生的成长起着重大的作用，对学校的发展和建设产生深远的影响。

学风包括两个层面，一方面是外显的"风气"，一方面是内蕴的"思想方法"。外显的"风气"，其表现可包括：学习的自觉性、主动性，学习的态度、兴趣等等。具有一定群体性、一贯性和稳定性的良好学习风气，会产生良好的学习效果。学风作为内蕴的"思想方法"，主要指的是理论联系实际、理论与实践的统一。学风建设是一个系统工程，学风建设内容包括学校领导作风、教师教风、行政人员政风和学生学风四个方面内容。

医学院校的学风建设是传统文化的认同感对医务工作者这一特殊群体提出的要求。习医之人必须"博极医源，精勤不倦"。医学院校学风一个重要的组成部分是临床教学环节的学风建设。在教学活动中，强调组织纪律和思想品德教育。要求学生树立良好的医德医风，培养责任心和爱心，尊重师长和爱护病人。老师言传身教，维护病人利益，并为其提供力所能及的帮助，使学生们认识到在学习过程中通过帮助别人而建立良好的关系，促进临床学习的顺利进行，达到互动互助的效果。

学风建设是高等学校永恒的主题，是高等学校实现培养目标的重要条件，是衡量办学水平的重要标志。影响学风建设有五个关键因素：学生因素、教师因素、学校因素、家庭因素和社会因素。

(赵 群)

zhīshi

知识（knowledge） 人类在实践过程中认识客观世界（包括人类自身）的成果。知识与人类的认识能力密切相关。医学知识是指以医学专业知识为主的多学科、多层次的知识相互联系构成的知识系统。医学的性质决定了医学知识的结构。医学研究的对象是人，人既有生物学属性，又有社会学属性。医学生不仅要掌握专业必需的自然科学知识，而且要掌握相关的社会科学知识。

医学的知识与人们对医学的认识密切相关。在欧洲中世纪之前，人们对客观世界认识不足，认为人类和自然界的万物一样，受到一种神秘力量的支配，人类的生命与健康是上帝所赐予，疾病和灾祸是天谴神罚。医师如同其他工匠一样，其医疗知识主要来自经验。公元 10 世纪以前，在宗教文化的影响下，僧侣医学盛行，医学著作主要是问答式的医学著作，理论学习的目的在于解

释和论证圣经的真实性，而不是对人类自身的认识。直到 11 世纪以后，随着大学的兴起，医学进入大学教育。阿的西拉模式是中世纪大学医学教育的基本模式，其方法是按照经典著作进行全面引证。大学医科学生的基本课程是希波克拉底、盖伦、阿维森纳等权威著作，大学课程的内容需同教义和宗教法规对医学的解释相吻合；大学教学形式是经院哲学和教条式的灌注形式。14～16 世纪，人们摆脱了教会思想的束缚。马尔切洛·马尔皮吉（Marcello Malpighi），17 世纪意大利解剖学家、医师，提出了基于实验哲学的新医学体系，主张建立以"基础研究"为基础的推理医学理论体系。他运用显微镜来研究人体的结构和功能，用机械原理来解释人体的发生和发展的过程，并认为体内化学成分的改变在临床表现方面具有重要的影响，通过显微镜解剖来研究疾病的部位和原因，并在这一基础上提出用化学的方法治疗人体的疾病。赫尔曼·布尔哈弗（Hermann Boerhaave），荷兰著名临床医学家，把医学课程分成三个阶段，即基础科学学习、正常解剖生理学习和病理学与治疗学学习。随着生物科学的进步，解剖学、组织学、胚胎学、生理学、细菌学、生物化学、病理学及遗传学等生物学体系的形成，以生物学为带头学科的生物医学模式逐渐在医学中占据了统治地位。20 世纪 50 年代以来，由于社会的进步和医学发展，疾病谱和死因谱的转变，健康需求普遍提高，现代医学模式（生物—心理—社会医学模式）开始出现并不断被广泛接受。现代医学模式要求医师的知识结构不仅具有医学相关知识，还要求具

备良好的社会学、心理学的相关知识和素质。

在发展过程中，一方面，医学不断分化，分成了基础医学、临床医学、预防医学、康复医学等学科，各学科内的划分呈现越来越细的趋势，从细胞水平、亚细胞水平到分子水平。另一方面，学科之间相互交叉、相互渗透、相互融合，从而打破原有学科之间的界限，形成许多边缘性、综合性学科，使多种科学连结成为科学知识的有机整体；不仅要求将各生物因素知识加以整合，而且要求将心理因素、社会因素和环境因素也加以整合；不仅需要将现存与生命相关各领域最先进的医学发现加以整合，而且要求将现存与医疗相关各专科最有效的临床经验加以整合；不仅要以呈线性表现的自然科学的单元思维考虑问题，而且要以呈非线性表现的哲学的多元思维来分析问题；通过这种单元思维向多元思维的提升与这四个整合的再整合；从而构建更全面、更系统、更科学、更符合自然规律、更适合人体健康维护和疾病诊断、治疗和预防的新的医学知识体系。

(赵 群)

nénglì

能力（capacity） 人们掌握和运用知识技能，顺利完成一项目标或任务所表现出来的个性心理特征。能力直接影响着活动的效率。根据能力影响范围的大小，可将能力分为一般能力与特殊能力。根据能力的主动性、独立性、创造性的不同，可将能力分为模仿能力与创造能力。根据能力影响的活动领域的不同，可将能力分为认知能力、操作能力与社交能力。

一般能力是在很多基本活动

中表现出来的能力，它适用于广泛的活动范围。例如，观察力、记忆力、注意力、想象力、抽象思维能力等等。在西方心理学中把一般能力称为"智力"。特殊能力是表现在某些专业活动中的能力，它只适用于某种狭窄的活动范围。综合能力是由许多基本能力分工合作下完成的活动中表现出来的能力。在教育过程的某一阶段，能掌握满意水平的相关知识和包括人际交往、技术在内的一系列相关技能。这些知识和技能是执行专业实践所必需的。能力可以不同于"表现"，表现是指在真实环境中发生的行为。

医学生在医学教育中掌握临床基本能力指的是临床工作中医师应该具备的一些基本理论、知识、素质和技能等，包括理解与体现职业道德的能力、信息搜集与处理能力、医患交流与沟通能力、临床思维与批判性思维能力、自主学习与终身学习能力等，这些基本能力是做好临床工作的需要、正确进行临床决策的基础、提高医疗质量的关键，也是评估医疗水平的重要指标。这些基本能力不是通过一次性教育或者阶段性教育培训就可完成的，而是需要通过临床医师主动、自觉、反复、长期地训练，才能逐步提高。

在实践工作中，医学生应具有较强的交流沟通能力，较强的思辨和表达能力。与病人及其家属的良好沟通，能取得信任和配合，从而达到治疗目的。一个医学本科生仅仅是完成了在院校得到的医学基本能力训练，具有了初步临床能力，要做一名好医师，必须具有终身学习、自我完善和长远发展的理念。在结束学校教育之后，在临床实践中，医学生更要一边工作，一边学习，进修深造，不断完善知识体系和医疗技能。

总而言之，一名合格的医学生应该集保健提供者、医疗决策者、信息沟通者、社区领导者和服务管理者的能力于一身。其必备的核心能力有：救死扶伤所必备的专业能力；对疾病做出准确判断和设计正确治疗方案的临床思维判断能力；与病人和家属以及团队人员的沟通协调能力；研究医学问题的科学研究能力；独立利用图书资料和现代信息技术进行医学学习的能力；运用循证医学原理的决策能力。

（赵　群）

jiāoliú gōutōng nénglì

交流沟通能力 （communication skills）

与他人沟通信息所具备的才能。包括外在技巧和内在动因。又称交流能力、沟通能力。交流沟通能力包含着表达能力、争辩能力、倾听能力和设计能力（形象设计、动作设计、环境设计）。交流沟通能力看起来似乎是外在的东西，而实际上是个人素质的重要体现，它关系着一个人的知识、能力和品德。医学沟通能力是指医学多方在医疗活动中围绕各种问题进行的信息交流的能力。其方式有语言沟通和非语言沟通。

早在 1987 年，英国医学会就已将医师的交流沟通能力作为医师资格考试评估的一部分；1989 年，世界医学教育联合会在福冈宣言中指出："所有医师必须学会交流和人际交往的技能，缺少共鸣应视作与技术水平不高一样，是无能力的表现"；1999 年美国中华医学基金会成立国际医学教育专门委员会，在其制订的"全球医学教育最低基本要求"（Global minimun essential requirements in medical education, GMER）中把"沟通技能"列为七大领域之一。国际医学教育界对医学生沟通能力培养高度重视。GMER 要求医学毕业生能够有效地进行倾听以及口头和书面的沟通，创造一个便于与病人及病人家属、同事、卫生保健人员和公众之间进行交流的环境。美国许多参与医师资格认证的机构，如美国医学教育联合委员会及美国医疗机构认证联合委员会，都把医师的沟通技能纳入到其考核体系；美国内科专业委员会要求所有内科医师必须具有合格的沟通与人际交往技能；自 1999 年开始，外国医学毕业生要想在美国取得行医执照也必须通过包括含有医患沟通技能的临床技能测验。自 2004 年起，对医患沟通技能的考核正式成为美国行医执照考试的一个重要组成部分。在医师执业考试中涵盖沟通技能正在成为一种国际化趋势。

医患沟通是医学生必须掌握的最主要的沟通技能，但不能仅仅局限于能利用沟通技巧了解病人和病人家属，还应有效地与同事、教师、卫生保健人员、公共媒体等进行沟通和交流，进行有效的团队合作，为有效地开展医疗工作和预防保健工作打下良好的基础。

（赵　群）

línchuáng sīwéi nénglì

临床思维能力 （clinical thinking skills）

医师根据所搜集到的各种临床资料，结合个人掌握的医学知识和临床经验，为提出恰当、正确的临床决策而进行的一系列的科学的、逻辑的思考才能。临床思维能力是医师认识疾病、判断疾病和治疗疾病等临床工作中随时都在应用的一种基本能力，也是医师基本能力的核心内容，在终身执业的过程中不断通过自觉的反复训练才能够逐步提高。

形成过程 从 18 世纪下半叶开始，资本主义生产开始向机器化大工业生产过渡，与此相适应，自近代后期开始，实验医学除了向微观分析的方向深入发展外，同时也要求向整体综合思维的宏观方向发展，进而步入现代整体医学发展阶段。20 世纪 50 年代以后，国际上对医学逻辑学的专门研究取得了明显的成果，主要反映在两个方面：一是从传统的形式逻辑方面研究临床思维，特别是将分类、定义、类比、假说、归纳、演绎等方法应用于临床鉴别诊断；二是用数理逻辑以及概率逻辑等现代逻辑学理论与方法研究临床思维，并将电子计算机应用到临床诊断和治疗中。许多发达国家对医学逻辑学重要性的认识已经从临床诊断的有限范围扩展到诊疗决策、卫生政策制定和基础研究等领域。中国从 60 年代初开始，医学界开始重视临床思维的逻辑学研究和电子计算机在临床诊断中的应用。《医学与哲学》《医院管理》等学术期刊先后刊登了医学逻辑学系列讲座及学术论文；中国自然辩证法研究会和《医学与哲学》杂志社自 1982 年以后并多次召开以临床思维和医学方法论为主题的学术讨论会议，对临床误诊、临床鉴别诊断等方面内容进行了深入研讨，引起了临床医师和医学教育工作者对临床思维的广泛重视，并相继发表和出版了一批学术论文和理论专著。

主要内容 临床思维的要素：全面、客观、准确、可靠的临床资料；足够的医学知识；必要的临床经验；科学的思维方法。常用的临床思维方法：①推理。②根据所发现的诊断线索和信息寻找更多的诊断依据。③根据病人的临床表现来对照疾病的诊断标准和诊断条件。④经验再现。

适用范围 医学院校教育阶段临床教学的目的是为了完成医学生向临床医师的转变，培养学生基本操作技能、基本临床知识及基本临床思维能力，其中临床思维能力的培养至关重要。

医学生结束理论课学习，进入临床实习阶段。此时已具备有一定的专业理论知识，对某一疾病的病因、发病机制、临床表现、诊断及治疗有了初步的认识，并对某一辅助检查方法的原理、操作方法、结果分析也有所了解，但此时学生尚处在一个纵向思维状态。在进入临床实习后，所面对的不是一个"疾病"，而是一个"活生生的病人"，一个有着不同主诉、不同体征的个性化的病人，此时的任务是帮助学生如何正确采集症状、体征并进行横向比较分析，得出初步的印象诊断，这是一个横向的思维过程。由此联系若干与鉴别诊断相关的疾病，当然也联系在课堂上学过的知识，这是医学生临床思维能力的训练变纵向思维为横向思维的过程，为毕业后住院医师规范化培训在临床思维能力方面奠定基础。

（赵 群）

xúnzhèng juécè nénglì

循证决策能力（evidence-based decision-making skills） 面对两个及两个以上干预策略或方案时，通过获取全球当前最佳证据，结合当地可得资源和公众价值取向及管理者的实践经验，作出最佳选择的才能。

形成过程 1997 年前后公共卫生领域的循证卫生保健（evidence-based health care，EBHC）思想逐渐成熟，主要关注公共体系、公共产品、公共服务等公共卫生领域的问题；1999 年英国政府的白皮书《现代化政府》中写到"政策制定应基于已有的最佳证据，而不是为了应对短期外界压力。应治本而不是治标。应注重结果，而不仅是看采取了什么行动…"；2000 年华西医科大学李幼平教授提出广义循证观，并赋予其内涵为"强调做任何事情都应该以事实为依据，证据需要不断更新，后效评价实践的效果…"；2004 年世界卫生组织召开的墨西哥峰会上，各国提出应更充分、科学、便利、快捷地使用高质量证据，倡导循证决策的理念和研究；2005 年世界卫生大会呼吁世界卫生组织成员国应建立或加强信息转换机制来支持循证决策，并号召对建立更有效的信息转换机制提供有效的自主来促进证据的生产和使用；2006 年，美国斯坦福大学管理学及工程学教授罗伯特·萨顿（Robert Sutton）借鉴循证医学理念，在其著作《真相、危险的半真相和胡言乱语：从循证管理中获益》中，批评以前的一些管理方式，强调基于证据和执行良好的管理才是有效管理。与此同时，循证决策方法的研究也不断深入，以安迪·奥克斯曼（Andy Oxman）、西蒙·莱文（Simon Lewin）和约翰·拉维斯（John Lavis）等为首的科学家，于 2009 年推出的系列循证决策支持工具文章，为推动循证决策提供了坚实的方法学基础。

主要内容 循证决策的要素：现有可用的资源；现有最好的证据；资源分配的价值取向。循证决策的步骤：构建具体化问题；检索证据；综合证据；权衡科学证据与其他考虑；提出和论证备选方案；进行决策；后续评估；生成或跟踪新的证据，继续完善决策。

循证医疗卫生决策者必须具备以下技能：能够提出决策的核心问题；能够区分不同的证据及其适用性，如关于病因、诊断、治疗和转归的证据，如来自不同研究设计的证据；能够检索所需证据的文献；能够评估相关研究的科学质量；能够判断研究结果在类似人群中的外推性；能够判断研究结果在本地人群中的适用性；能够将依据证据的决策付诸实践。

（赵 群）

pīpànxìng sīwéi nénglì

批判性思维能力（critical thinking skills） 基于充分的理性和客观事实来进行理论评估与客观评价的才能。是一种有目的的、自我调整的判断能力。批判性思维包含质疑、比较、鉴别、判断的过程，建立在对特定情境运用一定标准，采用循证、科学方法进行分析、评价、推理、解释和说明的基础之上。"批判的"（critical）源于希腊文 kriticos（提问、理解某物的意义和有能力分析，即"辨明或判断的能力"）和 kriterion（标准）。从语源上说，该词提示发展"基于标准的有辨识能力的判断"。批判性思维作为一个技能的概念可追溯到杜威的"反省性思维"："能动、持续和细致地思考任何信念或被假定的知识形式，洞悉支持它的理由以及它所进一步指向的结论"。批判性思维指的是技能和思想态度，没有学科边界，任何涉及智力或想象的论题都可从批判性思维的

视角来审查。批判性思维既是一种思维技能，也是一种人格或气质；既能体现思维水平，也凸显现代人文精神。

形成过程 美国教育家约翰·杜威（John Dewey，1859～1952）于 1933 年出版了《How we think》一书，提出了解决困难问题的五个历程，被认为是探讨批判性思维的开始；也有人提出，批判性思维是 20 世纪 30 年代由德国法兰克福学派提倡和主张的一种思维方式，它首先是作为一种教育思维方式和教育价值观而存在的，其本质是教育主体的解放，即教育者的批判意识，许多学者从心理学、教育、哲学等不同角度提出了他们具体的定义原则。1964 年古德温·沃森（Goodwin Watson）和爱德华·格拉泽（Edward Glaser）提出了关于批判性思维的概念，认为批判性思维是态度、知识和技能的组合，其操作性定义为沃森-格拉泽批判性思维评价（Watson-Glaser Critical Thinking Appraisa，WGCTA）；1987 年罗伯特·恩尼斯（Robert Ennis）将批判性思维定义为一种理性的、反思性的思考，它将决定相信什么和做什么；1981 年约翰·迈克佩克（John Mcpeck）提出，批判性思维是以反思、怀疑的态度从事活动的技能与习惯；1988 年科菲斯（Kurfiss）认为，批判性思维是调查研究某种形势、现象、问题时，综合所有的有用信息，得出更加合理、可信的假设或结论；1989 年胡梅尔（Hummel）和克普泽尔（Koepsel）认为，批判性思维是被用来进行一切活动的循环推理；1992 年理查德·保罗（Richard Paul）认为，批判性思维是使个体的思维更好、更清晰、更准确、更有说服力的

思考的艺术；约翰·杜威（John Dewey）与巴德曼（Bardman）认为，批判性思维是通过对比、简化综合信息，以分析的、深思的、可评价的决断方式，可重复性地检验问题、观点与形势；在护理学科中，学者们对批判性思维的定义如下：批判性思维是对护理问题的解决方法的反思和推理过程，其中包括护理者的态度、技能、专业知识、经验及标准五个部分；1993 年普勒斯（Pless）和克莱顿（Clayton）描述了由一组护理专家（46 名学者、教育家）集体研究的定义：批判性思维是认知技能和情感品质的统一，其核心能力是分析、评估和推理能力，而好奇、自信、广泛接受他人意见的情感倾向也是不可缺少的，诚实、勤奋也是重要的成分。

主要内容 批判性思维能力包括以下内容：①解释：理解和表达极为多样的经验、情景、数据、事件、判断、习俗、信念、规则、程序或规范的含义或意义。子技能包括归类、理解意义和澄清含义。②分析：识别意图和陈述之间实际的推论关系、问题、概念、描述或其他意在表达信念、判断、经验、理由、信息或意见的表征形式。子技能包括审查理念、发现论证和分析论证。③评估：评价陈述的可信性或其他关于个人的感知、经验、境遇、判断、信念或意见的描述；评价陈述、描述、问题或其他表征形式之间实际的或意欲的推论关系的逻辑力量。子技能包括评价主张，评价论证。④推论：识别和维护得出合理结论所需的因素；形成猜想和假说；考虑相关信息并根据数据、陈述、原则、证据、判断、信念、意见、概念、描述、问题或其他表征形式得出结果。

子技能包括质疑证据、推测选择和推出结论。⑤说明：能够陈述推论的结果；应用证据的、概念的、方法论的、规范的和语境的术语说明推论是正当的；以强有力的论证形式表达论证。子技能包括陈述结果、证明程序的正当性和表达论证。⑥自我校准：监控一个人认知行为的自我意识、应用于这些行为中的因素，特别在分析和评估一个人自己的推论性判断中应用技能导出的结果，勇于质疑、确证、确认或改正一个人的推论或结果。子技能包括自我审查、自我校正。

批判性思维在医疗实践中扮演着重要的角色，不仅是医学科学发展的基础，也是临床医务工作者职业素质重要的组成部分，它是以相关的专业知识、技能和态度倾向性为基础，具体构成有：①知识：医学领域批判性思维的相关知识基础包括以下方面，各类医学术语；医学模式、医师角色及责任；常见问题的症状、体征以及并发症；有关解剖、生理和病理生理知识；正常和异常的功能表现（生物-心理-社会-文化-精神方面）；促进和抑制正常功能的因素（生物-心理-社会-文化-精神方面）；有关药理学知识（作用、适应证、不良反应等）；支持各种治疗和诊断的依据；正常和异常的成长和发展标准；可适用的专业标准，法律以及实践规则；各种政策和程序；伦理和法律原则；精神、社会和文化概念；医学信息资源的来源。②技能：1990 年，美国哲学协会（American Philosophy Association，APA）专家组认为批判性思维的核心技能包括解释、分析、评价、推理、说明和自我调控。这些技能在临床推理和判断的过程中被

交互使用。③态度倾向性：APA 专家提出的批判性思维态度倾向性包括以下几方面：追求真理、思想开明性、分析性、系统性、自信性、探究性和谨慎判断。

（赵群）

zìzhǔ xuéxí nénglì

自主学习能力（self-learning skills）

学习者独立通过分析、探索、实践、质疑、创造等方法实现学习目标的才能。又称自学能力。自主学习是与传统的接受学习相对应的一种现代化学习方式，是一种综合学习技能。学习者不管在有无外力的帮助下，均能主动判断学习需求、形成学习目标、评估可利用的资源、选择并执行合适的学习方法，并评价学习的效果。

形成过程 20 世纪后，随着实用主义和实验主义教学思想在西方的兴起，自主学习研究进入到初步实验阶段。这一时期最突出的是美国教育家约翰·杜威（John Dewey，1859~1952）的教育思想，他从机能主义的观点出发，强调学生"做中学"和思维能力培养两个方面。20 世纪 60 年代起，苏联心理学家维果斯基（Lev Vygotsky，1896~1934）自我言语指导理论、人本心理学和信息加工心理学作为心理学领域三件大事有力地推动了自主学习理论的微观研究，使自主学习进入到系统研究阶段。在自主学习本质的研究上，研究者较为推崇的是美国研究自主学习的权威心理学家齐默尔曼（Zimmerman）1994 年提出的观点，他从学习的动机、方法、行为表现、时间、物质环境和社会环境六个方面对自主学习的实质进行解释。英国教育家迪尔登（Dearden）对自主学习水平提出了三条准则：一是

学生对想些什么与做些什么有自己的判断；二是学生能对自己的判断作批判性反思；三是学生能把这些判断与实际行动联系起来。中国从 20 世纪 70 年代末开始，自主学习的理论研究和实践逐渐发展起来。

主要内容 自主学习与一般的学习相比，有如下一些特点：①愿学、乐学：调动并形成强烈的学习动机，增加学习的兴趣，使学生愿学和乐学，解决学生中存在的厌学、逃学的问题。②会学、善学：要强化学法指导，使学生知道怎么样学习才能省时省力效果好。在新的形势下，使受教育者掌握多样化的学习技能和方法，改变盲目学习的状况，是实现学生自主发展的重要目标之一。自主学习教改实验要把学法研究和新的学习手段、学习技术的研究摆在重要位置。③自醒、自励、自控：这些要求主要属于学生健康心理素质的发展目标。自主学习要求，学生不仅要把学习内容作为认识的客体，而且要将自己作为认识的客体。要对自己作出客观正确的自我评价，从而对自己的行为进行自我激励、自我控制、自我调节，形成健康的心理品质，使自己的注意力、意志力和抗挫折能力不断提高。④适应性、选择性、竞争性、合作性、参与性：要使学生学会适应，要主动适应，而不是被动适应；要适应生活，适应学习，适应环境。允许并鼓励学生根据自己的素质和兴趣发展自己的特长。允许学生有选择学习内容、学习方式、学习方法的权利，按照全面发展与特长发展的要求，对学生的偏科倾向科学引导，并鼓励学生发展自己的优势和特长。要改善办学条件，为学生进行选择

性学习提供更多的图书、报刊、信息、学习技术及学习手段。鼓励学生追求与自己情况相适应的较高目标，培养他们的进取心和成功欲望，鼓励竞争。在文化学习、体育比赛、技能训练、生活适应能力等方面鼓励竞争。主动合作、乐于合作、善于合作是人类赖以存在与发展的社会基础，是人的良好品质。要创造环境，使儿童和青少年增强合作意识，培养合作精神。鼓励所有学生都成为学校内一切活动的积极参与者和主动参与者。通过参与，达到主动学习、主动锻炼、主动发展与提高的目的。

自主学习必备的条件包括：①有一定的心理发展水平。②有一定的内在学习动机。③有一定的学习策略。④有一定的意志控制力。⑤有一定的教育指导。⑥有一定的教学环境。

（赵 群）

zhōngshēn xuéxí nénglì

终身学习能力（lifelong learning skills）

为适应社会需要和个体发展而贯穿一生的学习才能。欧洲终身学习促进会提出的定义是：通过一个不断的支持过程来发挥人类的潜能，它激励并使人们有权力去获得他们终身所需要的全部知识、价值、技能与理解，并在任何任务、情况和环境中有信心、有创造性和愉快地应用它们，从而保证职业能力适应性的才能。此定义被 1994 年 11 月在意大利罗马举行的首届世界终身学习会议采纳。

终身学习的基本理念和要点包括：①学习是一种生存方式。②学习是一种主体的转移，从课堂、教师、教材中心向学生中心转移。③基于学习者的自主性，尊重学习者特有的学习方式及学习意愿。④学习是一个贯穿一生的过程。⑤学习是一个全面的过程。⑥学习无所不在。⑦学习的目的在于建立自信和能力，适应社会发展与变化。

医学生终身学习的能力包括：终身学习的意识能力；终身学习的规划能力；获取知识的能力；在职学习的意志力。

20 世纪 70 年代开始，世界教育便大力倡导终身学习，建设学习型社会，世界各国都在努力向学习型社会迈进。美国、韩国、日本等国都先后颁布了《终身学习法》，以法制的形式促进终身学习的发展。终身学习在 21 世纪已成为教育发展与革新的一项重要内容，全民终身学习的理念在全球社会中更被视为一个既必要且可实现的愿景。联合国教科文组织的国际教育发展委员会（The International Commission On the Development Of Education）于 1972 年提出《学会生存：教育的今天与明天》（Learning to be：The World Of Education Today and Tomorrow）报告书（又称《法尔报告书》）。报告书中提到：教育的目的在于促使个体"自我肯定""自我独立"、使人能成为"真正的自己"，教育的目的并非在于使个人获得某种职业训练，以利于终身可以从事某一特定的工作，而在于促使个人职业流动的可能性达到最高极限。如果学习能够贯穿到人的一生，并涵盖社会各个层面，以及动员整个社会的经济与教育资源，同时持续地进行教育制度的改革，那么学习社会将能真正在人类世界中实现，而这正是未来的教育将要面临的主要挑战。此外，联合国教科文组织于 2000 年 9 月，在德国汉诺威以"建立学习社会：知识、信息与人力发展"（Building Learning Society：Knowledge，Information and Human Development）为题进行全球对话，开启了国际成人学习周的序幕，这是人类历史上第一个国际性的成人学习周。1996 年经济合作发展组织发表《全民终身学习》（Lifelong Learning for All）报告书，指出终身学习的目标在于促进个人发展，社会聚合与经济成长，终身学习必须为人人提供均等的终身学习机会。欧盟于 2000 年 10 月发布"终身学习备忘录"作为实现学习社会的架构和终身学习的六项策略。包括：人人具备基本技能；更多的人力资源；教学与学习的革新；评价学习；学习辅导，资讯的再思考；将学习带入家中。2003 年，世界医学教育联合会正式将继续医学教育（continuing medical education，CME）更名为继续职业发展（continuing professional development，CPD）。CPD 包括医师根据病人的需求，为保持、更新、发展或提高自身知识、技能和职业素质而从事的各种正式与非正式活动。

面对席卷全球的终身学习的思潮，中国政府也高度重视终身教育体系的构建。1995 年《中华人民共和国教育法》中第十一条规定："推进教育改革，促进各级各类教育协调发展，建立和发展终身教育体系"；1999 年《面向 21 世纪教育振兴行动计划》中提出要"构筑知识经济时代人们终身学习的体系""到 2010 年，我国将基本建立起终身学习体系"；江泽民同志在第三次全教会上进一步指出："终身学习是当今社会发展的必然趋势。要逐步建立和完善有利于终身学习的教育制度"；2001 年 5 月，江泽民主席在亚太经合组织人力资源能力建设高峰会议上提出，应对21世纪的机遇与挑战，我们必须"构筑终身教育体系，创建学习型社会"；中国共产党的第十六次代表大会提出要"形成全民学习、终身学习的学习型社会"。终身教育体系的建立和学习型社会建设目标的最终实现，是一个系统工程，需要发挥家庭、社会和学校的协同作用。

（赵　群）

xìnxī guǎnlǐ nénglì

信息管理能力（information management skills）

通过对信息资源和信息活动实施管理表现出的才能。是人们收集、加工和输入、输出信息能力的总称。为了有效地开发和利用信息资源，以现代信息技术为手段，对信息资源进行计划、组织、领导和控制。信息管理不单单是对信息结果的管理，而是对涉及信息活动的各个要素（如信息、人、机器、机构等）进行合理的组织控制，以实现信息及相关资源的合理配置，从而有效地满足社会的信息需求的过程。

医学生的信息管理能力包括一系列具体能力：能够从各种信息库和数据源中检索、收集、组织和分析有关卫生和生物医学的信息；能从临床医学数据库中检索特定病人的信息；能运用信息和通信技术帮助诊断、治疗和预防，以及对健康状况进行调查和监控；能了解信息技术的用途和局限性，并能够在解决医疗问题和决策中合理使用这些技术；能保存医疗工作记录，以便进行分析和改进。

随着医学科学和医疗卫生事业的发展，医学教育对医学人才信息管理能力提出了明确的要求。

其一，世界医学教育联合会国际标准《本科医学教育国际标准》（2012）规定，师生们应当能够利用信息和通讯技术进行自主学习、获取信息、治疗管理病人及开展卫生保健工作。其二，美国中华医学基金会《全球医学教育最低基本要求》（1999）规定，医学毕业生必须通晓计算机，理解信息技术的性能和它的局限性，并能在解决医疗问题和医疗决策中应用，应当能够做到：①从不同的数据库和资源中检索、收集、组织和分析卫生和生物医学信息。②从临床资料系统中提取病人专门的信息、综合临床和实验室信息资料，并且能做出最有利证据的临床决策。③将信息和通讯技术应用到诊断、治疗和预防措施上，以及为监督和控制健康状况服务。④理解信息技术在人力、经费管理以及其他卫生保健服务资源中应用性和局限性。⑤保存自己医疗实践的记录，以便于研究思考，分析和改进工作。其三，中国教育部、卫生部《本科医学教育标准——临床医学专业（试行）》（2008）规定，医学生应具备全面、系统、正确地采集病史的能力；运用循证医学的原理，针对临床问题进行查证、用证的初步能力；结合临床实际，能够独立利用图书资料和现代信息技术研究医学问题及获取新知识与相关信息，能用一门外语阅读医学文献。

（赵　群）

xuéyè chéngjì

学业成绩（academic achievement）

学生在一定阶段的学习之后，经过课程考核或学生评价所取得的教育结果。学业成绩的考核是教学过程一个重要的有机组成部分，是进行识别、诊断、分类、筛选等的主要依据。

学业成绩考核主要是用来作为检查学生是否达到教学要求，决定升留级、毕业结业，给予学分学位的手段。学生的学业成绩，在一定程度上，反映了教师的教学效果。学业成绩的考核，从侧面反映教师的教学水平，是教师自我检查教学效果，总结教学经验，不断改进教学的重要途径。考核的结果可以提供分析教与学质量，以及教与学所存在问题的实际材料，作为指导教学、教育工作的依据之一。学业成绩的考核，也是学校校长、教务部门了解教学情况的一种方法。学业成绩的考核是教育评价中使用的一种重要的测量方法和手段，是高等教育评估，包括学校评估、专业评估和课程评估的重要内容和基础工作。学业成绩考核，对学生的学习、教师的教学、学生学籍管理及教育评估都有重要作用，应当认真地组织实施。

学业成绩的考核方式主要有考试、考查与答辩三种。考试和考查的课程在教学计划中要有明确规定，而且不可随意变动。考试成绩一般采用百分制记分，考查成绩一般采用等级制（优秀、良好、中等、及格、不及格）记分。学生的考核成绩均应载入学生学业成绩表、成绩卡或记分册，并归入本人档案。

（赵　群）

xuéxí fāngfǎ

学习方法（learning method）

在学习过程中，学习者所采取的具体活动措施与策略。医学相关学习方法是一系列相互关联的活动，是医学生在一定的学习原则的调节指导下，有意识地发挥自己的心理能力和体力，将一系列解决医学问题具体的方法和手段连为一体而形成的有明确目的的活动。学习方法既可表现为临床经验，又可表现为医学理论，两者都来自人们的学习实践。正确的学习方法也是学习的对象。医学知识的学习，不单单指书本上的学习，还包括工作中的学习。

医学学习方法是通过医学学习实践，总结出的快速掌握医学知识的方法。不同的学习阶段、学习环节需要不同的学习方法，不同的学科、不同的知识类型也需要不同的学习方法。医学学习方法涉及特殊的学习方法和一般的学习方法。一般的学习方法适用范围广，适用于各门学科的学习，包括最基本的学习原则、最一般的学习程序、最通用的学习方式和手段，如循序渐进、博约结合、学思结合等原则，感知、理解、巩固、应用等环节，读书、调查、交流等方式，都属一般学习方法。特殊学习方法是指适用范围小的方法，主要适用于某一学科、某一类知识的学习方法。如床边学习、操作学习、基于网络的学习、计算机辅助学习、自主学习、问题解决学习、小组学习、临床实践学习等。

（赵　群）

chuángbiān xuéxí

床边学习（bedside learning）

在住院病人床旁进行的医学教学方法。床边学习是医学生从课堂理论到临床实践的有效过渡，也是提高临床能力的关键，对培养合格的临床医师起十分重要的作用。床边学习时，每组学生人数正常情况下不超过 10 个，均以小组形式进行。自现代医学教育体系建立以来，床边学习一直是世界各个国家医学院实习生和低年资住院医师实行的重要学习方法。现代床边学习形式有教学查房、临床课间见习、生产实习等。教师可以根据各科的课间见习、桥梁课、生产实习等不同阶段教学需求的不同，灵活采用床边教学，体现不同教学特点和要求。它弥补了实验学习和传统课堂学习不能提供临床真实操作情景的不足，成为临床教学过程中不可或缺的医学学习方法。

开展床边学习应选择经验丰富的临床教师进行教学，一般由具备多年临床经验的主治医师承担。应选择适宜教学的典型病例。要使病人知情同意，取得病人的支持与配合。要合理利用相关医学资料和辅助手段，事先准备好具有典型病例的症状、体征的图片，以及实验室检查、影像学检查等辅助检查资料。

床边学习的方法适用于临床交流能力的培养、临床基本技能的掌握以及临床思维方法的训练。

（赵　群）

cāozuò xuéxí

操作学习（operation learning）

强调以反射与强化为基础的教学方法。是美国心理学家伯勒斯·弗雷德里克·斯金纳（Burrhus Frederick Skinner）在 1930 年提出的一种学习理论。

在具体行为出现之后如果能提供令人满意的结果，会增加这种行为发生的频率，如果人们的行为可以得到积极强化，则他们最有可能重复这种令人满意的行为。心理学家斯金纳是操作学习理论的创始人，在斯金纳之前，心理学家们就已经用刺激-反应联结对学习作出解释。美国心理学家约翰·布罗德斯·沃森（John Broadus Watson，1878～1958）认为学习就是"以一种刺激替代另一种刺激建立条件反射的过程"。美国心理学家爱德华·李·桑代克（Edward Lee Thorndike，1874～1949）提出的尝试——错误学习（trial-error learning）理论，认为学习的实质是"通过'尝试'在一定的情景与特定的反应之间建立某种联结"。经典条件作用只能用来解释基于应答性行为的学习，斯金纳把这类学习称为"S（刺激）类条件作用"。另一种学习模式，即操作性或工具性条件作用的模式，则可以用来解释基于操作性行为的学习，他称为"R（强化）类条件作用"。斯金纳认为操作学习与反射学习是不同的。反射学习是 S—R 的过程，而操作学习则是（S）—R—S 的过程，重要的是跟随反应之后的刺激（强化物），而不是反应之前的刺激。斯金纳的操作学习理论在实际的教学和教育工作中有着非常广泛的应用。

适用范围　在医学教育中开展操作学习是要求学生主动探究，亲身实践，在动手做的过程中掌握知识、发展技能。与其他学习形式相比，操作学习最突出的特征是学习者在实际的动手操作中进行学习，其对象是实际事物或自身身体器官，而不是文字符号、事物模型或他人等，其形式是实际的动手操作，而不是听讲、观察、问答等。操作学习主要在两种活动中展开，一种是工具性的操作活动，以物质性的工具作用于实际事物，如制作、实验、临床实践等；另一种是身体器官活动，其特征是活动者以自身器官的动作为操作对象，如唱歌、跳舞、各种体育活动等。医学是一门实践性很强的科学，医学人才的培养也需要倡导操作性学习，即重视医学教育中的实践教学。

在医学教育中开展操作教学的目的有两个。一是培养学生的动作技能，如临床诊断中的体检、手术操作等；二是用于辅助知识掌握或情感体验，即更好地促进理论与实践的结合，使学习者通过感性认识与理性认识的统一，全面掌握医学知识和作为医务人员的情感体验。

特点 ①操作学习的亲历亲为性。操作学习中学生要亲历知识的发生、发展过程，要通过自己的双手去触摸摆弄，通过自己的身心去感受体验。在这种亲历亲为的过程中，学生能够积极主动的去认识与改造知识，并将理论知识个性化，内化为自身知识。②操作学习的脑体合一性。操作学习以外部肢体的活动为表征，同时附有内部心智的活动。③操作学习的主动探究性。操作学习要求学生以问题为中心，带着假设或方案去操作外部事物或自身肢体器官，在操作的过程中观察外部事物的变化或感受自身肢体器官的运动，最终问题得以解决。④操作学习的动作表征性。操作学习以学习者的肢体动作为基础，以由动作带来的身心变化或某种外部产品为结果。可以说，动作性是操作学习的显著标志。

注意事项 在操作学习中应注意的事项：①学习不能仅作为一种"形式"：为了避免"灌输教学方式"之嫌，竭其所能地在活动中大量运用操作学习，为了操作而操作，缺乏一定目的或问题意识，使活动成为教学中随意点缀的无意义活动，流于形式。②操作学习不能仅当作"练习"：教师的任务是"授人以渔"，而不应仅仅是"授人以鱼"，不能仅仅告诉学生问题的答案，而是要使学生获得发现问题、分析问题、解决问题的方法，让学生参与到真实的问题解决活动之中，培养

学生的创新能力。③操作学习不能仅视为"动手"。操作学习并不是简单的身体器官的活动，需要问题意识的参与。④操作材料不能事先"限定"。如果提供的操作材料数目、类型过于精确，脱离实际，这样限制了学生从多角度审视问题的机会。

（赵　群）

jīyú wǎngluò de xuéxí
基于网络的学习（internet-based learning） 学习者通过网络学习平台提供的学习资源、学习工具、交流工具进行学习和交流，并通过网络自主搜寻有用信息帮助学习的教学方法。传统的教学模式是以教师为中心的，教师起主导作用，它有利于教师组织课堂教学。但是，作为认知主体的学习者，在教学过程中，始终处于被动的地位，其主动性、积极性难以发挥，创新能力难以形成，其信息获取、信息分析与加工能力更是难以培养。伴随着网络技术的迅猛发展，出现了几种新型的基于网络的学习模式。学习者在网络学习过程中具有自我约束性，强调自我积极主动地学习；学习者使用自己喜欢的学习工具、学习方法、学习资源进行相应的学习等。基于网络的医学学习可用于在校医学生的辅助教学、研究生教育、非学历教育和学历教育、继续教育等各层次的教育。课程网络系统的建立，可以改变教学环境，采用交互式多媒体手段，在开放式网络中进行教学活动，学生通过图文并茂的多媒体课件及丰富的教学内容学习，有利于调动学习的积极性，促进创造性思维；特别是应用网络上的丰富的医学教育资源，可以开阔视野，了解各科目的重点、难点，提高学习效果。

内容构成 主要有四种学习模式。

个别化学习模式 个别化学习的概念是相对于班组学习的概念产生的。在基于网络的个别化学习模式中，学习者可以利用各种学习资源进行医学知识学习。这些资源包括信息资源、软件资源、人力资源等。借助于网络可以实现医学教学资源的优化配置。网络学习中的个别化学习比传统的个别化学习具有更大的灵活性和可选择性，学习者可以根据自己的实际需要，在网络上查询各种医学相关信息，调用教学软件指导学习，也可以通过电子邮件向教师寻求帮助。

讨论式学习模式 学习者利用电子公告牌系统（Bulletin Board System，BBS），可以很容易地实现讨论式学习。BBS系统具有用户管理、讨论管理、文章讨论、实时讨论、用户留言、电子信件等多项功能。讨论式学习模式一般由教师监控，即由专家或教师在站点上建立相应的医学学科主题讨论组，学习者可以在特定的主题区内发言，并能针对别人的意见进行评论。每个人的发言或评论都即时地被所有参与讨论的学习者看到。教师在这种学习模式中起监控和指导作用，以保证学习者的讨论和发言能符合教学目标的要求，防止讨论偏离当前学习的主题。

发现式学习模式 医学网络学习中的发现式学习模式一般是由教师设立一些适合由特定的学习者来解决的问题，通过网络向学习者发布，要求学习者解答。同时，在网上提供大量的与问题相关的信息资源，供学习者在解决问题的过程中查询。教师负责对学习者学习过程中的疑难问题

提供帮助。这种学习模式一般遵循以下程序：首先，教师引导学习者确定发现学习的目标，设计研究方案。然后，学习者自主搜集互联网及其他学习资源中的各种相关医学信息。学习者通过与计算机、与学习伙伴、与教师的多渠道对话，逐步析疑，由表及里探寻事物的本质。最后，学习者将所学习与发现的知识同已有知识结构重构，促进知识迁移，并将学习成果与问题向教师及时反馈。

协作式学习模式 基于网络的协作式学习模式是指利用计算机网络以及多媒体等相关技术，由多个学习者针对同一学习内容彼此交互和合作，以达到对学习内容的比较深刻的理解与掌握。

注意事项 主要有以下几点。

注重情境的创设与转换，并最终使学生在真实情境中灵活应用 医学网络学习环境与传统的学习环境相比，具有虚拟性、兼容性、开放性、支持协作性和信息资源丰富性等多种特征，为情境的创设提供了便利条件。因此，在学习活动设计中，要注意医学情境的创设和转换，让学习者有多种机会在不同的情境中去感知、体验和运用他们所学的知识，然后根据自身行为的反馈信息形成对客观事物的认识，提高他们解决医学实际问题的能力。

精心选择或设计网络学习平台 学习活动基于网络进行，网络学习平台的选择至关重要。完整地实施基于网络的教学，需要一套易用、高效的网上教学支撑平台的支持，在网上实施教学、管理教学，并进行网上测试和网上交流。选择或设计平台时，关键是要根据教学的需要和学习者的特点，选择或设计网络学习活动的平台。

提供恰当的医学学习资源和技术工具 网络中的各种医学学习案例、资料浩如烟海，各种交流工具和学习工具也不胜枚举，如果教师在组织网上学习活动时，不事先对医学学习资源和技术工具有充分的选择、设计，那么，学生势必非常容易迷失在信息的海洋里，或者接受对他们而言更有趣味的信息诱导转而追求无意义的活动。因此，教师在进行学习活动设计时，要注意提供适宜的学习资源和技术工具，并提供示范、启发和咨询等有效的支持，使学生在网络学习中不迷航，从而有效地完成学习任务。

关注学生个性差异，提供多种可供选择的活动或任务 参加基于网络医学学习活动的学习者可谓成千上万，远远多于传统课堂上的学生人数。如此众多的学习者，可能来自于天南海北，他们在成长环境、知识储备水平、学习经历等各个方面都差异很大。这些差异是教师在学习活动设计中不能忽视的，否则，就不可能实现以学生为中心的医学教学。为此，教师应该根据学习风格和多元智能理论，设计多种方案，来考虑学习目标的设计、评估手段的选择、学习活动的调整、分组合作的搭配等等方面，以满足学习者的不同需要。

为学生营造利于交流合作的学习环境与和谐的心理环境 充分的交流与合作，可以使学生学会理清和表达自己的见解，学会聆听、理解他人的想法，学会相互接纳、赞赏、争辩、共享和互助，从而加强理解的质量与深度。网络为合作学习提供了更宽广的舞台，可以实现跨地区跨国界的交流合作，因此，如何分配合作

小组、如何设计合作任务等问题，是进行基于网络医学学习活动设计的教师所必须考虑的。

运用多元化评价方法，注重过程性评价 在基于网络的医学学习活动中，培养自我评价的能力和技术本身就是学习的目标之一，评价具有指导学习方向、激励学习过程的作用。正是由于有了评价的参与，学生才有可能达到预期的学习结果。现代智力研究成果认为，学习者的能力是多方面的，每个学习者都有各自的长处与不足，表现出来的能力不是单一维度的数值反映，而是多维度、综合能力的体现。问题解决过程往往由发现问题、定义问题、信息搜索、整合信息和解决方案等技能组成；电子作品制作也可分为设计、组织、内容、演示等多项指标。因此，基于网络医学学习活动的评价是多个维度的综合评价（多元评价），从而全面反映学生的学习状况和成果。

（赵　群）

jìsuànjī fǔzhù xuéxí

计算机辅助学习 （computer-assisted learning，CAL） 将计算机作为一种辅助学习工具的教学方法。CAL通过统合各种软件，电脑媒体，配合课程教材，选择与活动相关的软件搭配或依据软件的属性设计学习活动，让学习的空间更加多元化。CAL始于1998年，是一种开放式的教学形式。确切地说，医学CAL把侧重点放在自学之上，充分发挥医学生的自主学习，创造性思维，独立思考的精神，可显著提高教学效果。该种方法要求医学生必须拥有一定的网上资源使用条件，要求教学组织者具有相应的策划、协调、管理能力。

计算机辅助学习也有其局限性。从医学生人格发展来说，使用计算机辅助学习缺乏情感交流。从不同性格医学生的学习来说，使用计算机辅助学习不能照顾不同性格医学生的需要。从CAL软件设计本身来说，固化性太强且运用无条件性，一定程度上削弱了医学生的实验动手等能力。计算机辅助学习使教学增加了课题容量，减少了教学时数，但是在课堂上学生可能没有足够的时间完成全部笔记，对教学内容的理解产生一定的困难。学习者可能会以娱乐的心态将学习变成纯粹的玩，从而可能会降低学生的学习效率。

(赵 群)

zìzhǔ xuéxí

自主学习（self-learning） 学生通过独立的分析、探索、实践、质疑、创造等方法来实现学习目标的教学方法。是一种主动的、建构性的学习过程，是学生主动参与，自主确定学习目标，选择学习方法，然后监控、调节由目标和情境特征，引导和约束认知、动机和行为，以获得知识的学习方法。自主学习在医学生个体、环境和总体的成就中起中介作用。自主学习是与传统的接受学习相对应的一种现代化学习方式。

自主学习时需把握以下环节。①制订计划：严格按照计划开展学习。②建立目标：确立一个目标，有利于学习中的坚持（必做）。③确定范围：从所用的教材到知识面要先确定下来，除特殊情况，一般不能改动。④注重学习的氛围和环境：可以和其他同学一起开展学习上的比赛，让学习的环境活跃起来。⑤自我检查和反省：不断找出学习中出现的问题和漏洞并改正。

自主学习的主要特点：①培养医学生的主体性，自主学习是主体性教育中最有分量的一部分，自然具备主体性教育的特质，即以发展学生主体性作为其终极目的。②培养医学生的自主性，包括人格方面的发展。③培养医学生的自觉性，包括愿学、乐学、会学、善学、自省、自动和自控等。④培养医学生的主动性，即适应性、选择性、竞争性、合作性和参与性。⑤培养医学生的创新性，在自主学习的过程中，每个学生都有创新性发展的机会，这样就能促进学生的创新性发展。

自主学习对医学生提出了较高要求，要求医学生必须达到一定的心理发展水平。从发生学的角度来看，自主学习是在自我意识产生之后才出现的，自我意识应该是自主学习最为基本的内部条件。医学生必须有内在学习动机，有学习动机就会自觉的确定学习目标，开展学习过程。医学生必须掌握一定的学习策略，如果没有好的学习策略，即便是具有较强的学习动机，学习也不可能顺利进行。医学生必须有较强的意志控制力，才能克服在学习过程中遇到的各种各样的困难和干扰，使学习持续进行下去。

(赵 群)

wèntí jiějué xuéxí

问题解决学习（problem-solving learning） 以问题作为激发学生学习动力的教学方法。又称以问题为基础的学习。该方法引导学生通过自学、研究、讨论和合作等方式，解决问题，掌握学习内容，从而培养学生自主学习能力，提高学生综合思考能力。传统的要素学习是能快速、最有效地继承、理解先人积累的经验

和文化传承，获得基本知识。问题解决学习可以有效地使知识内化成认知结构。因为问题解决学习中，学生必须体验解决问题的过程，体验"方法论"，体验如何运用已有的知识去认识新的情境，探讨新的途径，是知识的应用和体验。

心理学理论 问题解决学习是建立在经验、试误、顿悟等心理过程的基础上的。个体面临一个问题时，通常经历三个过程：①经验。凭藉已有的认知结构（经验）面对一个全新的问题，个体首先会从自己的经验出发去加以思考，并指导自己的行为。这就是凭藉自己的认知结构去处理问题的。不同经验的人，有不同知识的人，会从自己的头脑里搜寻已有的知识和经验，思考解决问题的种种可能性。②试误。个体先用已有的知识和结构，思考出一个解决办法："假设这样去做，或许可以成功"。这种因果关系是个体基于现有认识水平的一种理性的设计（不同于狗试着开门栓那种盲目试验）。如果不成功，需改进设计，直到成功。③顿悟。当试误依然不能解决问题时，学习者便会带着这个问题去学习上位的知识和理论，这种学习累积到一定程度时（量变），学习者会找到解决问题的新思路（质变）。顿悟是经验—试误—再学习—积累的最终结果，它是一个量变到质变的过程，是手段、方法、知识与目标之间的关系逐渐沟通、接近、明晰的过程。世界各地高等医学教育大力推广的以问题为基础的学习就是问题解决学习的典型范例。

教师指导 问题解决学习强调学生的主动探究，同时也离不开教师的指导，教师的指导作用

对学习效果的影响是非常重大的，因此教师帮助学生完成知识的意义建构要注意相应的教学策略：

创设恰当的问题情境 在问题解决学习中，教师要创设恰当的问题情境，以此启动教学。问题情境是指个人觉察到的一种有目的但不知如何达到的心理困境。问题情境应具有三个基本要素：未知的事物（学习目的，即存在一定的问题）、思维动机（想解决这个问题）、学生的知识能力水平（觉察到问题但不知如何解决问题，即问题处于学生的最近发展区）。问题情境要具有真实性，要与生活实际中的问题情境类似，这样才容易激发学生的兴趣。创设问题情景应是一个由教师具体引导到学生独立发现和提出问题的渐进过程。问题情境的创设，必须基于对学生和教材内容的全面分析。要分析学生的知识基础和自身的特点（学习风格、学习态度等），然后才能期望学生通过问题解决学到什么知识，通过问题解决减少并消除学习目的和现有知识水平之间的差距。对于教材，一般来说，那些迁移能力强的知识点，那些含有科学思想和体现一定科学探究方法的知识点，在日常生活、生产中有广泛应用价值的知识点，都可以设计在一定的问题情境之中，通过这些问题达到学习目的。这需要对教材进行深入的分析，并适当地加以拓展。

指导学生的问题解决过程对学生问题解决过程的指导，教师主要应考虑主客观两方面的因素。客观方面，是指知识内容的特征，要结合具体情况具体分析。主观方面是指学习者的情况不同，例如学生有外向性、场独立性和场依赖性的差异，因此对其指导

的方式也应有所不同。在问题解决学习中，由于学生的个体差异，学生问题解决的途径不同，遇到困难也不同，教师要根据不同的情景作出适时的反馈，规范学生的学习。

合理评价学生的问题解决过程 由于学生在解决问题过程中，从学习目标的确定到问题的最终解决都会因人而异，因此要对每个学生的学习作出客观的评价是不太现实的。可以采取的方法是让学生通过解决新的问题来检验学生的学习效果。学生要解决的新问题要与学过的知识有一定的联系，但又不是单纯套用这些知识就能解决的，既要以学过的知识为基础，又要设置一定障碍。选择这样的问题，有益于检验学习存在的问题，有助于检验学生学习的效果。教师对学生的评价要注重学生问题解决的过程，要对学生参与程度、参与积极性、对集体的贡献进行评价，不要把评价仅放在结果上。此外，对问题解决过程中出现的问题要进行总结，但要做到对事不对人。教学评价还要对学生的问题解决过程进行一定的总结，学生解决问题过程中获得的知识和技能的系统性和连贯性或许不强，可能存在着杂乱无序的情况甚至是错误，教师应该将这些知识和技能总结成比较系统、比较连贯的知识，使学生能够获得完整知识，从而对整个过程有比较完整的认识。

注意事项 教师对学生问题解决活动的指导，不应是直接给出学生问题解决的相关信息，更不应直接给出问题解决的方案，而是应该通过提出相关的问题，用问题启发学生的思维，激发学生思考。针对学生出现的失误，

应提出引发学生思维冲突的问题。如果学生不知如何深入进行问题解决活动，应提出能使问题不断深入的后续问题；如果学生缺乏必要的信息，教师应提供解决问题的相关信息的来源，让学生学会如何查阅有关信息，而不直接告诉学生相关的信息。

（赵 群）

xiǎozǔ xuéxí

小组学习 （group learning）

由少量的学生组成，为完成处在不断发展过程中一定的教学目标的教学方法。当它侧重于为完成一定的教学任务，在教师指导下师生共同参与时，是一种教学组织形式，当侧重于以学生为主参与为解决某一问题时，是一种学习组织形式。

小组学习是在班级授课制背景下的一种教学方式，即在承认课堂教学为基本教学组织形式的前提下，教师以学生学习小组为重要的推动性，通过指导小组成员展开合作，发挥群体的积极功能，提高个体的学习动力和能力，达到完成特定的教学任务的目的，改变了教师垄断整体课堂的信息源而学生处于被动地位的局面，从而激发了学生的主动性、创造性，也因此得以充分的发挥。

适用范围 适用于分析医学内容的学习，探索性的思考问题（要求学生做出某种有价值的预测）；拓展性的问题（要求学生多方面思考，寻求解决问题的多种方案、思路）；比较性的分析（要求学生对多种答案进行比较分析，从中选择最佳的）；多步骤的操作问题（学生个人难以完成，需要分工协作）。这些问题需要多人的智慧和力量，需要多人合作讨论完成。

注意事项 小组学习法要处

理好三个方面的关系。

导与探的关系 导是指教师的指导，探是指学生的探究。在医学小组学习中导是前提，探是关键。二者相互依存，应该合理的处理它们，因为离开了教师的指导，学生的探究则是盲目的，随意的。即使有所得，但对课堂内宝贵的时间也是无谓的浪费。我们要在医学教育教学中依据教学内容与学生实际学习水平对学生进行必要的探究前的指导。以保证小组学习的有效利用。

量与时的关系 量是指小组学习的内容的选定与分量。时是指采用小组学习的时机与时间的长短。量显然决定时，但时又会反作用于量。因为一堂课的时间是有限的，教学中我们要把握好这个度。把小组学习的医学内容定在关键处、重点处、难点处。把时间用在刀刃上。

活与实的关系 活是一种形式，实才是最终目的。小组学习具有一定的民主性、自由性、开放性。给医学生提供了宽广的活动空间，课堂气氛自然活跃，但我们更应注意到产生的实际效果。教学中应特别重视对学生进行小组学习方法的指导。如学习中怎样提出问题，怎样听取别人的意见，如何表达自己的意见和看法等，以保证取得好的学习效果。

(赵　群)

línchuáng shíjiàn xuéxí

临床实践学习（clinical practice learning） 通过参与临床工作，培养医学人才的教学方法。在临床实践学习过程中，医学生通过获取、分析和处理疾病信息，书写病历和诊疗操作，以及参与护理工作、与病人交流等一系列活动，学习和掌握医学知识，培养临床工作能力。医学生在提供临床服务的同时，既可学习临床思维方法，又可掌握临床基本诊疗技能。临床实践学习是医学生走向临床工作必不可少而且非常重要的环节，是医学教育的重要阶段。

为规范医学教育临床实践活动的管理，保护临床实践教学过程中病人、教师和学生的合法权益，保证医学教育教学质量，2008年卫生部和教育部制定颁布了《医学教育临床实践管理暂行规定》。

在医学教育过程中，医学生在临床带教教师的监督、指导下，可以接触观察病人、询问病人病史、检查病人体征、查阅病人有关资料、参与分析讨论病人病情、书写病历及住院病人病程记录、填写各类检查和处置单、医嘱和处方，对病人实施有关诊疗操作、参观有关的手术。

试用期医学毕业生（指被相关医疗机构录用并尚未取得执业医师资格的医学毕业生）在指导医师的监督、指导下，可以为病人提供相应的临床诊疗服务。医学生和试用期医学毕业生参与医学教育临床诊疗活动必须在临床带教教师或指导医师监督、指导下进行，不能独自为病人提供临床诊疗服务。临床实践过程中产生的有关诊疗的文字材料必须经临床带教教师或指导医师审核签名后才能作为正式医疗文件。

医学生和试用期医学毕业生在医学教育临床实践活动中应当尊重病人的知情同意权和隐私权，不得损害病人的合法权益。在医学教育临床实践过程中发生的医疗事故或医疗纠纷，经鉴定，属于医方原因造成的，由临床教学基地和相关医疗机构承担责任。因临床带教教师和指导医师指导不当而导致的医疗事故或医疗纠纷，临床带教教师或指导医师承担相应责任。医学生和试用期医学毕业生在临床带教教师和指导医师指导下参与医学教育临床实践活动，不承担医疗事故或医疗纠纷责任。医学生和试用期医学毕业生未经临床带教教师或指导医师同意，擅自开展临床诊疗活动的，承担相应的责任。

(赵　群)

jiàoshī fāzhǎn

教师发展（faculty development） 通过职业发展、教学发展、组织发展和个体发展形式，实现教师教育能力和水平的提高。长期以来，教师发展的内涵在不断扩大，逐渐向人的终身成长的方向发展。欧美等国初期的教师发展，主要指教师专业领域水平的提高，后来增加了教学能力的提高。到20世纪80年代以后，又开始引入职业发展、组织发展和个体发展等内容。职业发展指为个体的职业晋升作准备；组织发展强调将个人的发展与组织发展战略结合起来，通过个人发展带动和促进组织发展；个体发展则指个体人际交往技能、对生活的理解等方面的提高。教师发展概念的内涵应该视具体情况来确定。从狭义上说，教师发展更多地强调教师教学能力、水平的提高。在某些国家或地区的特定阶段，因为教育发展水平以及认识的差异，甚至可能仅仅指新教师培训。

形成过程 为了提高教师的业务水平，早在1800年前，随着研究型大学的崛起及其对教师国际化的要求，美国建立了学术休假（sabbatical leave）制度，即大学教师服务于高等教育机构一定期限后的一种休整方式。该制度是美国大学教师发展的一种重要制度，后被证实在提升教师教学水平，促进科研创新能力，提高教师队伍士气，缓解教师职业倦怠等方面有明显功效。现今学术休假制度已经成为国际上许多高等教育机构和学术研究机构中促进专业人员发展计划的重要组成部分。为了提高教师在学科领域的专业水平，各国逐步重视对教师的培训，并建立了访问教师制度。在1906～1907年间，美国出现了首批学校里的"访问教师"，以此推进不同学校之间的教师交流，以及在学校教育、社会教育和家庭教育之间架起沟通的桥梁。其他如减轻教师的工作负担、参加研讨会等都被当成教师发展的有效方式。到20世纪60年代后，西方国家对教师发展越来越重视，并采取了多种方式，主要有：①围绕课堂教学基本技能开展的训练，比较常见的方式有模拟教学、课堂录像、公开教学观摩课、教学咨询等。②组织教师举办教学或学术研讨会、学术沙龙等，一般针对教学中出现的具体问题有主题地开展，比如如何评价学生、如何教授某一科目的某部分内容等，能有的放矢地解决问题。③重在向教师普及现代技术和提供工具性平台，比如向教师普及现代设备和仪器的使用等。欧美以及日本等国的高校中，大都设立了专门的教师发展机构，负责组织教师发展工作，建设相关平台，以期促进教师的全面发展。

新中国成立以后，在较长时期内，教师的业务水平提高主要通过进修和培训等途径，前者指已工作的人为提高自身的政治、业务水平而进一步学习，多指暂时离开职位，参加一定的学习组织；后者是一种有组织的知识传递、技能传递、标准传递、信息传递、信念传递、管理训诫行为。从1953年教育部颁布的《高等学校教师进修暂行办法》到1985年以后三级师资培训中心的逐步建立，再到1996年《高等学校教师培训工作规程》和1997年《高等学校教师岗前培训暂行细则》等政策法规的出台，培训作为高校教师提高的主要方式已经得到了制度上的有力保障。依托条件较好的高校以及各地师范学院办教育硕士课程班或助教培训班，派教师外出进修或攻读研究生学位，对初任大学教师者进行教育学、心理学课程培训，以及鼓励教师参加各种国内、国际的学术交流会议，撰写有关教育教学研究论文等构成了中国教师发展的主要方式。此后，中国借鉴西方国家成功经验，继续发挥传统的教师发展项目如学术假、教学奖励、外出参加教学或学术研究会议等的作用；鼓励教师收集学生反馈意见，以了解课堂教学的效果；为教师提供小额的经费，支持他们进行教学改革试验，购买有关资料设备甚至外出学习等也是很常见的做法。

基本内容 不同的机构中，对于教师发展的内涵，可根据具体情况有所侧重。在中国，根据教育的发展水平和程度，以及特殊的文化背景，教师发展的内涵主要包括学术水平的提高，教师职业知识、技能的提高，以及师德的提升三个方面。

教师学术水平的提高，主要指学科基础理论、学科理论以及跨学科知识面的拓展。任何学科都不是封闭自足的，必须植根于基础理论，同时与有关的学科交叉、互动，因此，深厚的基础理论与宽阔的跨学科知识面都是高校教师发展所必需。其次，要给予学生充分的指导，教师必须充分掌握所从事学科的学术新动向。在研究型大学中，教师承担着不断探索未知，推进学科发展的任务，必须置身学术前沿；在其他类型院校中，教师也必须了解学科的最新知识，才能完成好教学和人才培养等任务。因此，无论从学科知识发展的规律还是教师的职业特点出发，提高学术水平都是教师发展的重要内容。为此，部分高等医学院校成立了教师发展中心，教师发展中心主要是辅助指导教师制定职业发展规划、组织教师师德养成和教学技能培训等的机构，以便从组织和制度层面推进这项工作。

教师职业知识、技能的提高，是专业素质的关键要素，是教师从事教育教学工作的前提条件。学科教学是真正考验和展现教师知识和技能的场所，为此，学科内容专业知识和学科教学专业知识必须结合，教师需提高对课程的深入认识。教师职业知识、技能的提高需不断地学习，以学促教，如加大培训，除了专家讲座等常规形式外还可以采取专家教师领衔的"教师工作坊"、教研室为基本团队的日常工作交流、教师反思教学日记和网上教学交流平台等灵活的形式促进教师发展。

教师职业道德的提升是教师从业的根本。教师，首先是一位教育者，其次才是一位教授者，师德即教师的职业道德：如奉献精神、敬业精神、以身作则和服务精神等。教师作为这一特殊的职业，直接负担着培养下一代健康成长的历史重任，因此，师德比其他职业道德，有着更加强烈的典范性，高尚的职业道德和良好的教师形象是每个教师做好教育工作的先决条件，是时代的要求，也是教师不断进取的动力。

（郭永松）

shīzī guǎnlǐ

师资管理（faculty management）

学校为提高教师队伍质量而进行的决策、计划、实施、控制的过程。主要包括对教师的招聘、任用、培养、考核、晋升和奖惩等工作。师资管理的目的是充分开发和合理使用教师人才资源，提高教学质量和科研水平。师资队伍建设与管理的责任在学校。

师资管理是一项系统工程，具有政策性、目标性、整体性、计划性等特点，在管理体制上需要若干部门共同配合才能完成。在操作过程中，主要通过计划、导向、控制、激励等手段来实现。师资管理需要结合教师的职业特点和心理特点，遵循两个基本原则：一是尊重知识、尊重人才，这是党的知识分子政策一贯坚持的方针。有了尊重和信任，才能做到精心培养、大胆使用和正确管理；二是导向性，即管理部门制定的政策、规定和制度等，必须贯彻导向原则，引导教师又红又专、全面发展。

形成过程　人才是社会经济发展的资本，师资是高校发展的核心。20世纪90年代以来，国家立法机构、教育主管部门、各高校都出台了相关规定与制度，加强对教师队伍的规范化管理。1993年10月第八届全国人民代表大会常务委员会第四次会议通过的《中华人民共和国教师法》是教师管理的最高准则。1995年，国务院根据《教师法》颁发了《教师资格条例》，要求中国公民在各级各类学校和其他教育机构中专门从事教育教学工作，应当依法取得教师资格。2001年教育部颁布了《教师资格证书管理规定》，进一步规范了教师资格管理制度。2012年9月，国务院出台了《关于加强教师队伍建设的意见》，旨在创新教师管理体制机制，以提高师德素养和业务能力为核心，全面加强教师队伍建设。此后，各级政府教育主管部门、各高校也制定了若干管理制度和道德规范，从制度和道德层面加强教师队伍管理，提高教师道德水平。

学校通过深化内部管理体制改革，特别是人事分配制度改革，不断优化高校师资队伍建设的内部环境，并根据社会的改革进程，主动服从和服务于社会经济发展的需要。此外随着中国高等教育体制改革的逐步深化，各高校在师资管理方面已经初步建立起了聘任制度、培养考核制度、质量评估制度等一系列的师资管理措施。医学院校也根据医学教育的特点，制定了专业教师的管理制度，对专业教师的工作资质、职责、任务、教学活动、考核等进行了严格规范，保证了医学教学质量。

基本内容　中国师资管理工作已经在制度化建设方面做了大量探索和改革。高校师资管理的举措主要有：①师资引进合同化管理。由于教师职业吸引力弱，所以教师流入学校的数量和质量均小于流出，而学校希冀在供大于求时主动选择人才，同时在供不应求时，能有一种约束机制，以保证教师队伍的相对稳定。因此，只有用法律形式确定缔约双方的权利与义务关系，才能维系双方的劳动关系，才能在一定时间内获得双方利益的暂时统一。这种法律形式就是双方在自愿的基础上签订具有劳动合同性质的合同，并严格认真地履行合同，真正按法律程序进行管理。②师资使用多职化管理。推行全员聘任合同制，按需设岗、竞争上岗、合同聘用、严格考核、动态管理，通过定编、定岗、定责、定员、定薪，实行单位内部人力资源的微观配置。其目的是因岗配人、因才施用，充分发挥教师的专业特长，调动他们的积极性，进而实行满工作量原则，实行高效率、高报酬，以此增强学校在社会人才市场中的竞争力。建立一人多课、一课多人的新格局，尤其鼓励青年教师跨专业、跨学科承担教学、科研任务。③师资培训协议化管理。教师培训是提高教师队伍整体素质，提高学校教学、科研水平的重要途径。首先，高校专业结构的调整在一定程度上依赖现有师资的转岗培训；其次，在岗教师为赶上学科发展步伐，培养优质毕业生，适应社会经济发展的需要，必须提高自身素质，加强培训。④教师报酬的绩效考核管理。学校要在市场竞争中始终保持自己的优势，应不断提高教师的劳动报酬，更要进行科学的工作绩效考核，然后实行按劳分配，按绩效奖励。⑤师资选拔工作制度化管理。实施名牌战略，创立学术人才名牌就是要更新人才观，加速提高优秀人才综合素质，尽快进入科学技术领域前沿，找出教育与经济紧密联系的最佳结合点。

（郭永松）

shīzī duìwǔ

师资队伍（teaching staffs）

由教育机构从事教学工作的人员组成。包括具有教授、副教授、讲师、助教等教学技术职务的人员，以及暂未聘任教学技术职务但从事教学工作的人员。医学院校的师资队伍包括校本部任课教师（教师系列）和在临床教学基地工作的临床教师（医师系列）。从广义的角度上看，师资队伍还应包括行政管理人员（教育管理系列）、学生思想政治教师（学生思想政治教育系列）、实验人员（实验系列）、图书管理人员（图书系列）、其他人员（如工程、会计、医院、后勤等）。

基本内容 师资队伍管理和建设涉及的范围广、环节多，管理和建设工作不是单一、孤立的，是一项复杂的系统工程。其目标包括：根据不同层次类别的医学院校定位，通过建设，进一步优化教师队伍的年龄结构、学历结构和学缘结构，稳定骨干教师队伍，即要培养品德优秀、业务能力强、教学水平高的教学型人才，造就拔尖人才，培养若干名在国内外有重大影响的学术带头人，形成和聚集一批在国际、国内有相当知名度的学术创新团队，建成一支整体水平较高、充满活力的适应学校事业发展需要的师资队伍。进入21世纪以来，国家教育主管部门为了提高教师队伍水平，积极推行"长江学者奖励计划""国家杰出青年基金""跨世纪人才培养计划""高等学校优秀青年教师计划"等师资队伍建设项目，旨在造就一批国际国内一流学者和优秀学科带头人。各个高等院校也积极实施学校的"院士工程""长江学者计划""优秀团队计划""优秀后备人才计划"和"博士后培养计划"，建设一支实力雄厚、结构合理、富有创新能力和协作精神的学科梯队。师资队伍建设，要围绕学校的发展与建设进行，通过科研启动经费、科研配套经费和博士后专项基金等方式支持师资队伍建设，从而提升学校师资队伍的整体水平。

师资队伍建设工作的基本环节包括引进、培养、聘任、考核、流动、晋升、奖惩以及各种相关规章制度和政策的制定等。见师资管理。

师资队伍结构 对师资队伍的评估一般从多层次多结构出发，其内容包括年龄结构、学历结构、职称结构、学缘结构，以及学科结构。

年龄结构 是指教师队伍的平均年龄和各个年龄段教师的组合比例。它是衡量一个教师群体创造力高低的重要指标，预示着师资队伍的发展潜力。均衡的年龄结构应呈现正态曲线分布。

学历结构 是指具有不同层次的学习经历的教师数量的分布状况和比例关系。它是教师学术水平和科研能力高低的一个重要标志。其中高水平大学专任教师中具有博士学位的比例，已经成为评价一个大学办学质量的重要指标，在教学评估、学科排名、学校综合实力排名等各方面体现出越来越重要的作用。

职称结构 是指教师队伍中不同层级职称的教师数量构成状况和比例关系。它在一定程度上反映教师队伍学术水平和胜任教学科研工作的能力层次，也是衡量学术人才培养质量的重要程度。不同类型的高校应具有不同职称结构，教学科研型高校应比教学型高校具有更高的高级职称比例，中国各高校总体来说达到要求的高级职称比例仍偏低。

学缘结构 是指学历来源的结构，教师队伍中本校毕业生和非本校毕业生的比例。合理的学缘结构，有利于实现优胜劣汰的用人竞争机制，有利于人才交流和人才高地的形成，有利于学科交叉和学术生长点的形成。在用人和学术研究上讲面子、讲亲缘、讲辈分、讲门户，导致教师愿意留自己的学生，造成师资队伍和整个学术界"近亲繁殖"，不利于学术发展。

学科结构 也称专业知识机构。是指按照教学改革和学科发展的要求，对基础学科、新兴学科、交叉学科、重点学科、紧缺学科的师资力量配备情况，反映了高校师资队伍的整体实力。

（郭永松）

jiàoxué míngshī

教学名师（master teachers）高等教育系统中，由教育部或其他各级教育行政部门和学校，按照一定的标准和程序，评选出来的优秀教师。通常评选的名额由教育主管部门或学校确定，评选的结果与职称、待遇等相关联。

评选教学名师具有重大意义和积极作用。一方面可以引导教师纠正重科研、轻教学的现象，在高校教师中形成热爱教学的氛围，全面提升高等学校人才培养质量。通过表彰和奖励在教学中做出杰出贡献的教师，进一步在高校强化注重教师、注重教学、注重质量的工作氛围，强化教学是学校的工作中心的理念。另一方面通过表彰德艺双馨的大师级教授，促进教授上讲台，建设精品课程，鼓励名师为本专科生讲授基础课程、主持教学改革项目、编写教材。通过名师的引导和示范，使广大教师向教学名师学习，提高教育教学质量，并以此为契机，在全社会形成关注教学、关注名师的良好氛围。此外，对高

表 1 第一届国家级教学名师（医学类，2003 年）

姓名	学校	研究领域
祝学光	北京大学	外科
张 静	河北方学院	病理生理学
段富津	黑龙江中医药大学	中医中药
杨 进	南京中医药大学	中医，温病学
龚非力	华中科技大学	免疫学
文继舫	中南大学	病理学
王声湧	暨南大学	流行病学
陈 群	广州中医药大学	中医
万德光	成都中医药大学	中药
欧阳钦	四川大学	内科学

表 2 第二届国家级教学名师（医学类，2006 年）

姓名	学校	研究领域
石玉秀	中国医科大学	人体解剖学与组织胚胎学
吴恩惠	天津医科大学	放射医学
李 璞	哈尔滨医科大学	医学遗传学
汪受传	南京中医药大学	中医儿科学
尤启冬	中国药科大学	药物化学
高英茂	山东大学	人体解剖学与组织胚胎学
樊明文	武汉大学	口腔医学
陈孝平	华中科技大学	外科学
罗学港	中南大学	人体解剖学与组织胚胎学
丁彦青	南方医科大学	病理学与病理生理学
李甘地	四川大学	病理学与病理生理学
王喜忠	四川大学	细胞生物学

表 3 第三届国家级教学名师（医学类，2007 年）

名师	学校	研究领域
李玉林	吉林大学	病理学与病理生理学
王建枝	华中科技大学	病理学与病理生理学
文卫平	湘潭大学	耳鼻咽喉科学
张亚林	中南大学	精神病与精神卫生学
侯一平	四川大学	法医学
张建龙	新疆医科大学	病理学与病理生理学

表 4 第四届国家级教学名师（医学类，2008 年）

姓名	学校	研究领域
崔福德	沈阳药科大学	药学
李 冀	黑龙江中医药大学	中医学
赵克森	南方医科大学	病理生理学
吴 坤	哈尔滨医科大学	公共卫生
应大君	解放军第三军医大学	解剖学
于修平	山东大学	医学免疫学
詹希美	中山大学	人体寄生虫学
王艳国	天津职业大学	中医推拿

职高专院校开展教学名师评选，能促进高职教育"双师型"教师队伍的建设，推动高职院校积极探索工学结合、产学合作人才培养模式，从而树立高等职业教育教师队伍建设的正确方向。

形成过程 20 世纪 90 年代，随着高等教育规模的急剧扩大，不少学校出现了师资不足的现象，教学质量受到影响；另外，高校中重科研轻教学的现象日益严重，加剧了教学质量的下滑。为了扭转以上局面，提升高等学校教学质量，在高校中形成热爱教学的氛围，1997 年，中国开始启动各类"名师工程"，评选在一定地域范围内有影响、有声望的著名教师。2003 年，教育部将"高等学校教学名师奖"列为教育部的常设行政性表彰奖励项目，规定每三年评选出 100 名教学名师，并于当年开展了第一届高等学校教学名师奖评选表彰工作。2006 年进行了第二届"高等学校教学名师奖"的评选表彰。2007 年 1 月，教育部、财政部联合下发了《教育部财政部关于实施高等学校本科教学质量与教学改革工程的意见》，决定从 2007 年开始，将原来每三年评选一次的"高等学校教学名师奖"改为每年开展一次。

从第三届高等学校教学名师奖评选开始，加大了对从事高等职业教育教师的表彰力度。除了教育部组织评选国家级教学名师外，部分省、市结合自身情况制定省级教学名师评选标准，组织省级教学名师的评选。部分高校也在开展校级教学名师的评选活动。

适用范围 国家级教学名师的评选范围是：普通高等学校（经教育部正式批准或核准）和军

表5　第五届国家级教学名师（医学类，2009 年）

姓名	学校	研究领域
王杉	北京大学	外科学
徐群渊	首都医科大学	神经生物学及人体解剖
魏武	长治医学院	血液病学
席焕久	辽宁医学院	人体解剖学
姜洪池	哈尔滨医科大学	肝脾外科
匡海学	黑龙江中医药大学	药学
方积乾	中山大学	卫生统计学
钟南山	广州医学院	呼吸病学
周学东	四川大学	口腔医学

表6　第六届国家级教学名师（医学类，2011 年）

姓名	学校	研究领域
郎景和	北京协和医学院	妇产科学
王斌全	山西医科大学	耳鼻咽喉
司传平	济宁医学院	免疫学
边专	武汉大学	口腔医学
范学工	中南大学	感染性疾病
梁力建	中山大学	消化道肿瘤
陈武凡	南方医科大学	医学图像学
陈谦明	四川大学	口腔黏膜疾病
杨宝峰	哈尔滨医科大学	心血管内科
郭晓奎	上海交通大学	病原生物学
严世芸	上海中医药大学	中医学

队院校中承担本科、高职高专教学任务的专任教师。已获得往届"教学名师奖"的教师不再参加评选。已退休的参评教师需为学校返聘教师，并由学校出具返聘证明。评选条件主要依照每一届的高等学校教学名师奖评选指标体系（分本科部分和高职高专部分）进行。本科部分的评选项目一般包括：教师风范、教学能力与水平、教学梯队建设与贡献、科学研究与学术水平、外语水平；高职高专部分的评选项目一般包括：教师风范与教学经历、企业经历与行业影响力、教学能力与水平、社会服务能力、教学团队建设。符合评选条件的教师向所在学校提出申请，由学校择优向所在省级教育行政部门推荐，再由省级教育行政部门评审并向教育部推荐，最后由教育部组织专家对候选人进行网络和会议评审。

附：教育部公布的历届医学类国家级教学名师（表 1~6）。

（郭永松）

gǔgàn jiàoshī

骨干教师（backbone teachers）

业务能力和学术水平较高，有发展前景和培养前途，在教学科研等工作中发挥重要作用的教师。

各级各类学校对骨干教师的要求、培训措施不同。高等医学院校的骨干教师一般在中青年教师中遴选，成为学科带头人的得力助手和后备力量。骨干教师一般具有高学历、高职称，科研能力强，教学经验丰富，且年富力强、精力充沛，在教学上受到学生、同行的好评，在科研上起到带头作用等特点，是决定高校办学质量和办学水平的宝贵资源，对学校的发展起着至关重要的作用，是推动高等教育改革和发展的重要力量。加强高校中青年骨干教师队伍的建设，对高校的发展具有重大的战略意义。①培养骨干教师，提高教师的素质和水平，是适应科技、教育、经济和社会发展的要求，是充分发挥高等学校优势，实施科教兴国战略的重要保证，为培养新兴学科带头人奠定了基础。②培养骨干教师有助于进一步提升教师的综合素质和创新能力，优化教师队伍结构，建立教学和科研相互促进的环境，从而大力提高教学科研水平，带动高等教育和科技事业的不断发展。

形成过程　2000 年，教育部启动实施了《高等学校骨干教师资助计划》，该计划是教育部在《面向 21 世纪教育振兴行动计划》全面规划的基础上，把"择优支持万名骨干教师"作为一项重要任务而制定的。它是教育部《面向 21 世纪教育振兴行动计划》的重要组成部分，是国家第一个资助高校中青年教师的专项计划。培养和稳定骨干教师队伍，提高教学质量和科研水平，增强科技实力和创新能力，是保持中国教育、科技持续发展的重要基础，是提高高校教师队伍水平的重要举措，也是中国高等学校面临和迫切需要解决的重大问题。

基本内容　为了提高骨干教师队伍的水平，国家出台了相关政策，其指导思想是：培养、稳定、提高，即促进形成学术团队和梯队；促进教学科研基地的建设和发展；促进形成新兴学科生长点和新兴学科带头人的脱颖而出；促进高校科技创新水平的提高和创新人才培养。其指导原则是统筹规划，合理布局；以项目为牵引，突出重点领域，加强重点学科和新兴学科；以改革促发展，推动科研基地的优化重组，形成若干高水平的科技创新基地；以人为本，将支持人和支持项目有机结合；注重与其他计划的合理分工和有机衔接；公开公平、竞争择优。其目标和任务是：1999 年~2003 年，全国高等学校以竞争择优方式，分批精选万名骨干教师，采取国家拨款和自筹经费相结合的办法增强科研经费支持力度，通过 2~3 年的集中支持，使其科研水平和教学质量有实质性地提高，造就一支高素质、高水平的教学科研骨干教师队伍。推动教师队伍的整体建设，增强高等学校的科技创新实力和培养高层次创新人才的能力。为实施《高等学校骨干教师资助计划》，国家安排专项资金，作为《面向 21 世纪教育振兴行动计划》专项基金的一部分，并按有关规定专项管理。《高等学校骨干教师资助计划》分层次组织进行，分期分批资助。教育部《高等学校骨干教师资助计划》的首批审批工作已于 2000 年 3 月底结束，与本计划有关的科研项目已全部启动。首批《高等学校骨干教师资助计划》科研立项 2 503 项，资助年轻骨干教师 2 699 人。其中中央部委所属高校 1 971 人，地方所属高校 728 人，资助每名骨干教师 12 万元，其中教育部拨款 6 万元，自筹 6 万元。"高等学校骨干教师资助计划"的实施，培养和稳定了大批优秀的青年骨干教师，推

动了整个教师队伍建设，提高了高等学校中青年教师的教学水平和创新能力。

除了教育部负责组织实施的《高等学校骨干教师资助计划》外，全国各省、市、高校也开始组织实施了各级各类的骨干教师资助计划或培训，其要求和措施各不相同。

（郭永松）

guójiājí jiàoxué tuánduì

国家级教学团队（national teaching team）

教育部与财政部为提高中国高等学校教师素质和教学能力，确保教学质量的不断提高，设立了高等学校本科教学质量与教学改革工程（简称"质量工程"），国家级教学团队是其中一个建设项目。

国家级教学团队建设项目采取学校先行建设，教育部组织评审、立项补助建设经费的方式进行。通常由教育部制定国家级教学团队的基本条件，确定每年评审、资助国家级教学团队的数量与推荐名额分配；委托各省级教育行政部门依照国家级教学团队的基本要求，组织本省（区、市）的推荐工作；由中央财政安排专项资金，资助国家级教学团队在学校先行建设的基础上，进一步开展教学研究、编撰出版教材、培养中青年教师、接受教师进修等工作。通过教学团队建设，同时带动高校和地方教育行政部门建设校级、省级教学团队（表1，表2）。

形成过程 根据《教育部、财政部关于实施高等学校本科教学质量与教学改革工程的意见》（教高〔2007〕1 号文件），为提高中国高等学校教师素质和教学能力，确保高等教育教学质量的不断提高，自 2007 年起在高等学

校本科教学质量与教学改革工程中设立教学团队建设项目。国家级教学团队的建设目的是：通过建立团队合作的机制，改革教学内容和方法，开发教学资源，促进教学研讨和教学经验交流，推进教学工作的传、帮、带和老中青相结合，提高教师的教学水平。其建设内容是：根据地域分布和行业分布现状，建立老中青搭配合理、教学效果明显、在师资队伍建设方面可以起到示范作用的国家级教学团队，资助其开展教学研究、编辑出版教材和教研成果、培养青年教师、接受教师进修等工作。

"质量工程"要求重点建设的教学团队，必须具备以下条件：①明确团队组织构成。②具有团队带头人。③能够示范教学改革。④深入推动教学研究。⑤切实带动教材建设。国家级教学团队对本科和高职院校专科有不同的基本要求，对本科主要从团队及组成、带头人、教学工作、教学研究、教材建设、运行和管理机制六个方面进行规定，对专科主要从双师结构的专业教学团队组成、专兼结合的制度保障、带头人、人才培养、社会服务五个方面进行规定。

适用范围 2010 年有关国家级教学团队的基本要求适用于本科和专科教育，具体内容如下。

本科教育 ①团队及组成。根据各学科（专业）的具体情况，以教研室、研究所、实验室、教学基地、实训基地和工程中心等为建设单位，以课程或专业为建设平台，在多年的教学改革与实践中形成团队，具有明确的发展目标、良好的合作精神和梯队结构，老中青搭配、专业技术职务结构和知识结构合理，在指导和

表 1　2007~2010 年高等院校医学类国家级教学团队（一）

学校名称	团队名称	带头人
安徽医科大学	临床药理学教学团队	李　俊
北京大学	口腔医学课程建设教学团队	郭传瑸
	生理学科创新人才培养教学团队	管又飞
	外科创新教学团队	王　杉
	以器官系统为主线教学模式的临床医学教学团队	刘玉村
北京协和医学院	护理创新课程教学团队	刘华平
重庆医科大学	儿科学教学团队	李廷玉
	临床检验诊断学教学团队	涂植光
长治医学院	临床医学内科学教学团队	魏　武
第二军医大学	护理学专业教学团队	姜安丽
	外科学及野战外科学教学团队	景在平
	医院管理课程教学团队	张鹭鹭
第四军医大学	口腔修复学教学团队	赵铱民
	人体解剖与组织胚胎学教学团队	李云庆
	实验诊断学教学团队	郝晓科
	外科学教学团队	窦科峰
福建医科大学	人文护理学教学团队	姜小鹰
复旦大学	儿科学教学团队	桂永浩
	细胞与分子医学教学团队	左　伋
	预防医学骨干课程教学团队	姜庆五
广西医科大学	组织学与胚胎学教学团队	谢小薰
广州医学院	内科学教学团队	钟南山
贵阳医学院	医学检验教学团队	杨国珍
哈尔滨医科大学	社会医学教学团队	吴群红
	外科学教学团队	姜洪池
	药理学教学团队	杨宝峰
	医学遗传学教学团队	傅松滨
华中科技大学	病理生理学教学团队	王建枝
	外科学教学团队	陈孝平
	医学免疫学教学团队	沈关心
吉林大学	病理学课程教学团队	李玉林
南方医科大学	基础医学专业教学团队	赵克森、丁彦青
	生物化学与分子生物学系列课程教学团队	马文丽
南京医科大学	基础医学实验课程群教学团队	王迎伟
	人体解剖与组织胚胎学教学团队	周作民
	预防医学教学团队	王心如
南通大学	人体解剖与组织胚胎学教学团队	顾晓松
宁波大学	临床医学专业基础核心课程教学团队	沈其君

续 表

学校名称	团队名称	带头人
宁夏医科大学	临床前基础医学综合实验课程教学团队	张建中
青海大学	基础医学教学团队	耿排力
泉州医学高等专科学校	临床医学专业教学团队	朱世泽
山东大学	基础医学实验课程教学团队	于修平
	人体解剖与组织胚胎系列课程教学团队	高英茂
山西医科大学	耳鼻喉科学教学团队	王斌全
汕头大学	病理学（CPC 案例式双语教学）教学团队	顾 江
上海交通大学	口腔颌面外科学教学团队	张志愿
上海医药高等专科学校	现代护理实训中心教学团队	阮红/戴鸿英
	医学检验技术教学团队	胡颂恩
首都医科大学	儿科学教学团队	李仲智
	耳鼻咽喉科学教学团队	韩德民
	全科医学教学团队	王 岚
	神经病学教学团队	贾建平
	神经生物学教学团队	徐群渊
	生理学教学团队	王晓民
	外科学教学团队	张 建
四川大学	病理学教学团队	李甘地
	法医学教学团队	侯一平
	口腔医学教学团队	周学东
	循证医学教学团队	李幼平
	药剂学教学团队	张志荣
天津医科大学	药理学教学团队	娄建石
	预防医学教学团队	王建华
温州医学院	眼视光学教学团队	吕帆
武汉大学	口腔内科学教学团队	樊明文
	医学机能实验学教学团队	汪 晖
西安交通大学	生理学教学团队	闫剑群
	药理学教学团队	臧伟进
徐州医学院	麻醉学专业教学团队	张励才
浙江大学	生理科学实验课程教学团队	来茂德/夏强
	外科学教学团队	郑树森
中国医科大学	临床检验诊断学教学团队	尚 红
	临床医学导论教学团队	孙宝志
中南大学	基础医学形态学教学团队	文继舫
	精神病学教学团队	张亚林
	临床医学内科学教学团队	范学工
中山大学	临床医学专业基础医学课程教学团队	黎孟枫
	实验生理科学教学团队	王庭槐
	外科学教学团队	梁力建
	细胞生物学与遗传学研究性教学团队	王金发

表2 2007~2010 年高等院校医学类国家级教学团队（二）

学校名称	团队名称	带头人
安徽中医学院	中药学专业教学团队	彭代银
	中医基础理论教学团队	王键
北京中医药大学	中药学教学团队	张冰
	中医"四大经典"教学团队	李宇航
	中医内科学教学团队	王新月
成都中医药大学	方剂学教学团队	邓中甲
	针灸学教学团队	梁繁荣
	中药品质教学团队	万德光
福建中医药大学	中医康复教学团队	陈立典
	中医诊断学教学团队	李灿东
广州中医药大学	中医妇科学教学团队	罗颂平
	中医临床基础课程教学团队	林培政
黑龙江中医药大学	方剂学教学团队	李冀
	中药化学教学团队	匡海学
	中药鉴定学教学团队	王喜军
湖南中医药大学	中医诊断学教学团队	袁肇凯
江西中医学院	中药炮制学教学团队	龚千锋
辽宁中医药大学	中医基础理论教学团队	郑洪新
南方医科大学	中西医结合内科学教学团队	吕志平
南京中医药大学	中医儿科学教学团队	汪受传
	中医内科学教学团队	汪悦
内蒙古医学院	蒙医诊断学教学团队	布仁达来
青海大学	藏医药学教学团队	李先加
上海中医药大学	中医基础教学团队	严世芸/方肇勤
	针灸学探究性学习改革与实践教学团队	徐平
上海医疗器械高等专科学校	医学影像设备管理与维护专业教学团队	徐小萍
沈阳药科大学	药剂学教学团队	崔福德
	药理学教学团队	吴春福
	药物分析教学团队	毕开顺
天津中医药大学	针灸学教学团队	石学敏
天津职业大学	眼视光技术专业教学团队	高雅萍
永州职业技术学院	护理专业教学团队	谢玉琳
浙江中医药大学	中医临床基础学科教学团队	范永升
中国药科大学	生物制药工艺学课程教学团队	高向东
	药物化学教学团队	尤启冬
	药学生物基础课程群教学团队	姚文兵

激励中青年教师提高专业素质和业务水平方面成效显著。团队规模适度。②带头人。应为本学科（专业）的专家，具有较深的学术造诣和创新性学术思想；长期致力于本团队课程建设，坚持在本校教学第一线为本科生授课。品德高尚，治学严谨，具有团结、协作精神和较好的组织、管理和领导能力。一名专家只能担任一个国家级教学团队的带头人。③教学工作。教学与社会、经济发展相结合，了解学科（专业）、行业现状，追踪学科（专业）前沿，及时更新教学内容。教学方法科学，

教学手段先进，重视实验/实践性教学，引导学生进行研究性学习和创新性实验，培养学生发现、分析和解决问题的兴趣和能力。在教学工作中有强烈的质量意识和完整、有效、可持续发展的教学质量管理措施，教学效果好，无教学事故。④教学研究。积极参加教学改革与创新，参加过省部级以上教改项目如面向21世纪课程改革计划、新世纪教学改革工程、国家级精品课程、教育部教学基地、国家级双语课程改革、实验教学示范中心等，获得过教学成果奖励。⑤教材建设。重视教材建设和教材研究，承担过面向"21世纪课程教材"和国家级规划教材编写任务。教材使用效果好，获得过优秀教材奖等相关奖励。⑥运行和管理机制。积极探索并建立了教学团队运行机制、监督约束机制等方面的运行和管理模式，能够为高等学校教学队伍建设提供示范性经验。

专科教育 ①"双师"结构的专业教学团队组成。主要由学校专任教师和来自行业企业的兼职教师组成，以专业建设作为开展校企合作的工作平台，设计、开发和实施专业人才培养方案，人才培养和社会服务成效显著。团队规模适度。②专兼结合的制度保障。通过校企双方的人事分配和管理制度，保障行业企业兼职教师的来源、数量和质量以及学校专任教师企业实践的经常化和有效性；根据专业人才培养需要，学校专任教师和行业企业兼职教师发挥各自优势，分工协作，形成基础性课程及教学设计主要由专任教师完成、实践技能课程主要由具有相应高技能水平的兼职教师讲授的机制。③带头人。善于整合与利用社会资源，通过

有效的团队管理，形成强大的团队凝聚力和创造力；能及时跟踪产业发展趋势和行业动态，准确把握专业建设与教学改革方向，保持专业建设的领先水平；能结合校企实际、针对专业发展方向，制订切实可行的团队建设规划和教师职业生涯规划，实现团队的可持续发展。④人才培养。在实施工学结合人才培养过程中，团队成为校企合作的纽带，将学校教学管理覆盖学生培养的全过程，保障学生半年顶岗实习的效果；通过学校文化与企业文化的融合、教学与生产劳动及社会实践的结合，实现高技能人才的校企共育；专业毕业生职业素养好，技能水平高，用人单位欢迎，社会认可度高。⑤社会服务。依托团队人力资源和技术优势，开展职业培训、技能鉴定、技术服务等社会服务，具有良好的社会声誉。

(郭永松　厉　岩)

jīchǔ jiàoshī

基础教师 （preclinical teachers）

高等医学院校中根据专业培养目标从事自然科学和人文社会科学教学和研究的教师。医学院校的基础教师包括数学、物理、化学、外文、生物学等一般基础课程和医学遗传学、人体解剖学、组织胚胎学、生理学、生物化学、病原微生物学、病理学、药理学、免疫学等医学基础课程教学与研究的教师。

基础课教学工作是高等医学院校整个教学工作的重要组成部分。基础医学教师一般来源于医学院校的毕业生，也有部分来源于综合性大学的生物学、化学、物理等相关专业。他们中的相当部分拥有博士或硕士研究生学历和学位。在医学院校，基础医

学教师承担着医学类各个专业的基础课程教学任务，还要承担科学研究任务，在医学人才培养中扮演着非常重要的角色。

基础医学教师对所讲授课程的整个理论知识、内在联系、重点难点、该门课程发展的历史及当前研究的现状和发展动态应全面掌握和系统了解，并了解本学科和相关学科的横向联系，将教学与科研结合，才能创新教学，培养创新型医学人才，为学生学习临床医学打好基础。

(郭永松)

zhuānyè jiàoshī

专业教师 （specialized teachers）

专门从事相关专业课教学活动的教师。医学专业教师除具备相应学历外，还需由相应教育行政部门或考试确认其专业资格。医学专业教师应当具备多方面、多层次的文化知识和业务技能，既有比较扎实的医学专业理论和技能，又要熟悉相关学科的一般知识。既要有深厚的理论知识，也要有很强的实践经验和动手能力，善于结合临床实践开展教学，注重将临床工作和临床学科发展中的新知识、新技术、新动向、新情况、新问题，有目的、有计划地融入教学中，引导学生在学中做、在做中学，真正体现师生互动、教学相长，使教、学、做融为一体。医学专业教师也是高等医学院校附属医院的临床医师，他们扮演着双重身份，既是医院的医师，又是医学院校的教师。其业务水平的高低直接影响和决定着医院的医疗水平和高等医学院校的临床教学质量。

(郭永松)

dǎoshī

导师 （tutor or supervisor）

高等学校或研究机构中负责指导学

生学习、研究、写作论文等的教师。又称指导教师。在高等教育中主要是研究生导师，即研究生培养过程中的指导教师；也是在科学研究的某个领域有所专长，有相对稳定的研究方向，有一定的科学研究经验，能够指导研究生从事相关科学研究的专家。根据培养对象的不同，可分为硕士研究生指导教师和博士研究生指导教师。临床医学的导师大多数都由临床专家担任，临床医学专业学位的导师与科学学位的导师不同，主要指导临床医学专业学位研究生的临床实践工作。

形成过程 导师制是英国牛津大学15世纪初创办"新学院"的温切斯特主教威廉·威克姆所首创，主要是指新生入学报到后，学院就为他们指定导师。本科生导师称"Tutor"，研究生导师称"Supervisor"。导师是学生所选科目的学者，负责指导学生的品行，并协助安排学生的学习计划，指导学生如何取得进步等。

基本内容 中国的研究生导师制是伴随着研究生教育的产生、发展而逐渐形成并不断发展的，是借鉴国外经验的结果，是研究生培养过程中的一项基本制度，又称导师负责制，即由导师对研究生的学习、科研、品德及生活等方面进行个别指导并全面负责的教学管理制度，在研究生教育中发挥着重要作用，具备知识传递、道德熏陶和创新能力培养三个基本功能。导师对研究生的思想、学习、工作和生活进行指导，在研究生的培养过程中履行基本的职责，包括研究生的招收与录取，研究生培养方案的制定，研究生的课程教学，研究生学位论文和科研的指导，关心和了解所指导研究生的思想道德、作风和

生活等方面的问题，做到教书育人。导师在研究生培养过程中起着主导作用，是研究生培养模式的核心因素，不仅是研究生的科学研究指导教师，而且是研究生的人生导师。研究生导师水平是决定研究生培养质量的主要因素，导师遴选基本采取两种方式，一是由学位授予单位的上级主管部门组织进行，一是由学位授予单位自行组织进行。随着中国高等教育的不断发展，为适应学位和研究生教育的发展需要，扩大学位授予单位的办学自主权，国务院学位委员会第十三次会议审议通过了《国务院学位委员会关于改革博士生指导教师审核工作的实施办法》（以下简称《办法》），决定从1995年起，申请招收培养博士生的指导教师不再单独提交国务院学位委员会审批，改为由博士学位授予单位或有关主管部门遴选确定。各博士学位授予单位应根据《办法》，制定本单位博士生指导教师遴选的具体标准和实施办法。硕士生指导教师遴选的具体标准和实施办法一直由硕士学位授予单位自行拟定。

硕士生导师选聘条件：①热爱中国共产党，热爱社会主义，热爱祖国，热爱人民，热爱科学，忠诚于党的教育事业。②具有副教授或相当于副教授以上的职称。③有稳定的科研方向，承担着重要科研项目，有一定的科研经费和必要的实验仪器设备、科研协助人员和相关学科的导师组。④有一定的学术造诣，能掌握本学科领域的最新研究方向，有连续科研成果，这些成果发表在国内外本学科的权威学术刊物上，尤其近几年在国内外以及学术刊物上发表了一定数量的论文或有正式出版的专著或主编的著作，

或有省级以上主持鉴定的科研成果。⑤有一般协助指导研究生的经历，能讲授一门与专业发展相关的研究生课程。⑥一般能掌握一门至两门外国语，具有用外语撰写论文摘要和论文的能力。⑦学风正派，团结同志，教书育人，能保证研究生质量。另外规定，硕士研究生导师的年龄一般应为55岁以下，身体健康，能进行正常工作和学习。

博士生导师选聘条件：①为本学科学术造诣较深的教授（或相当专业技术职务者），能进行正常工作，担负起实际指导博士研究生的责任。②拥护党的基本路线，治学严谨、作风正派，能为人师表、教书育人。③近年来科研成绩显著，为国家和社会作出了重要贡献，有高水平的专著、论文，其学术水平在国内应居本学科的前沿，熟悉本领域研究工作的前沿情况，能独立提出及从事创造性的研究工作，并取得过受国际上同行重视的成果；或有较高水平的重要技术成果、发明创造，获得省部级以上奖励，产生了一定经济效益或社会效益。④目前所从事的研究方向特色突出，优势明显，有重要的理论意义和使用应用价值，正在从事教学、科研或工程技术工作，承担有国家或省部级重点科研项目或其他有重要价值的项目，有必要的科研经费培养博士生。⑤有培养研究生的经验，至少已完整培养过一届硕士生或在国内外协助指导过博士生，且培养质量较好，高等学校的申请者还应有课程教学经历，承担过或正在承担一定工作量的本科生或硕士生课程。⑥有协助本人指导博士生的学术队伍。

许多高校在借鉴国外高校办

学经验的基础上，开始实行本科生导师制，由导师对学生的学习、科研、品德和生活等方面进行个别指导，但关于此方面的研究尚处于经验总结、理论研究和实践探索阶段。

(郭永松)

带教教师 (clinical teachers)

dàijiào jiàoshī

在医院从事临床工作，并通过临床教学将知识和技能传授给医学生的教师。与基础课教师不同，临床带教教师一般都由临床医师或护士担任，他们有着丰富的临床经验和教学经历，在促进医学生职业精神和素质发展中具有特殊的地位和作用，不但是医学生临床教学的教育者，而且是临床教学过程中的组织者和管理者。

形成过程 1910年美国卡内基基金会与医学教育委员会联合出版的《弗莱克斯纳报告》明确了临床教学在医学人才培养中的重要作用，强调了临床带教教师必须由临床医师担任，至此，临床教师在医学教育中的地位和任务得以确立。临床教师通常要承担临床专业课程的教学任务，同时还承担学生床旁见习的带教任务，部分临床教师只承担床旁见习带教任务。他们一般都经过系统的教学理论、方法与手段等方面的培训，了解教育科学的相关理论知识和方法，熟悉教育教学规律和教学方法，积极探讨临床教学的改革与实践，努力提高临床教学质量。同时，临床教师要热爱教学工作，在承担繁重医疗工作的同时，克服困难认真承担临床带教任务。

带教教师通过在医院和岗位的床边教学等形式，教授医学生把医学基础理论与基本技能紧密结合转化为解决健康问题，诊疗疾病的素质和能力，他们的教育职责与任务就是通过自身的言传身教培养合格的临床医学人才，因此在整个医学教育过程中扮演着促使医学生从学生到医务工作者过渡前夕职业素质教育的实施者，在医学人才培养与职业发展发挥着越来越重要的作用。见习带教教师自身的思想、行为具有示范和导向作用，概括起来说：一是通过带教教师崇高品德、良好的学风、扎实的理论功底和实践技能、认真的工作态度来激发医学生临床学习热情。二是通过床边带教逐步培养医学生临床学习的"四种能力"，即自学能力、分析能力、创新能力、动手能力，使理论知识和实践技能有机地结合。三是引导他们树立远大理想和正确的人生目标，使他们的道德观、求学思想能够得到不断升华，为医学生今后在临床工作中的终身自主学习、自主发展奠定基础。

基本内容 临床实习阶段是医学生成长的关键时期，带教教师在带教过程中发挥着举足轻重的作用。要确保临床医学教学工作正常运行和临床教学质量，承担教学任务的医疗卫生机构应做好以下工作。

加强制度与体制建设 根据临床教学的需要，建立健全医院教学体系，加强医院教学工作的组织领导，建立健全教学组织网络，如设立医院教学委员会、教研室、教研组等，自上而下形成完整的教学组织体系，做到分工明确，责任到人，从而保证医院临床教学工作的实施。同时，还要针对医院临床带教工作制定一系列工作职责与制度，如带教老师职责、教学查房制度等，使整个临床教学工作质量有据可依，有章可循。

加强培训，提高带教教师的素质 临床带教工作效果的好坏，学生素质能否得到有效的提高，临床带教教师的组织、教育、管理起到了至关重要的作用。因此要引导临床带教教师树立高度的责任感，把政治素质、道德素质、医学科学素质、文化素质、心理素质、身体素质作为培养临床带教教师的重要内容。

完善和运用激励机制 对医学生临床带教和管理要形成一个高效、有序的机制，还必须充分发挥激励作用，这种作用包括几个方面：一是环境激励，在临床带教过程中通过严格的规范制度，明确奖优罚劣举措，做到尊师重教，从而激发带教教师在工作中发挥各方面的优秀品质；二是自我激励，充分发挥带教教师的主观能动性，将医学教育的时代要求和重任转化为自身的人生动力，树立高起点的人生目标，用一定的压力来发挥潜能，更好地完成临床带教任务。

做好对教学工作的评价 个人教学工作评价是运用一定的客观标准对临床带教教师的教学效果进行评判，主要通过他人评价来实施，分别为学生评价、同行评价、业务主管部门评价和最终的用人单位评价。

(郭永松)

兼职教师 (part-time teachers)

jiānzhí jiàoshī

在本职工作之外兼任学校教学工作的教师。医学院校的兼职教师特指学校正式聘任的，能独立承担某一专业课或者实践教学任务的，从医药卫生机构聘请的实践经验丰富的临床医学专家、护理专家、高级医药类技术人员或技师等。他们承担专业课程的教学任务；或担任本科生、研究生的导师工作，承担培养学生、指导毕业设计等教学任务。

形成过程 起初，医学院校从医药卫生机构聘请的兼职教师主要是为了弥补高校教师数量的不足，而不完全是从医药人才培养的角度系统地进行设计。高校普遍疏于对兼职教师职业教育理念、教学方法的培养。随着医学教育的发展，人们开始意识到医学人才的培养需要行业专家与学校教育工作者共同参与，为此，各高校逐渐加强了对兼职教师的规范化管理与培训，将兼职教师的聘任与准入、资质认定、培养计划等纳入本校师资队伍建设的范畴，兼职教师不仅应该具备较高的专业学术或技能水平，而且应该具备高尚的职业道德。高校帮助兼职教师完成角色转换，在医学人才培养中发挥他们的作用；通过建立机制和制度规范，致力于提高兼职教师的教学积极性及教研水平，保证了教学质量。

兼职教师的培训方式有读书报告、实例讨论、观摩教学、合作教学、参与或进行教育科研等形式。兼职教师最需要培训的内容是现代教育理念、现代教学技术、职业教育心理学、教学方法与手段等。为完善兼职教师制度，研究者提出应严格兼职教师聘用准入机制，拓展聘用范围；重视兼职教师的培养、切实纳入本校师资培养建设范畴；加强培训需求的研究和预测；整合优质培训资源、培养方式多样化。

兼职教师的招聘途径，除了从医药卫生机构引进一线的医疗卫生人员，也面向社会公开招聘，引进兄弟院校的优秀师资和专家教授，建立师资共享机制，真正做到聘请兼职教师优化教学团队结构，提高教学质量和学术水平。

兼职教师参与学校教学科研工作，也参加高校的职称评聘。各医学院校教学系列专业技术职务评聘都安排了一定比例给予兼职教师，教学研究项目、教学成果也安排了一定比例给予兼职教师或合作医疗机构参与申报。

基本内容 兼职教师对高校的改革与发展具有重要意义。兼职教师不仅仅在数量上补充医学院校师资的缺乏，保证教学资源，并在一定程度上降低学校人力成本，更重要的是促进了学校与行业合作共同培养医药卫生人才。此外，兼职教师作为行业专业新知识和新技能的载体，多为优秀的专业技术人才，他们的加入不仅能优化高校师资队伍结构，也能更新课程内容，优化课程结构，促进人才培养模式的改革。同时，根据兼职教师的特点，引入合理的激励机制，建立健全教学评价体系，将教学评价结果与教师的工作考核联系起来，重管理，更重激励，以此调动兼职教师的工作积极性，不断提高兼职教师的教学水平。通过规范的岗前培训，规范兼职教师教学行为的各个环节，重视和发挥兼职教师的专业成长，要为兼职教师提供与专职教师相当的学习和培训进修的机会，鼓励他们科研创新，鼓励兼职教师加强自我完善。

(郭永松)

shuāngshī sùzhì jiàoshī

双师素质教师（dual-qualified faculty）兼具教学和行业专业技术职务应具备的知识、素质、能力、工作经历的教师。曾称双师型教师。双师素质教师从事职业教育工作，既能进行专业理论教学，又能从事岗位实际工作。

形成过程 1995 年《国家教委关于开展建设示范性职业大学工作的原则意见》中，第一次以文件形式提出了双师型教师的概念，要求专业课教师和实习指导教师应具有一定的专业实践能力，其中三分之一以上为双师型教师。1997 年《国家教委关于高等职业学校设置问题的几点意见》和1998 年《国家教委面向 21 世纪深化职业教育教学改革的意见》中均使用了双师型教师的概念。1999 年，《中共中央国务院关于深化教育改革全面推进素质教育的决定》中提出"加快建设兼有教师资格和其他专业技术职务的'双师型'教师队伍"的要求。2000 年教育部《关于开展高职高专教育教师队伍专题调研工作的通知》中首次使用"双师素质"一词，并对其进行了初步界定。2002 年《教育部办公厅关于加强高职（高专）院校师资队伍建设的意见》，以及 2004 年《教育部办公厅关于全面开展高职高专人才培养工作水平评估的通知》双师型教师的内涵进一步作了明确的阐述。2010 年制定的《国家中长期教育改革和发展规划纲要（2010~2020 年）》中多次提及双师型教师。

"双师素质"是在"双师型"之后出现的术语，是"双师型"内涵演变的结果。人们倾向于用"双师素质"代替原来的"双师型"。"双师型"比较容易被简单地理解为"双证书""双职称"或者"双来源"。"双师素质"则既包含有形的认定资格，还包括与其联系的经历、经验等无形的综合素质，是对"双师型"概念的完善，因而表述更为准确。

基本内容 双师素质教师应是具有讲师（或以上）教师职称的专任教师，同时又具备下列条件之一：①有本专业实际工作的中级（或以上）技术职称（含行业特许的资格证书及其有专业资格或专业技能考评员资格者）。②近五年中有两年以上（可累计计算）在企业第一线本专业实际工作经历，或参加教育部组织的教师专业技能培训获得合格证书，能全面指导学生专业实践实训活动。③近五年主持（或主要参与）两项应用技术研究，成果已被企业使用，效益良好。④近五年主持（或主要参与）两项校内实践教学设施建设或提升技术水平的设计安装工作，使用效果好，在省内同类院校中居先进水平。

双师素质教师适用于高等职业院校的师资范畴，"双师素质"是从事高职高专教育教学工作的教师标准和目标。双师素质教师通过专业授课、实训、实习，使学生掌握就业岗位所需的应用技术和职业技能，引领学生在课堂教学和操作实践结合中提升技能，教育学生形成相关行业的职业素养，培养学生的创新意识和能力。

（王　瑾）

shuāngshī jiégòu jiàoxué tuánduì

双师结构教学团队（dual-qualified teaching team）

校内具备双师素质的教师和来自相关行业的兼职教师，按照合理的结构，分工协作、优势互补，共同组成的从事职业教育教学的工作组。

双师结构教学团队主要由院校双师素质专任教师及行业、企业双师素质兼职教师科学搭配构成。双师结构教学团队的"双师结构"体现在教师的整体结构和个体素质两个方面。"双师素质"是对教师个体而言，"双师结构"是对团队整体而言。在组建双师结构教学团队时需进行成员的年龄、性别、学缘、专长的合理配置，真正实现成员间资源共享、优势互补，使双师结构教学团队体现结构合理性、合作性、互动性、互补性、协同性、辐射性。

形成过程　2006年，教育部《关于全面提高高等职业教育教学质量的若干意见》首次明确提出，高等职业院校要注重教师队伍的"双师结构"，改革人事分配和管理制度，加强专兼结合的专业教学团队建设。要增加专业教师中具有企业工作经历的教师比例，安排专业教师到企业顶岗实践，积累实际工作经历，提高实践教学能力。同时要大量聘请行业企业的专业人才和能工巧匠到学校担任兼职教师，逐步加大兼职教师的比例，逐步形成实践技能课程主要由具有相应高技能水平的兼职教师讲授的机制。2007年教育部《高技能人才培养体系建设'十一五'规划纲要》以及教育部、财政部联合发布《教育部财政部关于立项建设2007年国家级教学团队的通知》正式启动了高等学校教学团队建设项目，明确了国家级教学团队的建设目的、建设内容和建设要求。2008年，高职教育国家级教学团队评审突破了要求教师具备"双师型"的认识局限，对整个教学团队提出了"双师结构"的要求。双师结构教学团队主要由学校专任教师和来自行业企业兼职教师组成，以专业（群）建设作为开展校企合作的工作平台，开发、设计和实施专业（群）人才培养方案，人才培养和社会服务成效显著。

基本内容　双师结构教学团队建设是适应高职教育培养高素质技能人才的目标要求和工学结合人才培养模式改革而提出的发展思路，有利于推动高职教育校企合作办学的深入发展，反映了职业教育师资队伍建设发展思路与发展重点的变迁，也更好地彰显职业教育教师不同于普通教育教师的类型特色。职业教育双师结构教学团队建立基础是产学合作，关键是探索教学团队的建设机制、保障体系、教师培养途径和措施、行业、企业兼职教师准入制度、培养机制、教学管理机制、考核评价体系等。

（王　瑾）

jiàoshī zhíwù

教师职务（teaching professional title）

根据实际工作需要设置的有明确职责、任职条件和任期，需要具备专门的业务知识和技术水平才能担负的教学岗位。属于专业技术职务。高等医学院校教师职务属于高等学校教师系列，分为教授、副教授、讲师和助教。教授、副教授为高级技术职务，讲师为中级技术职务，助教为初级技术职务。中等卫生学校（职业技术学校）教师职务属于中等专业学校教师系列，分为高级讲师、讲师、助理讲师和教员（表）。

形成过程　新中国成立以前，高等学校教师实行聘任制。《大学组织法》（1929年）第十三条规定"大学各学院教员分教授、副教授、讲师、助教四级，由院长

表　医学院校教师系列专业技术职务名称

系列	高级	中级	初级
高等医学院校	教授　副教授	讲师	助教
中等卫生学校	高级讲师	讲师	助理讲师　教员

商请校长聘任之。"教师聘任权在学校，"国民政府教育部"只是备案。

新中国成立后，大学教师职务制度大致经历过四个阶段：①新中国成立初期。学苏联模式，建立了教师职务制度。1950 年教育部颁布《高等学校暂行规程》第十七条规定："大学及专门学院教师分为教授、副教授、讲师、助教四级，均由校院长聘任，报请中央教育部备案"。1955 年高等教育部发出通知，要求在大学只办理助教升讲师、讲师晋升副教授的手续，并明确规定提升副教授由高等教育部审查批准。1960 年，《国务院关于大学教师职务名称及其确定与提升办法的暂行规定》及其《实施办法》出台，进一步明确了大学教师职务分级，并制定了提升条件和审批程序。②"文革"时期。教师职务评定工作全部停顿，十年未晋升教师职务。③改革开放 20 年（1978～1998）。自 1978 年恢复教师职务评定开始，先后历经评定、总结、再评定、整顿等过程。1991 年，国家教委、人事部联合印发了《关于高等学校继续做好教师职务评聘工作的意见》，进一步明确了大学教师职务评聘工作的主要原则，提出有计划、有步骤、稳妥地进行教师任职资格评审和职务聘任分开的试点工作。④《高等教育法》颁布之后。1999 年颁布的《中华人民共和国高等教育法》第四十七条规定："高等学校实行教师职务制度。大学教师职务根据学校所承担的教学、科学研究等任务的需要设置。教师职务设助教、讲师、副教授、教授。"同时还规定："高等学校实行教师聘任制度。教师经评定具备任职条件的，由高等学校按

照教师职务的职责、条件和任期聘任"。"大学教师的聘任，应当遵循双方平等自愿的原则，由高等学校校长与受聘教师签订聘任合同"。2000 年 6 月，中共中央组织部、人事部、教育部印发《关于深化高等学校人事制度改革的实施意见》，进一步明确"高等学校的教师和其他专业技术人员实行职务聘任制度"。据此，全国各高校加快了人事制度改革步伐，积极实行教师职务聘任制度。

基本内容 由于医学教育的规律与特点，与其他专业教师相比，医学院校的临床教师在医学人才培养中扮演着重要角色，他们不仅要有深厚的基础医学功底、临床学科理论，还要有丰富的临床实践经验及人文教育理念和知识，具有教师和医务工作者双重属性。因此，中国医学院校的临床教师队伍由两个系列职称构成，即医师系列和教师系列，前者根据医疗水平的不同分为住院医师、主治医师、副主任医师和主任医师，后者根据教学科研水平的不同分为助教、讲师、副教授和教授。临床教师一般都聘有双重技术职务。承担临床教学任务的教师一般都具有中级以上医师技术职务。

各医学院校根据学校定位、发展目标和业务人员的实际情况，制定本校的教师职务聘任规定，设置专业技术工作岗位，规定明确的职责；在定编定员的基础上，确定高、中、初级教师职务的结构比例；由学术委员会根据有关规定和条件，对符合相应条件的申请者进行评聘，由学校任命。受聘教师有明确的任期，在任期间领取相应的职务工资。因限额已满，具有任职资格而不能在本单位、本部门任相应职务的人员，

可到别的单位或部门去任职，以调动专业技术人员的积极性，促进人才合理流动。

（郭永松）

kèchéng fùzérén

课程负责人（person in charge of curriculum） 根据教学工作和课程建设的需要，负责课程建设、改革和组织任课教师实施、优化课程教学活动的教师。高校课程负责人制是通过聘任课程负责人并由其统领课程建设小组的任课教师来实施、优化课程教学与建设的一项新型管理制度。医学教育的课程设置要体现医学科学的发展和卫生事业实践的客观需要，课程负责人应根据教学工作和课程建设的需要，负责统领课程建设、改革和组织任课教师实施，优化课程教学活动的人员。实施课程负责人制具有以下作用：①有效提高教学质量。课程负责人制度立足于每一门课程，把每一门课程看成是一个系统工程，对课程本身进行全面系统的研究，切实提高每一门课程的教学质量。②充分调动教师的积极性，增强授课教师的教学责任感。③能够很好地发挥各个课程、尤其是主干课程负责人的作用，实现教学团队的建设。④解决教研室主任一人负责多门课程的难题，协助教研室主任开展教学工作。

形成过程 课程负责人制是高校内部实行的管理制度。各个学校有不同的实施办法，对课程负责人的条件、产生、职责、考核等方面都各有不同的规定。一般都要求课程负责人具有良好的政治思想素质，具有较高学历或职称，热心教学工作，具有较高的教学水平，教学经验丰富，教学效果好，有较强的组织协调管理能力和敬业精神。

课程负责人应履行相应的职责，组织制订并主持实施课程建设规划，制订课程教学规范，组织制订或修订课程教学大纲，精选教材并加强教材建设，组织教学工作，组织课程教学研究活动并不断改进教学内容和教学方法以及手段，对课程组青年教师进行指导与培养，积极申报各级各类教学研究项目，负责对应课程的检查、教学工作监控和评估。课程负责人要根据规定接受相关考核。

基本内容 中国对高校课程负责人制进行探索和改革的主要内容有：①实施课程负责人制度时，不仅仅关注和选拔课程负责人，而且要建立科学的考核机制，调动广大任课教师的积极性。②应该根据课程建设和发展的需要，全面推进和普及课程负责人制，并加强统一管理。③赋予课程负责人相应的权力（权利）与职责，避免职责明确但相应的权力赋予不足，致使职责不能充分履行的情况，更好地调动课程负责人的积极性。④完善激励机制，对课程负责人的工作既要考核，更要有科学的激励机制，根据工作质量和表现给予相应的津贴和奖励。

（郭永松）

zhǔjiǎng jiàoshī
主讲教师 （keynote lecture）

承担主要授课任务的教师。医学院校的主讲教师，需要有丰富的医学理论知识或临床经验。主讲教师一般由教学科研中水平较高，有一定教学管理经验的教师担任。课程主讲教师制是根据课程建设的要求，对每一门课程设置主讲教师，并由这些主讲教师承担该课程的教学任务，对该课程进行规范化建设的教学任务分配制度

和对教师实行的岗位聘任制度。主讲教师可根据教学内容、教学模式和教学方法的改革进行成员调整。每一门课程成立一个课程建设项目小组（简称课程组），由3~4位教师组成，其中的一位担任主讲教师。在主讲教师的领导下，课程组的几位教师共同完成该课程的建设和教学任务。课程负责人是该门课程的领头人，负责制订课程的教学大纲、教学计划；并根据课程内容的安排与要求，负责提出课程教学组人员的组成等，一般课程负责人都是主讲教师，但主讲教师不一定是课程负责人。

主讲教师需热心教学工作，具有较高的学术造诣和教学水平，多年担任该课程或相关课程的教学任务、教学效果比较好；具有较强的组织管理能力和敬业精神，并能在该课程或相关课程的建设和改革中作出应有的成绩；具有较高教学科研水平，具有讲师以上职称，同时能执行相关制度，履行主讲教师工作职责，以保证培养计划和教学大纲的落实。

（郭永松）

yīxué jiàoxué
医学教学 （medical teaching）

将医学理论、医学知识和医学技能传授给医学生的教学活动。是医学院校培养医学人才的基本途径。在校医学教学形式有课堂教学、实验教学、临床教学等多种；教学组织形式一般分为公共基础教学、医学基础教学和临床教学等阶段。

形成过程 医学教学的形成是一个漫长的历史过程。大约经历了以下几个时期：①远古时期：由于认识水平的限制，这一时期人们以简单的口耳相传的方式传授医药卫生经验和知识。

②公元前至南北朝时期：随着社会生产力的发展，人们积累了越来越多的医药知识和经验；随着文字的产生和发展，为医学教学提供了较好的手段；医巫的分离出现了专职医师，这一时期的医学教学主要是师徒式教学。③南北朝至鸦片战争前：随着中国传统医药学的发展，清朝时期设立了太医院，开展专科学校性质的教育，学生跟随御医或吏目学习医学知识。这一时期医学校产生并逐渐完善。④1840年鸦片战争至新中国成立前：鸦片战争后，教会医学的传入和教会医院的建立，使得西方医学和医学教育大规模传入中国。早期教会医院的教学采用的是学徒式的培训方法。20世纪后，在华的主要教会大学先后设置医学系或医学院。1912年"南京临时政府"成立后，各地先后设立了国立和公立医学专门学校，形成了中国传统医学教育和西方近代医学教育并立和相互渗透的局面。⑤新中国成立后，中国的医学教育进入了一个崭新的、以探索和建设具有中国特色的医学教育体系为目标的发展阶段。特别是改革开放以来，医学教学向更加规范化和形式多样化方向发展并力求与国际标准接轨。

基本内容 医学教学具有普通高等院校教学的共性特点，同时具有医学科学的特殊性。医学教学特点：一是医学教学的周期长，普通高等教育学制一般为四年，中国现阶段医学教育的学制以五年制为主体和八年制。二是医学教学的课程门类多。课程内容有数理化、英语、政治、计算机、体育等公共基础课程，有人体解剖学、医学生理学、医学微生物学、组织胚胎学、病理学等

系列医学基础课程，还有内科学、外科学、妇产科学、儿科学等系列医学专业课程。三是医学教学的实践性强。由于生命个体的极大差异性和人体千变万化的疾病现象，医学教学必须理论与实践教学并重。临床教学阶段除了临床课的教学外，临床见习和临床实习是临床教学的重要组成部分。四是医学教学方法多种多样（见医学教学方法）。

（贺　加）

jiàoxuéguān
教学观（teaching conception）

教师对教学目标、教学过程和教学对象等基本问题的认识。教学观支配着教师的教学实践活动，决定着教师在教学活动中采取的态度和方法。现代教学观要求用发展的观点看待学生，着眼于调动学生学习的积极性和主动性，要求教给学生学习的方法，培养学生自主学习和终身学习的能力。

教学观的形成和发展是一个漫长的过程，与人们对教育的理解和认识密切相关。中国古代孔子的教学观，倡导启发诱导、因材施教、温故而知新、学不厌、诲不倦。美国著名教育家、哲学家和心理学家约翰·杜威（John Dewey，1859～1952）倡导教育即生活、即生长、即经验的改造，主张从做中去学习，从经验中积累知识。德国教育改革家威廉·冯·洪堡（Wilhelm von Humboldt，1767～1835）的研究性教学观，倡导将教与学通过研究连接起来，发展学生的创造性思维能力。前苏联教育家伊·安·凯洛夫（N. A. Kaiipob，1893～1978）的教学观，认为教学是传授知识的工作，教师的职责是传授知识和训练技能，学生的职责是接受知识和掌握技能。

医学教育界的教学观受各时期教学观的影响。20世纪70年代，国际医学教育界进行了大范围的医学教育改革，倡导医学教育由教师为中心向学生为中心转变，由传统学科课程向综合课程转变，由被动学习向发展独立学习能力和终身学习能力转变，由医院为中心向以社区为中心的教学转变。

（贺　加）

yǐ xuéshēng wéi zhōngxīn
以学生为中心（student-centered）

强调在教学活动中，要重视学生的学习需求和个性化发展的教育理念。这种理念认为，教学活动的中心不是教师的"教"，而是学生的"学"。因此，教学活动要调动学生学习的积极性，引导学生自主学习，培养学生自学能力。

形成过程　"以学生为中心"的教育思想，源自西方的哲学思想。古希腊哲学家苏格拉底和柏拉图都一致认为，学生内心已经拥有真理，教育就是教师引导学生去发现自己身上的真理。这个观点已经隐含了以学生为中心的思想。"以学生为中心"教育理念的研究始于20世纪20年代。以美国教育家约翰·杜威（John Dewey，1859～1952）开办的芝加哥大学实验学校为代表。表现为教育工作者开始关注学生的需要，认为社会生活和学生的需要是教育的基础。教学往往从学生熟悉的事物开始，循序渐进，逐步深入。随着时代的发展，到20世纪60～70年代，由英国教育家尼尔（A. S. Neill）创办的夏山学校进行了教学改革，其主题是解放学生，要求充分发展学生的天性，不去干涉和打扰学生的自我发展，打破师生间的等级关系，消除学

科间的分界，以及把经验学习放在和书本学习同等重要的位置。20世纪80年代，美国教育家西奥多·尔·赛泽（Theodore. R. Sizer）提出了"要素学校"理念，认为在教学内容上，要素学校重视学生对基础知识和基础技能的掌握，这在某种程度上体现了以教师为中心的教学的特征。同时，学校在教学方法上强调学生的主动性，较少使用标准化测验。这些都反映了以学生为中心的教学。英国教育家彼得·斯特雷文斯（Peter Strevens，1983）认为"以学生为中心"与学习者的学习进度紧密相关，在学习过程的不同阶段，教师和学生的角色在不断变化。在初级阶段，教学是"以教师为中心"，在中级阶段，教学是师生共同的活动，在高级阶段则是"以学生为中心"。美国教育家约翰逊（Johnson，2001）认为，如果决策时的主要思考与学习者的学习过程的本质相符合，那么它就是"以学生为中心"。反之，如果决策时主要考虑教师，那么就是"以教师为中心"。换言之。在制订课程计划时，若能把"学生的需要"放在首要的位置，"以学生为中心"的思想就得以体现。

基本内容　以学生为中心要求教学工作立足于学生、满足学生的需要，而且要求教师的全部教学活动都要调动学生的积极性，教学生之所需，想学生之所想。

教学活动重视学生的中心地位。无论是哪一个层次的学生，在学习兴趣、能力、思维方式和目标志向等方面均存在差异，且这些差异还随着时间与地点的变化而变化。

教学组织"以人为本"。人的差异性是社会的客观存在。人们

的认知特征、情感方式、个性结构存在差异，人们所处的环境和承担的社会角色不同，受教育程度和经验结构的差别，又使人与人之间的差异进一步扩大，故学习目标、学习内容、学习方式等也应体现多样性和多层次性。

在医学教育中，1969 年加拿大麦克马斯特大学医学院首先试点应用"以问题为基础的学习"（Problem-based learning, PBL）的教学模式。该模式以问题为引导，以学生为中心，以教师为辅助，开展讨论，学生自主学习，完成学习目标。被公认是以学生为中心的理念在医学教育领域的成功应用。以后，引进 PBL 方法的医学院校逐步增加。2005 年，美国的医学院校有 70% 应用 PBL 教学方法。中国有部分医学院校开展了 PBL 研究和应用试点。

（贺 加）

zhìliàngguān
质量观（conception of quality）

人们对教育质量的价值判断。医学教育的质量观指人们对医学教育质量的基本看法和基本评价，涉及教学质量、科研水平、学生质量、师资水平、教学资源、学校声誉等方面。

19 世纪末，美国的医学教育远远落后于法国和德国等西欧国家。1910 年，弗莱克斯纳（Abraham Flexner, 1866～1959）完成了对美国和加拿大 155 所医学院的调查评估后，发表了《美国和加拿大的医学教育：致卡内基基金会关于教育改革的报告》，促使美国医学教育开始走向标准化和正规化，对提升美国医学教育质量起到了巨大作用，对世界范围医学教育的改革和质量的提升产生了巨大影响。在 20 世纪多元化高等教育质量观下，国际医学教育坚持以质量标准为基础的精英教育质量观。2001 年世界医学教育联合会公布了《本科医学教育国际标准》，为世界各国医学院校改革医学教育、提高教育质量提供了可参照的目标。美国中华医学基金会设立的"国际医学教育专门委员会"2002 年发表了《医学教育全球最低基本要求》，制订了医学院校学生毕业时必须达到的 7 大领域的 60 条标准，规定了医学院校培养毕业生必须具备的基本素质。

中国教育部和卫生部于 2008 年公布了《本科医学教育标准——临床医学专业（试行）》，以五年制本科临床医学专业为适用对象，规定了该专业教育必须达到的基本要求，成为中国医学教育质量监控及教学工作自我评价的主要依据。

（贺 加）

péiyǎng mùbiāo
培养目标（training objectives）

经教育后培养对象应达到的标准。是教育过程中教学双方的行为指南和教学评估的依据。医学教育的培养目标涉及品行、知识、技能、习惯、态度、身体素质等多个方面。具体表述因学校、专业以及教育层次不同而不同。

形成过程 20 世纪 50 年代初，中国高等医学教育学习苏联模式，卫生部制订和颁发了统一的医学院校教学计划。1986 年国家教委组织修订高等医学院校专业目录。1988 年国家教委颁发了制订教学计划的原则和基本要求。1995 年教育部制定了高等医学教育的总体培养目标。1998 年，教育部高等教育司颁布了《关于普通高等学校修订本科专业教学计划的原则意见》，这些规范性文件均规定了医药本科教育的总体培养目标。

1999 年世界医学教育联合会公布了《本科医学教育国际标准》（The WFME International Standers）；2000 年世界卫生组织西太平洋地区办事处公布的《西太区基本医学教育质量保障指南》，均提出了本科医学教育中的总体目标。2002 年美国中华医学基金会国际医学教育专门委员会公布了本科《医学教育全球最低基本要求》，界定了医学院校毕业生所必须具备的 60 种核心能力。2008 年教育部、卫生部联合下发了《本科医学教育标准——临床医学专业（试行）》，明确规定了中国本科临床医学专业毕业生应达到的基本要求和本科临床医学专业教育办学标准。

基本内容 培养目标可分为总体培养目标、专业培养目标和教学目标三级。总体培养目标建立在专业水平上，与从事这一专门职业的功能相一致。总体培养目标是概括性的，阐述了在这些专门职业功能中，受教育者在毕业时应做什么。专业培养目标是根据总体培养目标发展而来，是这一专业所包括的各门学科所要达到的培养要求。教学目标是针对具体教学单元制定的，明确了在一个教学单元结束后，学生应该掌握的知识和技能。总体培养目标来自于毕业生从事的职业功能特征，专业培养目标反映了这一职业应具有的专业知识，教学目标保证了这些专业知识的获得。

教育部制定的高等医学教育的总体培养目标是："培养具有良好的思想品德和职业道德，较广泛的社会科学知识，较宽厚的自然科学基础，较深厚的医学基础理论，较熟练的专业实践能力和解决医学实际问题的医学专门人才"。

培养目标的制定，既要考虑医学教育外部因素，如社会政治经济和文化教育发展水平、医学的发展水平以及医疗保健需求和医疗保健服务模式的变化，又要考虑医学教育内部因素的影响，如教育思想和医学教育自身的特点。培养目标可通过客观需求调查分析法、专家判断法、小组会议法及信息反馈法等方法制定。

培养目标是人才设计的蓝图，也是制订教学计划、确定课程设置、教学内容、教学方法以及组织教学过程的重要依据，决定了人才培养的方向和定位。在学校教育中，培养目标一旦确定，就为学校的课程设计提供了准则。教学人员根据这一准则选择和设计教学活动，制定评价标准，并依此对学习过程、学习成绩及学生本人进行评价。学生根据这一准则组织有关信息、确定学习重点、评价自己的进步，获取准确的反馈，达到培养目标的要求。

（贺　加）

péiyǎng móshì

培养模式（training models）

培养过程相对稳定的标准样式与运行方式。培养模式一般包括四层内涵：第一是培养模式要以一定的教育思想、教育理论和特定需求作为依据；第二是培养模式的属性应该是结构与过程范畴的统一；第三，培养模式的外延应该是整个教育教学培养过程的体现，从涵盖的范围看它介于办学模式与教学模式之间；第四，培养模式具有实践可操作性、典范性和可模仿性，是一种可在实践中参照执行的标准样式。

培养模式是一个发展的概念，

源于模式研究法在教育领域中的具体运用，不同时代、不同国家、不同学校对人才培养模式有不同的理解。从历史看，培养模式源于人们对培养什么样的人和怎样培养两个基本问题的认识。1994年，国家教委在全面启动和实施《高等教育面向 21 世纪教学内容和课程体系改革计划》中，提出培养模式，但并未对这一概念做出相应的解释和界定。1998 年全国普通高校教学工作会议对培养模式的阐释为：人才培养模式，就是人才培养目标、培养规格和基本培养方式的总和，它集中地体现了高等教育的教育思想和教育观念，规定着所培养人才的根本特征。学术界对培养模式尚没有一个较权威和公认的概念界定。

培养模式遵循人才成长规律和社会需要，为学生构建知识、能力、素质结构以及实现这种结构的总体运行方式。由于教育理论的不同，以及相关因素的差别，培养模式呈现出不同特点。培养模式的科学与否制约着受教育者培养质量的优劣以及教育的发展。

中国临床医学专业人才培养模式，经过不断变迁和改革，目前有三年制不授学位的医学专科教育、五年制授予医学学士学位的医学本科教育、七年制授予医学硕士学位的高等医学教育和八年制授予医学博士学位的高等医学教育。随着中国医学教育改革的不断深入，将逐渐走向以八年制为重点、五年制为主体、三年制为补充的医学教育体系。

（贺　加）

shēng-shībǐ

生师比（students/teachers ratio）

折合学生数与教师总数之比值，是反映学校教育条件和办学

效益的评价指标。在一定程度上体现了医学院校人力资源的利用效率，也从一个侧面反映了医学院校的办学条件。

生师比的计算：生师比＝折合在校生数/教师总数。按照教育部的规定：折合在校生数＝普通本、专科（高职）生数＋硕士生数×1.5＋博士生数×2＋留学生数×3＋预科生数＋进修生数＋成人脱产班学生数＋夜大（业余）学生数×0.3＋函授生数×0.1；教师总数＝专任教师数＋聘请校外教师数×0.5。

生师比标准：根据教育部2004 年本科教学评估标准，医学院校生师比的 A 级标准为≤9∶1，C 级标准为 16∶1。A 级标准中，教师数的计算包括医学门类各学科教师总数和附属（直属）医院具有医师职称系列全部人员 15%的比例数；非直属附属医院教师数按照聘请校外教师的折算原则——不超过全校教师数的 1/4 统计。

由于医学教育的特殊性，教学过程中实验教学、见习和实习等所占比例较大，需要教师人数较多，在普通高等学校本科教学工作水平评估指标体系合格标准中，医学院校的生师比除略高于体育艺术院校外，低于其他普通高等院校。

自 1999 年起，中国高等院校招生规模不断扩大，医学院校生师比随之发生改变。1998 年医学院校平均生师比为 7.47∶1，2002年医学院校平均生师比上升到15.94∶1，在一定程度上影响了医学院校的教育质量。之后，国家教育主管部门通过颁布高等学校基本办学条件标准、开展普通高等学校本科教学工作水平评估等举措，引导高等学校科学确定发展速度和招生规模。许多医学院校生师比已达 A 级标准，即生

师比≤9∶1。

生师比是高等医学院校办学结构中的一把双刃剑，过高和过低都不利于高校教育教学质量的提升。生师比高反映学校办学效益较好，但过高的生师比会影响医学人才的培养质量和水平；生师比低有助于提高医学人才的培养质量，但过低的生师比也会影响医学院校的办学效益。因此，既能体现医学院校办学效益，又能保证医学教育质量的合理范围的生师比，是两者之间平衡的关键。

（贺 加）

jiàoxué mùbiāo

教学目标 （teaching objectives）

教学活动中师生预期达到的学习结果和标准。教学目标具有3个特点：一是具有对教学活动可促使受教育者身心发生变化的预期性；二是具有从易到难，从简到繁、连续递增的层次性；三是教师可因校、因课、因班制宜的灵活性。教学目标的制定，应在认真研究课程标准和教学内容的基础上，结合学生实际和医疗卫生服务的需要进行制定。

1934 年美国教育学家、俄亥俄州立大学拉尔夫·泰勒（Ralph Tyler）首先提出教学目标，60 年代后随着程序教学的发展而受到广泛重视。1956 年美国教育家和心理学家本杰明·布卢姆（Benjamin S. Bloom）把教学目标分为认知领域、情感领域和动作技能三大领域。1985 年美国教育心理学家罗伯特·米尔斯·加涅（Robert Mills Gagné）则将教学目标分为态度、言语信息、智力技能、认知策略和运动技能五类。1998 年美国学者霍恩斯坦（A. Dean Hauenstein）则在布卢姆教学目标的基础上，将教学目标分为认知领域、情感领域、动作技

能领域和行为领域四大领域。中国从 20 世纪 80 年代中期以来，对布卢姆的教育目标分类学进行引进和消化吸收，对提升中国教育科学研究水平和改进课堂实践起到了积极的作用。

按照教学活动的需要，教学目标可分解为课程目标、单元目标、课时目标。课程目标是指某门课程在教学上总体所要求达到的结果。单元目标是对一门课程结构中各个组成部分的具体要求。课时目标是指每课时所提出的具体要求。教师可根据教学目标的特点和课程目标、单元目标和课时目标的要求，排出学习层次，采用必要的措施促进和帮助学生学习。

（贺 加）

jiàoxué shèjì

教学设计 （teaching design）

对教学对象、目标、内容和环节进行分析，选择相应的教学策略和教学资源，分析评价其结果并形成教学方案的过程。

20 世纪 50 年代，美国教育家、哲学家和心理学家约翰·杜威（John Dewey）与美国心理学家爱德华·李·桑代克（Edward Lee Thorndike）首先提出教学设计这一概念，1977 年美国圣荷西州立大学肯普（J. E. Kemp）教授对教学设计的概念，又作了比较确切表述。70 年代教育技术的发展，为教学设计创造了丰富的物质技术条件。到 80 年代，教学设计理论更加趋于完善和成熟，杰罗尔德·肯普（Jerrold E. Kemp）的《教学设计过程》、罗伯特·米尔斯·加涅（Robert Mills Gagné）《教学设计原理》等有关教学设计的理论专著相继在美国问世。中国对教学设计的研究始于 20 世纪 80 年代

中期。

教学设计过程要素包括六个方面：一是学习需要分析，解决"为什么学"；二是教学内容分析，确定"学什么"，即通过哪些具体的教学内容和教学目标才能达到教学目的；三是教学目标的阐明；四是教学策略的制定，即"如何学"；五是教学媒体的选择和编制；六是以形成性评价为主的教学设计成果的评价。

教学设计适用于每门课程或每节课程。进行教学设计时，必须分析学习者的特点、教学目标、学习条件、学习内容以及教学系统组成部分的特点，然后统筹全盘，提出每门课程或每节课程的详尽具体的教学方案。

（贺 加）

jiàoxué guòchéng

教学过程 （teaching process）

教学从开始到结束所经过的程序。由教师、学生、教学内容、教学场景等要素构成。由于教学方法和形式的不同，教学过程的阶段划分见仁见智。以教师为主导的接受式教学过程一般可分为引导学生获得感性知识、引导学生理解知识、引导和组织学生进行实践作业、检查和巩固知识 4 个阶段。从学生掌握知识的角度，可把教学过程分为引起求知欲、感知教材、理解教材、巩固知识、运用知识、检查知识、技能和技巧几个基本阶段。随着社会对医学教育需求的认知改变，以培养学生解决问题和创造性思维能力为目标的教学过程，成为现代医学教育追求的目标之一。发现式教学过程也愈加受到重视，主要包括设置问题情境、发现问题、提出假说、验证假说和运用结论解决新问题等几个步骤。

中国儒家将教学过程看作是

在教师循序引导下，学生知识和道德培养的统一过程，将"学""思""习""行"四者结合，西方国家有影响的理论分为两派。一是德国哲学家与教育家约翰·弗里德里希·赫尔巴特（Johann Friedrich Herbart，1776~1841）运用心理学来解释教学过程，最早提出和论述了教学阶段问题，提出"形式阶段说"，将教学过程分为明了、联合、系统、方法四阶段，主张以教师为中心。二是以美国教育家约翰·杜威（John Dewey，1859~1952）为代表的实用主义教学论。杜威把教学过程分为情景、问题、观察、解决和应用5个阶段，主张以学生为中心。中国学者对医学教学过程有以下几种主要观点：①认识说。认为医学教学过程既是一种特殊的认识过程，也是促进学生身心发展的过程。②发展说。将教学过程视为促进学生全面发展的过程，实现教养与教育的统一，除医学科学基础知识，还要促进学生智力、个性、品德、审美情趣的全面发展。③多质说。认为医学教学过程是一个多层次、多方面、多形式、多序列和多矛盾的复杂过程。④认识—实践说。认为在教与学的关系中，教师要引导学生成为学习的主人，帮助其形成医学科学观、发展个性和掌握医学实践技能。

（贺 加）

jiàoxué yuánzé
教学原则（teaching principles）

有效进行教学所必须遵循的基本准则。医学教学原则主要有科学性与思想性相结合原则，理论联系实际原则，教师主导作用下发挥学生主动性、创造性、独立性原则，教学与科研相结合的原则，系统性原则，直观性原则，统

一要求与因材施教结合原则等。教学原则源于实践，又指导教学实践，在人们对教学规律逐步认识和提高的过程中逐渐形成和完善。

早在古代，人们就开始总结教学实践经验，对教学活动提出各种要求。中国春秋时期，孔子就提出教学中要经常复习和进行启发等要求。西方公元前5世纪，希腊智者派普罗塔哥拉就提出学习要有相当的深度等要求。到了近代，教育家们明确提出了教学原则的概念，制定了一系列教学原则。17世纪捷克教育学家扬·阿姆斯·夸美纽斯（Johann Amos Comenius，1592~1670）在《大教学论》中提出了以自然适应性原则为基础的37条教学原则。19世纪德国教育家弗里德里希·阿道夫·威廉·迪斯特韦格（Friedrich Adolf Wilhelm Diesterweg，1790~1866）在《德国教师培养指南》中，总结了以文化适应性原则为主的33条教学规则。美国布鲁纳从结构主义心理学理论出发，提出动机、结构、程序和强化等原则。苏联教育家伊·安·凯洛夫（N. A. Kaiipob，1893~1978）用唯物主义认识论角度，着眼于系统知识的学习，提出学生掌握知识的自觉性和积极性、理论与实践相结合等原则。20世纪60年代苏联教育家赞科夫（Занков Леонид Владимирович，1901~1977）依据教学促进学生一般发展的理论，提出高难度、高速度、理论知识起主导作用进行教学等5条原则。20世纪70年代苏联教育家尤·康·巴班斯基（Babansky，1927~1987）根据教学过程最优化的观点，提出11项教学原则。由此可见，教学原则的归纳是一个历史发展的过程，由于教学目的和教学实践面临的

实际情况不同，教育家的哲学观点和对教学过程规律的认识也不同，因而古今中外教育著作中所提出的教学原则的数目、内容和体系的概括纷繁不一。

教学原则在教学活动中的正确和灵活运用，对提高教学质量具有重要作用。各教学原则之间不是孤立的，而是相互联系、相辅相成的。教学原则既指导教师的教，也指导学生的学，师生双方在教学活动中都应遵循教学原则。

（贺 加）

jiàoxué móshì
教学模式（teaching models）

相对稳定而具体的教学程序及相应的策略。是教学理念的具体化，又是教学经验的系统概括。教学模式由理论依据、目标、实现手段与策略、操作程序和评价五个因素构成。中国医学教学模式有：传递—接受式教学模式、指导—自学式教学模式、引导—发现式教学模式、示范—模仿式教学模式、陶冶—领悟式教学模式、目标—导控式教学模式、集体教学模式等。从课程结构的角度划分，医学教学模式有以学科为中心的传统教学模式、器官系统教学模式、以问题为基础的教学模式、以社区为中心的教学模式、以能力为基础的教学模式等。

教学模式的概念与理论于20世纪50年代出现，但在中外教学实践和教学思想中，很早就有了教学模式的雏形。古代教学的典型模式就是传授式，其特点是教师灌输知识，学生被动机械地接受知识。美国教育家布鲁斯·乔伊斯（Bruce Joyce）和美国教育学专家玛莎·韦尔（Marsha Weil）最早对教学模式作了系统研究，在1972年合著的《教学模式》一书中认为，教学模式是构成课程

和作业、选择教材、提示教师活动的一种范式或计划，将教学模式划分为社会互动教学模式、信息加工教学模式、个人教学模式和行为强化教学模式等 4 类 23 种。17 世纪捷克教育学家扬·阿姆斯·夸美纽斯（Johann Amos Comenius，1592~1670）提出了以"感知—记忆—理解—判断"为程序结构的教学模式，19 世纪德国科学教育学奠基人约翰·弗里德里希·赫尔巴特（德语：Johann Friedrich Herbart，1776 ~ 1841）从统觉论出发，研究人的心理活动，提出了四阶段教学模式，美国教育家、哲学家和心理学家约翰·杜威（John Dewey，1859 ~ 1952）提出了实用主义教学模式等。总体而言，教学模式从单一向多样化发展，由归纳型向演绎型发展，由以"教"为主向重"学"为主发展。

医学教学模式源于实践，而又高于实践。医学教学模式既具有以人为主体、系统化、指向实际情境的特点，同时又具有可操作性、发展性和整体性等特点。在具体运用教学模式时，应根据教学模式的性质、功能以及教学实践的具体实际来选用相对应的教学模式。

（贺　加）

tōngshí jiàoyù jīchǔshàng de zhuānyè jiàoyù

通识教育基础上的专业教育

（ professional education based on general education） 在广泛的、非专业性、非功利性的基本知识、技能和态度教育基础上进行的专业教育活动。通识教育一词从英文 General Education 翻译而来，通识教育的内容以语言、数学、计算机技术、文学艺术、历史、公民教育等为主，目的是给予学生合理的知识结构和能力结构，使学生成为一个积极参与社会生活，具有社会责任感、创新意识、全面发展、负责任的人和公民。通识教育基础上的专业教育适用于高等教育。

19 世纪之前，西方大学教育是在自由教育思想支配下的非职业和非专业的教育。19 世纪之后，随着社会分工的不断细化，逐渐形成了高等教育的专门化和专业化。20 世纪后，高等教育的专门化和市场化程度加深。20 世纪中期后，世界各国高等院校开始重视通识教育，认为通识教育是接受高等教育者必须经历的一般教育，包括人类共同知识经验的学习，世界观、价值观、道德观的养成，以及基本的做人、做事能力的训练。

进入 21 世纪，中国部分高校实行了通识教育基础上的专业教育改革。北京大学的"元培计划"是学生在低年级时不分专业只按文理分类，高年级实行宽口径专业教育。浙江大学实施本科生前期厚基础通识教育，后期突出宽口径和交叉培养的通识教育基础上的专业教育。复旦大学实施通识教育基础上的专业教育，新生按专业录取后，在不分专业组建的班级中学习一年通识教育课程后再进入专业院系学习。

高等医学院校的通识教育，又称医学预科，指医学类本科生入学后在学习基础医学学科之前接受的数学、物理、化学、生物等自然科学，以及各种人文社会科学的教育。有的学校将通识教育安排在综合大学进行，以便在学习科学知识的同时感受综合大学的学习氛围。通识教育的时间因学习的专业、学制不同而异，一般为 1~3 年不等。在通识教育的基础上进行医学专业教育，可以保障培养的医学人才打下宽广的自然科学基础，具备良好的发展潜力；掌握较为全面的心理学、社会学、伦理学等人文社会科学知识，具备医学人道主义精神，能更好地了解、理解人及与人交流沟通；树立对待人、社会、自然和自身的正确态度，了解生命的意义和价值，具备社会责任感和使命感。

（贺　加）

qìguān xìtǒng jiàoxué

器官系统教学（teaching of organ systems）

将不同学科的内容，按人体器官系统综合与重组，以课程单元的形式实施的教学方法。器官系统教学的特征是课程的综合，通过水平综合和垂直综合两种形式，实现功能与形态、宏观与微观、正常与异常的结合。水平综合是基础学科之间的综合，即把不同学科的内容按人体的器官系统在正常和异常的水平上横向综合；垂直综合是基础与临床学科的有机结合，其中以基础科学知识为主，着重讲授人体正常结构、病理学改变、正常功能活动、病理生理机制等方面的知识，临床部分涉及部分病因、发病机制及诊断、鉴别诊断、治疗等。

形成过程 1951 年，位于美国俄亥俄州的西余大学开始打破各个学科间的界限，实施课程整合。经过 3 年筹备，1953 年正式创立了按人体器官系统相关性学科综合的水平综合性课程模式，即基于器官系统的课程模式。之后不断改进完善，1968 年融合了水平综合和垂直综合的新课程（new curriculum）在西余大学正式设立，并相对稳定的保持了近 30 年。1993 年爱丁堡世界医学教育会议中，多数专家肯定了"以器官系统为中心"的课程模式，认为器官系统教学是 20 世纪世界医学教育改革的里程碑。

1991 年，锦州医学院率先在中国构建"以器官系统为中心"的课程模式，并应用于临床医学专业专科层次。此后，华中科技大学同济医学院、第三军医大学等医学院校陆续开展器官系统教学。除临床医学专业外，护理、影像、药学等专业也在进行器官系统教学的探索和应用。

适用范围　器官系统教学可用于基础和临床医学教学中。器官系统教学围绕各器官系统的解剖结构、生理功能、生长发育、病理改变，以及常见疾病的典型临床表现、诊断、治疗等问题进行教学，加强基础医学与临床医学的相互渗透，使学生可以把各学科的知识有机地整合起来，有助于医学生从人体系统整体的角度认识问题和解决问题，达到正确诊断疾病并最终治愈疾病的根本目的。

应用器官系统教学时，应注意以下方面：一是器官系统教学对学生要求较高，需要学生理解大量的综合性信息；二是器官系统教学避免和减少了不同学科间相关内容的重复性，但由于自主学习信息量大，学生负担较重；三是器官系统教学有利于教师之间的交流与协作，但同时教学难度大，对教师的要求较高。

（贺 加）

yǐ wèntí wéi jīchǔ de jiàoxué

以问题为基础的教学（problem-based learning，PBL）

以学生为中心、以问题为基础的教学方法。将学习置于复杂而有意义的问题情境中，通过学习者的自主探究和小组合作来解决问题，从而学习隐含在问题背后的医学知识，提高学生解决问题的技能，培养自主学习、终身学习的能力。

形成过程　1969 年由美国神经病学教授巴罗斯（H·S·Barrows）基于信息加工心理学和认知心理学，在加拿大的麦克马斯特大学创立了 PBL 教学模式。倡导把学习设置于复杂的、有意义的问题情境中，让学习者通过合作解决问题，学习隐含于问题背后的科学知识，形成解决问题的技能，培养自主学习和终身学习的能力。20 世纪 70 年代，荷兰和澳大利亚新设医学院校开展 PBL，80 年代哈佛大学等美国传统医学院校也陆续采用 PBL，到 90 年代，北美已有 100 所以上的院校部分或全部采用 PBL 教学法。PBL 自推出以来其理念和方法被广泛接纳和采用，已成为国际医学界较为流行的一种教学方法。中国医学教育界也在进行 PBL 教学的不断探索和尝试。

基本内容　典型的 PBL 教学法是由 8~10 个学生和一个教师组成一个学习研究小组。

PBL 的主要特点为：①以基于真实情境的问题来激发学习者，以问题的解决为学习的导向。②问题应具备专业性、非结构化和具有一定的挑战性，没有固定的解决方法和过程等特征。③偏重小组合作和自主学习，培养信息处理能力、沟通能力、协作技巧、批判性思维与临床思维等多方面素养。④学生应主动学习并对自己的学习负责。⑤教师承担的角色是学习的促进者和引导者，仅负责控制课程的进度，而非知识的传授者。⑥在每个问题完成和每个课程单元结束时要进行评价。

适应范围　PBL 适用于包含医学在内的自然和社会学科。作为一种开放式的教学模式，PBL 对教师和学生都有很高的要求，因此该教学法的开展需要限定合适的师生群体。

对教师的要求　PBL 教学法要求教师不但对本专业、本课程内容熟练掌握，还应当扎实掌握相关学科知识，并具备提出问题和解决问题的能力、灵活运用知识的能力、严密的逻辑思维能力和良好的组织管理能力，要善于调动学生积极性、寓教于乐、控制课堂节奏等技巧。教师应该熟悉教学大纲和学生的能力情况，这样才能规划好学习的重点、难点，制订有针对性的讨论提纲，选择出适当的临床病例，此为做好 PBL 教学的基本前提。另外，教师要学习和具备良好的组织管理能力，控制课堂节奏等技巧，才能调动学生积极性。

对学生的要求　PBL 教学法对学生的学习能力要求较高，从准备资料开始，就要查阅大量资料，并积极与其他小组成员交流沟通，协力得出最佳结论。需要学生投入更多精力和时间进行知识建构，如果缺乏主动学习的自觉性，很难达到预期的教学效果和目标。

注意事项　在应用 PBL 时，应注意以下方面：①PBL 教学法中，小组学生应有团队意识，要形成互助互信的共同学习体，而不是各自独立地单兵作战。②PBL 采用小班式教学，教学单位必须具备充足的师资与教学条件，包括丰富的图书馆藏、方便快捷的网络系统，方便学生搜集学习资料。③教师在 PBL 教学中应首先注意慎选教学案例；好的案例应能提供足够的信息和引发深入讨论；其次要改变教导者角色，以学生为中心，同时营造相互尊重的讨论氛围；三是了解学习者，帮助学生不断进步。④贯彻 PBL 的教学理念，师生要扮演好各自角色，否则容易使 PBL 教学流于小组讨论的形式。

(贺　加)

jiàoxué zǔzhī

教学组织（teaching organization）　根据一定的教学思想、教学目的和教学内容以及教学主客观条件安排教学的活动。狭义的教学组织是指教师和学生按一定要求组合起来进行教学活动的体系。教师教授的主导性与学生学习的主体性的发挥是衡量教学组织是否成功的两大要素。医学教学组织一般分为公共基础、医学基础和临床专业课三个阶段。随着教学条件和手段的日益现代化，教学组织形式呈现开放性、多样性、个体性和民主性的特点。

医学教学组织的主要内容包括公共基础课程、医学基础课程和临床课程之间各门课程的开设顺序与时间分配、课程类型的选择、课程之间的横向协调、相互衔接以及整个课程体系的总体调控等。教学组织的形式有个别教学、班组教学、课堂授课、现场教学、床边教学、课外教学、电化教学、远程教学、网络教学、整合式教学等。

(贺　加)

jiàoxué píngjià

教学评价（evaluation of teaching and learning）　对教学过程及结果进行测量，并给予价值判断的过程。教学评价应以教学目标为依据，按照科学的标准，运用有效的技术手段进行。合理运用教学评价能对教学起到诊断、激励作用，有助于科学决策。

形成过程　教学评价经历了五个阶段。第一阶段是学校出现到 19 世纪末的考试时期，由初期的口试逐渐发展为以提交论文为主的笔试，评分具有较大的主观性。第二阶段是 20 世纪初至 30 年代的测验时期，这一时期教育测量理论逐渐形成，教育测验技术在教学中得到广泛应用，使得考试相对客观化。第三阶段是 20 世纪 30 年代～50 年代的描述时期，这一时期的代表人物是美国教育评价与课程理论专家拉尔夫·泰勒（Ralph Tyler）。由泰勒领导的评价委员会进行了教学评价领域最具代表性的"八年研究"，正式提出了教育评价的概念。泰勒认为，评价必须建立在清晰地陈述目标的基础上，通过对具体行为的描述，判断教育目标实现的程度，根据目标来评价教学效果，促进目标实现。第四阶段是 20 世纪 50 年代～70 年代的判断时期，这一时期关心教学目标的实现，注重以目标为参照进行价值评判。第五阶段是 20 世纪 70 年代以来的建构时期，英国剑桥大学丘吉尔学院的学者建议采用文化人类学的质性研究范式取代旧有的心理测量范式。教学评价的总体发展趋势是更强调学生的自评，更注重发挥评价的教育功能，更重视实施形成性评价。

基本内容　根据评价在教学活动中发挥作用的不同，可对教学评价进行分类。按评价标准的不同，教学评价可分为相对评价、绝对评价和自身评价。按评价内容的不同，可分为过程评价和成果评价。按教学阶段的不同，可分为诊断性评价、形成性评价和总结性评价。按评价分析方法的不同，可分为定性评价和定量评价。

教学评价的内容包括针对教学过程中教师、学生、教学内容、教学方法及手段、教学环境、教学管理诸等因素所作的测量、分析和评定。教学评价的形式、内容和时机，应根据教学评价的目的确定。

在高等医学院校，公共基础和医学基础阶段的教学评价，主要通过形成性评价和总结性评价进行，教学评价的主要方法是考试。临床阶段的教学评价，主要有医学临床考试和临床能力评价。临床能力评价的方法有客观结构化临床考试、标准化病人考试、病人处理问题程序考试和计算机模拟病例考试等。

(贺　加)

jiàoxué fǎnkuì

教学反馈（feedback on teaching）　教学效果信息在教与学间的双向返回。是有效调整教与学活动的信息基础。教学反馈既是教学过程的必要环节，也是实施教学活动和完成教学任务的基本方式与重要手段。

教学是一个有目的、有方向的完整有序的复杂信息传递系统。教学反馈既包括教师与学生、学生与学生、教师与教师间的人与人之间的交互反馈，也包括教师与教材、教师与教学媒体、学生与学习内容、学生与学习环境等人与物之间交互反馈，还同时反映教师、学生、教学内容和教学环境、教学媒体等之间的交互反馈。教学反馈可使教学管理部门掌握教学情况，帮助教师明确教学目标的实现程度，调整教学进度、教学策略，为改进教学提供依据。恰当的信息反馈，能有效地激发并调动教学双方的积极性，有利于提高教学质量和水平。

教学反馈的形式有口头反馈和书面反馈，主要包括座谈会、学生评教、教师评学、测评法、观察法等。教学反馈具有调节功能，可通过教学反馈发现教学中存在的问题，调节和改进教学。教学反馈还具有监控功能，可通过教学反馈信息的分析，把握教学目的是否明确，教学态度是否端正，从而实现对教学双方行为的有效监控。

教学反馈适用于教学双方并贯穿于教学活动全过程。在进行教学反馈时，应注重教学反馈形式的多样性、准确性、针对性和教学反馈的激励性作用。

（贺 加）

jiàoxué xiàoguǒ

教学效果（teaching effectiveness）

教学活动产生的结果。是衡量教学质量最重要的指标。影响教学效果的主要因素有：教育制度、教育目标、教学计划、教学内容、教学方法、教学组织形式和教学过程的合理程度；教师的素养、学生的学习活动的参与效果，衡量的标准是教育目的和各类教学目标在学生学习效果的体现程度。狭义的教学效果则是指学生接受信息量的多少。

教与学是教学活动的两个方面，教是学的条件，学是教的依据。教与学相互交织密不可分，因此教学效果包含教的效果和学的效果两方面的内容。对教学效果的判断，主要通过教学评价进行。医学院校对教师教学效果的评价，主要有对教师课堂教学质量的评价、教师实验教学质量的评价、教师临床实习教学质量的评价。医学院校对学生学习效果的评价，主要有学生学业成绩评价、学生临床能力评价、学习文档包评价、毕业论文质量评价以

及执业医师资格考试等。

（贺 加）

jiàoxué dàng'àn

教学档案（teaching files）

按照一定立卷归档制度整理并集中保管的关于教学工作的各种资料。包括反映教学管理、教学实践和教学研究等活动的文字、图表、照片、声像、光盘等材料。教学档案是学校教学工作的信息库和学校文书档案的重要组成部分，反映了学校教育事业发展的历史全貌。

教学档案的内容可包括：①上级教育主管机关下达的指令性、指导性文件：教育改革、教学计划、专业和课程设置、招生、毕业生分配等方面的计划、指示、规定、办法等。②学校制定的教学计划、教学大纲（课程标准）、教学日历、教学法指导书、开课计划、各种教务统计、表册和教学总结等文件资料，各种教学重大活动、教学奖励，教案、教学设计、题库建设、各种教学活动记录教学质量检查、实践教学材料（医院实习、见习大纲），第二课堂、选修课、双语教学、导师制等。试讲、集体备课、座谈会、师生见面会记录等。学生学籍管理资料。③教师的业务档案，主要内容包括教师个人基本情况，教学情况（各学期教学内容、教学计划、教学工作量、教师工作量、教案、教学总结等），教学科研情况（教学研究立项课题、专著、专利、教学论文、教学成果等），以及进修计划、考核情况、职称职务晋升情况。④教育国际交流、校际交流、联合办学、聘请专家、开展国际教学活动情况等。⑤各种教学统计资料，如学生各科学习成绩统计表、考试情况分析、考勤材料、问卷调

查、各种会议记录，学生参加全国、地区比赛获奖情况，英语、计算机国家统考通过率情况，学生发表论文统计，创新获奖等。各种教学报表等。⑥教学医院、实习医院、教学基地，实践基地与学校的协议、合同以及基本情况，如师资、实践条件、床位、病种、完成教学大纲情况，考察评估记录、学术交流、互帮互惠记录等。

学校教学档案资料的管理，一般统一整理归档，分类编号归序，分柜、分栏保存，并进行编目、装册，以便准确的揭示文件之间的内在联系，保证教学档案的有效备查和利用。保管期限定为永久、定期两种。定期一般分为30年和10年。教学档案保管期限的标准以及销毁档案的程序和办法，由国家档案行政管理部门制定，禁止擅自销毁档案。

（贺 加）

jiàoxué jìhuà

教学计划（teaching plans）

按照培养目标制订的各专业培养学生的方案。高等医学院校的专业教学计划体现了国家对医学人才培养规格的基本要求，是组织教学和管理教学工作的主要依据，也是检查学校教学工作情况和衡量质量高低的标尺。教学计划的制订应符合医学院校专业培养目标、符合循序渐进的原则并体现医学科技发展水平。

形成过程 1952年教育部主持并陆续制订了全国统一的各专业教学计划并颁发各校执行。由于存在统一过多、限制过死等问题，1958年后改由国家教育主管部门制订若干专业的指导性计划作为示范，供学校参照执行，各校可自行制订其他专业的教学计划报部备案。1986年国家教育委

员会规定，各校可"根据党和国家的教育方针政策及修业年限、培养规格""按社会需要调整专业服务方向，制订教学计划"。在医学教育中，1956 年卫生部制订了高等医学院校各专业统一的教学计划和教学大纲，并组织编写和出版了全国通用的教材；1977 年底，卫生部修订了医学各专业教学计划，编写了各科教学大纲，拟订了教材编审出版计划。1985 年《中共中央国务院关于教育体制改革的决定》要求，扩大高等学校办学自主权，高等学校有权调整专业的服务方向，制订教学计划和教学大纲，编写和选用教材。1998 年，教育部又启动了新一轮普通高等学校本科专业教学计划的修订。各高等院校在遵循教育部基本原则的基础上，修订各院校教学计划。

基本内容 教学计划主要包括课程设置、主要教学环节、学年编制和时间分配等部分。

课程设置 课程设置是教学计划的主要组成部分，体现了学校开设的所有教学科目及其授课的先后顺序。课程排列顺序反映了学科本身的体系、各门课程之间的衔接性和相互联系以及学生的接受能力。医学院校的课程设置由公共基础课程、医学基础课程、医学专业课程组成。

教学主要环节 主要有讲授课、实验课、床边教学课、临床实习与见习课、入学教育与社会实践、毕业设计、毕业教育、考试和考查等。教学计划中对这些教学环节都标明了其目的、内容和要求，并明确教学阶段和教学时间安排。

学年编制和时间分配 根据各医学专业的学制，划分学年及学期，定出各学年、学期的起止日期，每学年教学时间，包括各门课程教学总学时及在各学期中的时间分配、见习总学时（或周数）、实习总学时、复习考试学时、法定假日及寒暑假期。

其他 教学计划还包括下列各项规定：专业名称、专业培养目标、修业年限、学生毕业应修满的总学时或总学分等。

（贺 加）

bìxiūkè

必修课（required courses） 医学院校中各学科、各专业教学计划中规定的医学生所必须修习的课程。高等医学院校的必修课包括了专业教学计划中规定的公共基础课程、医学基础课程和医学专业课程（见公共基础课程、基础医学课程和专业课程）。必修课保证了培养医学人才的基本规格。

1910 年，美国著名教育家亚伯拉罕·弗莱克斯纳（Abraham Flexner）发表了《美国和加拿大的医学教育：致卡内基基金会关于教育改革的报告》（Medical Education in the United States and Canada：A Report to the Carnegie Foundation for the Advancement of Teaching）即著名的《弗莱克斯纳报告》。《弗莱克斯纳报告》分析了医学教育课程，从科学训练的角度提出医学课程应按逻辑顺序由三部分组成：第一部分包括物理、生物、化学等基础科学；第二部分包括解剖学、生理学、病理学、细菌学、药理学等实验室科学；第三部分包括内科、外科、产科等临床科学。《弗莱克斯纳报告》对 20 世纪医学教育课程体系奠定了坚实的理论基础。绝大多数医学院校必修课基本按照公共基础课程、医学基础课程和专业课程顺序设置。

《中国高等医药教育课程指南》显示，中国高等医学院校各专业教学计划中，必修课基本按公共基础课→医学基础课→专业课的顺序设置课程。各院校公共基础必修课一般包括数学、物理、化学（基础化学和有机化学）、计算机、外语、体育、思想道德修养、法律基础、政治理论课、形势政策课、军事训练等。医学基础必修课主要包括人体解剖学、人体组织胚胎学、生物化学、生理学、人体寄生虫学、医学微生物学、医学免疫学、病理解剖学、病理生理学、药理学等。临床医学专业必修课主要包括内科学、外科学、妇产科学、儿科学、传染病学、精神病学、中医学等。中国各院校必修课设置的课程门数和教学时数不尽相同。各院校必修课的课程设置体现了培养目标的要求及行业发展的实际需要，体现了教学内容的完整性和系统性、理论与实践的结合及学科特点。

（贺 加）

xuǎnxiūkè

选修课（elective courses） 医学院校各专业教学计划中允许医学生在一定范围内可自由选择修习的课程。选修课亦可分为限制性选修课与非限制性选修课。限制性选修课也称指定选修课，指学生需在某一学科门类的领域或一组课程中选修。非限制性选修课也称任意选修课，则不受上述规定的限制。

形成过程 19 世纪初，德国教育家威廉·冯·洪堡（Wilhelm von Humboldt）倡导"学习自由"，并在柏林大学推行学生自行选择学习课程。19 世纪末，随着经济的发展和科学的进步，选课制度为美国高等学校接受。至二次世界大战后，世界各国大多数高等学校开始实行必修课、限制性选修课及自由选修课的基本模式。中国于1919年在蔡元培的倡导下首先在北京大学实行。

基本内容 中国选修课程的设置没有统一标准。北京大学医学部选修课分为两类，第一类为自然科学和基础医学类；第二类为社会、人文科学和艺术、体育类。华中科技大学同济医学院选修课则以学科群设置，分为马克思主义理论及思想教育学科群、公共基础学科群、医学基础学科群、专业基础学科群、专业学科群、体育学科群和人文社会学科群。

选修课程是高等医学教育课程体系的重要组成部分，选修课设置的目的是为了适应学生的个体差异，因材施教，从而发挥学生专长，扩大学生的知识面，完善知识结构，因此学生修习的选修课在专业教学计划中应占一定比例，但不应过多，以免影响培养专门人才的基本规格。

（贺 加）

jiàoxué dàgāng

教学大纲（syllabus） 根据学科内容体系及教学计划要求编写的课程教学指导文件。以纲要的形式明确规定课程的教学目的任务，知识与技能的范围、深度与体系结构，教学进度和教学方法等基本要求。

教学大纲由说明和主体两部分组成。说明部分简要阐述开设本门课程的目的意义及指导思想，提出教学内容选编的原则以及教学方法上的原则要求。主体部分是对教学的基本内容所作的规定，反映教学内容基本结构及其主要的教学形式，它是以学科的科学体系为基础，结合教学法的特点，列出该门课程教学内容的要目和章节顺序，编制成严密的教学体系。教学大纲规定了本门课程教学内容的范围和分量，教学深度、重点和难点，有关篇章的实验、实习或作业，教学进度和时间分配。还要介绍各篇章的教科书、参考书或其他参考资料和文献，以及必要的教学设备等。

编制教学大纲应遵循的原则为：一是要符合教学计划的要求，体现教学计划中课程之间的相互联系及衔接，避免重复和重要内容的遗漏。二是结合科学体系和教学规律，选择教学内容和组织教学。教学大纲的知识应建立在该门学科的严谨科学体系基础上，使学生掌握比较系统的学科结构体系。同时必须考虑学生的学习心理，遵循教学原则，考虑教学法的要求，激发学生的独立思考和创新精神。三是遵循理论联系实际的原则，使学生在理论与实际结合中，学会运用知识和分析解决问题的能力。四是教学大纲既要保持相对稳定性，又要不断更新。

教学大纲是教师教学工作的主要依据，是检查学生学业成绩和评估教师教学质量的主要准则。教学大纲以纲要的形式规定了课程的基本内容，因此教师的教学一方面应遵循教学大纲的要求，以保证课程的基本规格和教学质量，另一方面教师又要在深入钻研教学大纲的基础上，结合学生的实际水平，灵活掌握应用。同时教师还应注意相关课程的教学大纲，以保证各门课程之间的紧密联系和相互衔接。

（贺 加）

jiàocái

教材（teaching material） 供教学使用的资料。一般指教科书。通常根据教学大纲和实际需要而编制，具有一定的范围和深度，是教师教学和学生学习的知识载体。教材由信息、符号和媒介三个基本要素构成。教材系统地阐述一门课程的知识，是一门课程的核心教学材料。既适用于教师备课、讲授、指导学生自习、布置作业以及检查学生学业成绩时使用和参考，也适用于学生在预习、学习、复习时使用。医学教材，特别是专业课教材，除了医学院校使用以外，也有一定的社会需求。广义的教材包括教学使用的所有材料，除了教科书外，还有讲义、实验实习手册、考试复习资料、教学图表、教学模型以及各种视听材料等。

医学教材的内容涵盖教学大纲所规定的基础理论、基本知识和基本技能。具体应包括三方面要素，一是构成知识体系的术语、事实、概念、法则和理论；二是与基本技能和能力有关的各种技术、作业方式和步骤；三是医学生应具备的态度、价值观念以及其他非认知因素的内容。

医学教材的分类较为复杂。从印刷材质上，分为纸质版教材、电子板教材；从学科体系上，分为中医教材和西医教材；从体现形式上，分为文字教材和视听教材；从重要程度上，分为基本教材和参考材料；从培养层次和应用对象上，分为本科教材、专科教材、中专教材、研究生教材、还有七年制教材和八年制教材等；从主办单位上，分为学校自编教材、校际协编教材以及国家规划教材等。

（贺 加）

jiàoxué cānkǎo zīliào

教学参考资料（teaching reference material） 教学过程中供教师和学生查阅的相关书籍和材料。包括教材分析、习题及习题解答、复习参考资料、课外指导和实验实习指导等。教学参考资料是对教材的补充，主要目的是帮助学生更好地理解和学习教材。

在中国这类书最早称为教授书，后改称教学指导书。为了使教师在教学过程中不受教学指导书的约束，更好地发挥教学的创造性和主动性，又改称教学参考书。19世纪，美国首先在教学中采用，20世纪50年代世界各高校在教学方法上普遍采用教学参考资料。进入21世纪，各高等院校先后建立了教学参考书信息库和电子教学参考资料系统，极大地推动了教学方法的改革，满足了师生对专业教学的需要，提高了教学参考资料的适用性。

一般传统的教学参考资料为纸质材料，如图书、期刊、试卷等。随着科学技术的发展，在医学教育中，视听资料、电子资料和网络资料（如多媒体课件、网络课程、教学录像、缩微胶片、教学光盘、电子书包等），作为教学参考资料，得到越来越广泛的应用。

（贺　加）

jiàoxué zīyuán

教学资源（teaching resources）

为教和学提供支持和帮助的人力、财力、物力和信息等条件的总称。又称学习资源。从狭义上来讲，主要包括教学材料、教学环境及教学支持系统。教学资源是教学活动中必不可少的组成部分。教学材料包括教科书、讲义、讲授提纲、参考书刊、辅导材料以及现代教育技术支持的视听材料（多媒体课件、网络课程、电影、电视）等，教学材料是医学院校学生获取医学知识的主要源泉。

教学环境包括图书馆、基础设施、实验室（形态学实验中心、机能学实验中心、国家级实验教学示范中心、临床技能实验室）、教学基地（临床教学基地、医学院附属医院、教学医院、临床学院、社区卫生教学基地、口腔医学教学基地、公共卫生教学基地、药学教学基地、法医学教学基地）等，医学院校的教学环境与学生培养质量密切相关。

教学支持体系包括教学设备、实验实训器材、设施资源、教学床位、辅助设施以及媒体资源（教学资源库）等。伴随视听教育技术和网络技术的发展，媒体资源（教学资源库）建设已成为医学教育信息化和现代远程医学教育的重要内容之一。

（贺　加）

jiàoxué chuángwèi

教学床位（beds for medical student training）

医学院校的附属医院、教学医院和实习医院设置的可用于临床教学的病床。又称教学病床。是医学院校重要的教学资源。

临床教学始于17世纪中叶荷兰的莱顿大学，18世纪莱顿大学在医院中设立了教学病床并利用教学病床开展临床教学，此后临床教学开始兴盛。20世纪初，美国洛克菲勒基金会在中国建立了北京协和医学院，设立250张教学床位。

教育部和卫生部2009年在联合颁发的《关于加强医学教育工作提高医学教育质量的若干意见》中规定，为保障医学院校的临床教学质量，举办医学教育的高等学校应使医学专业在校学生数与附属医院和医学教学床位数之比达到1:1，毕业实习生生均实际管理病床不少于6张。教育部颁发的高等医学院校本科教学水平

评估方案规定，临床教学基地生均床位数（教学床位数/在校生）A级标准为≥1.0张，C级标准为≤0.7≥0.5张。

为了保证临床教学病种的需要，医学院校的附属医院、教学医院和实习医院根据要求设置教学床位。教学床位分布的科室一般包括内科、外科、妇产科、儿科、眼科、耳鼻咽喉科、口腔科、皮肤性病科、麻醉科、急诊科、中医科和全科医学科等，教学床位可用于临床理论课教学、临床见习和临床实习。

（贺　加）

xíngtàixué shíyàn zhōngxīn

形态学实验中心（Morphological Experimental Center）

医学院校为保障形态学类课程教学和实验研究而设置的教学科研单位。20世纪90年代，为适应医学教育改革的需要，医学院校将原属于组织胚胎学、生物学、病理学、微生物和病原生物学等形态学类教研室的实验室合并组建为医学形态学实验中心。

形态学实验中心的成立将原各自独立、但实验教学内容相关、方法近似和所用仪器设备具有很大相同之处的形态学实验室进行有机整合和统一管理，提高了实验设备的利用率，减少了重复建设，实现了资源共享。在医学形态学实验中心的组成上，总体上分为两类：第一类是将各个形态学学科的所有实验室进行集中，建立单独的实验大楼，配备先进的实验设备及实验室教学、科研管理人员，形成全新的形态学实验中心管理机构，全面负责形态学的教学与科研任务；第二类是只将各个形态学科的教学，实验设备、实验场地进行集中管理和调配，并重新协调实验技术人员

专职实验准备与保障。进入 21 世纪，形态学实验中心在各院校相继成立并逐步发展成为一个较为完善的教学科研单位。

医学院校医学生的基础医学课程中的形态学实验内容包括观察正常状态下机体形态的解剖学和组织胚胎学实验、观察异常状态下机体形态的病理学实验以及观察一些致病生物形态的病原生物学、微生物学实验等。形态学实验中心主要职能是承担组织胚胎学、病理学、细胞生物学、神经生物学、病原生物学的部分或全部实验课程教学任务，同时承担开发形态学类综合创新实验、学生课外实验等任务。

（贺 加）

jīnéngxué shíyàn zhōngxīn
机能学实验中心 （ Functional Experimental Center）

医学院校为保障机能学类课程教学和实验研究而设置的教学科研单位。20 世纪 80 年代之前，中国医学院校的机能学实验教学以传统学科为中心，以演示现象、验证理论为主。20 世纪 90 年代，为适应医学教育改革的需要，医学院校开始组建综合性的机能学实验中心。

机能学实验中心的组成是将原来分别隶属于生理学、病理生理学和药理学等教研室的实验室，改为集中管理模式，实现了实验仪器、场地和设备的集中共享，人员的统一调配，实验课程科学地有机整合，形成了开放、复合、集约型的，有独立建制的机能学实验中心。

实验教学是医学基础教育的重要组成部分，在培养医学生的科学思维方法、实践能力、解决问题的能力、创新意识和综合素质等方面具有独特作用。机能学实验中心的主要职能是承担生理学、药理学和病理生理学的实验课程教学任务，同时承担医学机能综合实验课程的开发任务。

（贺 加）

línchuáng jìnéng péixùn zhōngxīn
临床技能培训中心 （ Clinical Skills Training Center）

利用现代模拟技术创设出模拟的病人和模拟的场景进行临床技能培训的教学机构。临床技能是医学教育的重要组成部分，直接关系到医学人才的培养质量。由于医学教育规模的扩大，医学院校的医学生在病人身上直接进行临床技能操作与训练的机会减少。另外，一些带有创伤性的技能训练也很难在病人身上操作。为了加强医学生临床技能培训，提高学生临床实践和动手能力，随着医学科技及仿真技术的发展，从 20 世纪 90 年代末，在整合临床医学教学资源的基础上，基于虚拟现实技术的临床技能培训中心应运而生并迅速发展。

机构组成 临床技能培训中心融多学科、多功能、网络化、资源共享等特点于一体，各医学院校的临床技能培训中心按照不同的专业和功能组建不同的教学单元，含盖多项临床技能培训项目以及各专科模拟、虚拟临床技能实践教学。临床技能培训中心一般设有物理诊断室、影像诊断室、内科技能室、外科技能室、妇产科技能室、儿科技能室、急救技能室、综合技能室、护理技能室、技能考核室、计算机考核室、监控室及其他技能训练室等。

主要职能 临床技能实验中心的职能包括临床教学安排、临床教学实践、临床师资培训等功能，通过多学科基础知识交叉渗透，突出临床基础知识的连续性、基本技能的规范性、临床决策的科学性，实现对学生动手实践能力、创新思维能力的培养，促进学生完成知识向能力的转化，建立疾病诊治技能的整体观、临床决策的科学观，促进学生知识、技能、素质的协调发展。临床技能实验中心作为理论教学和临床实践的有效辅助手段，有效缓解了临床教学资源紧张的问题，减少了医疗事故和医疗纠纷在临床实践中的发生。学生通过在临床技能中心的反复培训，有效地提高了沟通能力、信息处理能力、临床诊断和临床操作能力。临床技能培训中心除开展本科医学生技能教学外，还承担毕业后医学教育和医学科普宣传工作。

（贺 加）

guójiājí shíyàn jiàoxué shìfàn zhōngxīn
国家级实验教学示范中心 （National Demonstration Center of Experimental Teaching）

由中国教育部组织评审公布的为高等学校实验教学提供示范作用的教学机构。为推动高等学校加强学生实践能力和创新能力的培养，加快实验教学改革和实验室建设，提升办学水平和教育质量，2005 年教育部启动了国家级实验教学示范中心建设和评审工作。之后，列入教育部高等学校本科教学质量与教学改革工程。该项目由学校自行建设、自主申请，经省级教育行政部门选优推荐，教育部组织专家评审，最终由教育部审核公布。旨在建立一批在教育理念和实验教学观念、实验教学体系、内容和方法、实验教学队伍建设模式和组织结构、仪器设备配置思路和安全环境配置条件、实验室建设模式和管理体制、实验运行机制和管理方式等方面具有先进性、实验教学效果显著、特色鲜明、能带动高等学校实验室的建设和发展的国家级实验教学示范中心。

医学类的国家级实验教学示范中心涉及医学基础类、临床技能类、公共卫生类、药学类和中医类五个学科类别（表1，表2）。国家级实验教学示范中心具有综合性、创新性、融合性和均衡性的特点。对于高等医学院校加强学生动手能力、实践能力和创新能力的培养，促进优质资源整合和共享，提高实验教学水平，加强教学实验室建设提供了示范和

表1　国家级实验教学示范中心医学类名单（一）

分类与名称	批准时间	分类与名称	批准时间
医学基础类 33 个		临床技能类 31 个	
中山大学基础医学实验教学中心	2006	哈尔滨医科大学临床技能实验教学中心	2008
中南大学医学机能学实验教学中心	2006	华中科技大学临床技能实验教学中心	2008
山东大学医学基础实验教学中心	2006	南京中医药大学护理实验教学中心	2008
南京医科大学基础医学实验教学中心	2006	四川大学华西临床技能实验教学中心	2008
北京协和医学院基础医学实验教学中心	2007	中南大学临床技能训练中心	2008
天津医科大学基础医学实验教学中心	2007	中山大学临床技能中心	2008
哈尔滨医科大学基础医学实验教学中心	2007	遵义医学院临床技能实验教学中心	2008
青岛大学基础医学实验教学中心	2007	福建医科大学护理学实验教学中心	2009
华中科技大学基础医学实验教学中心	2007	海南医学院临床技能实验教学中心	2009
四川大学华西口腔医学基础实验教学中心	2007	第四军医大学口腔医学实验教学中心	2009
北京大学生物医学实验教学中心	2008	南昌大学临床医学实验教学中心	2009
吉林大学基础医学实验教学中心	2008	南通大学临床技能训练中心	2009
南方医科大学医学基础实验教学中心	2008	山西医科大学临床技能实训中心	2009
宁夏医学院基础医学实验教学中心	2008	汕头大学医学院临床技能实验教学中心	2009
首都医科大学基础医学实验教学中心	2008	上海交通大学临床技能实验教学中心	2009
新疆医科大学基础医学实验教学中心	2008	首都医科大学临床技能中心	2009
中国医科大学医学基础实验教学中心	2008	温州医学院眼视光学教学实验中心	2009
重庆医科大学基础医学实验教学中心	2008	西安交通大学临床技能实验教学中心	2009
北京体育大学运动人体科学实验中心	2009	中国医科大学临床技能实践教学中心	2009
上海体育学院体育教育实验中心	2009	昆明医科大学临床技能实验教学中心	2013
北京协和医学院基础医学实验教学中心	2012	重庆医科大学临床技能实验教学中心	2013
四川大学华西医学基础实验教学中心	2012	天津医科大学护理学实验教学中心	2014
大连医科大学基础医学实验教学中心	2013	大连医科大学临床技能实验教学中心	2014
西藏民族学院医学基础实验教学中心	2013	山东协和学院护理学实验教学中心	2014
徐州医学院基础医学实验教学中心	2014	重庆医科大学口腔医学实验教学中心	2014
安徽医科大学基础医学实验教学中心	2014	新疆医科大学临床技能培训考核教学中心	2014
湖南师范大学体育学实验中心	2014	第二军医大学航海医学实验教学中心	2014
华南师范大学运动科学实验教学中心	2014	湖北科技学院全科医学实验实训中心	2015
山西医科大学基础医学实验教学中心	2015	成都医学院临床医学实验教学中心	2015
复旦大学基础医学实验教学中心	2015	云南师范大学高原训练实验教学中心	2015
温州医科大学基础医学实验教学中心	2015	宁夏医科大学临床技能实验教学中心	2015
贵州医科大学基础医学实验教学中心	2015		
第四军医大学基础医学实验教学中心	2015		

表 2　国家级实验教学示范中心医学类名单（二）

分类与名称	批准时间	分类与名称	批准时间
中医类 14 个		**药学类 23 个**	
天津中医药大学针灸实验教学中心	2006	中国药科大学药学实验教学中心	2007
黑龙江中医药大学教学实验中心	2006	沈阳药科大学药学实验教学中心	2007
北京中医药大学中医学实验教学中心	2009	成都中医药大学中药学实验教学中心	2007
广州中医药大学中医学实验教学中心	2009	上海中医药大学实验教学中心	2007
湖南中医药大学中医技能实验教学中心	2009	广州中医药大学中药学实验教学中心	2007
南京中医药大学中医临床实验教学中心	2009	河北医科大学药学实验教学中心	2007
青海大学藏医药学实验教学中心	2009	北京大学药学实验教学中心	2012
山东中医药大学中医药综合教学实验中心	2009	中国药科大学生物制药实验教学中心	2012
上海中医药大学中医学实验教学中心	2009	中南民族大学民族药学实验教学中心	2012
天津中医药大学临床技能实训教学中心	2009	西南大学药学实验教学中心	2012
北京中医药大学中医学实验教学中心	2012	浙江中医药大学中药学实验教学中心	2013
内蒙古医科大学中蒙医临床模拟实验教学中心	2013	安徽中医学院中药类实验教学中心	2013
成都中医药大学中医学实验教学中心	2013	江西中医学院中药学类实验教学中心	2013
安徽中医药大学中医临床技能实训中心	2015	烟台大学药学实验教学中心	2013
公共卫生类 11 个		广西中医药大学中药学实验教学中心	2013
贵阳医学院公共卫生实验教学中心	2009	贵阳中医学院中药学（民族药学）实验教学中心	2013
哈尔滨医科大学预防医学实验教学中心	2009	首都医科大学基础与专业药学实验教学中心	2014
华中科技大学预防医学实验教学中心	2009	哈尔滨医科大学药学实验教学中心	2014
南方医科大学预防医学实验教学中心	2009	南京中医药大学中药学类实验教学中心	2014
南京医科大学预防医学实验教学中心	2009	广东药学院药学实验教学中心	2014
天津医科大学预防医学实验教学中心	2009	河南中医学院中药学实验教学中心	2015
安徽医科大学公共卫生与预防医学实验教学中心	2013	遵义医学院药学实验教学示范中心	2015
福建医科大学公共卫生与预防医学实验教学中心	2013	第二军医大学军事药学实验教学中心	2015
郑州大学公共卫生与预防医学实验教学中心	2013		
第三军医大学军事作业环境损伤与医学防护实验教学中心	2013		
中山大学公共卫生实验教学中心	2015		

经验。

（贺　加　厉　岩）

jiàoxué jīdì

教学基地（teaching base）　承担高等医学院校各专业理论教学和实践教学任务，并与医学院校具有隶属关系或教学合作关系的机构。实践教学包括临床见习、临床实习、毕业实习、生产实习、社会实践等。

医学院校的教学基地通常为医院、妇幼保健院、疾病预防控制中心、社区卫生服务中心等医疗卫生机构。办有药学类专业的院校则与药厂、医药公司、药用植物园等机构建立教学协作关系；法医学类专业的教学基地还涉及公安、检察院、法院等司法机构。教学基地按场所和归属可分为校内教学基地（如附属医院、校办企业等）和校外教学基地（如地方各级各类医院及其他机构）；按专业性质可分为临床教学基地、专业教学（实习）基地（如预防医学类、法医学类、药学类等专业基地）和社会实践基地等。

教学基地具有为教学科研服务，为培养合格人才提供实践教学场所的基本功能；通过教学基地的教学，使学生能够了解社会、接触群众、树立为群众服务的观点，不断培养良好的医德医风；使学生能够理论联系实际，培养分析问题、解决问题的能力；使学生的各种实践操作技能得到训练。教学基地使学生的德、智、体、美得到全面发展，理论结合实际，为实现合格人才的培养目标，提供了重要的物质保证。

除了各专业的特殊要求以外，教学基地一般应该具备以下基本条件：①应具备一定的规模和适应教学需要的学科设置和医疗水平：如医院的床位数、科室齐全、仪器设备等。②要有一支学术水平高、素质好的师资队伍。③应具有较完备的教学条件和相应的生活条件。④要有一支既懂医院管理又懂教育规律的管理干部队伍。⑤要有一套行之有效的教学管理制度。教学基地既为实现医学生培养目标提供物质保证，又为检验是否达到该目标的重要场所。

（厉　岩）

línchuáng jiàoxué jīdì

临床教学基地（teaching base for clinical medicine）

与高等医学院校具有隶属关系或教学协作关系，并承担医学类专业教学任务的医疗机构。包括高等医学院校附属医院，以及与医学院校建立教学合作关系的教学医院、实习医院和社区卫生服务机构等。临床教学基地负责组织医学生的临床教学实践活动，为实施临床教学实践活动和完成教学任务提供必要的条件。

新中国成立后，经过建国初期高等教育的院系调整以及一系列教学改革，中国医学教育事业获得了快速发展，医学院校的数量和办学规模显著增加，但各医学院校普遍存在临床教学薄弱，影响教育质量的问题。1954年全国高等医学教育会议提出"医学院附属医院要在提高医疗质量的基础上保证教学任务的完成""各附属医院有关人事、经费及教育医疗等工作，应统一由医学院领导""每一个医学院至少有一个附属医院"。1980年6月卫生部《关于整顿和发展高等医学院校临床教学基地问题的意见》要求通过新建、划拨附属医院，或通过高等学校与有条件的医院建立教学协作关系等多种方式解决临床教学床位不足的问题；明确了临床教学基地的概念，临床教学基地包括附属医院、教学医院、实习医院。1986年12月国务院发布的《普通高等学校设置暂行条例》规定："医学院校至少应当有一所附属医院和适应需要的教学医院。"1992年国家教育委员会、卫生部、国家中医药管理局联合颁发的《普通高等医学院校临床教学基地管理暂行规定》，明确了临床教学基地的类型、管理方式、三类医院审定认可的方式等。2008年8月卫生部、教育部联合颁发《医学教育临床实践管理暂行规定》，将社区卫生服务机构纳入到临床教学基地之中。

临床教学基地的类型有附属医院、教学医院、实习医院和社区卫生服务机构等。按国家医院分级标准，本科院校的附属医院应达到三级甲等水平，专科学校的附属医院应达到二级甲等以上水平；教学医院应达到三级医院水平。

附属医院承担高等医学院校的临床理论教学、临床见习、临床实习、毕业实习任务；教学医院承担高等医学院校的部分临床理论教学、临床见习、临床实习和毕业实习任务；实习医院承担高等医学院校的部分学生临床见习、临床实习和毕业实习任务。

（厉　岩）

fùshǔ yīyuàn

附属医院（affiliate hospital）

隶属于高等医学院校并承担医学专业教学任务的医疗机构。附属医院，作为高等医学院校的重要组成部分，是承担医学类专业教学任务的主体，并承担医学类专业理论课教学和临床实习任务（见临床教学基地）。

附属医院直属于高等医学院校领导与管理，完成教学任务；同时，接受卫生行政部门的医疗卫生方面的业务指导。有些省（自治区、直辖市）属高等医学院校的附属医院不直属于高等医学院校领导和管理，但在教学方面参照附属医院进行管理，称为非直属附属医院。

附属医院一般实行系、院合一的管理体制。附属医院的院长、副院长兼任临床医学系（院）的主任（院长）、副主任（副院长），并由医学院校任命。附属医院设有专门的教学管理部门，并配备足够数量的专职教学管理干部；医学院校的临床各科及医技各科教研室设置在附属医院内，临床科室或医技科室主任兼任相关教研室主任。

附属医院应具备的基本条件是：①按照全国医院分级标准，本科院校的附属医院应达到三级甲等水平，专科学校的附属医院应达到二级甲等以上水平。②综合性附属医院应有500张以上病床（中医院应有300张以上病床），科室设置应齐全，其中内科、外科（中医含骨伤科）、妇产科、儿科病床要占病床总数的70%以上。口腔专科医院应有80张以上病床和100台以上牙科治疗椅。③具有本、专科学历的医师占医师总数的95%以上，其中具有正、副高级职称的人员占25%以上。④应具有必要的临床教学环境和教学建筑面积，包括教学诊室、教室、示教室、学生值班室、学生宿舍和食堂等。⑤医学院各附属医院病床总数与在校学生人数的比例应不低于0.5：1。附属医院的医疗卫生编制按病床数与职工1：1.7的比例配给。医学院校按教职工与学生1：6~7的比例配置附属医院教学编制。⑥附属医院应保证对教学病种的需要，内、外、妇、儿各病房（区）应设2~4张教学病床，专门收治教学需要病种病人；在不影响危重病人住院治疗的前提下，尽可能调整病房中的病种，多收一些适合教学的病人住院治疗。

（厉　岩）

jiàoxué yīyuàn

教学医院 （teaching hospital）

与高等医学院校建立稳定教学协作关系、承担医学类专业理论教学和见习、实习任务的医疗机构。教学医院是高等医学院校附属医院不足时的重要教学资源（见临床教学基地）。教学医院的教学工作接受当地省级卫生、教育行政部门的监管。符合条件的医疗机构成为教学医院后，原有隶属关系不变，医疗卫生、科研任务不变。有一名院领导负责教学工作，并设立相应的教学管理机构，配备专职及兼职教学管理、学生思想政治教育和生活管理等人员。

教学医院应具备的基本条件是：①按照全国医院分级标准，应达到三级医院水平。②综合性教学医院应有500张以上病床（中医院应有300张以上病床），内科、外科、妇产科、儿科各科室设置齐全，并能适应教学需要的医技科室。专科性教学医院应具备适应教学需要的床位、设备和相应的医技科室。③有一支较强的兼职教师队伍，具有本、专科毕业学历的医师占总数的70%以上。有适应教学需要的、医德医风良好、学术水平较高的学科带头人和一定数量的技术骨干，包括承担临床理论教学任务的具有相当于讲师以上水平的人员，直接指导临床见习的总住院医师或主治医师以上人员，直接指导毕业实习的住院医师以上人员。④应具有必要的教室、阅览室、图书资料、食宿等教学和生活条件。⑤教学医院的教师应能胜任临床课讲授、指导实习、进行教学查房、修改学生书写的病历、组织病案讨论、考核等工作，并结合临床教学开展教学方法和医学教育研究等。

（厉　岩）

shíxí yīyuàn

实习医院 （internship hospital）

与高等医学院校建立稳定教学协作关系并承担医学类专业实习任务的医疗机构。是高等医学院校附属医院和教学医院不能满足需要时的重要教学资源，也是接受医药卫生国情教育的重要基地（见临床教学基地）。

成为实习医院后，其原有隶属关系不变，医疗卫生、科研任务不变。应有一名院领导负责教学工作，并设立教学管理机构，配备专职及兼职教学管理、学生思想政治教育和生活管理等人员。

实习医院应具备的基本条件是：①综合性实习医院一般应内、外、妇、儿各科设备齐全，并有能适应各种实习需要的医技科室。专科性实习医院要具备适应学生实习所必需的床位、设备和相应的医技科室。②有一支较强的卫生技术队伍，有一定数量的适应教学需要的技术骨干，能保证直接指导毕业实习的住院医师以上人员。③具备必要的图书资料、食宿等教学和学生生活条件。④实习医院的教师应能胜任指导毕业实习、进行教学查房、修改学生书写的病历、组织病案讨论等工作。

（厉　岩）

shèqū wèishēng jiàoxué jīdì

社区卫生教学基地 （teaching base for community health）

与举办医学教育的院校建立教学合作关系、承担教学实习任务的社区卫生服务机构。又称社区卫生实践教学基地、社区卫生服务实习基地、社区实习基地。社区卫生服务机构主要由社区卫生服务中心和服务站组成，是非盈利性、公益性的医疗卫生机构。社区卫生教学基地建设与中国大力发展社区卫生服务相适应。主要承担医学生的社区见习、实习等任务。截止2013年底，尚没有统一的建设标准与基本要求。

（厉　岩）

kǒuqiāng yīxué jiàoxué jīdì

口腔医学教学基地 （teaching base on stomatology）

与高等医学院校具有隶属关系或教学协作关系，并承担口腔医学类专业教学任务的医疗卫生机构。可以分为高等医学院校附属口腔医院、教学医院和实习医院等。举办口腔医学专业教育的高等医学院校一般均设有一所附属口腔专科医院。国家教委、卫生部、国家中医药管理局1992年印发的《普通高等医学院校临床教学基地管理暂行规定》要求：作为附属医院的口腔专科医院应有80张以上病床和100台以上牙科治疗椅。附属医院的条件不能满足教学需要的，高等医学院校与相关医疗机构通过建立教学协作关系的方式，即教学医院或实习医院，满足临床教学的要求。口腔医学教学基地融合口腔医学知识传授、能力培养与职业素质教育为一体，是学科建设与发展的重要组成部分，对提高口腔医学类专业学生的口腔临床工作能力和综合素质，具有不可替代的作用。口腔医学教学基地必须成立专门机构，配备专职人员，负责教学工作的领导与管理工作，特别是加强对临床能力培养的管理。

承担口腔医学教学实习任务的教学基地主要是专科医院及综合医院口腔科。除此之外，口腔医学类专业学生也到城市社区卫生服务中心、农村乡镇卫生院、牙病防治所等机构参与口腔卫生服务活动，了解卫生国情，培养基层口腔卫生服务能力。

(周学东)

gōnggòng wèishēng shíjiàn jiàoxué jīdì
公共卫生实践教学基地
(practical teaching base for public health)　用于预防医学类专业学生和相关专业人员进行实践教学和培训的机构。预防医学类专业是实践性和社会学很强的专业。自20世纪50年代中国开设预防医学专业以来，就开始了校外实践教学，即在校内相关理论和技能训练的基础上，学生到公共卫生相关机构进行实践教学。公共卫生实践教学是通过实践活动完成一定教学任务的教学环节，包括临床实习、公共卫生相关社会实践活动、毕业实习和毕业论文等。公共卫生实践教学对于培养学生实践能力、知识应用能力、创新能力和实际工作能力具有重要意义。

公共卫生实践教学的特点：一是系统综合性。大部分公共卫生实践教学的实施是在学生具有各相关学科理论知识和技能的前提下，在公共卫生专业机构带教教师的指导下，将理论知识综合运用于实践过程中。二是广泛性和多样性。实践教学内容往往涉及人们生产和生活的各个方面，从环境卫生、职业卫生、营养与食品卫生、儿童青少年和学校卫生、传染病和慢性非传染性疾病的防控以及健康教育等领域，要求为学生提供尽可能多样化的实践活动和场所。三是灵活性。由于公共卫生热点和重点问题与时俱变，学生到实践教学基地实践的具体内容表现出一定的灵活性。

机构组成　公共卫生实践教学基地的组成是随着公共卫生体系及其职能的变化而变化的。在20世纪主要以医院和卫生防疫站为主，进入21世纪后，基地组成发生了较大的变化，以综合和专科医院、疾病预防控制中心和卫生监督执法机构为主，其他还包括出入境检验检疫部门以及卫生行政部门等。实践教学基地的遴选具有一定程序，一般由公共卫生学院（系）派出专家实地对基地的基本条件包括专业人员队伍、科室设置、实验条件和后勤保障等进行考察和论证，上报学校批准后正式挂牌成立。各校一般规定在一定周期内对基地进行考核，学校和基地不存在隶属关系而是教学合作关系。一般由学校制定实践教学大纲、指导教师职责、学生实习管理办法、学生实习考核办法等用以规范实践教学基地的管理。建立一支高素质和高水平的公共卫生实践教学指导教师队伍是保证教学效果的重要基础。相关高等医学院校一方面选聘校内经验丰富的教师担任学生实习指导教师，另一方面选聘基地的优秀专业骨干作为基地指导教师，并授予学校职称。通过两部分教师的共同努力，完成公共卫生实践教学任务。

主要职能　实践教学基地的主要职能是按照医学院校的实习标准和要求，安排学生进行科室轮转培训。基地一般配备专（兼）职人员指导学生实习，学生轮转每一个科室，都要在指导教师的指导下进行相应的实践训练，基地负责对学生培训过程和结果的考核，即每轮转一个科室，基地对学生是否达到培训标准进行考核并给出成绩。

公共卫生实践教学包括临床实习、毕业实习、毕业论文、社会实践等。①临床实习的目的是了解疾病的症状、体征、实验室检查结果、诊断和临床处置，对所学医学知识进行系统重组，为未来承担公共卫生相关工作奠定重要基础。②毕业实习是学生在校理论和技能课程学习的基础上，将所学公共卫生基础知识与专业知识综合运用于公共卫生实践，通过理论联系实际巩固课堂所学的理论知识和能力。通过毕业实习，学生了解公共卫生相关机构的组织形式、工作职责、任务、内容和方法；初步了解国家卫生工作方针、政策、法律法规以及具体执行情况等。③毕业论文是学生在教师指导下，结合公共卫生实践中的问题，开展专题调查或实验所作的关于公共卫生相关问题的总结性独立作业，在掌握全部专业理论知识和技能的基础上进行的综合科研训练。在时间安排上,各校实践教学时长没有统一标准。在内容安排上,各校各有特色。预防医学专业学生的临床实习一般安排在大学四年级,实习时间一般为 16~24 周;在学业最后一年开展毕业实习及毕业论文撰写。

(李晓松)

药学教学基地 yàoxué jiàoxué jīdì (teaching base for pharmaceutical education)

与医学院校具有隶属关系或教学协作关系,为药学类专业学生提供实践性教学的机构。根据不同功能和场地,分为校内实践教学基地和校外实践教学基地。

校内实践教学基地主要包括学科类科研实验室、模拟仿真车间、模拟药房、中药植物园、标本馆、实验药厂等;校外实践教学基地主要为制药企业、医药公司、医院或社会药房、药检所、科研院所以及野外教学实习基地。

校内实践教学基地主要由学校投资建设和管理,为教学、科研、产业转化服务,是高等学校的组成部分。校外实践教学基地主要通过与学校签订合作协议进行教学安排。即校外实践教学基地每年能够依据协议,向学校稳定提供实践教学岗位,接收学生参观见习、生产实习、野外实习和毕业实习,法人单位为企事业单位和科研院所。

(姚文兵)

法医学教学基地 fǎyīxué jiàoxué jīdì (teaching base for forensic medicine)

与医学院校具有隶属关系或教学协作关系,能承担法医学类专业学生见习、实习等教学任务的机构。一般为各省、市、地区的公安、检察部门和法院等。基地应有相对稳定的案源、科学规范的法医学技术、经验丰富的带教师资,能满足法医学教育发展需要,根据教学计划组织、指导学生专业见习、毕业实习等,促使他们熟悉、掌握多项法医学类专业技能。

法医学教学基地是高等医学院校法医学类专业学生参加校内外实习和实践的重要场所,直接关系到实习质量,对培养良好实践能力和创新能力的高素质法医学人才具有十分重要的作用。1994 年公安部、教育部、卫生部联合颁布《关于加强全国公安机关法医教育培训的意见》,强调建立法医学教学实习基地,原则上要在学校属地的公安机关建立较固定的法医学实习基地,保证学生能到公安机关实习。

(厉 岩)

医学课程理论 yīxué kèchéng lǐlùn (medical curriculum theory)

以研究医学课程设计、开发和改革等问题为目的的教育理论。主要来源于一般的教育学课程理论。这些理论与社会政治经济的发展,哲学社会科学的发展,尤其是教育实践和教育学本身的发展有着密切关系。它们对于医学教育的改革有着极为重要的意义,医学教育的历次课程改革实践都受到这些理论的指导和影响,并在不同时期形成了相应的医学课程体系,由此影响着医学人才的培养规格和质量。

主要的课程理论有:学科结构课程论、经验主义课程论、社会改造主义课程论、存在主义课程论。

学科结构课程论 强调以学科为中心。主要代表人物有布鲁纳、施瓦布等。其主要观点包括:①知识是课程的核心。②学校课程应以学科分类为基础。③学校教学以分科教学为核心。④以学科基本结构的掌握为目标。⑤学科专家在课程开发中起重要作用。学科中心主义认识到了学科知识的发展价值及现代社会知识剧增所带来的社会知识增长的无限性与个体知识增长的有限性之间的矛盾,试图通过学科结构的掌握来解决这一问题。在此理论的影响下,医学教育的大多数课程都是以学科为基础的,已经形成了以学科为基础的医学课程体系,并且在医学人才培养过程中发挥着重要作用。以学科为基础的医学课程体系,即生物医学模式课程。中国大多数医学院校均采用这种模式。它以学科为基础,遵循"循序渐进"的教学原则,将整个医学课程分为公共基础课、医学基础课和医学专业课三大模块。在公共基础课阶段,主要学习人文、社会科学和数、理、化等自然科学课程,学生不接触临床。医学基础课阶段主要按人体的正常形态结构、功能机制到生物致病因素、病理形态结构和机制的变化,进而到药理学理论的学习,其课程有解剖学、遗传学、组织胚胎学、生理学、生物化学、微生物学、病理学、药理学等。在这一阶段,学生开始接触医学基本理论、知识和技能,但基本不接触病人。在医学专业课程阶段开设内、外、妇、儿等临床课程和预防医学等课程。在理论教学过程中安排临床见习,全部课程结束后,安排一年的临床实习,进一步培养临床工作能力,为毕业后尽快适应医院的临床工作打下基础。这种以学科为基础的医学课程体系具有一套完整的理论和方法,该体系历史悠久、经验丰富、行之有效，但是，由于学科中心主义过分注重知识，强调学科逻辑，重视学术性，以致于对于经验、心理逻辑、实用性有所忽视，特别是随着医学科学的飞速发展，医学教育从"生物医学模式"转变为"生物—社会—心理—环境医学模式"，传统医学教育体系的过于僵化、理论与临床实践联系不紧密、学生的主体性得不到重视等弊端日益显现。

经验主义课程论 强调以学生发展为中心，又称学生中心主义课程论。主要代表人物有杜威、罗杰斯等。其主要观点有：①学生是课程的核心。②学校课程应以学生的兴趣或生活为基础。③学校教学应以活动和问题反思为核心。④学生在课程开发中起重要作用。经验主义课程论看到了学科中心主义的不足，看到了学生在学习中的作用，对于现代课程的改造起到了重要的理论指导作用。20世纪开始的医学教育改革，建立了以问题为基础的医学课程体系正是受到这个理论的影响，对21世纪的医学人才培养产生了重要作用，但是，由于它过分注重经验，强调心理逻辑，重视实用性，以至于对知识的系统性，学科自身的逻辑性、学术性关注不够，在医学教育课程改革中必须引起注意。

社会改造主义课程论 强调以社会问题为中心。主要代表人物有布拉梅尔德、弗莱雷等。其主要观点包括：①社会改造是课程的核心。②学校课程应以建造新的社会秩序为方向；应该把学生看作社会的一员。③课程知识应该有助于学生的社会反思；课程的价值既不能根据学科知识本身的逻辑来判断，也不能根据学

生的兴趣、需要来判断，而应该有助于学生的社会反思，唤醒学生的社会意识、社会责任和社会使命。④社会问题而非知识问题才是课程的核心问题。⑤吸收不同社会群体参与到课程开发中来。社会改造主义树立了一种新的课程观念，开辟了课程研究的新方向，但它取消了课程问题的独特性。受此理论影响，医学教育改革强调与行业发展紧密结合，努力构建以胜任力为导向的课程体系。该课程体系是根据岗位要求明确教育任务和培养目标，确定完成医学实践所必需的能力、素质等，并按这种胜任力的标准确定具体的课程，在医疗实践中边学习边服务，着力培养能够适应医疗卫生事业岗位需要的高素质医学人才。

存在主义课程论 主要代表人物是奈勒。主要观点包括：①课程最终要由学生的需要决定。在确定课程的时候，一个重要的前提就是要承认学生本人为他自己的存在负责。为学生规定一种固定不变的课程是不适当的，因为它没有考虑到学生对知识的态度。规定固定课程的出发点，能给予学生一定的知识。然而，人的境遇是时刻变化的，没有任何东西是固定的、绝对的，而且固定的课程难以适合学生的情况和发展需要，这样的课程无助于学生的发展。因此，课程最终应当由学生的需要来决定。②教材是学生自我实现和自我发展的手段。不能把教材看作是为学生为谋求职业做准备的手段，也不能把它们看作是进行心智训练的材料，而应当把它们看作是用来作为自我发展和自我实现的手段；不能使学生受教材的支配，而应该使学生成为教材的主宰。知识和有

效的学习必须具有个人意义，必须与人的真正目的和生活相联系，只有这样，个人才能在时间和环境都适宜的条件下按照他选择的知识和对于知识的理解来行动。③人文学科应该成为课程的重点：存在主义者还认为，人文科学比其他学科更深刻、更直接地表现了人的本性及人与世界的关系，更能洞察和发展人存在的意义，应该成为课程的重点。受此理论影响，医学教育建立了以问题或案例为基础的医学课程体系，并在美国的西余大学、加拿大的麦克玛斯特大学、荷兰的林堡大学等医学院校中采用。这种体系打破传统的学科界限，按照人体的器官系统组成跨学科的或多学科的综合课程。这种体系主要有两种形式：水平综合型和垂直综合型。前者将不同学科的内容，按人体的器官系统在"正常"、"异常"的水平上进行横向综合，如呼吸系统的正常结构和功能—异常结构和病理变化—疾病诊断和治疗；后者是采用"以问题为中心"的垂直综合。该课程体系重视学生在教学活动中的中心地位，有利于发挥学生的主观能动性，有利于学生早期接触临床，有利于学生自学能力的培养，有利于精简课程的内容，但对教师的要求高，师资遴选较难，同时只适合于小班教学。

（郭永松）

kèchéng mùbiāo

课程目标（curriculum objectives） 通过学习课程，学生在发展知识、能力、素质等方面期待达到的程度。课程的目标有广义与狭义之分。广义的课程目标强调教育与社会的关系，是一个比较大的视角，涵盖面是全层次的。包含了"教育方针""教育目

的"、"培养目标"、"课程教学目的"和"教学目标"，而教学目标又包含年级教学目标、单元教学目标和课时教学目标。狭义的课程目标强调教育内部的教育与学生的关系。狭义的课程目标不包含"教育方针"，只包含"教育目的"、"培养目标"、"课程教学目的"和"教学目标"。课程目标具有整体性、阶段性、持续性、层次性和递进性的特点。

课程目标是学校全部教育内容和教育实践活动的直接目标，是对课程所要达到的结果的规定，有总目标和分科目标之分。学校课程总目标与学校培养目标是一致的，它对分科目标有指导作用；课程分科目标是某一学科内容或某一教育活动内容的目标，它是总目标的具体化。它在课程设计、实施、评价等各个环节起着导向作用，不仅为课程设计提供指导准则，而且为课程内容的选择和组织规定基本方向，并为课程的实施和评价提供基本依据。

课程目标的类型主要有一般性目标、行为性目标、生成性目标以及表现性目标。一般性目标在课程宏观目标上主要表现为教育方针、教育目的，在课程中观目标上表现为培养目标，在课程微观目标上表现为不精确、宽泛的学科目标、教学目标。行为性目标是以一种清晰的、具体的、可操作性的方式陈述的课程目标，指明课程与教学过程结束后发生在学生身上的行为变化，便于对课程目标进行评价和改进。生成性目标是随着教育过程的展开而自然生成的课程目标，强调教师、学生与教育情景的交互作用，适应教学过程的动态性和多变性。表现性目标是指每一个学生在与具体教育情景的种种"际遇"中

所产生的个性化表现，是一种课程目标取向。

课程目标包含四个要点：①时限，即一定教育阶段（如义务教育阶段、高中阶段等）从起点到终点的期限以及学生在此期间参加活动的时间限度。②学生在这一学段最终达到的发展状态与发展水平。③国家与社会的期望，即符合一定社会发展的要求。④学生的主动发展，包含对学生的主动性和教师教育的正确性的双重要求。

课程目标和教育目的以及培养目标有着密切的联系，它是教育目的或培养目标的具体化。教育目的或培养目标是对受教育者质量规格的总体要求，而教育目的或培养目标的实现需要以课程为中介。课程目标在课程设计中具有重要的基础性作用，是课程设计的出发点和归宿。课程目标一旦确定，将直接影响着课程的各个方面，包括学制年限的确定，课程门类、顺序、时间的设置，各学科课程标准、教材的编写以及教学方法的选用等。

（郭永松）

kèchéng biāozhǔn

课程标准（curriculum benchmark）　规定某一学科的课程性质、课程目标、内容目标、实施建议的基本要求。即对学生在经过一段时间的学习后应该知道什么和能做什么的界定和表述。反映了国家对学生学习结果的期望与要求。

形成过程　中国清代末年兴办近代教育初期，在各级学堂章程中有《功课教法》或《学科程度及编制》章，为课程标准的雏形。1912 年 1 月当时教育主管部门公布《普通教育暂行课程标准》。此后，课程标准多次重订或

修正。1923 年颁布新学制课程标准纲要。1929 年颁布中小学课程暂行标准；1932 年颁布中小学课程正式标准。1936 年、1942 年、1948 年先后颁布中小学课程修正、修订、二次修正标准。中华人民共和国成立初期颁布过小学各科和中学个别科目的课程标准（草案）。课程标准的结构一般包括课程目标总纲和各科课程标准两部分。前者是对一定学段的课程进行总体设计的纲领性文件，规定各级学校的课程目标、学科设置、各年级各学科每周的教学时数、课外活动的要求和时数以及团体活动的时数等；后者根据前者具体规定各科教学目标、教材纲要、教学要点、教学时数和编订教材的基本要求等。1952 年后，称前者为"教学计划"，后者为"教学大纲"。如果说，"课程是教育的心脏"，那么"课程标准就是课程的核心"。课程标准具体规定某门课程的性质与地位、基本理念、课程目标、内容要求、课程实施建议等，是教科书编写的直接依据，是检查教学质量、评估学生学习情况和进行课程评价的直接尺度。然而，医学教育中的课程一般都是制订教学大纲，很少制订和讨论课程标准。2006 年，教育部颁布了《关于全面提高高等职业教育教学质量的若干意见》，要求高职高专医学教育课程改革必须在制订教学大纲的基础上，同时制订课程标准，为此，高职高专医学院校开始制订相关课程的标准。

基本内容　中国制订和实施的医学类专业课程标准由以下部分构成：①前言：结合本课程的特点，阐述课程的性质与地位、基本理念、本标准的设计思路。②课程目标：按照国家的教育方

针以及素质教育的要求，从知识与技能、过程与方法、情感态度与价值观三方面阐述本门课程的总体目标与学段目标。③内容标准：根据课程目标，阐述课程的具体内容。④实施建议：主要包括教学建议、评价建议、课程资源的开发与利用以及教材编写建议等。在适当的时候还有典型案例，帮助教师理解。⑤术语解释：有的课程标准还对标准中出现的一些重要概念进行解释和说明，以帮助使用者更好地理解和实施。

分类 课程标准通常包括了几种具有内在关联的标准，主要有内容标准、表现性标准、学习机会标准。

内容标准 划定学习领域。详细说明在核心学科领域（如阅读、数学、科学等）内，每个学生应该知道什么和能做什么。内容标准必须适用于所有的学生。

表现性标准 规定学生在某领域应达到的水平。主要回答"怎样好才算足够好"的问题，是对学生掌握内容标准的熟练程度的规定。表现性标准为学生的学习详细描述了表现的水平，不仅指出了表现质量的水平，还表明了可接受的满足标准的证据的本质特征。

学习机会标准 为保证学生能达到内容标准和表现性标准的要求，对教师提供给学生的教育活动和课程资源的性质和质量的规定。它侧重于教育的公平。

在三类课程标准中，内容标准是基础，其他两类标准都建立在内容标准的基础之上。在中国颁布试行的课程标准是内容标准和表现标准的混合形式，没有在国家层面上规定各个学科领域的表现标准。

课程标准是课程实施和教学工作的指针，是国家对基础教育课程的基本规范和要求，也是评价学校、教师、学生的重要依据。具体而言，国家课程标准的意义体现在以下几个方面：①在国家层面上，它标志着公民素养有了明确的质量标准。②在学校教育层面上，它标志着素质教育的落实有了根本依托。③在教材层面上，它标志着教科书走向多元化有了可能。与教学大纲相比，课程标准在课程的基本理念、课程目标、课程实施建议等几部分阐述的详细、明确，特别是提出了面向全体学生的学习基本要求。

（郭永松）

kèchéng shèjì

课程设计（curriculum design）

人们根据一定的价值取向、教育理念，以特定的方式组织安排各种课程要素的活动。通过课程设计，形成课程的组织结构和实施方案。

关于课程设计可分为两类：一类是技术取向的，认为课程设计是课程工作者从事的一切活动，包含他对达成课程目标所需的因素、技术和程序，进行构想、计划、选择的慎思过程；另一类为理性主义取向的，认为课程设计是指教育科研机构的专家学者对课程的研究；拟订课程学习方案，拟订教育教学的目的任务，确定选材范围和教学科目，编写教材等都属于课程设计活动。

在设计课程的实际运行过程中，课程设计必须探究和关注的基本问题包括以下方面：一是理论基础的分析和指导思想的确立；二是课程目标的确立或一般性教育目的的确立；三是课程内容的选择和组织；四是方法技

术的采用及模式构建；五是课程设计评价。如果把上述方面在分层的意义上作出划分，那么，课程设计所探究和关注的基本问题则有三个基本层面：一是课程设计的理念层面，包括课程与社会、哲学观、心理学原理等理论基础的分析和指导思想的确立；二是课程设计的方法论层面，包括课程设计原理、方法技术和模式构建；三是课程设计的要素层面，包括课程目标的确立、课程内容的选择和组织、课程设计评价。

课程设计的方法技术是指依照课程设计的理论基础对课程因素进行选择、组织与安排。这些课程因素包括目标、内容、活动、方法、教材及评鉴、时间、空间、资源、学生组织、教学策略及教师专长等项，因此，学生的需求及兴趣、校外社会活动、学校文化、课程意义、教师能力、教育行政人员与学校教师同仁间的协调、课程理论与教学实际两者之间的问题、需求评估等问题的考量，都是进行课程设计时所需注意考虑的相关因素。

医学教育的课程设计最关键的是在对医疗行业和岗位充分调研的基础上，根据医学人才培养方案确定课程目标，同时还要符合教育本身的规律，也要充分考虑医学类专业教学活动的特点，即，学习内容多、实践性强、理论与临床技能操作需要紧密结合、医学与人文要高度融合等。为此，要合理安排课程的逻辑关系以及理论教学与时间的比例关系，科学地选择与此相适应的教学方法和考核办法，以此保证课程的适用性和教学质量。如2008年公布的中国《本科医学教育标准——临床医学专业（试行）》中，对

临床医学专业的课程设计提出了明确要求，即：医学院校的课程设计要充分考虑课程设置与教学方法的协同，调动教师的主观能动性，促进学生主动学习的积极性；必须依据医疗卫生服务的需要、医学科学的进步和医学模式的转变，制订符合本校实际的课程计划；制订课程计划需要教师、学生的参与和理解；课程计划要明确课程设置模式及基本要求；医学院校应积极开展纵向或（和）横向综合的课程改革，将课程教学内容进行合理整合。课程计划必须体现加强基础、培养能力、注重素质和发展个性的原则，课程设计应包括必修课程和选修课程，两者之间的比例可由学校根据实际情况确定。

（郭永松）

kèchéng lèixíng

课程类型（type of curriculum）

按一定标准选择和组织课程内容的种类。主要包括各类课程的比重，各门课程之间的联系、配合和相互渗透，以及课程内容的排列顺序等。

课程是指在校学生所应学习的学科总和及其进程与安排，它是围绕知识的选择、组织、实施而展开的。知识是构成课程的核心要素，同时，人们对待知识的不同观点又决定着课程编制的不同范式，因此，也决定着课程的不同类型。课程类型是课程结构的基本要素，课程类型的划分是形成课程结构的前提条件。每一种课程的类型都具有其特殊的教育价值，也有其自身难以克服的局限性。探究课程的类型以及各课程类型之间的内在联系，准确地把握各种课程类型在学生培养上的优势与不足，是确定课程结构的重要环节。

形成过程 19 世纪末和 20 世纪初，"新学校"运动和"进步主义教育"运动兴起后，学科课程受到批评，相继出现"活动课程""综合课程""核心课程"等类型。各国传统的课程，多属于学科课程的类型。

根据英国教育社会学家伯恩斯坦（Basil Bernstein，1924～2000）的观点，以内容的相对地位以及这些不同内容之间联系的性质——封闭/开放为依据，课程可以分为两种类型，即集合课程和整合课程。集合课程即为各种内容得到非常清楚的界定，而且彼此之间相互独立；整合课程是各种内容并不是各自为政的，而是彼此之间处在一种开放的关系中，内容之间界限模糊，而从集合课程到整合课程之间存在着某种发展和运动的关系。在分析这两种课程形式过程中，伯恩斯坦引进了"分类"和"构架"的概念。分类是指内容之间的联系，涉及内容之间界限的清晰程度，界限越清晰，分类越强，界限越模糊，分类越弱。强分类强构架的集合课程正是中国以往旧课程特点的一个精确归纳，而弱分类弱构架的整合课程则与中国正在进行的新课程目标——综合课程相一致。因此，新课程的实施过程也就是一个从强分类强构架的集合课程向弱分类弱构架的整合课程转变的过程。在这一变革中，教学关系也随之发生变化。强分类、强构架的集合课程具有非常刚性、分化和等级制的特点，这就造成其教学关系呈现出"等级分明"的特点。在这种等级关系的金字塔中，学校管理者处于塔顶、等级最高，然后分别是优势科目教师、非优势科目教师，学生处于塔底，但拥有常识性知识

的学生的等级又低于拥有非常识性知识的学生。弱分类弱构架的整合课程强调的是在内容上从封闭走向开放，在分类界限上从清晰走向模糊。知识分类中的这种整合将导致教学关系在集合课程中所形成的等级的纷乱，从而最终导致教学关系中的等级"溶解"消失。教师与学生在教学过程中的关系是平等的。

基本内容 课程类型直接影响着课程结构的确定，它是课程结构的基础，课程结构是课程类型的反映形式。课程类型具有多样化的特点，不同国家、不同时期、不同教育家所持的标准不同，形成了不同的课程流派和不同的课程理论，也形成了不同的课程类型。①按课程内容所固有的属性划分，可将课程分为学科课程与经验课程，在医学类课程中的学科课程有解剖学、免疫学、病理学、内科学、外科学等，经验课程有医学导论、诊断学等。②按课程内容的组织方式划分，可将课程分为分科课程与综合课程，如在基础医学课程中的解剖学、生理学、免疫学，临床专业课程中的内科学、外科学、儿科学、妇产科学等，它们的共同特点都是按照相应的学科设置课程的；医学类的综合性课程主要有两种形式，一种是学科课程经过整合形成的课程，如按照器官系统整合的课程，有消化系统课程、呼吸系统课程、心血管系统课程等，另外一种本身就是综合各种学科知识形成的课程，如孕产妇保健课、小儿生长发育课程、老年慢性病防治课程等。③按课程计划中对课程实施的要求划分，可将课程分为必修课程与选修课程两种，如在临床医学专业的主干课程如解剖学、生理学、生物

化学、病理学、诊断学、药理学、内科学、外科学、儿科学、妇产科学、医患沟通学等一般都被各医学院校临床医学专业列为必修课，而有些课程如妇幼卫生保健、分子生物学等有可能被列为选修课。④从课程设计、开发和管理主体划分，可将课程分为国家课程、地方课程与校本课程三种类型。在医学类课程中，一般很少把课程分为国家课程、地方课程与校本课程，但各医学院校可以根据不同专业的培养目标和自己的实际情况，调整课程门类，教育部门会就医学类专业的情况，提出指导性意见，如2008年公布的中国《本科医学教育标准——临床医学专业（试行）》中，对临床医学专业的课程设置提出了指导性意见，其中有：生物医学课程：通常包括人体解剖学、组织胚胎学、生物化学、生理学、分子生物学、细胞生物学、病原生物学、医学遗传学、医学免疫学、药理学、病理学、病理生理学等；行为科学、人文社会科学以及医学伦理学课程：通常包括心理学、社会医学、医学社会学、医学伦理学、卫生经济学、卫生法学、卫生事业管理等学科的内容；公共卫生课程：包括预防医学和（或）卫生学等课程，包括流行病学、卫生统计学、健康教育、初级卫生保健以及劳动卫生与职业病学、卫生毒理学、环境卫生学、营养与食品卫生学、儿少卫生学、妇幼保健学等有关内容；临床医学课程：通常包括诊断学、内科学（包括传染病学、神经病学、精神病学）、外科学、妇产科学、儿科学、眼科学、耳鼻咽喉科学、口腔医学、皮肤性病学、麻醉学、急诊医学、康复医学、老年医学、中医学、全科

医学、循证医学等课程的内容和临床见习，还包括体现这些临床医学内容的整合课程等形式的课程。⑤按课程呈现的形态划分，即从教育是公开地还是隐蔽地影响学生的角度，可将课程分为显性课程与隐性课程，一般列在教学计划中的课程如生理学、解剖学、诊断学等即为显性课程，而未列在教学计划中，但又对医学生成才起到一定作用的各种其他活动，如志愿者活动、学生文化活动等都可以视作隐性课程。⑥按课程的目标是在实施过程之外还是在实施过程之内产生来划分，可将课程分为预设课程与生成课程。根据不同的维度，可以将课程划分为更多的类型，每一对课程类型在同一形式逻辑范畴中都是相互对立的，但在价值范畴中却又是互补的。各类课程间也存在重叠和交叉的关系。每一种课程类型在拥有自己优势的同时，也存在诸多不足。这些课程在课程结构中都拥有自己不可或缺的地位。

(郭永松)

xuékē kèchéng
学科课程（subject curriculum）

根据学校培养目标和科学发展水平及一定年龄阶段学生的身心发展水平，选择学生必须掌握的医学相关知识，依学科的系统性、完整性安排的科目和进程。又称分科课程。是课程类型之一。在医学院校，各专业所设置的多数是学科课程，如临床医学专业的人体解剖学、生理学、药理学、内科学、外科学、妇产科学、儿科学等。学科课程是依据知识的门类分科设置的，是将人类活动经验加以抽象、概括、分类整理的结果；往往是相对独立的、自成体系的；通常按特定知识领域

内在的逻辑体系来加以组织。逻辑性、系统性和简约性是学科课程的最大特点。

形成过程 学科课程是学校课程的最基本形式，是最古老、使用范围最广的课程类型，起源于古代中国和古希腊。中国古代的"六艺"（礼、乐、射、御、书、数）、欧洲古代的"七艺"（语法、修辞、逻辑或辩证法、算术、几何、音乐、天文学），是学科课程的最早形态。17世纪时，捷克教育家夸美纽斯（Comenius）提出设置百科全书式的课程，主张现实世界的一切知识都是有用的，都应该包括在课程之内。19世纪德国教育家约翰·弗里德里希·赫尔巴特（Johann Friedrich Herbart）又提出应当培养人的六种兴趣，相应地设置有关的课程；英国社会学家赫伯特·斯潘塞（Herbert Spencer）提倡实用科学知识，提出适应资产阶级新需要的学科课程，他们都是学科课程的提倡者和推动者。19世纪末和20世纪初，"新学校"运动和"进步主义教育"运动兴起后，学科课程受到批评，在其演变过程中，相继出现活动课程、综合课程、核心课程等类型。世界上大多数国家，包括中国在内，实行的基本上是学科课程。同时，各国也都在力求借鉴其他一些行之有效的课程形式。学科课程以人类所积累知识为结构，以科学的分科为学科来组织教学的内容。以文化知识（科学、道德、艺术）为基础，按照一定的价值标准，从不同的知识领域或学术领域选择一定的内容，根据知识的逻辑体系，将所选出的知识组织为学科，从而由一定数量的不同学科组成，各学科具有特定的内容，一定的学习时数和学习年

限。不同的学科有一定的排列顺序和联系。其教科书按学科编写，强调纵向发展的系统文化科学知识，根据每门学科知识的逻辑体系并结合学生的心理特点进行组织。

主要特点 由于学科课程来源于人类对知识、经验、科学的分类，并且获得"课程"这一特殊的形式，所以它既有学科的特点，又有课程的特性，进而衍生出它自身的特性，主要有：①系统性，第一，这种系统性表现为学科课程是通过分门别类的归类方式，把不同领域的知识放置在不同的学科中。虽然有些知识在不同的学科中会有交叉重合的现象，但在研制过程中基本上遵循各自的程序和方式进行，相互之间并不干扰。第二，这种系统性还表现为知识被归到某一学科内之后的系统性，在学科内部进一步细分成若干领域，并做到不同的领域之间互相不干扰。②逻辑性，学科课程在研制过程中强调根据知识的内在逻辑来进行。这种知识的内在逻辑大体上都是遵循由浅入深、由简单到复杂的程式来组织的。③预设性，由于强调间接经验的学习，学科课程实际上是将学生需要学习的内容采用预设的方式确定下来。不但需要学习的内容早已预设好，有些时候甚至连路径和方式等也都早已设定。④简约性，相对于人类知识总体的纷繁复杂性而言，学科课程按照一定的逻辑进行归类和筛选，显得比较简洁、概括。从某种意义上来说，学科课程虽然对人类知识进行了高度的"浓缩"，但却又不失真，具有简约性。

学科课程主要价值在于传承人类文明，使学生掌握、传递和发展人类积累下来的文化遗产，虽然受到了一些新的课程形态，如活动课程等的挑战，但直到今天仍在世界范围的课程领域中发挥着重要的作用，这与其所具有的优点有很大关系，学科课程的优点主要有以下四个方面：①按照学科自身的逻辑体系组织课程内容，系统完整地展示某一学科领域中的知识系统和逻辑顺序性，有助于学习者系统掌握人体从健康到疾病，从微观到宏观，从个体到社会群体的整个知识体系。②学科课程注重完整的学科知识结构和逻辑性严密，强调对学生的系统训练以及教学的连续性和科学性，有助于学生全面、准确地了解该领域的发展状况，实现知识、能力和职业素质的全面发展。③教学活动容易组织，也容易评价，便于提高教学效率；④学科课程体现了学科的学术性、结构性和专门性，在保证尖端人才的培养和国家科学技术的发展方面具有不可替代的基础性作用。

学科课程也存在明显缺陷，主要有：①由于学科课程是以知识的逻辑体系为核心组织起来的，虽在理论上具有对象性的特点，但它只是以抽象的学习者群体为对象的，容易脱离学生的现实生活世界和学生在生活中所获得的直接经验，难以解决学生的个别差异问题，具有较强的封闭性。在具体的教学实践中，很容易导致轻视学生的兴趣爱好、忽略学生的个性发展等不良后果。②作为学科，每一门课程都拥有相对独立和稳定的逻辑系统，有的还具有悠久的学术传统，这常常使得学科课程与现实生活存在较远的距离，缺乏活力，造成学习内容的凝固化。③学科课程在教学实践中很容易导致偏重知识授受的倾向，表现为教学方法过于注重讲授；教学组织方式整齐划一；重记忆，轻理解；重知识、轻能力。这对实现学生的全面和富有个性的发展十分不利。

随着时代的发展，学科课程呈现出不断更新和改革的趋势。20世纪80年代以来，医学院校开始改革学科课程，一种趋势是，彻底打破传统学科课程体系，如按照器官系统或临床案例为导向设置课程，如以问题为基础的课程和以胜任力为导向的课程；另一种趋势是，保持学科课程的特点，但在内容选择上增加临床和工作所需的学科知识，在以科学文化知识为主体的同时，也重视吸取促进人的能力发展的内容，注重加强各学科教学内容之间的联系。

（郭永松）

xíngtài xuékēlèi kèchéng

形态学科类课程（morphology courses）

研究和阐释人体生命和疾病现象的组织、形态结构的基础医学学科课程群。形态一般可解释为物体的形状和姿态。形态是人们认识物质个体发展规律的重要途径，医学形态学主要研究的是人体及相关生物体的形与态。

形态学科类课程的教学目的是让学生通过学习，全面掌握人体正常和异常时的生命形态变化过程、特点和规律，从而全面了解生命现象变化发展规律，掌握生命活动中形态与功能的相互关系，为学习专业课程打下基础。

医学形态学科类的课程包括人体解剖学、组织胚胎学、病理解剖学、人体寄生虫学、医学微生物学等。20世纪90年代以来，在医学教育模式改革的背景下，根据教学目标和岗位需要，形态学课程进行了整合，按照器官系统从宏观到微观组织教学内容，根据临床实际安排实验内容，减少了以学科为基础的形态学课程内容的重复，改善了教学效果；另外一方面，由于多媒体技术的引入，形态学类课程将一些在传统教学手段上很难表达的教学内容或无法观察的现象，通过多媒体技术的声音、视频、动画、图片等方式形象、生动、直观显示出来，以强烈的视觉冲击力，将一些无法用语言表达的知识，借助视觉媒体清楚充分的展示。例如人体解剖学中，通过虚拟现实的立体演示，使学生如同身临其境地认清人体内部的空间结构。此外，通过多媒体技术视觉信息的完美再现，给学生传导教学内容的同时，还给予他们感官的享受，提高其学习兴趣，加深了他们对问题的理解和记忆，对于提高教学效果发挥了积极作用。

（郭永松）

jīnéng xuékēlèi kèchéng

机能学科类课程（courses of function science）

研究和阐释人体生命和疾病现象的功能、机制的基础医学学科课程群。包括生理学、病理生理学、药理学等课程。机能学科在医学院校的各专业中大都属于必修的专业基础课程，也是很多专业的主干课程。

目的与作用 机能学科类课程的任务是传授与医学有关的人体机能学科理论和知识，促使学生掌握人体生命正常与异常的功能变化，以及与生命变化的相互关系，从而认识疾病发生发展的规律；培养相关的科学思维方法，初步了解和训练科学实验的相关方法。因此，机能学科课除了上述理论课程外，还有相应的实验

课程。实验课程在整个机能学科教学中占有重要地位。20世纪90年代以来的实验课改革中，除开设传统经典实验外，更注重开展综合性实验和设计性实验，以便培养学生的创新能力和综合分析、解决问题能力。机能学科所积累的知识来源于人们对动物（包括人）的实验研究和临床病人的观察结果。机能学科属于实验科学。机能实验学是在医学教育模式改革的背景下医学生理科学相关学科课程整合后诞生的一门年轻学科，是一门专门探讨生物正常机能、疾病发生发展机制和药物治疗作用规律的实验教学课程，其任务是对学生进行系统、规范的实验技能训练，为学生提供理论联系实际、实践操作和积极思考的机会。

由于机能学科课程门数较多，周学时密度大，理论性强，抽象难懂，与专业课相比学起来比较枯燥，难以产生学习兴趣。同时，要求记忆的基本概念、基本理论又较多，对此学生普遍反应学习难度较大。因此，掌握一套科学的学习方法，对于提高学习效率是非常必要的。适合机能学科课程的学习方法主要有联想学习法、比较法、推理法、概括法、分类法等。

基本内容 机能学课程有理论授课和实验教学两种主要形式，涉及的内容包括人体正常生理功能、患病状况下的生理功能变化、用药治疗过程中的人体功能变化。进入21世纪以来，医学院校对传统的机能课程进行了整合，同时还整合了生理学、药理学和病理生理学等三门基础医学课程的实验教学部分，在继承了这三门实验教学的核心内容的同时，有机地将三门学科知识进行融合，使

之成为一门跨学科、多层次、综合性的实验教学课。这门新的课程使实验教学从理论验证转变为能力的培养，教学实验也从定性转变为定量分析；更加强调学科之间的交叉融合，更加重视新技术的应用，更加注重学生实际工作能力和创新能力的培养。同时，通过对各种生理现象的观察、动物病理模型的制备和药物救治等方法的系统学习，将三门学科知识融会贯通，更加贴近临床实践。机能学实验课结合相关学科的理论知识形成了自身的特色，有丰富的系列实验，是一门通过实验研究揭示正常和异常生命过程中机体功能变化特点和规律，培养学生基本实验技能和综合分析问题能力的综合性实验学科。实验教学是本课程的主要教学形式，并独立开课、单独考核。实验教学内容有基本知识和基本技能训练项目、综合性实验项目和探索性实验设计项目等三类实验项目。医学机能实验学教材和实际教学内容的安排上大多分为三部分，一是基本实验技能；二是生理学、病理生理学和药理学的传统经典实验；三是综合性实验。

（郭永松）

zhěnghé kèchéng

整合课程（integrated curriculum）

将各种教学内容有机整合的教学组织形式和课程形态。与分科课程或学科课程相对应。医学整合课程一般是指打破学科界线，将不同的学科内容相互结合、融为一体的课程模式。其目的在于促进学科和知识的融合，避免教学内容重复，促进学生自主学习，有效提高教学质量。

形成过程 整合课程发展的历史源流可以追溯到19世纪的赫尔巴特学派。赫尔巴特学派在

"统觉论"认识原理的基础上确立了"中心统合法"的课程编制原理。20世纪后期，许多学者都使用了连续统思维来定义整合课程；其中，连续统的一端是单一学科内的课程内容整合，而另一端则是完全整合后的课程。1989年美国学者雅克布斯描述了从"基于学科的设计"到超学科领域的"现场教学"等6类不同的课程整合设计策略，并认为学校课程整合实质上就是科际课程整合。加拿大学者德瑞克认为，学科取向的课程整合主要包括多科整合课程、科际整合课程、跨学科整合课程等，并为科际课程整合提供了如主题方法、科际概念模型、人际关联模型和基于概念的整合单元等设计方法。美国哈佛大学医学院1982年开始实施"新途径"的整合课程，以问题为基础的教师指导小组讨论是教学的基本形式，重点在基础医学教育阶段实施。1999年，美国北德克萨斯大学医学院的弗兰克·帕帕（Frank. J. Papa）教授和卡格雷大学医学院的彼得·哈拉西姆（Peter. H. Harasym）教授系统论述了已有的课程模式，并进行了分类。

基本内容 医学整合课程的模式主要有：①以师带徒培训为基础的整合课程。②以学科为基础的整合课程。③以器官系统为基础的整合课程。④以问题为基础的整合课程。⑤以临床表现为基础的整合课程。⑥以社区为基础的整合课程。

医学整合课程可以分为水平整合和垂直整合。水平整合是在相互平行的学科之间进行，一般分别局限在基础学科领域或临床学科领域内，如人体解剖学、生理学和生物化学之间的整合，或是内科学和外科学之间的整合。垂直整合一般跨越学科领域的界限，在基础学科与临床学科之间进行，如解剖学与外科学之间的整合。也有一些院校，在基础医学领域内，将正常人体和疾病状态下人体的内容进行垂直综合，如生理学与病理生理学。在实际应用中，水平整合和垂直整合往往并存。医学整合课程多应用于基础医学教学阶段。

优势与不足 整合课程的教学模式具有明显的优势：①增强医学课程中各基础课程之间、临床课程之间、基础与临床课程之间的相互联系。基础和临床学科围绕着疾病或健康问题或人体器官系统相互结合，使学生能够全面了解生命发展过程的规律与特点，形成一个整体的医学理论知识框架。②避免或减少不同学科间相关内容的重复。传统的学科课程模式则存在着大量的重复，既浪费了时间，降低了效率，也会增加学生的负担。③促进学生学习的能动性和主动性。大多数医学生都希望成为医师，相关的健康问题和临床病例会极大地激发他们的学习兴趣。④提高教学效果。相互割裂和得不到及时应用的知识很容易被忘记。在整合课程中，学生可将前期学习的基础知识应用于临床问题或系统，有助于提高教学效果。⑤有利于学生能力培养。整合课程模式注重知识、能力与职业素质的综合应用和健康与诊疗问题的解决。⑥促进教师间的交流和协作。整合课程共同的教学任务将不同学科的教师联系在一起，特别是垂直纵向整合课程，结合了基础与临床学科内容，不仅使教师了解了其他学科的内容，而且使前后期教师相互交流、合作，共同完成教学任务。⑦教学资源得到合理使用。整合课程将不同学科的专家结合起来，相应的教学内容由最适合的教师来承担，同时教学资源也可以共享。

在教学实践中，整合课程模式的存在问题主要有：学科体系被打破、知识缺少系统性、教学组织难度大等，需要不断改革和完善。

（郭永松）

yǐ nénglì wéi jīchǔ de kèchéng
以能力为基础的课程（competency-based curriculum）
以职业岗位所需要的胜任力为基础的一组科目及其进程。又称能力本位课程。它以全面分析职业角色活动为出发点，以根据产业界和社会对象履行岗位职责所需要的能力为基本原则，强调学生在学习过程中的主导地位，其核心是如何使学生具备从事某一职业所必需的实际能力。

目标与作用 以能力为基础的课程教育模式的教学目标明确，针对性和可操作性强，强调职业或岗位所需能力的确定、学习和运用，以达到某种职业的从业能力要求为其教学目标。

课程作用主要包括：①重视实践技能培养的主导地位。在以能力为基础的课程教学实践中，课程开发应根据学习目标，按所需的能力标准来进行。这样有利于打破原有学科的界限来确定理论教学的内容和要求，以及科学设置教学环节和进度，大大增强了理论教学与实际技能应用的契合度。②理论教学与技能训练相结合。理论和实践有机地融合，理论教学与技能训练同步进行。强调理论指导实践，通过实践验证理论知识，手脑并用，注重知识应用能力的培养。教学中既可以先讲授理论内容，再指导实践操作；也可以从生产实习开始，先接受感性认识，再从理论上加以分析、归纳、总结，进而提高学生的认知程度；还可以在实习教学中，就现场遇到的实际技术问题从理论上进行辅导，达到解决问题的目的，从而提高学生独立解决问题的能力。③有利于提高教学质量。教师要有设计每次课必需、够用的基本理论和具有针对性、实用性的专业知识，优化教学内容。课堂上将时间和空间多交给学生，让学生将理论及时应用于实践。反之，实践的成功体验又激发了学生学以致用的学习积极性。同时，教师既讲解理论又传授技能，与学生相处时间增加了，更容易获取每个学生掌握技能和知识情况的信息，便于及时进行有的放矢的辅导，大大提高了教学质量。因此，以能力为基础的课程在课程体系中起着核心作用。

基本内容　以能力为基础的课程中，"能力"是指一种综合的职业能力，它包括四个方面：与本职相关的知识、态度、经验（活动的领域）、反馈（评价、评估的领域）。四方面均达到才构成了一种专项能力，专项能力以一个学习模块的形式表现出来。若干专项能力又构成了一项综合能力，若干综合能力又构成某种职业能力。以能力为基础的课程应具备四大要素，即：①以职业能力为教育的基础，并以此作为培养目标和教育评价的标准之一；以通过职业分析确定的综合能力作为学习的科目，以职业能力分析表所列专项能力的由易到难的顺序安排教学和学习计划。②以能力为教学的基础。根据一定的能力观分析和确定能力标准；将

能力标准转换为课程，通常采用模块化课程。③强调学生的自我学习和自我评价。以能力标准为参照，评价学生多项能力，即采用标准参照评价而非常模参照评价。④教学上的灵活多样和管理上的严格科学。通常采用适应个别化差异的个别化教学。

以能力为基础的课程教育模式大致经历了四个阶段：①启蒙阶段：CBE（competency based education）教学模式最初来源于美国二战后对退役人员的专业训练。②应用于师范教育阶段：20世纪60年代开始应用师范教育，在1967年能力本位教育被提出来并取代传统学科成为培养教师的师范教育新方案。③应用于职业教育阶段：20世纪70年代，能力本位教育思想日渐成熟并开始运用到职业教育教学中，同时广泛地在西方职业教育中应用，以北美尤为盛行，但此时对"能力"的理解相对来说还是有一些狭隘。④重新大发展时期：20世纪80年代中后期，能力本位教育理念重新兴起，并且成为世纪之交职业教育改革的主导理念。以能力为基础的课程教育模式主要流行于加拿大、美国、英国、澳大利亚等发达国家，90年代初逐渐在各国推广，已有30多个国家和地区在学习和运用。以能力为基础的课程教育模式正式进入中国是在1991年10月，中国—加拿大高中后职业技术教育合作项目。在成都第一次举办了中国以能力为基础的课程开发方法讲习班。从此，"以能力为基础的教育"这一新名词开始在中国为人们所知道、了解和接受。中国已有一些职业学校对此进行了尝试，但整体来看，对该教学模式的研究仍处于起步阶段。

以能力为基础的课程教学目标的基点是如何使受教育者具备从事某一特定的职业所必需的全部能力。其具体的特征有：教学目标明确；教学的内容以现实职业分析为主；课程结构模块化；教学的组织方式灵活；采用个别化的学习方式，以学生为主，教师为辅；学制富于弹性；对教学的评价反馈客观而且及时等。"知识变成能力才有用，能力作用于知识才有力量"。能力将成为知识经济时代支配和操纵社会与人的发展的主导力量，人们只有依靠能力才能实现其价值。因此，以能力为基础的课程教学模式将会得到更好、更快地发展。

（郭永松）

gōnggòng jīchǔ kèchéng
公共基础课程（general basic curriculum）　高等医学院校所有专业学生共同修习的一组基础性科目及其进程。涉及自然科学、人文和社会科学类的广泛领域，一般包括数学、物理、化学（基础化学和有机化学）、生物学、计算机、外语、体育、思想道德修养、法律基础、政治理论课、形势政策课、军事训练等。

2000年以前，中国各医学院校的公共基础课程都带着明显的医学烙印，如医用数学、医用物理学、医用化学、医用计算机等。随着部分高等医学院校合并到综合性大学，医学公共基础课程有了更为丰富的内容。这些课程一般都在第1~2学期完成，少数课程根据循序渐进的原则分别安排在第3~6学期完成。

目标与作用　公共基础课程主要担负着对大学生的一般教育或普通教育（又称通识教育），主要包括传授基础知识，训练基本技能，培养基本能力，提高基本

素质等任务，其目的是培养合格公民或者是具有合格公民意识。

公共基础课在高校人才培养中的作用主要有以下几个方面：①公共基础课可以为学生学习专业知识和掌握专业技能打好基础。公共基础课是学习一切自然科学和社会科学的基础，是现代社会中学习和掌握其他学科知识的必备条件。②公共基础课可以为学生接受继续教育、转换职业、适应科技发展提供必要的条件。在现代社会中，产业结构和技术结构变化迅速，职业和岗位也处于不断变化之中。因此学好公共基础课，是将来转岗、创业立业的前提条件。大学教育对于每个学生都只能作为终身学习的一个环节，所以教学必须为学生接受更高层次的教育和终身学习预留出一定的发展空间，在这方面，公共基础课有着不可替代的作用。③公共基础课教学可以提高学生的科学文化素质，提高学生的认识水平、理解能力、自学能力、应变能力，开拓学生的视野，发展学生智力、个性和特长。④公共基础课教学可以培养学生良好的思想品德、健康体魄和高尚的审美情趣。大学生正处于世界观、人生观形成的关键时期，开设公共基础课程，有助于大学生养成具有民族观念、大局意识等政治思想素质，诚信、敬业、团队精神、勤奋等职业道德。

基本内容　公共基础课程主要包括马克思主义哲学原理、马克思政治经济学原理、毛泽东思想概论、邓小平理论概论、当代世界经济与政治、思想道德修养、法律基础、形势与政策、大学语文、大学英语、高等数学、高等化学、高等物理、体育和计算机等课程，综合性大学为医学类专业开设的公共基础课程内容更加丰富，除了上述课程外，还有管理类、社会科学类、艺术类等课程，但大都作为选修课。与专业课程相比较，公共基础课程的内容选择更注重基础性和广泛性，注重基本知识、原理和方法，着重心智的发展、德性的养成和理性的培养。

中国的医学院校直接从高中招生，学生的自然科学基础和社会科学基础相对较弱，因此，加强公共基础课程的教育是教学内容改革的重点之一。举办八年制医学教育的学校，如北京大学、复旦大学、浙江大学、上海交通大学、中山大学、华中科技大学、四川大学、中南大学等，均利用综合性大学的学科优势，至少设置了2年时间用于医前的通识教育。在这一阶段，除了一些必修课程之外，各个学校都大量开设选修课程，特别是人文类课程。

（郭永松）

jīchǔ yīxué kèchéng

基础医学课程（medical basic curriculum）　以学习医学基础知识、奠定医学专业教学基础为教学目标的一组科目及其进程。医学基础课程主要包括人体解剖学、人体组织胚胎学、生物化学、生理学、人体寄生虫学、医学微生物学、医学免疫学、病理解剖学、病理生理学、药理学等。医学基础课程与其他各类综合性大学的基础课程相比，有其特殊性，主要表现在：①基本概念多、医学术语多。②内容发展变化多。③实验教学多。

目标与作用　学习基础医学课程的目的是掌握医学科学的基本理论、基础知识和基本实验技能。医学基础课程的作用：①学好医学基础，为专业课学习打下扎实基础。医学教育是一个循序渐进的过程，有了医学基础的学习，才能够理解专业知识。②学好医学基础，有利于促进科学素质的提高。医学基础课程除了基本理论和基础知识外，还要从科学的角度介绍本门学科的发展过程，将科学、技术、社会（science technology sociology，STS）式教育理念贯穿整个医学基础知识学习阶段。③学好医学基础，有利于提供更多的研究思路。医学基础的发展一方面是与临床疾病的结合，另一方面是和理科（包括物理、化学、数学、计算机等）的结合。学好医学基础课程，可以帮助学生在研究和医疗过程中遇到问题时，从理科的思维上作进一步的思考。④学好医学基础有助于拓宽知识领域，培养博学多思的意识。随着科学技术的发展和进步，新的理论和学说不断诞生，产生了很多跨学科、跨领域的边缘科学，如分子生物学、免疫学等，这些学科的建立，为深刻、全面地了解生命现象提供了科学的依据，也推动了科学的发展。在学习这些课程的同时，可以帮助学生了解和掌握医学研究的动态和成果，并在此基础上不断独立探索生命的奥秘。

基本内容　医学基础课程大致归纳为形态学科、机能学科和免疫学、细胞学等。形态学科主要阐述人体形态与结构，机能学科主要阐述功能活动原理。形态学科包括人体解剖学、组织胚胎学、病理学等；机能学科包括生物化学、生理学、病理生理学、药理学。除了上述的课程，基础医学课程还包括细胞学、免疫学、医学遗传学、分子生物学、生物物理学等学科。医学五年制学生大多从一年级开始接触医学生物学、人体解剖学等医学基础课程，并陆续接触到组织胚胎学、生理学、神经生物学、生物化学与分子生物学、微生物学与免疫学等与专业关系更加密切的基础课程；另外，还有一些介于基础和临床之间的桥梁课程，如病理生理学、病理学、药理学、诊断学基础等。部分医学院校还开设了临床医学导论课程。这些课程对于后期医学生学习和掌握临床诊疗方法、技能起到了重要的基础和桥梁作用。医学生在学习的时候必须根据自己的培养目标，在老师的引导下，以病案为基础，以问题为中心，在记忆的基础上加强理解和应用，努力将这些理论知识和临床实际问题结合起来。

随着科学技术与医学科学突飞猛进的发展，医学教育模式与医学基础课程正在发生巨大的变化，知识容量剧增，综合性医学基础课程的建设已成为基础医学教育改革与发展的方向。医学基础课程正逐渐形成以系统、器官、疾病、技术为中心的综合性医学基础课程的发展趋势，从宏观到微观、形态到功能、计算机信息技术到分子生物学，从基础到临床的纵向、横向综合的发展趋势。

（郭永松）

zhuānyè kèchéng

专业课程 （specialized curriculum）

根据培养目标，按照行业和职业岗位特定要求及历史传承设置的一组科目及其进程。医学专业课程除了课堂讲授外，均安排有临床见习，学生将通过对病例的观察、研究和讨论来加深对书本知识的掌握。

目标与作用 专业课程是人才培养方案中的核心部分，其目标是使医学生获得一名合格医药卫生人才所需具备的专业知识和技能，培养医学生掌握救死扶伤的专业能力。专业课知识能使学生掌握临床知识和临床工作流程，培养学生的临床实践能力和临床思维能力，培养具有良好素质的初级医师。这种素质确保学生毕业后在上级医师的指导下，能够从事安全有效的医疗实践，保证他们有较好的基础能够进行终身学习和在医学某一学科领域内进一步深造。医学专业课程所传授的内容是一名合格的医师必不可少的专业知识，根据专业课程的特点，在构建临床医学专业课程标准时，需突出其临床医学的特殊性，同时注重与执业医师标准的衔接；在专业课程教学设计中应具有实践性、开放性。

基本内容 临床医学专业的专业课程主要包括内科学、外科学、妇产科学、儿科学、传染病学、精神病学、神经病学、中医学、眼科学、耳鼻咽喉头颈外科学、口腔学、皮肤性病学、康复医学等学科课程。

医学类不同专业根据行业和岗位要求设置了不同的专业课程。各院校基本按公共基础课→医学基础课→专业课的顺序授课，各段课程的学时比例根据培养目标和学生实际情况而确定。绝大部分课程计划注意到了培养目标的要求及行业发展的实际需要，体现出教学内容的完整性和系统性、理论与实践的结合及学科特点。

在医学类各专业人才培养方案的改革中，专业课程改革是关键。医学院校的课程设置模式主要有：以学科为基础的课程模式；以器官系统为基础的课程模式；以问题为基础的课程模式；以临床表现为基础的课程模式。大多数院校仍采用以学科为中心的模式设置专业课程，并在此基础上进行课程内容和方法的改革。部分院校强调医学生早期接触临床，探索将医学基础课程与临床课程的密切结合，增设了若干新课程，或将原有课程重组以选修课或微型课的形式出现。

医学专业课程改革的总趋势是科学化与人文化的兼顾、社会化和个性化的统一、多元化和统一性的结合、分科与综合化并存，逐步建立淡化学科界限、相互穿插渗透的整体综合课程的新格局。

（郭永松）

jīngpǐn kèchéng

精品课程 （excellent courses）

具有高水平教师队伍、教学内容、教学方法、教材、教学管理等特点的示范性优秀课程。分校、省、国家三级精品课程。精品课程建设工程是教育部实施的"高等学校教学质量和教学改革工程"的重要组成部分，其目的是利用现代化的教育信息技术手段将精品课程的相关内容上网并免费开放，以实现优质教学资源共享，提高高等学校教学质量和人才培养质量。开发和建设精品课程，对于改变医学院校教育模式，实现人才培养目标具有重要的现实意义。

形成过程 2003年，为切实推进教育创新，深化教学改革，促进现代信息技术在教学中的应用，共享优质教学资源，进一步促进教授上讲台，全面提高教育教学质量，造就数以千万计的专门人才和一大批拔尖创新人才，提升中国高等教育的综合实力和国际竞争能力，教育部决定在全国高等学校（包括高职高专院校）

中启动高等学校教学质量与教学改革工程精品课程建设工作（以下简称精品课程建设）。精品课程建设是高等学校教学质量与教学改革工程的重要组成部分，其主要特征有：①高水平；②示范性；③共享性；④特色性。精品课程建设是一项综合系统工程，涉及师资队伍、教学内容、教学方法与手段、教材、实验、机制建设等方面，其核心是解决好课程内容建设问题，关键点和落脚点是课程资源建成后的共享与应用。在组织规划精品课程建设时，要以基础课和专业基础课的精品课程建设为主，并且充分考虑学科与专业分布以及对教学工作的示范作用，要把精品课程建设与高水平教师队伍建设相结合。同时，要倡导教学方法的改革和现代化教育技术手段的运用，鼓励使用优秀教材，提高实践教学质量，发挥学生的主动性和积极性，培养学生的科学探索精神和创新能力。

基本内容　精品课程包括六个方面内容：一是教学队伍建设。要逐步形成一支以主讲教授负责、结构合理、人员稳定、教学水平高、教学效果好的教师梯队，要按一定比例配备辅导教师和实验教师。二是教学内容建设。教学内容要具有先进性、科学性，要及时反映本学科领域的最新科技成果。三是要使用先进的教学方法和手段。相关的教学大纲、教案、习题、实验指导、参考文献目录等要上网并免费开放，实现优质教学资源共享。四是教材建设。五是实验建设。要大力改革实验教学的形式和内容，鼓励开设综合性、创新性实验和研究型课程，鼓励本科生参与科研活动。六是机制建设。要有相应的激励

和评价机制，鼓励教授承担精品课程建设，要有新的用人机制保证精品课程建设等。

精品课程建设重点抓以下七个方面的工作：①制订科学的规划。各高等学校要在课程建设全面规划的基础上，根据学校定位与特色合理规划精品课程建设工作。要以精品课程建设带动其他课程建设，通过精品课程建设提高学校整体教学水平。②切实加强教学队伍建设。精品课程要由学术造诣较高、具有丰富授课经验的教授主讲（高职高专精品课程要由本领域影响力较大并具有丰富实践经验的教师主讲），要通过精品课程建设逐步形成一支结构合理、人员稳定、教学水平高、教学效果好的教师梯队，要按一定比例配备辅导教师和实验教师。鼓励博士研究生参加精品课程建设。③重视教学内容和课程体系改革。准确定位精品课程在人才培养过程中的地位和作用，正确处理单门课程建设与系列课程改革的关系。精品课程的教学内容要先进，要及时反映本学科领域的最新科技成果，同时，广泛吸收先进的教学经验，积极整合优秀教改成果，体现新时期社会、政治、经济、科技的发展对人才培养提出的新要求。④注重使用先进的教学方法和手段。合理运用现代信息技术等手段，改革传统的教学思想观念、教学方法、教学手段和教学管理。精品课程要使用网络进行教学与管理，相关的教学大纲、教案、习题、实验指导、参考文献目录等要上网并免费开放，鼓励将网络课件、授课录像等上网开放，实现优质教学资源共享，带动其他课程的建设。⑤重视教材建设。精品课程教材应是系列化的优秀教材。

精品课程主讲教师可以自行编写、制作相关教材，也可以选用国家级优秀教材和国外高水平原版教材。鼓励建设一体化设计、多种媒体有机结合的立体化教材。⑥理论教学与实践教学并重。高度重视实验、实习等实践性教学环节（高职高专教育要特别重视配套实训基地建设），通过实践培养和提高学生的创新能力。精品课程主讲教师要亲自主持和设计实践教学，大力改革实验教学的形式和内容，鼓励开设综合性、创新性实验和研究型课程，鼓励本科生参与科研活动。⑦建立切实有效的激励和评价机制。各高等学校要采取切实措施，要求教授上讲台和承担精品课程建设，鼓励教师、教学管理人员和学生积极参加精品课程建设。各高等学校应对国家精品课程建设人员给予相应的奖励，鼓励高水平教师积极投身学校的教学工作。高等学校要通过精品课程建设，建立健全精品课程评价体系，建立学生评教制度，促使精品课程建设不断发展。

国家精品课程建设采用学校先行建设，省、自治区、直辖市择优推荐，教育部组织评审，授予荣誉称号，后补助建设经费的方式进行。教育部在网站上设立"全国高等学校精品课程建设工作"网页（http://www.jpkcnet.com/），发布与高等学校精品课程建设相关的政策、规定、标准、通知等信息，整个国家精品课程建设工作主要分为三个阶段：一是申报阶段，二是评审阶段，三是公布结果阶段。2003~2010年，教育部持续推进了国家精品课程的建设工作。以下为教育部公布的医学类国家级精品课程（表1~表6）。

表 1　2003～2010 年高等学校基础医学类国家级精品课程

学校名称	课程名称
北京大学	病理生理学、病理学、人体解剖学、人体生理学、神经生物学、生物化学、药理学、医学免疫学、医学微生物学
第二军医大学	药理学
第四军医大学	实验基础医学
复旦大学	局部解剖学、医学导论、医学遗传学、药理学
广西医科大学	组织学与胚胎学
哈尔滨医科大学	药理学、医学微生物学、医学遗传学、组织学与胚胎学
华中科技大学	医学免疫学、药理学、病理生理学、人体寄生虫学、生物化学、组织胚胎学、医学免疫学（网络教育）
吉林大学	病理学、医学微生物学
济宁医学院	医学免疫学
南方医科大学	病理生理学、病理学、医学寄生虫
南京医科大学	人体结构学、医学机能实验学、医学形态实验学
南通大学	人体解剖学
宁波大学	人体解剖学
青岛大学	影像解剖学
山东大学	断层解剖学、局部解剖学、人体寄生虫学、系统解剖学双语精品课程、医学机能学实验、组织学与胚胎学、医学免疫学、医学伦理学
汕头大学	病理学（CPC 案例式全英教学）、医学微生物与免疫学
上海交通大学	组织胚胎学、医学微生物学
首都医科大学	神经生物学、生理学
四川大学	病理学
天津医科大学	医学微生物学、医学伦理学
西安交通大学	诊断学、生理学
浙江大学	病理学、生理学、生理科学实验、基础医学整合课程、医学心理学、生理学（网络教育）
郑州大学	组织学与胚胎学、人体寄生虫学（网络教育）
中国医科大学	人体解剖学、生物化学、组织学与胚胎学、药理学（网络教育）、生物医学文献与网络资源
中南大学	病理生理学、病理学、人体寄生虫学、人体解剖学、生理学、药理学、医学分子生物学
中山大学	病理生理学、人体寄生虫学、人体解剖学、生理学、实验生理科学、药理学
中央广播电视大学	医学生物化学
遵义医学院	麻醉药理学

表 2　2003～2010 年高等学校临床医学与医学技术类国家级精品课程

学校名称	课程名称
北京大学	妇产科学、麻醉与重症医学、神经病学、外科学、眼科学
北京协和医学院	放射诊断学、妇产科学
重庆医科大学	传染病学、儿科学、临床检验仪器学、临床生物化学
第四军医大学	皮肤病与性病学、实验诊断学、外科学
东南大学	放射诊断学
复旦大学	儿科学、耳鼻咽喉科学、妇产科学、内科学、肿瘤学概论
广州医学院	内科学
哈尔滨医科大学	内科学、神经病学、外科学、危重病医学

续 表

学校名称	课程名称
华中科技大学	内科学、外科学、儿科学、耳鼻咽喉科学、妇产科学、临床输血检验
吉林大学	神经病学
南方医科大学	医学影像学
南华大学	临床技能学
山东大学	诊断学
山西医科大学	耳鼻咽喉—头颈外科学
汕头大学	临床基本技能、医学影像学
上海交通大学	儿科学、妇产科学、临床血液学、外科学、医学影像学
首都医科大学	耳鼻咽喉科学、神经病学、外科学、眼科学
四川大学	儿科学、精神病学及精神卫生学、循证医学、诊断学
天津医科大学	临床微生物学及检验、医学影像诊断学
温州医学院	分子生物学检验技术、角膜接触镜学、免疫学与免疫学检验、眼科学
西安交通大学	诊断学
新疆医科大学	外科学
浙江大学	传染病学、妇产科学、外科学
中国医科大学	放射诊断学、妇产科学、实验诊断学
中南大学	传染病学、儿科学、耳鼻咽喉头颈外科学、精神病学、临床技能实验学、临床麻醉学、临床生物化学与检验、内科学、神经病学、诊断学
中山大学	传染病学、放射诊断学、外科学

表3 2003~2010 年高等学校口腔医学类药学类国家级精品课程

学校名称	课程名称
口腔医学类	
北京大学	儿童口腔医学、口腔颌面医学影像诊断学、口腔正畸学
第四军医大学	口腔解剖生理学、口腔修复学
吉林大学	口腔组织病理学
南京医科大学	口腔正畸学
上海交通大学	口腔颌面外科学、口腔解剖学、口腔黏膜病学
四川大学	口腔颌面外科学、口腔基础医学、口腔内科学、口腔黏膜病学、口腔修复学、口腔正畸学
武汉大学	口腔生物学、牙体牙髓病学
中山大学	牙体牙髓病学
药学类	
安徽医科大学	临床药理学
北京大学	药物化学
北京中医药大学	中药学（网络教育）
成都中医药大学	药用植物学、中药学
广东药学院	中药学
黑龙江中医药大学	中药药剂学
华中科技大学	天然药物化学
江西中医学院	中药炮制学

续　表

学校名称	课程名称
辽宁中医药大学	中药鉴定学
南京中医药大学	中药炮制学
山东大学	药物设计学
沈阳药科大学	分析化学、化学制药工艺学、生物技术制药、天然药物化学、药剂学、药物分析、药物化学、药学概论
四川大学	药剂学
天津中医药大学	中药学
温州医学院	生物技术制药
浙江大学	药物分析、药物分析（网络教育）
中国药科大学	工业药剂学、生物制药工艺学、生药学、天然药物化学、药事法规、药物分析、药物化学、药学的生物化学基础

表4　2003~2010年高等学校中医学类法医学类国家级精品课程

学校名称	课程名称
中医学类	
安徽中医学院	中医基础理论
北京中医药大学	伤寒论、中药学、中医基础学、中医内科学、中医诊断学
长春中医药大学	内经选读、推拿手法学、中医骨伤科学
成都中医药大学	方剂学、针灸学、中医眼科学
福建中医学院	中医骨伤科学基础、中医诊断学
广州中医药大学	伤寒论、温病学、中医妇科学
黑龙江中医药大学	方剂学、金匮要略、中国医学史、中药化学、中药鉴定学、中医妇科学
湖北中医学院	针灸学
湖南中医药大学	中医诊断学
江西中医学院	中医诊断学
辽宁中医学院	中医基础理论
辽宁中医药大学	方剂学
南方医科大学	中医内科学
南京中医药大学	温病学、中医儿科学、中医内科学、中医诊断学
山东中医药大学	中医基础理论、中医外科学
上海中医药大学	内经选读、实验中医学、医古文、针灸学、中医内科学、中医外科学、中医诊断学
天津中医药大学	方剂学、针灸学、中医儿科学、中医临床技能实训、中医内科学
浙江中医药大学	方剂学、金匮要略、推拿手法学、中医伤科学
法医学类	
复旦大学	法医学
河北医科大学	法医学
昆明医学院	法医病理学
四川大学	法医毒物分析、法医物证学
西安交通大学	法医学
中国医科大学	法医病理学、法医物证学
中山大学	法医病理学

表 5 2003~2010 年高等学校预防医学类护理学类国家级精品课程

学校名称	课程名称
预防医学类	
安徽医科大学	流行病学
北京大学	流行病学
第二军医大学	医学统计学
第三军医大学	核、化学武器损伤防治学
复旦大学	预防医学
哈尔滨医科大学	流行病学、社会医学、卫生法学、营养与食品卫生学
华中科技大学	环境卫生学、职业卫生与职业医学
南京医科大学	卫生毒理学
首都医科大学	全科医学概论
天津医科大学	流行病学
郑州大学	流行病学
中南大学	流行病学、医学（卫生）统计学
中山大学	医学统计学
护理学类	
第二军医大学	护理教育学、护理学基础
福建医科大学	护理管理学
福建中医学院	康复护理学
吉林大学	妇产科护理学
南方医科大学	健康评估
南京中医药大学	中医内科护理学
山东大学	护理心理学、护理学基础
四川大学	护理学基础
天津医科大学	临床应用护理学
西安交通大学	妇产科护理学（网络教育）
延边大学	社区护理学
中南大学	社区护理学

表 6 2003~2010 年高等学校高职高专类国家级精品课程

学校名称	课程名称
安徽医学高等专科学校	内科护理技术
滨州职业学院	母婴护理技术
常德职业技术学院	护理基本技术
长春医学高等专科学校	护理评估技术、中药化学实用技术
重庆医药高等专科学校	药物制剂制备工艺与操作
复旦大学	健康评估
黑龙江中医药大学	美容保健技术
湖北职业技术学院	儿童保健与疾病诊疗、临床诊断基本技能
湖南中医药高等专科学校	推拿手法技术
怀化医学高等专科学校	病理学与病理生理学
吉林医药学院	组织学与胚胎学
金华职业技术学院	急危重症护理、围手术护理技术

续　表

学校名称	课程名称
聊城职业技术学院	母婴护理与保健
山东协和职业技术学院	中医诊断学
山东医学高等专科学校	医学影像检查技术、基本护理技能
山东中医药高等专科学校	中药炮制技术、中药制剂分析技术
上海医药高等专科学校	生物化学、微生物检验、预防医学、牙体雕刻技术、眼科临床与检测
深圳职业技术学院	口腔固定修复工艺技术
唐山职业技术学院	固定义齿工艺技术
天津医学高等专科学校	护理学基本技术、实用药物学基础、药物检测分析技术、临床生物化学检验技术、临床检验技术、药事管理实务、母婴护理、正常人体结构、成人护理
天津职业大学	眼屈光学、隐形眼镜验配技术
襄樊职业技术学院	微生物检验技术、常用护理技术、外科护理技术
信阳职业技术学院	微生物学检验
邢台医学高等专科学校	临床物理诊断基本技术、基础护理技术
永州职业技术学院	健康评估
漳州卫生职业学院	中药化学实用技术
浙江医药高等专科学校	医药电子商务、药物质量检测技术、药事法规
中国医科大学	护理学基础

（郭永松　厉　岩）

mókuài kèchéng

模块课程 （modular course）

由若干具有特定目标、便于组合、相对独立的教学内容为基本单元组成课程结构。包括模块化课程模式、模块化教学计划、模块化教材三个层面。课程中的模块包括旨在帮助学习者掌握某一明确陈述的学习目标而设计的一系列学习经验。模块之间仍然存在着并列、包涵、组合等关系。

形成过程　"模块"一词是外来词，其英文为 module。原意指具有独立功能、可灵活组合的部件。"模块课程"这一概念最早见于 20 世纪 60 年代英国的职业技术教育课程。沃维克（D. Warwick）将模块课程定义为：一个"模块"是一个单位的课程内容，它有自己的起点和终点，可以对之增加一些模块，以完成更大的任务，或取得更为长期的目标。国际劳工组织在 70 年代开发了一个培训模式，该模式是完全按照模块课程的思路开发的。开发者认为：模块是指在某一职业领域、工作范围内，将一项工作划分为若干部分，划分要符合实际工作的程序和工作规范，要有清楚的开头和结尾，这样划分出来的每一部分即为一个模块。

主要特点　模块课程具有如下特征：①模块课程是一种单元课程、小型化课程。它是与传统的需要学习一个学期甚至几个学期的学科课程不同的一种课程形式，每个模块通常几周内就能学完，且形式灵活，易于组织实施。②在一个课程计划中，各个模块课程之间既密切相关，可以方便地进行组合；又相对独立，有特定的教学目标，内容相对完整，各自有自己的起点和终点。③每个模块课程都有其自己的评价标准，这些标准要求明确阐述，有很强的可操作性。评价方法采取标准参考，而不是常模参考。④模块课程是从课程形式、而非课程内容的角度对课程划分的结果。原则上说，任何课程内容都可模块化，但并非所有内容都需要模块化，更并非所有内容模块化后都能取得更大优势。课程模块化是把原有的教学内容进行分解，直到得到需要的模块为止。从本质上说，模块课程属于分析主义。模块化分析的特殊性在于，其分析的结果必须以得到最小的单位——模块为止。到底小到什么程度最好，没有一个统一的标准，一般以有利于模块的充分自由组合为佳。

与传统的单元学习模式相比，模块课程有显著优势：①传统的单元课程强调知识自身的逻辑性和系统性，而忽视了课程本身应有的生活价值，使学习活动与生活经验脱节；模块课程突破了这一障碍，使学习与日常生活融会贯通，在实践和体验中学习，易于理解，记忆深刻，学得踏实。②传统的单元课程，遵循线性逻辑，有一定的内容和形式，老师的教学和学生的学习都处于被动状态；模块课程将课程内容分为必修模块和选修模块两类，学生对选修模块有充分的自主选择权，这不仅有利于学生学习掌握必要的基本知识，而且有利于学生选择适合自己兴趣和能力水平的模块，发展自己的学习空间。③传统的课程内容前后连贯且逻辑性强，不易调整，与知识快速更新的要求不适应；模块课程则将课程内容分解为小的组块，能够灵活地调整、增减内容，更能满足社会进步和知识更新的要求。④传统的单元课程不考虑地域、民族、经济、文化等个别差异，课程内容统一；而模块课程分必修和选修两部分，既考虑到这些差异，又使学习更能紧密联系实际与实践。

进入 21 世纪以来，各国医学院校才开始进行模块课程的尝试与实践。中国医学院校主要对部分专业或课程进行了模块课程改革的尝试，尚未形成全面的稳定模块课程模式。

(郭永松)

mùkè

慕课（massive open online course，MOOC） 大规模开放的在线课程。是继精品课程、视频公开课后涌现出来的一种互联网在线课程平台模式。慕课重构了传统课堂人与人面对面交流体系中的教与学行为链，实现了平台、教师、学习者和学习资源四大元素的联动。与国家精品课程、视频公开课、资源共享课相比，慕课的定位实现了从以内容共享为中心的课程资源向以学习为中心的开放课程的升级。

形成过程 MOOC 这个术语是 2008 年由加拿大爱德华王子岛大学网络传播与创新主任戴夫·科米尔（Dave Cormier）和国家人文教育技术应用研究院高级研究员布赖恩·亚历山大（Bryan Alexander）联合提出来的。此后，一大批教育工作者都采用这种课程结构，主办大规模网络开放课程。2011 年秋，来自世界各地的 160 000 人注册了斯坦福大学《人工智能导论》免费课程。

优秀的慕课网络平台有：①Coursera。规模最大的 MOOC 平台，拥有相近 500 门来自世界各地大学的课程，门类丰富。②edX。美国哈佛大学与麻省理工学院共同出资组建的非营利性组织，与全球顶级高校结盟，系统源代码开放，课程形式设计更自由灵活。③Udacity。成立时间最早，以计算机类课程为主，课程数量不多，却极为精致，许多细节专为在线授课而设计。④"爱课程"网。中国教育部、财政部"十二五"期间启动实施的"高等学校本科教学质量与教学改革工程"支持建设的高等教育课程资源共享平台，内含"中国大学 MOOC"和"中国职教 MOOC"模块。2014 年 10 月，人民卫生出版社成立了中国医学教育慕课联盟，建立了中国医学教育慕课平台。

慕课的主要特点有：①规模大。一门慕课课程一般有上万人，也可几十万人。学生数一般要达到一万以上，这门课程才算是慕课。②开放课程。慕课采纳知识共享协议。凡是想学习的，都可以进来学，不分国籍，只需一个邮箱，就可注册参与。只有当课程是开放的，它才可以称之为 MOOC。③网络课程。学习在网上完成，不受时空限制，只需要一台电脑和网络连接即可。

适用范围 慕课是借助先进的社交网络平台实现自主课程学习的课堂形式，其积极作用不能低估。主要体现在学习机会均等、优质资源共享和自学的灵活性上。学生登录慕课平台，注册个账号，不花一分钱，就能上课学习。继国外几大慕课平台之后，网易和"爱课程"的中文慕课平台相继上线。在教育主管部门的推动下，各大学开始制作慕课课程。但有些"慕课"仅限本校内使用，达不到上万学生，失去了"大规模"的含义。

每门慕课课程平均花费 10 万到 20 万元，包括设备、视频剪辑和后期处理，以及人力成本等。慕课的核心竞争力是课程质量。总体来说，慕课课程虽不少，但水平不一，精品课太少，对学生缺乏吸引力。由于慕课不是实时在线，讨论区的问题常得不到及时回答，需要采取措施，加强管理。受技术、内容等制约，一些需要手把手教的课程，如人体解剖课，只看慕课视频难以掌握。可采取线上线下相结合的方法，将慕课作为传统课堂教学的补充，才能取得预期效果。慕课的学习成绩互认也需要相关教学管理部门的协调。

(沈岳良)

wēikè

微课（microlecture） 教师基于教学设计思想，使用多媒体技术在较短时间内就一个知识点进行针对性讲解的教学视频。微课的内容涉及面广泛，视频形态多样，通常包括微电影、纪录短片、数字视频短片、视频剪辑短片、广告片段等。

微课的核心组成内容是课堂

教学视频（课例片段），同时还包含与该教学主题相关的教学设计、素材课件、教学反思、练习测试及学生反馈、教师点评等辅助性教学资源，它们以一定的组织关系和呈现方式共同"营造"了一个半结构化、主题式的资源单元应用"小环境"。

微课的主要特点有：①教学时间较短：根据学生的认知特点和学习规律，"微课"的时长一般为5~8分钟，短则30秒，最长不宜超过10分钟。②主题突出。微课主要是为了解决课堂教学中某个学科知识点（如教学中重点、难点、疑点内容）的教学，或是反映课堂中某个教学环节、教学主题的教与学活动，故主题明确，内容集中。③资源容量较小：微课视频及配套辅助资源的总容量一般在几十兆左右。④便于学习。视频格式需是支持网络在线播放的流媒体格式，师生可流畅地在线观摩课例，查看教案、课件等辅助资源；也可灵活方便地将其下载保存到终端设备上实现"移动学习""泛在学习"，非常适合于教师的观摩、评课、反思和研究。

形成过程 2010年11月，佛山市教育局启动了首届中小学新课程优秀微课征集评审活动，各级学校和广大教师对这种新型的资源建设和应用模式表现出极大的热情和兴趣，并积极参与了此项活动。全市共征集到1 700多节优质规范的教师微课参赛作品，内容覆盖了小学、初中和高中各学科的教学重点、难点和特色内容，教学形式丰富，微课类型多样，允分展示了广大教师课堂教学中先进的教育理念、娴熟的课程整合能力、扎实的教学功底和个性化的教学风采。全市微课平

台展播不到两个月，访问量就超过15万人次，受到广大师生和家长的热捧。之后，师生制作的"教学微视频"得到进一步发展，逐步丰富网络中的视频教学资源。

适用范围 微课类型可分为课前复习类、新课导入类、知识理解类、练习巩固类、小结拓展类。其他与教育教学相关的微课类型有：说课类、班会课类、实践课类、活动类等。

（沈岳良）

yīxué rénwén kèchéng

医学人文课程（medical humanities curriculum）

医学院校根据医学特点设置的，培养医学生特有的人文素质、人文精神和人文关怀而有选择性地开设的课程群。医学人文课程应包含两方面：一是通识性的人文社会科学课程，如文学、艺术、政治、经济，这是医学生的常识基础；二是能帮助医学生理解医学的复杂性、社会性等特征，洞察病人的个体经验和群体关系的医学人文课程，其特征为多学科和跨学科的知识交融。医学人文社科核心课程主要有：医学伦理学、社会医学、医学法学、医疗语言学、医学史、医学概论、医学哲学等。

目标与作用 医学院校的人文社会科学课程目标与国家高等医学教育目标相一致，即培养德、智、体全面发展的高素质的医学人才。医学人文学科课程目标的具体内容和层次应注重医学人才的综合素质，注重人的全面发展；应当把建立对人、社会、自然、自身的正确态度，建立科学的世界观、人生观、价值观，健康的心理素质和文明的行为举止，良好的职业精神作为课程的具体要求，放在医学人才培养过程的

首位。

随着社会的进步及人们对生命和健康认识的不断深入——人类身心疾病的社会文化根源得以充分暴露，要求医务工作者具有良好的人文修养。因此，医学院校开展人文素质教育的根本目的就是提高医学生的人文素质和职业精神，进而更好地为病人解除病患，以满足医学和卫生保健事业发展的需要。

基本内容 医学人文课程体系分为三大课程群。①基础性医学人文课程群。以基础人文社会学科的内容及与医学的联系作为该类课程设计的主要依据。它注重基本概念、基本理论的学习，具有概论的性质，并与大学的学术结构相一致。如医学人文学概论、医学史、医学哲学、医学美学、医学法学、医学文化学、医学伦理学、医学心理学、医学社会学、卫生经济学等。②综合性医学人文课程群。以学生的需要、兴趣、能力及过去的经验作为该类课程设计的主要依据。它侧重解决问题的过程，而不是一系列预定的内容，具有高度灵活性和综合性，学生和教师之间合作密切，自学和讨论为其主要形式。这是一种学生指导自己的教育，也是终身学习的一种基本能力。如死亡的选择、生物技术与伦理、美容整形的心理和法律问题、医疗纠纷的经济学和伦理学问题、药物的开发与环境保护等。③实践性医学人文课程群。与医学相关的社会状况和生活现实作为该类课程设计的主要依据，它强调解决问题的技能、人际关系和社交技能。实用性和实践性强，并可通过积极方式作用于社会的改进，在这一点上具有隐性课程的性质。如营利性和非营利性医院

不同运行模式对社会影响的研究、残疾人群的心理学研究、医患关系物化扩大及其防范公共卫生应急事件的心理学、伦理学和法理学问题，医学和医疗服务与保险结合的必然性分析等。以上课程群并不是截然分开的，在一定时间和空间下相互间应有所渗透、侧重和融合，从而保证医学人文教育贯穿于整个医学人才培养的全过程。

(郭永松)

yīxué jiàoxué fāngfǎ

医学教学方法 (medical teaching methods)

医学院校教师为完成特定的教学任务、培养合格的医学生所采用的各种手段。是教学方法在医学教育中的运用。教师通过这些手段向学生传授医学生必须具备的知识、技能和行医之道等。在一定的医学教育环境下，由师生共同参与完成。

形成过程 中国早期的医学教育是从师徒相传式教学开始，学生跟着当医师的师傅边干边学。南北朝时期设立了官方的医学教育机构，以班级式讲授、背诵式教学为主。19世纪以后，随着教会医学院校的出现，以及赴美、日留学的兴起，西方和日本医学教育和教学理念及方法传入中国。新中国成立后，引进了苏联教育家赫尔巴特的教育思想，在课堂教学中广泛运用由预备→提示→联想（比较与抽象）→总括→应用五阶段构成的"五段式教学法"，采用以传授、灌输知识为主的教学方法体系。20世纪80年代以来，随着中国改革开放在各个领域的不断深入，西方发达国家的教育理论和教学经验很快传入，程序教学模式、发现式教学、掌握式教学、暗示教育、范例教学和非指导性教学等教学模式不断引入，中国医学教育进行了大胆的改革和创新，呈现多种多样的教学形式，医学教学方法日趋完善。

基本内容 医学教学方法包括课堂教学、实验教学、临床教学、实习实践等多个方面，每个方面均具有各种各样的具体方法（114页图）。

现代医学教学方法一般具有以下特点：①高效率地传授知识。②反映教为主导和学为主体的和谐统一。③在教师指导下充分发挥学生的自学能力。④研究方法和教学方法的统一。⑤重视发挥与学生的需要有关的情意性心理因素的作用。

医学教学方法发展的总体趋势是医学教学方法理念的转变：课堂教学目的由单纯传授知识向传授知识和培养综合能力方向发展；课堂教学方式由灌输式教学向启发式教学发展；教学内容由单纯专业知识传授向专业知识与道德、心理素质培养并重方向发展；教学环节由只注重理论教学向加强实践教学方向发展；教学手段由常规教学向广泛采用计算机技术和现代信息技术方向发展。

注意事项 教学内容、教学对象、教学组织形式等对教学方法的选用有重要影响和制约。在教学实践过程中，应遵循实践性、差异性、整体优化等原则，根据具体情况综合考虑、灵活选择，或通过优化组合选用合适的教学方法，才能取得满意的教学效果。

(景汇泉)

kètáng jiǎngshòu

课堂讲授 (classroom teaching)

教师主要在课堂通过语言讲解向学生传授科学知识，传播思想观念，启发学生思维，发展学生智力的教学方法。俗称大课。是历史最长、使用最广的一种教学方法。课堂讲授是医学教学工作的重要方式，对学生获得知识、启发思维、培养能力、提高素质，形成科学的世界观、人生观和价值观具有非常重要的作用。

基本内容 课堂教学是一种有目的、讲求效益的活动。尽管新的教学方法层出不穷，医学教育改革不断取得突破，传统的课堂讲授法在医学教育中仍占据重要地位。

课堂讲授的特点 ①信息量大。能使学生通过教师的说明、分析、论证、描述、设疑、解疑等教学语言，短时间内获得大量的系统科学知识，适合医学教学信息密度大、进度快、跨度大的特点，有利于解决有限教学时间与无限增长的知识量之间的矛盾。②简便灵活。课堂讲授对教学设施条件的要求不高；教师容易控制教学进度；教学内容可随着科学发展随时更新，教师的讲授可以弥补教材不能及时更新的缺陷。③适应性强。无论是感性知识或理性知识，讲解法都可运用。它在教学过程中更便于调控，且随时可与其他教学环节相结合。④利于发挥教师主导作用。教师在教学过程中要完成传授知识、培养能力和进行思想教育三项职能，同时要通过说明目的、激发兴趣、教会方法、启发自觉学习等方式调动学生的积极性，这些都是教师在体现自己的意图，表达自己的思想。课堂讲授易于反映教师的知识水平、教学能力、人格修养、对学生的态度等。⑤接受效率高。通过教师的讲授，学生对教学内容的理解与接受比自学效果好。

课堂讲授的不足 ①单向传授知识。课堂讲授一般是师生之

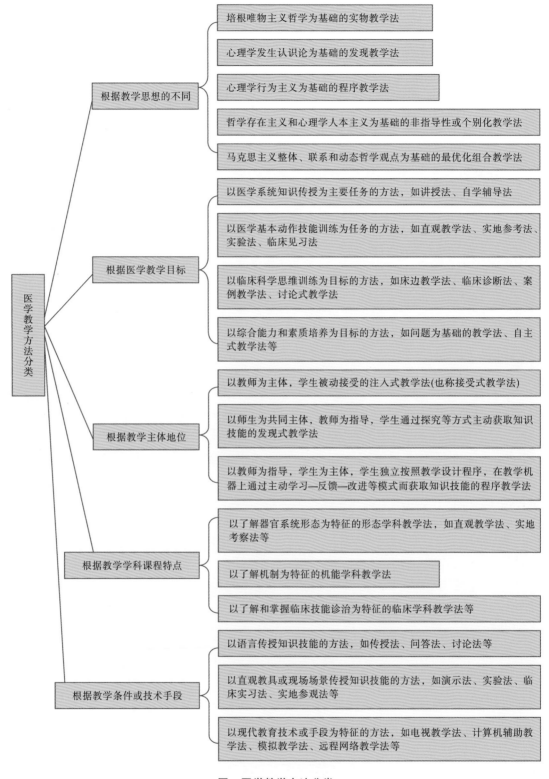

图 医学教学方法分类

间单项的信息传递，学生学习的主动性、积极性不能充分发挥。②难以因材施教。面向全体学生的讲授，不能顾及学生的个体差异。③缺乏学生思维的参与。提供结论性知识多，易出现教师满堂灌、学生被动听的局面。④影响学生能力发挥。过分的讲解，挤占了学生自学和独立思考问题的时间和空间，从而影响学生探索问题等各种能力的发展。

适用范围 课堂讲授适用于传授新理论知识，阐明学习目的，教会学习方法和进行思想教育等教学范围的运用。具体范围包括：①传授基础理论知识。学生要学习系统的科学基础知识，课堂讲授即进行传授——接受式学习，是重要的学习途径。②大班集体教学。教师面向全体学生及其存在的普遍性问题去讲授，不但节省教学时间，而且教学效果显著。③发挥教师的主导作用。教师在课堂上的讲授，对学生进行知识讲析、思维启迪、思想教育、情绪感染、方法和语言的示范等。

注意事项 课堂讲授法对授课教师具有较高的要求。在课堂讲授过程中应注意以下几点：①讲授目的明确。根据专业培养目标、学科体系及学生发展水平等因素综合制定课程的教学目标和教学计划，精心选择和组织讲授的教学内容。不仅重视知识传授，还注意培养学生的科学思维、思想道德和职业精神。②讲授内容科学。条理分明，提纲挈领，逻辑严密，论证充分，举例恰当，反映最新研究水平，具有足够的信息容纳量，讲授内容理论联系实际，学以致用。在讲授中，对于每个概念、原理、规律、公式的阐述，都必须在观点上和论证方法上是正确的，都必须以确凿的材料为依据，做出合乎逻辑的理论概括，准确使用科学概念。③讲授方法艺术。运用启发性教学来激起学生思维活动，在注重言语教学的同时注重非言语教学的运用。讲授方法应具有艺术性，包括教学的语言、动作、态度、表情、板书等方面。讲授语言必须规范、清晰、简练、准确、生动；板书字迹清楚，层次分明，布局合理；讲授态度从容、认真，仪态端庄，衣着朴素、得体。④讲授形式系统。讲授应具有系统性和选择性，遵循循序渐进的原则，能够提出重点和难点，处理好系统性与重点突出的关系。

（景汇泉）

línchuáng xiǎojiǎngkè

临床小讲课（clinical small lectures）

在临床教学中，带教教师结合实际病例向学生小组讲解相关医学理论知识、操作技能和职业道德等的教学方法。临床小讲课在临床带教中广泛应用。

基本内容 临床小讲课密切结合临床工作实际，是实现理论与实践相结合的有效形式，也是培养年轻医师教学能力的有效方法。临床小讲课的教学效果，在很大程度上取决于教师能否恰当地选择有效地实施教学方法。临床小讲课基本上是教师先准备授课内容，并附上讨论提纲，由教师讲授理论知识、学生依据提纲要求进行讨论。

临床小讲课的特点 ①加强理论知识在临床的应用能力。②培养和锻炼学生主动学习能力。③获取临床经验，提高临床实践能力。

临床小讲课的不足 ①临床小讲课对教师要求较高，除了具有丰富的医学知识、临床实践经验之外，还要具备较好的观察能力、控制能力、沟通能力，教师素质的高低直接影响教学质量。②遇到的病例偶然性较强，选择有代表性、典型性的教学病例较难。

适用范围 临床小讲课多用于内科、外科、妇产科、儿科、护理等各临床学科的本专科教学，也可用于住院医师规范化培训、临床带教教师培训等教育活动。

注意事项 ①临床小讲课一般以实习病区为单位组织，定期开展。②教师应事先做好准备。在教学内容上教师要有较强的控制能力和扩展能力，根据病例和讨论情况进行合理有效的干预和引导，进行医学人文知识技能和疑难病症的知识扩展，充分合理

发挥主导作用，以高年住院医师以上的教师为宜。③注重对临床带教教师的培训，在丰富的临床经验的基础上保证带教教师教学、教研和科研能力上的全面提升，提高教师整体素养。④在小讲课中，教师应启发学生积极思考，鼓励提问，培养主动探索精神和自主学习能力，改善教学效果，提高授课效率。⑤教研室应根据教学大纲和实习手册要求确定讲课内容，并将其列入实习教学计划，记录实施情况。在保证基本内容的基础上，可安排一部分进展性内容。⑥应从临床实际工作的角度对理论知识进行综合归纳，以求融会贯通，特别要突出知识的横向联系。避免简单重复理论课内容。⑦严格对临床病例的选择，使病例具备代表性、针对性、典型性，有效增强教学效果。

（景汇泉）

shìjiào

示教（demonstration and teaching）

教师在课堂上通过展示各种实物、直观教具或进行示范性操作和讲解的直观辅助性教学方法。示教一般要和课堂讲授、情景教学等教学方法结合使用。在示教中，教师对实践操作内容进行现场演示，一边操作，一边讲解，强调关键步骤和注意事项，使学生边做边学，理论与技能并重，让学生通过观察获得感性认识、知识和技能，较好地实现师生互动，提高学生的学习兴趣和学习效率。

基本内容 示教属于多功能、多作业的复杂性教学方法，在运用该方法时，要注意选择和设计，应遵循一定原则：①科学性。示教内容一定要有代表性，符合科学性原则。②简易性。示教应做到简单易行、可靠、易推广。

③针对性。示教应针对需要说明或讲解的问题展开，以直观方式展示。④形象性。示教媒介的选择必须能够适应教学内容，充分展示出所要研究问题的特点。⑤启发性。示教需在"趣、疑、难"上下工夫，充分调动学生的积极性，开发学生思维能力。

示教的特点 ①运用示教方法，可以起到创设情景的作用，把生活世界和科学世界通过实验实物及电化、模拟等媒体手段引入课堂，有利于增加学生的感性认识，激发学习兴趣。②有利于加深对概念以及抽象复杂知识的理解和建立直观、形象、立体的知识框架。③有利于突出重点、攻破难点，培养学生观察能力、思维能力以及动手操作能力。④示教手段多样，形式灵活，能够较好结合教学内容，提升教学效果。

示教的不足 ①学生处于被动状态。难以调动学生的主动性思维，不利于培养学生自学习惯和独立思考能力。②不宜过多使用。示教长时间在一节课中使用，容易引起学生视听疲劳，注意力下降，影响教学效果。③对教师的要求较高。教师要不断提高自身素质和能力，对示教设备运用要得心应手才能发挥示教的效能。

适用范围 示教主要应用于实践性较强的教学内容、实验教学和临床教学中。如形态学教学示教、手术示教、影像学示教、检验示教、护理示教等。

注意事项 ①避免喧宾夺主，示教手段多样，媒介丰富，除了传统图像、模型、标本、投影、标准化病人等媒介之外，先进的信息科技手段的纳入进一步丰富了示教，但无论运用多么高科技的教学设备与手段，都不可忽视"学生是主体、教师是主导"的教育理念。只有把学生的主体地位真正地体现出来，学生才能乐学、会学、学会，课堂才真正能活起来。②讲解与演示紧密结合，示教中教师应及时掌握课堂气氛，观察学生动态，充分研究难点、重点，抓住关键点，适时做出讲解或在讲解中适时导入示教，使二者恰当配合，充分发挥示教学效果。③演示操作要规范，教师在进行实验演示的时候，操作要规范，具有示范性和教育意义，不仅传授学生知识技能，也要培养学生一丝不苟、工作条理的优秀品质，以及医学生仁爱济世的道德情操。④示教演示包括标本模型演示、图片演示、实验演示、幻灯投影演示、视频文档演示等。在选取演示方式时，一定要充分结合教学内容，教学实际。教师要能够熟练操作演示工具，掌握一定影音、动画、图像的电脑制作、编辑、剪辑等技巧。

（景汇泉）

情景教学

qíngjǐng jiàoxué

情景教学（situated teaching approach） 教师在教学过程中用语言、教具及各种教辅设备模拟实际情景，帮助学生理解和掌握知识的教学方法。又称情境教学。通常是让学生通过学习预先编写的有关疾病临床表现和治疗、护理措施的剧情并通过表演表现出来，故又称为角色模拟法。

基本内容 情景教学是由英国学者霍恩比（Hornby）首先创立并提出的。20世纪60年代开始英国外语教学界已采用情景教学。"景"是教学环境，包括教室的陈设与布置，学校的卫生、绿化，也包括教师的技能技巧和责任心等。与传统的课堂讲授法不同，情景教学是将学生置身于一个实际的生活场景中，以生动形象的情境激起学生学习情绪，营造心理氛围，从而身临其境的以扮演的身份来思考问题、解决问题的一种教学方法。它不强调知识的系统性、讲解与灌输，而是让学生在实际应用中自然而然地掌握、运用知识。相比于传统的讲授法而言，情景教学显然更突出实践性，更强调以学生为主体，有更多的课堂互动，更受学生的认同和喜爱。情景教学具有生活性、形象性、问题性和情感性等特点。

情景教学的特点 ①情景教学是在真正的教学情景中让学生经过交流、体验，培养学生的认知能力、分析问题和解决问题的能力。②有利于发挥以"教师为主导，学生为主体"的作用。在情景教学中，教师有效地调控教学环节，学生则进行自主学习，力争在更大程度上自主解决问题。③有利于激发学生自主学习热情，调动学生的非智力因素。情景教学中教师提出了学生自己能解决的富有挑战的问题，激发了学生浓厚的兴趣。④有利于学生学习方法的培养。情景教学过程中通过教师创设的问题，探究出所学的新知识，使学生掌握思考问题和解决问题的方法，加深对学习对象、学习内容的理解。

情景教学的不足 ①情景教学过多注重学生的兴趣和积极性，淡化了教学效果。②学习效益较低，教师要投入大量精力去进行情境设计，同时学生要花费较多课时去解决问题。③当情境设计太多，材料信息过于复杂时，学生根本无暇对情境中蕴含的信息和问题进行思考和探究。

适用范围 情景教学的应用受到硬件条件、教师素养和现代教育技术水平的影响，其适用范围随着科技的进步和新技术的广泛应用得到不断扩大。情景教学主要适用于临床教学，包括在各级各类医学院校开展的临床模拟教学和在教学医院进行的临床实习教学，以及具备情景教学条件的课堂教学。从内容上看，情景教学不仅适用于医学专业知识的教学，也适用于医学人文课程相关的教学，如医学伦理学和医学生沟通技巧的教学等。

注意事项 ①教学环节，设计科学。在教学中，要根据学生的特点，设置适当的情境，设计内容完整、步骤规范，引起学生的情感共鸣，从而获得最佳的教学效果。情景教学可以利用电教设备创设情境；借助教学器材展示情境；借助语言引入情境。备课时教师要特别注意各教学环节之间的过渡语的设计，使环节之间连接紧密，让学生积极主动地参与其中。②教学准备，充分周密。情景教学中教师不仅需要认真备课，流畅表达，还要注意讲解时的深度，在讲授前对讲授内容的相关问题仔细思考，备好材料，引导学生去思考问题，发现问题，做出决策和选择。③教学目标，准确定位。情景教学加深学生对基本理论的理解，提高解决实际问题的能力。情景教学中要对教学的全过程进行认真、正确的评价，并指出情境所涉及的理论观点以及讨论过程的优点和不足，进而引导学生对提出的问题进行深入思考。

（景汇泉）

fānzhuǎn kètáng

翻转课堂（fipped classroom）
学生在课外学习知识，回到课堂上与教师面对面交流和完成作业的教学方式。在翻转课堂教学中，教师通过创建教学视频传授信息，学生在课外或在家中观看教学视频，完成知识的学习，而课堂变成了老师与学生之间和学生与学生之间互动的场所，包括答疑解惑、知识的运用等。

翻转课堂将学习的决定权从教师转移给学生。在课堂的宝贵时间内，学生更专注于主动与老师或同学交流，共同研究解决自己的疑难问题，从而获得更深层次的理解。教师不再占用宝贵的课堂时间来讲授信息。这些信息的学习需要学生在课外自主完成。他们可以看视频讲座、看博客、阅读电子书，还能在网络上与别的同学讨论，能在任何时候去查阅需要的材料。教师在课外有更多的时间与每个人交流。在课外，学生自主规划学习内容、学习节奏、风格和呈现知识的方式，教师则采用讲授法和协作法来满足学生的需要和促成他们的个性化学习。其目的是为了让学生通过实践获得更真实的知识。翻转课堂教学与混合式学习、探究性学习、以问题为基础的学习、整合教学等其他教学方法在含义上有所重叠，都是为了让学习更加灵活、主动，让学生的参与度更强。翻转课堂是对传统课堂教学结构与教学流程的彻底颠覆，由此引发教师角色、课程模式、管理模式等一系列变革。

形成过程 在美国科罗拉多州落基山的一个山区学校——林地公园高中，有些学生由于积雪等各种交通原因，时常错过正常的学校活动，且学生将过多时间花费在往返学校的路上。导致很多学生由于缺课而跟不上学习进度。2007 年春天，学校的化学教师乔纳森·伯格曼（Jonathan Bergmann）和亚伦·萨姆斯（Aaron Sams）开始使用屏幕捕捉软件录制教学幻灯。他们把结合实时讲解和教学幻灯演示的视频上传到网络，以此帮助课堂缺席的学生补课。两位教师逐渐以学生在家看视频听讲解为基础，节省出课堂时间来为在完成作业或做实验过程中有困难的学生提供帮助。不久，这些在线教学视频被更多的学生接受并广泛传播开来。两位教师的实践引起越来越多的人的关注，以至于经常受到邀请向同行介绍这种教学模式。之后，逐渐有更多的教师开始利用在线视频在课外教授学生，回到课堂时间则进行协作学习和概念掌握的练习。

特点 翻转课堂教学有其鲜明的特点：①教学视频短小精悍。大多数的视频都只有几分钟的时间，比较长的视频也只有十几分钟。每一个视频都针对一个特定的问题，有较强的针对性，查找起来也比较方便；视频的长度控制在在学生注意力能比较集中的时间范围内，符合学生身心发展特征；通过网络发布的视频，具有暂停、回放等多种功能，可以自我控制，有利于学生的自主学习。②教学信息清晰明确。在视频中唯一能够看到的就是教师的手，不断地书写一些数学的符号，并缓慢地填满整个屏幕。除此之外，就是配合书写进行讲解的画外音。视频中不会出现教师的头像以及教室里的各种物品摆设，以免分散学生的注意力。③重新建构学习流程。通常情况下，学生的学习过程由两个阶段组成：第一阶段是"信息传递"，是通过教师和学生、学生和学生之间的互动来实现的；第二个阶段是"吸收内化"，是在课后由学生自己来完成的。由于缺少教师的支持和同伴的帮助，"吸收内化"阶段常常会让学生感到挫败，丧失学习的动机和成就感。"翻转课堂"对学生的学习过程进行了重构。"信息传递"是学生在课前进行的，老师不仅提供了视频，还可以提供在线的辅导；"吸收内化"是在课堂上通过互动来完成的，教师能够提前了解学生的学习困难，在课堂上给予有效的辅导，同学之间的相互交流更有助于促进学生知识的吸收内化过程。④复习检测方便快捷。学生观看了教学视频之后，是否理解了学习的内容，视频后面紧跟着的4～5个小问题，可以帮助学生及时进行检测，并对自己的学习情况作出判断。如果发现有的问题回答得不好，学生可再看一遍，仔细思考哪些方面出了问题。学生对问题的回答情况，能够及时地通过云平台进行汇总处理，帮助教师了解学生的学习状况。

适用范围 教师的角色要从传统的圣人角色转变成导师。学生的角色要突出学习的主体性和必要的主动性。因为，如果没有一定的主动性，翻转课堂中的学习无法进行。翻转课堂要利用丰富的信息化资源，教师应具备与教学视频编制相关的一系列技能。翻转课堂的推动，打破了现有的谁是教师，就由谁来评价学生的学习状况的传统做法，建立一种新型的评价机制。学生在学习的过程中，可以观看自己的任课教师的视频来学习，也可以观看其他老师的视频来学习，只要能够顺利通过学习，都应该计算学分。

（沈岳良）

tǎolùn jiàoxué

讨论教学（discussion teaching）

在教师的指导下，学生以班或小组为单位，围绕预先设定的某一中心问题，通过讨论或辩论活动，获得知识或巩固知识的教学活动。

基本内容 通过课堂讨论可以使学生掌握某学科领域的科学资料，获得归纳、表达的技巧，学会接受所学的知识，并巩固、加深和运用理论知识，提高学生思维能力和语言表达能力以及运用理论知识解决实际问题能力，培养合作精神，既能激发学生的学习兴趣，提高学生学习的独立性，又能够提高教师教学水平。讨论教学能够充分调动学生参与，讨论问题的设计需要教师对相关知识具有较为深入的理解并能够充分考虑学生的特性。课堂讨论一般有两种类型，以教师为中心的讨论和以学生为中心的讨论。课堂讨论，按人数的多少可分为小组讨论和全班讨论两种基本形式。按类型可分为：辩论式、演讲式、对话式、咨询式、设置情境式和调查研究式讨论。在医学教育中，结合医学教育特点，讨论教学主要有临床病理讨论、临床病案讨论、案例讨论和病例引导教学等。

讨论教学的特点 ①有利于学生巩固和加强对基本理论的理解和掌握。②有利于加强学生思维能力的训练，培养学生分析问题与解决问题的能力。③有利于激发学生的学习兴趣。④有利于培养学生自学能力。⑤有利于建立良好师生关系，营造和谐的课堂教学氛围。

讨论教学的不足 ①课堂讨论的进度和效果不易控制。②讨论教学参与学生人数受到限制，学生过多则发言机会就少。③耗时较多，教师和同学需要进行大量的课前准备。

适用范围 讨论教学应在已具备一定知识基础的中高年级开展，参与学生应具备相应的语言表达能力、沟通能力和分析能力。讨论教学可广泛应用于理论课教学、实验教学和临床教学的新课导入、重点和难点内容的讲解、课堂小结等，也可用于对纵向的阶段性知识进行回顾与反思，对横向的多门课程内容和操作的整合，以及对深刻理论问题和临床疑难病症的深入探讨当中。

注意事项 ①讨论前准备应细致充分。教师根据教学目的确定讨论题目；讨论的问题需具有吸引力；讨论题目要有一定梯度，照顾不同水平和能力的学生均能发言；讨论前教师应提出讨论题和讨论的具体要求，指导学生收集阅读有关资料或进行调查研究，认真写好发言提纲。②讨论中活动需人人参与。讨论围绕中心，联系实际，让每个学生都有发言机会。讨论进行中善于启发引导学生勇于发表自己的见解，自由发表意见，引导学生逐步深入到问题实质。③讨论后总结及时全面。包括：任课教师与学生共同总结；收集相关资料数据，进行定量与定性相结合的评价与分析；在总结中对各类学生进行评价，概括讨论的情况，使学生获得正确的观点和系统的知识，对讨论中存在的问题与不足，在总结中也必须实事求是地指出来，既要肯定成绩，又要认识不足。④讨论教学中讨论的问题要具有吸引力。⑤讨论时，善于启发引导学生自由发表意见。⑥讨论结束时，教师应进行小结，概括讨论的情况，使学生获得正确的观点和系统的知识。

（景汇泉）

línchuáng bìng'àn tǎolùn

临床病案讨论（clinical medical records discussion）

由教师引导学生针对临床教学中有指导

意义的病例提出问题，探求问题答案而获得知识的教学方法。是以"临床病案"为主，从实践到理论再用于实践的教学模式。通过完成临床病案讨论，能有效激发学生的学习积极性，既掌握实践技能，又掌握相关理论知识，提高学生解决实际问题的综合能力。

临床病案讨论是随着临床病案的不断完善和发展而产生和发展的。在早期的家传或师传的医学教育中被作为教材进行教学和讨论，后期随着医学专门教育机构的出现，临床教学和理论教学的细化，医学教育工作者开始编纂和使用更加专门化、系统化的医学教育教材。

基本内容 临床病案讨论的内容可以是 1 例或几例病例的报告，也可以是一组病例的分析，具体内容可涉及病例的发病机制、病因、临床特点、病理及诊断和治疗等方面。通过对临床病案的讨论、分析，将抽象的内容具体化，将学生带入临床的现场中，使学生理解、掌握和记忆所学的理论知识，同时也锻炼了学生解决实际问题的能力。

临床病案讨论的实施是以小组为学习单位，步骤一般为：咨询、计划、决策、实施、检查、评估。临床病案讨论教学法强调学生在学习过程中的主体地位，提倡"个性化"的学习，主张以学生相对独立的探究和学习活动为主，教师指导为辅。

临床病案讨论在课程导入、设问激疑、逻辑推理等方面有它的独到之处，且能较好地激发学生的学习兴趣，达到教学相长的目的。

临床病案讨论的特点 ①强调学习能力的培养。学生应用所学的基础理论知识和分析方法，对临床案例进行理论联系实际的思考、分析和研究。经过自学、小组讨论和教师的指导，掌握获取知识的手段和方法，形成主动思维及独立思维习惯，树立理论联系实际的良好作风。通过临床病例讨论，有助于增强学生综合素质，提高学生分析问题、解决临床实际问题能力，为将来的医学实践能力奠定基础。②强调学生的主观能动性。临床病案讨论要求学生对知识的广度和深度有新的开拓，通过阅读、调查和分析，进行一系列积极的创造性和批判性思维活动。临床病案的直观和形象，使抽象的医学理论融入真实的病人中，易于学生的理解，易激发学生浓厚的学习兴趣、探索精神和求知欲望，变被动学习为主动学习。③强调师生之间的互动。在临床病案讨论教学的过程中，教师与学生之间的关系是"师生互补，教学相辅"。学生积极参与，在分析案例和课堂讨论等环节中发挥主体作用，而教师在整个过程中既是组织者、引导者，又是参与者。④促进教师的学习和自身提高。临床病案讨论对教师提出了更高的要求，要求教师应当具备较强的应变和判断能力。教师既要挑选符合要求的教学案例，又要在课堂讨论中审时度势、因势利导，让每一个学生的作用得到充分地发挥；既能及时分析和解决教学过程中学生发现的新问题，也能够对学生的分析方法和结论加以客观科学地评判和引导。

临床病案讨论的不足 ①临床病案讨论耗时较多，教师课前要做大量准备工作，同时学生也要分析、研究、讨论以及制订方案。②讨论效果不易控制。③学生参与人数受到限制。

适用范围 临床病案讨论主要应用于医学临床教学，它比较适用于高年级学生和研究生的学习，以及对青年教师的培养。

注意事项 ①讨论前，教师应充分地做好准备，包括病案的选择，与理论教学的配合到讨论题目和讨论的具体要求，以及对学生课前准备的指导和要求。②教师应该充分认识到学生主动参与教学的重要性和必要性，教师除了熟练掌握与教学有关的医学及相关学科的相关知识外，还应该努力使自己具备一定的组织能力。同时，积极主动地改善教学方法，尽量引导学生对该学科的兴趣和积极性，教学过程中给予学生参与教学的机会，并且合理应用各种方法强化学生对知识的理解。③讨论病案时教师要常常对学生讨论情况进行总结，以促进学生对病案讨论的积极性和对知识的掌握。

(景汇泉)

línchuáng bìnglǐ tǎolùnhuì

临床病理讨论会（clinical pathological conference，CPC） 教师组织学生综合运用所学病理知识，讨论并理解临床病例或临床中的实际问题，最终从病理角度作出一定诊断性结论的教学方法。临床病理讨论会是提高临床实践能力的一个重要环节，尤其是对于一些疑难病例和罕见病例尤为重要。通过讨论，综合病人的临床特征、实验室检查、影像学检查和病理学检查等各项结果，一方面可以进一步明确诊断和治疗方案，使病人从中受益，另一方面亦可使参加的人员拓宽思路和知识面，提高医师的个人能力，并进一步提高医院的整体诊疗水平。临床病理讨论会始创于 20 世纪初的美国哈佛大学医学院，其形式为由临床医师和病理医师共同参加，对疑难病或有学术价值的尸检病例的临床表现及其病理检查结果进行综合分析、讨论。临床病理讨论会是世界各国医疗机构普遍开展的一项学术性活动。

基本内容　临床病理讨论会通常由有较高威望的临床医师来主持，一般按以下程序进行：临床报告、病理报告、临床病理讲座、主持者总结。讨论前，由临床和病理医师，共同按照一定的目的来选择病例。提供讨论的病例，一般应对疾病发生、发展过程有较完整而详细的临床诊疗记录、实验室检查资料和尸检结果。为使讨论比较深入，提前向参加者提供虽经整理却是如实反映情况的病历摘要，明确提出讨论要求，便于临床和病理双方都进行认真、周密地准备。

在病理学教学中，也开展类似临床病理讨论会的教学活动，其进行方式是：由教师提供要讨论病例的临床和病理资料，学生在详细阅读这些资料和讨论要求的基础上，将有关资料按系统或器官进行归类，确定病变在何系统，主要累及何器官，哪些病变是原发的，哪些病变是继发的或伴发的等，抓住重点、分清主次地作出临床诊断和病理诊断，进而分析疾病发生过程及各种有关因素的因果关系，找出引起死亡的直接原因。目的是促进学生复习所学病理学知识，加深形态学印象，体现病理学的桥梁作用，把病理知识和临床密切结合，培养学生独立思考和分析、解决问题的能力，为养成正确的临床思维方法打下良好的基础。

临床病理讨论会的特点　①通过讨论分析病变与临床表现之间的因果关系，引导学生做出正确的临床病理诊断，从疾病发生、发展、形态改变和功能变化上全面客观认识某种疾病，提高学生对疾病发生机制、发展过程的认识，促进医学生理论联系实际的能力。②引导学生查阅文献，开阔视野，多方寻找答案，充分发挥他们的主动性，培养学生搜索获取信息、甄别筛选信息、科学管理运用信息的能力，促进学生在实践中独立思考和分析、判断的能力。③有利于医学生批判性思维和反思能力的形成。④作为检查和衡量医疗质量的指标之一。

临床病理讨论会的不足　①临床病例讨论涉及学校、教学医院等多个部门和学科的协调，对教师和教学管理人员的专业能力和管理能力要求较高。②参与讨论的学生除了要具备一定的专业知识以外，还要具备较强的语言表达能力、分析能力、反思能力、较强的责任心和职业道德。

适用范围　临床病理讨论会适用于临床医学专业学生的临床各科教学，多用于病理学、诊断学。可用于必修课，也可用于选修课；可用于传统的学科课程，也可作为教学单元纳入以问题为基础的学习。

注意事项　①临床病理讨论会应注重"质"和"量"的统一。所谓"质"，即相关人员事先要精心准备，包括对病例的复习和文献专著的阅读；在讨论过程中的介绍要条理清晰、突出重点，使参加人员对所讨论疾病的诊断和治疗有较为全面的认识，能对疾病相关的其他情况以及疾病自身的规律和机制等问题一并讨论。所谓"量"，则是要坚持不懈地开展，日积月累，必定会有显著的

收效。②临床病理讨论会应注重常见病例的讨论。通过对病例的讨论，帮助临床医师建立良好的临床思维，做到以点带面、举一反三，进而提高医疗实践活动的水平。③充分利用各种信息技术。在现实情况中，有时很难将不同科室人员集中在一起开展临床病理讨论，可考虑采用"远程"临床病理讨论会模式，即通过电话、传真和互联网等形式分发讨论的内容，要求在指定的时间内将讨论意见反馈给组织人员；组织人员进行分析和总结，并将信息再次反馈给参加讨论的人员，这样也可以达到预期的目的。④重视社会心理医学和人文关怀有关内容的讨论。临床病理讨论会应重视病人的社会背景和心理变化。对所患疾病进行全面的观察，分析社会、心理因素对病人的影响，以利于制订有效的综合治疗方案。

（景汇泉）

ànlì tǎolùn

案例讨论（case discussion）教师根据教学目标和课程内容的要求，组织引导学生对案例的调查、阅读、思考、分析、讨论和交流等活动，使学生掌握有关的专业知识、理论、技能，提高学生独立分析问题和解决问题能力的教学方法。是一种以案例为基础的教学法。早在春秋战国时期，诸子百家就大量采用民间故事来阐明事理。古希腊著名的哲学家和教育家苏格拉底的"产婆术"，采用对话式、讨论式、启发式的教学方法，通过向学生提问，不断揭示对方回答问题中的矛盾，引导学生总结出一般性的结论。现代意义上的案例教学法由美国哈佛大学工商管理研究生院于1918年提出的。被世界各国教育工作者广泛使用。

基本内容 在医学教育中，案例讨论不仅在临床学科得到广泛应用，在基础学科的应用也在不断发展。

案例讨论由授课教师主持，一般选择临床上的疑难、典型的病例，讨论前由授课教师下发给学生病例摘要，布置题目，要求学生阅读案例，学生独自准备。在了解掌握病情、病史基础上，学生可查阅有关资料。案例讨论以学生发言为主，充分发表见解，也可相互讨论，最后由教师解答疑难问题，总结大家意见，进行综合分析，形成统一结论。学生在辩论和教师指导中学到知识、锻炼才干。教师在讨论中只起到引导作用，不重复讲课，其目的在于培养学生分析问题、解决问题的能力，以及口头表述能力（图）。

案例讨论的特点 ①强调学生主体性。教师的作用是组织课堂、引导讨论。学生是案例讨论过程的主体。学生在教师的指导下，参与进来、深入案例、体验案例角色。②注重学习目的性。根据不同学生的特点因材施教，在案例讨论中，挖掘学生的潜能，启发学生独立自主地去思考、探索，进而提高学生的独立思考能力，语言表达能力，以及基本技能和综合素质。③生动具体、直观易学。案例讨论提供真实的案例，不加入编写者的评论和分析。学生根据所学的知识，得出自己的结论。④突出讨论过程。案例讨论结果多元化，不刻意追求一种正确答案，而是重视得出结论的思考过程，寓教育于讨论之中。⑤强调师生互动性。在案例讨论中，教师和学生一起思考，共同探讨问题。在培养学生的同时，也能够提高教师素质，实现教学相长。⑥突出实践性。案例讨论密切联系临床实践，使学生在校园内就能接触并学习到大量的实际问题，提高学生分析问题和解决问题的能力，实现从理论到实践的转化。

案例讨论主要在以下几个方面区别于传统教学方法：①教学材料不同。传统教学方法使用教科书，案例讨论主要使用案例材料。②教学过程不同。案例讨论不是老师讲授，而是学生课前准备、课堂上分析辩论，以及课后案例报告的撰写。③教学任务的主角不再是教师，而是学生。④教学的目的不同。传统教学方法注重知识传授，而案例讨论注重学生能力培养。实践能力是案例讨论第一原则，实践能力是案例讨论的出发点和落脚点。

案例讨论的不足 ①案例来源不足。编制一个有效的案例需要有技能和经验，一般研究和编制一个好的案例，至少需要两三个月的时间。②案例讨论对教师和学生的要求较高。不论是教师还是学生都需要花费大量的时间、精力进行准备。如果组织得不好，引导不力，难以达到预期的教学效果。③讨论者需要具备一定专业理论知识，低年级学生由于专业理论知识不足，较难使用。

适用范围 案例讨论在医学教育中主要应用于临床医学与实践性较强的学科当中，适用于具备一定理论知识、实践操作技能的高年级学生和研究生教学及临床教学中早期接触临床的相关课程，对教学中专题性内容的讲授，对多门课程知识进行整合的教学，对医学生人文医学素养的培养，对问诊、诊断和治疗的整体性、综合性的回顾与反思等。

注意事项 案例选择要把握好以下原则：①真实性原则。案例是为教学目标服务的，因此它应该具有典型性，来源于实践，且应该与所对应的理论知识有直接的联系。案例一定要注意真实的细节，让学生确有身临其境之感。②生动性原则。案例不能是一堆事例、数据的罗列。教师要摆脱乏味教科书的编写方式，在提示细节时可以加些议论，边议边叙，旨在引发学生兴趣，案例生动与具体要服从于教学的目的。③多样性原则。案例只有情况没有结果，没有处理办法和结论，由学生去决策和处理，从而引发争论，而且不同的办法会产生不同的结果，实现案例的结果复杂性和多样性。

在实施案例讨论过程中应遵循以下原则：①以学生为中心的

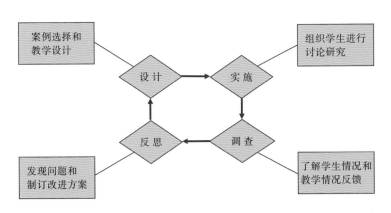

图 案例讨论实施过程图

原则。尊重学生的主体地位，强调学生的能动性，培养学生敏锐的洞察力和理解力以及灵活的表达力和创造力。②因材施教的原则。教师运用案例讨论来发挥各种类型学生的优势，分层教学，挖掘潜能。③互动原则。教师和学生都是教学过程中的组成部分，师生互相配合，相辅相成，才能保证取得预期的教学效果。④激励教育原则。教师教给学生的不仅是一种学习方法，而是培养学生对待学习的积极态度，鼓励学生独立思考，提高实践能力和培养创新精神，以达到预定的学习目的。

（景汇泉）

bìnglì yǐndǎo jiàoxué

病例引导教学 （case-guided teaching）

以病案为例贯穿教学过程的引导式、讨论式教学活动。

基本内容 病例引导教学中，教师首先提出病例，创设病例情境，有针对性地选择与教材重点、难点有关的问题提交学生讨论。为学生提供一个交流、学习的平台，引导学生基于病例情境探索知识，掌握技能，学会思考，促进学生创造性思维的发展。学生带着病例自学教材，理解问题、讨论问题；教师抓住与教学内容密切相关的关键问题，引导学生深入理解和思考。根据讨论的情况，有针对性地讲解，准确地引导学生解决问题。最后，教师进行总结。

病例引导教学的特点 ①引导学生进行探索。病例引导教学将病例贯穿于教学过程的始终，引导学生研讨，通过研讨学生将看到、想到的问题集中起来，促进他们从感性认识提高到理性认识。使学习过程成为"感受、理解知识产生和发展的过程"，有利

于知识的掌握、运用和巩固。②体现学生的主体地位。病例引导教学过程中，学生在设问和释问的过程中萌生自主学习的欲望，进而逐渐养成自主学习的习惯，能有效地激发学生学习的主动性和积极性。③充分发挥教师的作用。病例引导教学中的教师作用体现在引导上，避免了繁琐的知识讲授过程，使教师有更多时间研究指导学生学习，使教学有的放矢。

病例引导教学的不足 病例引导教学对学生和教师要求较高，要做大量课前准备工作，耗时较多，病例引导学习过程不易控制。

适用范围 病例引导教学应用范围广泛，简单的病例适用于低年级学生，复杂的病例适用于高年级学生。

注意事项 ①教师选择案例应有针对性，适合学生的接受和理解能力。②当学生需教师启示开导的时候，教师应适时而教，教师启发思维的问题的深度难易要适中，引发学生积极思维。③教师要打破传统教学按课程顺序逐段讲授的限制，启发思维应注意每个学生的个别差异性，启发思维的重点难点、方式方法等必须因人而异。教师启发思维还应注意遵循学生的认识规律，循序渐进。④教师在课堂教学中，调动启发学生的思维时，应注意从学生身上接收反馈信息，并及时做出相应的控制调节。同时，对于学生所作出的反馈信息，教师还应做出及时而准确的评价，强化学生的思维操作，调动学生课堂思维的积极性。

（景汇泉）

shíyàn jiàoxué

实验教学 （experiment teaching）

在教师的指导下，学生

借助实验动物和器材等条件独立操作的一类实践教学活动。实验教学是理论与实践、直接经验和间接经验、形象思维和抽象思维相结合的教学过程，是理论教学的辅助和必要补充。早期的实验教学，由于受到实验仪器、实验材料、实验目标和实验场地的局限，体现为教师的单方面操作或演示，学生仅有视觉的感受，缺乏参与性；随着教育条件的改善和科技创新应用，传统的、单一的演示型实验教学已经逐渐被多手段、多感官、操作型的实验教学所取代，多媒体途径、高新技术、材料和设备已将实验教学向现代化推进。在医学教育中，实验教学是培养学生动手能力和创新思维能力的重要教学手段，是理论联系实际，培养提高学生技能和综合素质的重要途径。

基本内容 实验教学法通过直接观察和验证的方法使学生理解和学习课堂讲授的理论知识。大多数实验教学从属于课堂教学，但实验教学又具有相对独立性，在医学教育中发挥着重要作用。随着科学技术的发展和人才培养的需要，实验教学越来越多地强调设计性实验，让学生在教师指导下，通过综合运用所学知识和技术，独立地完成带有科研性质的专题实验，以开发学生的智能，培养学生独立研究能力和创造能力。

根据实验目的与时间不同，实验教学法在医学院校一般分为三种类型：演示性实验、验证性实验和设计性实验。演示性实验一般安排在新课之前进行，为新课做好感性认识的准备；验证性实验一般安排在新课后进行，在教师的指导下，学生通过亲自动手实验，验证课堂上所学知识的

理论正确与否，以巩固和加深所学理论知识；设计性实验（亦称开发性实验）大多是在学生学了一定的基础理论和经过实验操作的基本训练之后进行，难度大，综合性强，研究性突出，它要求学生有更强的独立性。

实验教学的特点 ①可以培养学生实事求是的科学态度，严谨的工作作风，敏锐的观察能力、探索精神和坚强的毅力，对学生思想道德的培养具有潜移默化的作用。②能再现和模拟事物发生和发展的条件，现象直观、清晰、生动，为学生提供了大量的感性材料，验证课堂理论讲授的部分内容，加深巩固课堂教学，弥补课堂教学的盲点，通过课堂教学，学生积累了一定的理论知识，在实验中则用所学知识对客观事物进行观察、分析、抽象等思维活动，使理论知识从实验中得到验证。③具有开发智力和培养能力的作用。实验能力不仅表现在能按现成方案做实验，更重要的表现在实验前的方案设计，这样可开拓学生思路，激发探索精神，并可提高实验中学生分析问题、解决问题的能力和实验后综合归纳的能力。因而，通过科学实验能使学生的能力和智力得到积累和提高。④具有训练技能的作用。技能是在掌握知识的基础上，通过反复练习而逐步形成的。通过学习积累了一定的理论知识和技能，就可以开展比较复杂的综合试验、设计性试验，从而对已掌握的知识和技能起到深化与拓展作用。

实验教学的不足 ①实验教学中存在一定实验材料和设备消耗，其对实验条件和实验环境有一定要求。②实验教学应用中有一定不确定性，每次实验结果受环境等客观因素制约。③实验涉及药品、试剂、菌种、动物和设施，有的有毒性或易燃易爆性，对人体有伤害和污染的危险性。④实验教学对学生人数有一定限制，实验教学是培养锻炼学生动手能力的一个重要环节，需要保证学生独立实践操作。

适用范围 医学实验课适用广泛。主要集中在普通基础课和医学专业基础课教学阶段，一般与理论课配合实施。

注意事项 ①教师做好实验前准备，明确实验目的、要求与做法，进行预备实验，对仪器设备、实验材料要仔细检查。②注意实验过程中控制与指导，在学生实验开始前，充分说明实验的目的和要求、依据原理、仪器设备安装使用的方法、实验的操作过程等，必要时进行示范，以增强学生实验的自觉性。在实验进行过程中，教师巡视指导，及时发现和纠正出现的问题，以保证实验的效果和安全。③实验尽可能使每个学生都亲自动手。④做好实验结束评价小结，分析实验存在的问题和提出改进意见，并由学生写出实验报告。

（景汇泉）

xíngtàixué shíyàn jiàoxué

形态学实验教学（experimental teaching for morphology） 将同属形态学学科的相关实验教学内容融合进行的实验课程教学活动。通常涉及解剖学、组织胚胎学、病理解剖学等学科。

基本内容 形态学实验教学的核心就是用肉眼或显微镜亲眼观察相关内容的形态结构。形态学实验教学的特色是淡化学科的界限，加强学科之间的联系，加强学生动手能力和团队精神的培养，将一些验证性、演示性的实验内容部分改变为综合性、创新性实验项目。综合性实验以器官、疾病为中心，将该器官解剖、组胚、病理的知识融为一体，使学生在温习了器官正常大体和组织结构的基础上，认识患病器官在大体和组织学水平上的变化，加深了对病理知识的理解。医学教育形态学教学改革主要集中在实验室，大多数医学院的形态学实验室主要采用的是显微互动教室，有少数的医学院开发应用了数码网络显微互动教室，数码网络显微互动教室把多媒体教室、显微互动教室和语音教室等现代化实验室各项功能有机结合在一起，实现了多媒体教学、师生互动教学等多项功能，促进了形态学实验教学水平的提高。

形态学实验教学的特点 ①形态学实验课程的建立淡化了原有的学科界线，将医学形态学相关课程内容有机地整合为一个整体，贯穿细胞—组织—器官、正常—异常、健康—疾病的"整体性"主线，加强了学科间的融合，改变了各学科间缺乏联系、相对独立的实验教学格局，使关系密切学科的实验相互渗透、融为一体。②提高学生专业素质。形态学综合性实验和创新性实验，使学生学到综合性、系统性的人体形态学知识，加强了学生对实验整体性的认识，为培养学生分析问题、解决问题的能力，使学生从感性认识上升到理性认识，建立医学科学思维方式，开发创造能力搭建了一个平台。③提高了学生学习的兴趣和主动性。学生对解剖学、组胚学和病理学知识的掌握有了深度和全面性理解。④显微互动教学模式提高了教学效率、信息多项互动、提高学习主动性、信息资源共享。

形态学实验教学的不足 教学内容集中在形态学的实验部分，并且只能集中在重点学习内容上，而对于形态学的理论部分不能全面覆盖，这对于学生而言，很难将理论和实验完全结合，从而影响学习效果。

适用范围 形态学实验教学适用于人体解剖学、细胞生物学、组织胚胎学、人体寄生虫学、医学微生物学和病理解剖学等多门医学形态学学科实验教学。

注意事项 ①强调学生主体作用。在形态学实验教学过程中，教师要改变以教师、课堂、教材为中心的封闭式教学模式，建立以学生为主体、师生结合共同探索研究问题的新模式，为学习对象提供充分的动手操作机会，要不失时机地给学生以操作指导，为培养知识面广、动手能力强的新型医学人才营造良好的学习环境。②注重培养学生创新思维。形态学实验课程涵盖了解剖学、组织胚胎学、病理学和生物学等医学形态学学科的实验，作为一门应用广泛、作用巨大的学科，要着力培养学生的创新思维。教师在教学过程中要善于抓住学生的兴趣点，适时提出具有启迪性和创造性的问题，让学生在分析问题、解决问题的同时，最大限度地发挥出自己的主动探索能力。③科学引导和控制实验过程。在形态学实验教学中，教师要正确选择和运用实验教学方法和手段，通过提出与临床相关的问题，让学生以问题为中心，引导学生进行科学的思维去解决问题。

(景汇泉)

jīnéngxué shíyàn jiàoxué

机能学实验教学（experimental teaching for functional science） 将同属机能学的相关实验教学内容优化、融合、重组形成的综合性实验课程的教学活动。多用于生理学、病理生理学、药理学等学科。

机能学实验教学以动物实验为主要手段，引导学生探讨人体机能活动规律及其在疾病状态或药物干预下的变化规律及其机制。其目的是使学生了解机能学实验研究的设计思路和实验方法，掌握实验基本操作技术，提高学生的实验技能，既验证基础理论，又培养学生独立分析问题和解决问题的综合能力。进入 21 世纪以来，高等教育改革不断深入，对医学实验教育模式也提出了新的认识和要求，医学实验教育必须注重学生的实践能力、分析问题与解决问题能力和创新思维能力的培养，实验教学单纯服务于某一学科和仅限于对理论知识进行验证的教学模式，已不能适应医学教学改革的发展，也难于让学生的综合能力得到充分锻炼和培养，而且装备功能雷同的实验室，造成了实验场地、仪器设备、实验技术人员等教学资源的极大浪费。以"三理整合"为代表的基础实验教学模式，将生理学、病理生理学、药理学三门学科的实验室进行合并组建为新的实验室——机能实验室，并将三门学科实验内容有机融合成为一门新的课程——医学机能学实验。

基本内容 机能学实验教学是机能学教学的重要组成部分和重要的医学基础课程。主要内容包括基本实验技能、基本的经典实验、综合性实验和设计性实验。机能学学科从器官、细胞和分子水平研究和阐明机体的各种生理功能和病理过程，以及药物与机体间相互作用的规律及其原理。机能学实验教学不是原有生理学、病理生理学、药理学等机能学科的简单拼凑，而是有机融合相关学科的实验教学内容，避免重复，增加综合性、探索性和设计性实验及虚拟仿真实验内容，并增加一定比例的病例讨论课。在实验内容选择上，不仅要精心选择好各学科的基础实验，培养学生的基础操作技能和对基本理论知识的认识和理解，还要注意选择好综合性实验，特别是选择一些打破学科界限融合多门相关学科理论和实验技术的综合性实验。

机能学实验教学的特点 ①机能学实验教学有利于培养学生的实践能力，锻炼学生的实验技能，激发他们对实验的兴趣。②使学生在实践中掌握方法，学到知识，提高自身的实际操作能力，有利于培养学生的综合能力。③有利于节约实验经费的投入，节约实验动物使用数量，充分保障实验仪器设备的不断更新。

机能学实验教学的不足 ①受实验室仪器设备条件或实验动物供给的限制，有时不能满足单个学生或小团队学生操作的要求，只能以较多人数的分组形式进行，有些学生得不到动手操作的锻炼。②对学生参与实验教学的主动性要求较高。实际教学中，个别学生自觉能动性较差，对知识不求甚解，达不到预期的效果。

适用范围 机能学实验教学适用于生理学、病理生理学、药理学、生物化学与分子生物学、免疫学等多门机能学学科实验教学。

注意事项 ①强调学生动手操作。机能学实验是综合性实验，包括复制疾病的动物模型，临床现象的观察和记录，对动物进行抢救，在每一个机能实验中，都包含有大量的操作。因此，在实验过程中,实验老师应该细心讲解,耐心指导,让学生自己动手,完成实验操作。②实验过程通常耗时较长,指导老师要叮嘱每一个学生耐心细致地进行实验操作和观察,以培养学生细致耐心的基本品质。③注意安全保护。机能学实验教学有时需要接触各种有毒、有害物品,接触高温、低温、辐射、病菌、噪音、毒性、激光、粉尘等对人体有害的环境,要认真做好实验室工作环境的监督与劳动保护工作,确保实验室安全。

(景汇泉)

línchuáng jìnéng shíyàn jiàoxué
临床技能实验教学(experiment teaching for clinical skills)

培养学生临床操作能力和临床思维能力的教学活动。一般依托临床技能训练中心或实训中心进行。临床技能实验教学是从理论课程体系中脱离出来,独立开设的一类临床技能训练课程。经过本课程的学习,医学生能够熟练地掌握必要的临床基本技能,初步建立正确的临床思维方法,为临床各科的学习奠定基础。临床技能实验教学已成为培养实用型医学人才的必经之路。

基本内容 临床基本技能操作是每个医学生必须具备的实践能力。临床技能实验教学将模拟技术、虚拟技术、标准化病人、网络技术和临床见习等有机结合起来,形成一整套设计严密、措施完善、可操作性强的全程临床能力培养体系。学生通过临床技能中心训练,从模型、标准化病人到真实病人,反复训练,技能得到不断强化。临床技能实验教学使实践操作训练循序渐进,符合学习的规律。通过建立多阶段、多途径的临床技能考核体系,利

用信息化、网络化临床技能实验教学平台,改变了传统的考核方式,能够全面客观地评价学生的知识、技能、行为、态度和分析与解决问题能力、获取知识能力及人际交流能力等。

临床技能实验教学的特点 ①模拟真实环境。临床技能实验教学中采用模拟教学,突出特点是直观、清晰。通过创造仿真模型、模拟环境和数字化软件等,使医学生体验病人的临床表现及诊治操作,学习效果好。②培养学生动手能力。临床技能实验教学中,学生可多次操作,反复实践,具有较多的动手机会。③可以有效避免因教学活动增加病人的负担或风险,避免医患纠纷。

临床技能实验教学的不足 ①临床技能实验教学对教学环境、设备、仪器等条件要求较高,且教学过程中需要消耗一定的材料,故教学成本较高。②临床技能实验教学对学生人数有一定限制。③受各种条件的限制,模拟的情境不能完全代替实际的临床操作,医学人才的培养最终仍需要通过医疗实践,在服务中学习、提高。

适用范围 临床技能实验教学广泛应用于医学门类各层次、各专业人才教育,包括医学本科教育、医学职业技术教育,以及住院医师规范化培训等;广泛应用于各类培训对象的临床能力的考核。涉及的专业包括临床医学、口腔医学、预防医学、中医学、护理学、法医学等相关医学专业类别。涉及的课程主要有诊断学、各种内科治疗、外科手术学、医学影像学、妇产科学、儿科学、眼科学、耳鼻咽喉头颈外科学、急救医学、护理学、口腔医学、检验医学等。

注意事项 ①整合资源,设

置综合性临床实验。为了适应现代医学模式的转变,临床技能实验教学要打破学科界限,以技术归类为主体,以培养学生动手能力为主导,对临床实验教学机构进行整合。②充分利用模拟技术。医学模拟教育是以模拟"真实"进行教学的教育方式,其核心是利用各种仿真模型和现代化、智能化的医学模拟技术,提供给学习者判断和解决临床问题的平台。③培养学生的综合能力。临床技能实验教学强调学生独立实践操作,要针对不同专业不同层次学生设计不同教学内容、教学重点,做到因材施教,从而达到提高医学专业人才综合技能和专业素质的目的。

(景汇泉)

línchuáng jiàoxué
临床教学(clinical teaching)

完成前期学习后,学生在医疗卫生机构临床医师指导下,将医学知识与医疗实践紧密结合的教学活动。临床教学是医学教学的重要组成部分。在医学教育中,临床教学阶段对于学生专业知识的学习,临床工作能力的培养,职业道德的形成具有关键作用。

临床教学最早起源于文艺复兴时期的欧洲,一些人文主义者提出面向病人进行医学教学(即临床教学),重视临床实践的观点。意大利的蒙塔那斯认为医学教学的源泉来自病人,"要学习,只能访视病人",1658年,希尔维厄斯在荷兰的莱顿大学,以12张病床的诊疗所作为临床教学基地,正式开设临床医学讲座,结合病人进行教学。18世纪莱顿大学的布尔哈弗真正把临床教学法确定下来,并使之发扬光大,他利用有限的条件,以病房为课堂,率领学生在床边教学,以病人为

教学对象、询问病史、检查体征、分析病情、判断预后。此外，他结合尸体解剖，向学生传授如何分析病理变化与症状之间的关系，并将体温计、放大镜等应用于临床，检查病人的体温和血液、分泌物以及排泄物。通过这种方式，布尔哈夫培养了大批优秀的临床医学家，为欧洲的临床教学树立了典范，因此，后人尊他为近代临床教学的先驱。后来，维也纳医校的斯维登继承了布尔哈夫的传统，并且把临床教学建立在更加完善的观察基础上，有力地推动了当时医学的发展。随着欧洲医学的发展和地区间交流的增多，临床教学的理念陆续传播到北美洲、亚洲、非洲等地区。医学本科生在校学习期间，有近一半的时间接受临床教学，临床教学在医学教育中占有重要的地位。

基本内容 临床教学有早期接触临床、床旁教学、教学查房、临床带教、标准化病人教学、见习和实习等多种形式。

临床教学与其他形式教学的重要区别在于：①以病人为中心。教学围绕构成临床教学内容的病人进行，是临床教学与其他形式教学的显著区别。②医疗接触的特异性。临床教学中的讨论和教学都是针对某一次医疗接触。③不可预计性。临床教学不同于其他形式的教学，教学内容和教学方法不能提前决定。同时并非所有病人都患同一种疾病，故教学内容很难从一个病人到另一个病人保持连贯性。④时间受限。教学必须在有限时间内完成诊治病人、观察学生表现、向他们提供反馈意见和指导他们下一步学习。⑤临床推理的传授。向学生传授如何通过病态和健康的各方面表现和大量数据，得出诊断的思维过程。

临床教学的特点 ①临床教学为学生提供了理论联系实际的机会，更为学生如何学习提供了丰富的经验。②临床教学能培养学生专业化的思维方式，对于学生专业角色的形成，社会责任感的建立，道德观、伦理观、价值观的形成有着积极的作用。

临床教学的不足 ①对学校教学管理要求较高。临床教学的教学环境开放，对学生和教师的管理有一定难度。②临床教学对带教教师的能力要求较高，教师不但要有较高专业技能，还要有一定教学能力。③有些病人不愿配合临床教学。由于多种原因、有些病人对医学教育的不理解、不配合，给临床教学带来困难。

适用范围 临床教学普遍适用于医学院校、高等/中等医学职业学校、成人医学教育，继续医学教育中临床医学、护理、预防、口腔、影像等相关医学专业教学之中。

注意事项 临床教学是一项复杂的系统工程，其组织和实施涉及教师、学生、学习环境等诸多方面。①临床教学要有明确的教学目标。临床教学目标受课程目标支配，应根据课程目标制订出临床教学大纲，明确学生的培养方向，发展学生的能力。②选择合理的临床教学方法。临床教学的教学方法是学生与带教医生间的双向互动，这种互动必须以病人为中心。在临床教学中，需要提供给教师科学合理的临床带教模式。③保证教师的能力和素质。临床带教是实施临床教学的重要方式，带教教师的能力和素质决定临床教学的效果。为保证临床教学能够高效、顺利进行，教师必须迅速和充分理解学生的

需求、具备广博的知识、相关的临床经验和简便有效的教学技巧。④切实把握学生特点。临床教学的成效有赖于对学生学习需求的充分认识。临床教学中带教教师要根据学生理解水平和不同特点来组织教学活动，选择不同的时间、方法指导学生，并在临床教学中培养学生的临床能力与自信心。

(景汇泉)

zǎoqī jiēchù línchuáng
早期接触临床（early exposure to the clinic） 从新生入学教育开始将基础医学教育与临床医学教育有机结合，引导学生接触医学实际的教学活动。是将医学理论联系实际，改革传统医学教育中基础、桥梁、临床三段式的教学模式，从医学教育的客观认识、发展规律出发而提出的一种教学设计；是以临床问题为引导的医学教学改革模式而辐射出的一种教学组织形式。在医学教育中，基础医学同临床医学的联系越来越密切，教学中将二者有机地结合起来成为十分迫切的任务。世界各国高等医学教育课程改革趋势之一就是"早期接触临床"，甚至提出学生入医学院校的第一年、第一周、第一天开始就安排接触临床，接触病人、了解病人，学会同情病人、关心病人，确立终身为病人服务的专业思想。在20世纪，"早期接触临床"就成了高等医学教育课程改革的主要内容之一。传统的临床医学教育培养模式，学生在完成前期的基础医学课程之后，进入临床机构学习，该模式理论与临床严重脱节，导致医学生难以适应真正的医疗工作环境。为了改变这一状况，强化医学生对职业认知和对医生所需能力品质的认识，早期接触临床被提出并在

不同国家医学教育中广泛应用。世界各地和中国的很多医学院校都不同程度地开展了早期接触临床活动，但没有一个得到共识的统一模式。

基本内容 早期接触临床有针对性地通过不同渠道或形式安排其参与临床实际工作，增强其医学感性认识和医德意识，是医学教育改革的一项配套措施。各国的医学院校都在积极探索早期接触临床形式，由入学开始开设医学导论、医学社会学、心理健康学等课程，在医学基础课中将临床实践整合到理论教学中，基础课嵌入临床实习，让医学生在低年级接触临床教育。早期接触临床使医学理论课程与临床实践实现顺利对接，使医学生对理论知识的理解更加深刻透彻，帮助学生提升研究能力和临床操作能力。也有利于医学生了解医院组织结构，熟悉临床工作环境，培养浓厚的学习兴趣，端正学习态度，明确学习目标。

早期接触临床作为一项重要教学活动，在教学计划和课程进度中，应有明确的安排和要求。具体的组织形式根据活动性质和客观条件而定，可以组织到医院、疾控中心、社区卫生服务中心等医疗卫生机构参观学习，也可通过多种形式请医护人员进行专题专项讲座。一般与入学教育、专业教育、医学基础课或综合课等有机结合。

早期接触临床的特点 ①有利于增强学生对医学专业的感性认识，加大基础与临床的密切联系，理论联系实际地学习医学知识。②有利于加强学生专业素质培养，特别是对临床实践能力、临床思维能力、动手能力等素质训练，提高其工作适应性。③有利于弥补课堂教学不足，弥补学科教学的缺陷，提高学生的专业学习兴趣，带着问题看、听，引发深层次跨学科、跨章节的思考。④有利于对学生进行医德医风教育，增强其对病人的同情心，从而进一步端正其学习目的和态度，明确其学习方向和目标。

早期接触临床的不足 ①早期接触临床由于学生过早接触临床，其自身专业知识不足，学生对知识的接受能力受限。②临床带教老师工作繁重，早期接触临床增加了带教老师工作负担。③早期接触临床对学校教学管理带来一定难度。

适用范围 早期接触临床适用于临床医学等相关专业。

注意事项 ①要努力做到课堂教学与早期接触临床紧密结合，有针对性地安排。②要注意早期接触临床的计划性、连续性和有效性，建立学生早期接触临床教学日志，每个学员要有记录卡。③临床教研室和医院医护人员要有专人组织带教，机关、系和学生班级协调一致，定期进行总结分析讲评。④不要干扰、影响医院医疗工作和秩序，教学医院应具备就近、有带教能力、有教学积极性等条件。⑤在时间安排上，可占用正课时间，也可作为第二课堂活动，在业余时间或节假日安排，典型病例应随机安排。

（景汇泉）

chuángpáng jiàoxué
床旁教学（bedside teaching）

在实际病人床旁进行的教学活动。是指导老师在与实习医生接触的短时间内，让学生真正参与，有效地、有针对性地学习相关的知识和技能，提高教学效率的一种教学方法。

基本内容 床旁教学是临床医学教学的基本模式，指学生围绕在病床前，在老师的带领下仔细询问病人病史，认真检查物理体征，用听诊器听呼吸音和心音，引导出重要的生理、病理反射，最后根据采集的病史、物理体征和实验室检查结果，在老师引导下分析推断出可能的疾病诊断，进一步制订出治疗方案和治疗措施。床旁教学时每组学生人数一般不超过 10 个，均以小组形式进行。床旁教学是学生从课堂理论有效地过渡到临床实践、提高临床能力的关键。它弥补了课堂教学和实验教学不能提供临床真实操作情境的不足，成为临床教学过程中不可替代的教学方法。

床旁教学的特点 ①基础理论与临床实际相结合。床旁教学过程中将书本知识与临床病人所患疾病有机结合，带教老师根据不同症状的实际病例进行具体分析，引导学生归纳、总结、提炼出理论知识和临床经验的精华，让学生便于记忆、分析、理解、掌握和运用。②体现学生的主体性。床旁教学将学生作为教学过程的主体，教师作为教学过程中的指导者，以学生的主动性、能动性作为其出发点和归宿，使学生能够很快进入医生角色，并有机会表达自己的意见。教师从学生回答中认识、了解学生，讲授相关知识点，可节约时间，提高教学效率。③体现教为学的服务性，培养学生的临床思维。教师从学生已有认知结构出发，结合病人的病例，科学设置提问，针对病人的实际情况，激发学生思维，引导学生做出正确的医疗决策判断，培养学生的临床思维和决策能力。④激发学生学习兴趣。通过引导学生深入思考临床问题、提出解决的办法，使学生们将课堂里所学的理论知识与临床实际联系起来，增加学习兴趣，开发、锻炼智能，掌握临床基本技能。⑤培养学生临床交流能力，渗透医德教育。床旁教学是在实际病人床旁进行教学，面对真实的病人。在教学过程中，教师带领学生检查病人、询问病史，通过耳濡目染的熏陶，使学生逐步掌握医患沟通技巧，受到医学职业道德教育。

床旁教学的不足 ①床旁教学对临床教师的要求较高，不但有丰富的医学知识，而且有丰富的临床实践经验，教师素质的高低直接影响教学质量的好坏。②选择有代表性、典型性的病例较难。受实际情况的制约，床旁教学过程中往往需要教师根据实际情况作出调整。

适用范围 现代医学建立以来，床旁教学一直是世界各个国家医学院对实习生和低年资住院医师实行的重要教学方法。床旁教学广泛适用于临床课间见习、教学查房、生产实习等临床教学活动。教师可以根据桥梁课、系统各科的课间见习、生产实习等不同阶段教学需求的不同，灵活采用床旁教学，体现不同教学特点和需求。

注意事项 ①选择经验丰富的临床教师。一般要求上课教师是具备多年临床经验的主治医师。②注意教学技巧应用。提问要紧扣该病例，不要提问学生书本知识，因为短时间内不可能教学生太多的知识，尤其是与病例无关的知识。不要提过多的问题，也不要自己立即回答自己的问题。对学生问诊、查体或临床思维中的具体事项做出肯定和鼓励，避免泛泛而谈的表扬。③选择典型的临床病例。病例符合教学要求，并取得病人知情同意。针对该病例，只选择一、二个教学内容进行重点讲解，强化学生对疾病整个认识过程。尽量利用临床实际病种、病例扩大学生的知识面，培养医学生临床分析问题与解决问题的能力。④合理利用现代化教学辅助手段和相关医学资料。注意典型病例的症状、体征、影像学资料、图片、辅助检查等资料积累，为床旁教学做病例储备。

（景汇泉）

jiàoxué cháfáng

教学查房（teaching round） 通过临床指导教师在查房过程中对病例的讲解、讨论分析和归纳整理展现的教学方法。教学查房中通常针对实习学生在临床上的常见问题来进行，以达到验证所学的书本知识，培养和锻炼学生的操作能力、观察能力、批判性思维能力和临床实际工作能力的教学效果。

基本内容 教学查房组织过程涉及方方面面的内容、要求和步骤。①实习学生在办公室集中，主持者简要提出教学查房病人所患疾病，交代病历重点或难点。②主持者带领人员按规定顺序进病房。实习学生询问病史并进行有关的体格检查，获得客观临床资料。主治医师作必要的简要补充说明，同时协助实习学生体检，纠正实习学生操作中的错误，并根据汇报和记载的病情，亲自询问病史，进行有关的学生未做到或不规范的体格检查，然后主持者组织实习学生按顺序退出病房。③实习学生总结病史特点，主持者对采集病情医师的问诊、体格检查进行点评，引导讨论，总结过程。实习学生讨论与诊断、治疗、有关检查的认识和疑问，提出问题。④主持者解答实习学生问题，简要对疾病做出讲解，同步讲述症状、体征、诊断和治疗的有关进展。

教学查房的特点 教学查房能使学生积极开动脑筋，充分理论联系实际，培养了学生主动学习的能力和开创性的思维方法。①有利于培养学生的综合能力。特别是预告式查房，通过设置问题、展开讨论可引发学生学习兴趣，激发其求知欲，让其主动探讨有关问题，进行交流，能在学习和巩固理论知识的同时培养其分析问题和解决问题的能力，同时也能锻炼学生的语言表达能力和心理应激能力，训练学生对临床问题的思考和推理及综合利用知识的能力。教学查房能充分检验学生的理论基础、应用知识的灵活程度、理论联系实际的能力、处理急症和突发事件的应变能力。②强化理论与实践的联系。查房中通过对相关知识的引证、分析、讨论、解答，加深学生对所学知识的理解。教学查房气氛热烈、印象深刻，结果令学生长久记忆，甚至终生难忘。

教学查房的不足 教学查房受环境制约，查房人员数目受限制。教学查房需要病人的理解与配合，由于不同病情发展不同，往往病人具体症状与书本不尽相同，教学内容有不可预见性。

适用范围 教学查房适用于对实习生教学、各级医师的长期培训和继续教育。查房内容可广泛涉及病案分析、新业务、新技术、新知识、健康教育、人文理论、医学伦理、法律和专题素质教育等等。查房的方式可以是多样化的，查房的对象可选择危重病人、疑难病例、大手术的术前准备、术后并发症的观察与防治、急症病人的紧急处理以及某些专题讨论等。

注意事项　①教学查房前要通知学生做好该病种资料的复习。教学查房前查房主持人及学生需熟悉病人及病情，并做好相关准备工作（病历、记录本、检查报告、影像片、查房用的器械等）。②病例准备：一般选择有教学意义的典型病例，病例应选择本专业的多发病、常见病种，且经过治疗有明显治疗效果的病人。要提前做好病人的思想工作，得到配合与理解。③教学查房中师生互动尤为重要，互提问题。④查房中反映最新诊疗技术。⑤教学查房要体现人文关怀，查前向病人解释取得支持，查后对病人的配合表示感谢。⑥查房主持人应态度认真、情绪饱满、仪表端庄、语言亲切。教学查房时必须采用普通话，着装必须整洁。⑦查房时病人所在病房空间应尽量宽敞，病房无其他病人及陪同的家属，特殊情况下，病人可安排在单独病房内便于观摩。

（景江泉）

línchuáng dàijiào
临床带教 （clinical teaching）
临床教师指导医学生参与医疗过程的教学活动。临床带教中学生进行的所有操作均由带教教师亲自指导，不得独立进行医疗护理活动。临床带教是临床教学的一部分，是医学院校教学的延续。

基本内容　临床带教包括小讲课、教学查房、病例讨论、操作技能培训等内容，临床教师负责指导学生采集病史、体检、书写完整病历及各种记录，作出医嘱及各种处置的决策，对诊断及处理进行分析讨论。同时指导学生实施技术操作（包括手术室手术操作、体检手法及其他操作等）。临床带教帮助学生将所学的医学基础理论知识与操作技能相结合，让学生获得所必需的专业知识及个人技能、态度和行为，实现知识向能力转化。临床带教是对临床医学生进行综合训练的重要阶段，也是获得知识和技能的关键时期。医德、临床思维和基本技能是临床带教的三大要素。

临床带教的特点　①临床带教教师不仅身体力行，还为学生提供医德的榜样，启发学生设身处地替病人着想。②临床带教给学生以思考锻炼的机会。通过疑难病会诊及死亡病例讨论，倾听带教老师及其他医师的分析，了解有经验的医师利用病历、文献进行归纳和分析的方法，从中找出自己的差距，逐步建立正确的临床思维模式。③临床带教中要求学生必须掌握的基本技能，主要是病史采集、体征检查（视、触、叩、听）、病历书写、无菌操作等。

临床带教的不足　临床带教对实习学生的专业理论知识、职业素养、工作主动性和责任心、与病人沟通交流的技巧要求较高。同时也需要教师有较高水平。

适用范围　临床带教是实施临床教学的重要方式。广泛地应用于医学专业学生课间见习和毕业实习中。

注意事项　①规范带教老师的教学方法。在临床实践中，带教老师要以身作则，要把正规的诊疗操作流程教给实习学生，教会学生怎样处理临床各种实际情况。②严格带教老师管理，制定带教老师工作职责及评价标准。为了使临床带教老师有明确的工作目标及工作范围，制定相应工作职责条例和评价标准。加强带教老师的选拔和培养，将带教教师的教学能力和技能培养重点放在提高他们的教育理论知识、能力、技能及英语水平上。③规范带教老师的带教行为。严格执行带教规定，在学生到病房前召开带教老师会议，规范带教制度，明确带教老师的责任。在整个带教过程中给学生提供实践机会的同时，不放松对学生的监督、指导，做到既对学生实习中的行为负责，同时也对病人身心健康负责。④加强与病人沟通与交流，取得病人配合与理解。在带教过程中，建立良好的医患关系，在利用病人实体进行教学讲解操作之前，带教老师应先与病人进行有效地沟通和交流，向病人讲明临床教学的重要意义，需要病人提供的检查或观察部位、时间等，以取得理解和配合。

（景江泉）

biāozhǔnhuà bìngrén jiàoxué
标准化病人教学 （standardized patient teaching）
运用经过培训合格的标准化病人培养医学生临床能力的教学活动。标准化病人用于医学生及住院医师的培训和考核，具有被检查者、评估者和指导者三种功能。见标准化病人考试。标准化病人教学的雏形首见于 1963 年，美国南加州大学的霍华德·巴罗斯（Howard S. Barrows）医师在神经病学见习带教活动中首创性地雇佣一名艺术系的模特扮演模拟化病人来训练医学生的问诊和查体。随后由加拿大心理测量医师杰弗瑞·诺曼（Geoffrey Norman）提出"标准化病人"（standardized patient，SP）这一称谓。标准化病人教学作为一种公认而有效的教学方法已被广泛应用于医学教学当中。

基本内容　标准化病人教学主要是指对学生开展问诊训练及

体格检查培训和考试评估等教学活动，应用 SP 模拟不同主诉的病例，提供恒定一致的病史资料；学生在接诊 SP 时得到问诊内容和技巧两方面的训练。教学过程中 SP 按照事先准备好的病案资料及场景，在接受一定的医学知识讲解后，通过其逼真的"演技"，扮演内科、外科、甚至于精神科病人，协助学生在接触真正病人之前，掌握和提高临床技能。在医学生从基础学习向临床学习的导入阶段，使用 SP 进行问诊及体格检查考试，教师可给大量考生提供统一的病例和标准化评分，结合 SP 提供的反馈信息，可使评分结果更加客观公正。

标准化病人教学的特点 ①SP 的来源比较容易解决。可以通过训练获得，在一定程度上缓解了医学院校学生人数多，病人来源、病种不足的困难。②SP 呈现的复杂程度可以控制，解决了实际病人的临床表现不典型，不易合作，不能多次利用的问题，使学生有更多地练习机会。③具有良好的教学和反馈作用。SP 亲身体会学生检查手法，根据自身的感受，指出学生做得不对或遗漏之处，予以及时反馈和纠正，对教学中存在的问题向教师反馈，从而有的放矢地作出下一步的教学计划及方案。④SP 比真实病人更可靠、更客观。SP 给学生提供了统一的病例和标准化的评分，便于规范临床实践教学的管理。⑤避免因教学活动增加病人的负担和风险。利用 SP 对医学生培训临床技能，不必直接以实际病人当做练习对象，可有效避免病人就医与医学教育之间的矛盾。⑥SP 用途广泛。SP 除了用于训练学生的问诊和检体技巧，训练临床思维，提高医患沟通能力，还

可以利用 SP 设置有关心理、道德、伦理等方面的问题，进行人文素质和职业道德方面的培训。

标准化病人教学的不足 尽管标准化病人教学模式与传统的教学模式相比具有明显的优势，但也存在不足。①人力、财力方面投入较大、耗费较多。SP 是经严格培训、验收合格并发给证书的特殊职业，培训和维持一支 SP 队伍，需要投入大量人力、财力和时间，教学成本较高。②选拔、培训 SP 的工作难度较大。由于申请者的个人素质和学习能力参差不齐，需要有经验的专家进行严格选拔和培训才能完成。③标准化病人教学存在局限性。由于不能完全模仿真正病人的所有临床症状及体征，比如心脏杂音、水肿或者甲状腺肿大等，SP 不能完全代替"真实病人"，只能用于基本的临床训练。

适用范围 标准化病人教学是在模拟情境条件下进行实践操作训练，通常在学生具备了一定的专业理论知识后，实践操作前进行。①SP 作为病人的教学训练。多用于诊断学教学。通过扮演病人角色，SP 接受医学生的问诊和检查。②SP 作为评估者进行教学评估，应用于临床实践技能考试，SP 对学生的每一检查步骤、顺序、手法全面了解，在学生询问或检查完毕后，SP 转换角色成为评估者按规定表格打分记录。③SP 作为教师进行教学反馈，针对学生问诊或查体具体情况提供反馈，对医学生的学习提供指导。

注意事项 ①SP 的选拔。SP 同时具备病人和教师的双重职能，要求热爱医学教学工作，具有中等专业学校以上文化程度，有较好的口头表达和交流能力，责任心强，具有敬业精神，愿意从事

SP 工作，最好为非医务人员，无医学、护理教育背景。②SP 的培训。需要由专门培训的教师培训，注重素质培训，包括教学技巧培训与医学专业知识培训。遵守规范的 SP 职业操守，SP 需要有严谨敬业的职业道德，必须把自己当成一名医学教师，认识到其表现的效果的重要性。③SP 的应用。SP 只能模拟病人的主观部分，难以模拟客观部分，因此，只能用于代替某些无客观体征的疾病。通常 SP 扮演的是典型病人，但在临床上经常会遇到不典型的病人。SP 作为一种教学"工具"应用有一定局限。

(景汇泉)

jiànxí

见习（clerkship）医学生在校学习期间以观摩临床诊疗活动为主的教学方法。又称临床见习、课间见习。课间见习是指学生在学习临床课程期间，在带教教师的带领下，接触病人，观察病人的症状和体征。见习是医学院校教学的重要方式，是从临床课程教学阶段过渡到临床实习阶段的桥梁。在五年制临床医学专业教学中，临床见习教学的对象是大学四年级医学生。

基本内容 见习的主要形式，是医学生在临床教师带领下进入医院科室，有计划地接触病人，观察病情及临床诊治过程。通过观摩典型病例的症状、体征，加深课堂理论教学的理解和掌握，弥补课堂单纯理论教学的不足。临床见习的主要内容包括常见病、多发病的主要症状、体征、并发症；各科室典型病例及典型体征；临床问诊技巧；各种体检诊断的操作；典型的 X 线片诊断；病历书写格式；各种检查和治疗技术等。

见习教学方法的特点 ①将课本知识与具体病例相结合，增加感性知识，促进理解与记忆。②可充分利用临床教学资源，使更多的学生接触典型病例，观察到典型的临床表现，提高教学效率。③使学生体会医疗实践对职业道德的要求。④逐步培养临床思维方法，提高分析问题、解决问题的能力。⑤了解各种常见病、多发病的诊疗要点。

见习教学方法的不足 ①增加典型病例病人的负担。由于适合教学的典型病例比较缺乏，见习过程中，同一个病例常需要接受较多的学生观察或操作。相关病人的负担较重，需要病人克服困难予以配合。在见习学生人数较多的情况下，病人及其亲属容易产生抵触情绪。②仅能对所学内容有初步了解。由于见习的时间短，和病人接触的程度不深，对于所学的知识，医学生仅能初步了解，需要经过以后的毕业实习才能进一步熟悉和掌握。

注意事项 为保证见习教学的效果，应注意以下几点：①学生应明确所去见习的科室，熟悉课本中本科室涉及的有关病种，有目的地做好见习准备。②见习前教师概括的讲授见习内容，了解学生对见习内容的掌握情况，有模拟病房和模拟病人教具条件的，先让学生在模拟病人身上进行操作。③见习一般安排在病区或病房，学生来到医院不要直接进入病区或病房，需要在老师的引导下进入病区或病房，学生穿好隔离衣、准备好听诊器及其他检查器具等。④注意与病人沟通，要事先征得相关病人的同意，视病人如亲人，态度温和，动作轻柔。

（景汇泉）

shíxí

实习（internship） 在教师指导下，医学生到临床从事一定的实际工作，借以掌握专业技能和有关知识，将理论转化为实践、转化为独立工作能力的教学方法。在医学专业教学中，实习主要指临床实习或毕业实习，是指医学生在临床教师的指导下开展临床实践的教学活动。临床实习是医学教学的重要组成部分，是医学生理论联系实际，培养独立工作能力和综合素质的重要环节，对学生获得直接知识，验证、巩固和充实所学的理论，培养学生从事实际工作的技能，培养学生优良的医疗作风和职业道德等方面具有特殊作用。

基本内容 医学生在临床教师的指导下接触病人、询问病史，进行体格检查、病历书写、申请单的书写、处方的书写、病史汇报、诊断分析、管理病人等工作，提供常见疾病的诊疗服务。通过临床实习，巩固和加强基础理论知识，逐步掌握临床各种诊疗技术，培养学生临床思维能力。

临床实习的特点 ①实现医疗与教学的统一。临床实习要在保证医疗安全和医疗质量的前提下进行。医学生在完成教学任务的同时，为病人提供良好的服务，实现教学活动与社会服务的有机融合。②临床实习属于综合训练。既要掌握专业知识、训练临床思维和专业技能，又要培养学生救死扶伤的医疗作风和职业道德。③医学生在实习中具有双重身份，一方面是作为学生，接受教育培训，另一方面，作为实习医师，需要对自己的诊疗行为负责。

临床实习的不足 ①需要病人理解配合。临床实习作为医疗行为，需要病人的知情同意。特别是一些创伤性的诊疗行为，如果处理不好，可能引起医患纠纷。②需要大量指导教师。实习教学必须由带教教师亲身指导，实际工作中临床医院常因指导教师工作量重，人员数量不足很难满足实习教学工作需要。③培养学生人数受到限制。教学病床数、典型病例、教学空间等条件直接影响医学生临床实践的机会和实习的质量，是制约医学教育规模的重要因素。

适用范围 实习是职业教育的必经阶段。临床实习教学是完成教学计划所规定的培养目标的最后教学阶段，广泛适用于医学教育。

注意事项 ①医学生实习要在医师的指导下进行实习，严格遵守医疗法律法规，防止医疗差错，增加自我保护意识，养成良好医疗风险防范意识，认真履行实习医师的职责。②建立"从病人到书本，再从书本到病人"的学习方式。实习生学会理论联系实际，从而形成科学的临床思维技能，正确地进行诊断治疗。③主动学习，善于提问，勤于思考。临床实习面对的是活生生的病人，诊断如何建立，治疗如何进行，病情如何观察，都需要学生主动且积极的思考、实践。④注意培养社会交往能力，处理好人际关系。首先处理好医患关系，要有良好的医德、关心病人、体贴病人，在诊治疾病过程中取得病人及其亲属的合作和信赖。其次处理好与上级医师关系，从事各项诊疗实践，必须在临床教师的指导下进行，切不可擅做主张。⑤实习生应注意自己的"角色"训练。实习生在实习阶段应该注意培养职业素质和品格，注重塑造自己在病人心目中的良好形象。⑥注重医德医风养成。临床实习期间正是医德医风建立形成的基础阶段，必须把医德医风教育作为临床实习的首要任务，帮助学生在最初的医疗实践中提高医德认识，培养良好的医德情感和医德行为习惯。

（景汇泉）

shíjiànjiàoxué
实践教学（practice teaching）
学生直接参与和体验，以观察、了解、发现、解决实际问题的教学活动。包括社会实践教学和预防医学实践教学。它既是认识探索自然规律、掌握技术知识开展的科学实验、生产实习等必要的验证性实验，也是解决实际的生产和社会问题，提高创新能力所开展的研究性、探索性、设计性、综合性实践，还是了解社会和国情、提高全面素质为宗旨的社会实践。

基本内容 根据各实践教学环节的功能特点和实施要求，实践教学环节可以从横向划分为教学实验、教学实习、科研活动、社会调查、生产实习、毕业设计（论文）、社会实践等几大类；也可以按纵向划分为公共实践教学、专业基础实践教学、专业实践教学和专业特色实践教学等。结合不同层次、不同专业、不同学习阶段的学生特点以及实践教学内容，医学教育采取多种多样的实践教学形式。

实践教学的形式一般包括：①课堂实习。根据不同的授课内容，适当增加与调整实习内容部分，把学生被动接受理论学习转化为主动参与。②基地实习。通过实践基地的实习，丰富学生的社会工作经验，将课本理论应用于实践，激发学生深入学习的兴趣。③案例教学。任课教师根据教学内容和教学任务的要求，运用精选出来的案例材料，使学生进入某种特定的事件、情境之中，采取角色扮演等形式，使学生对案例的构成进行主动积极的深入的探究活动。④社会调查。通过社会调查，让学生熟悉社会、了解社会、融入社会。⑤毕业论文设计与实践。在教师指导下，进行毕业论文的设计、选题、开题、现场的调研、资料的处理分析、论文等。

实践教学的特点 ①实践教学可以提高学生的实际动手操作能力、实践能力和创造能力。②实践教学有助于培养与人沟通的人际交往能力以及合作意识，为走向社会工作岗位积累一定的经验。

实践教学的不足 ①实践教学管理实施困难。学生的学习处在不同环境中，相对于课堂，学校老师很难控制教学效果。②实践教学的考核评价难度大，需要建立科学合理的评价标准。③实践教学对指导教师能力要求较高，教师需要应对实践教学中的突发情况。

适用范围 实践教学是整个教学体系中重要的组成部分，是职业教育中不可缺少的重要环节。适应培养高等技术应用型人才的需要，实践教学应贯穿于整个教育的各个阶段。

注意事项 ①制订详细的实践教学计划，主要包括实践的目的、任务和要求，实践的内容和形式，实践的地点等。②认真组织与实施实践教学计划，抓好重点，亲自参与，做好指导与管理学生的工作，保证每次的实习达到最佳的实习效果，将实习考核纳入学生的课程学习成绩。③在实践教学过程中，充分调动学生的积极性、创造性学习的能力。④培养学生自主学习、主动学习的能力。合理使用实践教学经费，做好总结工作，对实践教学存在的问题及时反映到学校的教学管理部门。

（景汇泉）

shèhuì shíjiàn jiàoxué
社会实践教学（social practice teaching） 学生在教师指导下，参与社区和社会实践活动，以了解社会、获取直接经验、提高实践能力、增强社会责任感为主旨的教学活动。是实践教学的一种形式。见实践教学。

基本内容 社会实践教学的形式多种多样。①从社会实践活动与现行的教学计划的关系来看，可分为教学计划内的社会实践活动，如教学实验、生产实习、军事训练、公益劳动等，教学计划外的社会实践活动，如勤工俭学、学生社团、社会调查、咨询服务、社区服务等。②从社会实践活动的内容来看，社会实践活动包括服务社区、走进社会、珍惜环境、关爱他人、善待自己五个方面。③从社会实践活动的组织形式来看分为个人活动、小组活动、班级活动、学校活动等。医学院校社会实践教学除了关注院校的要求以外，更要结合医学特点来选择最佳实践方式，发挥医学院校和医学生的长处，以医技服务、医学科研为主。

社会实践教学的特点 ①在实践中实现教师和学生的教学互动。②可以根据课程内容的特点，自主设计实践主题。③指导层次多样化，包括自我评价方面指导、具体问题现场发挥指导、分组讨论指导，有利于调动学生平时的学习积极性。

社会实践教学的不足 ①开

展社会实践教学需要在人力、物力方面进行大量投入。②社会实践教学的教学质量评价困难，学生教学效果难以考核。③社会实践教学管理困难。高校学生数量多，指导教师数量和精力有限，实践场所接待能力受限，时间多为课余时间，尤其寒暑假，造成社会实践教学管理困难。

适用范围　将社会实践教学融入到传统的理论教学，对大学生综合素质的培养发挥着极其重要的作用。社会实践教学在各阶段医学教育中广泛应用。

注意事项　①社会实践教学的内容应结合本专业的学科特点。②坚持育人为本，牢固树立实践育人的思想。把提高大学生思想政治素质作为首要任务。③坚持理论联系实际。提高社会实践的针对性、实效性、吸引力和感染力。④坚持课内与课外相结合，集中与分散相结合。确保每一个大学生都能参加社会实践，确保思想政治教育贯穿于社会实践的全过程。

（景江泉）

yùfáng yīxué shíjiàn jiàoxué
预防医学实践教学（practice teaching on preventive medicine）

医学生在实践中直接参与处理预防医学实际问题的教学活动。在预防医学实践教学中学生学习疾病预防和健康促进有关的知识和技能，增加社会实践经验。

基本内容　预防医学实践教学对学科、课程、师资、社区教学基地等方面的教育资源进行有机地整合，教学内容主要包括以第二课堂的形式开展科研课题项目，使学生熟悉科研流程，培养学生的科研能力和积极性，并在科研实习中强化预防医学的理念和相关知识；在疾病预防控制或卫生监督部门实习有关疾病流行及防治、控制方面的知识；在一些社区医疗服务中心实习以加深其对社区预防的认识和理解。其目的是培养造就一批掌握预防、治疗、康复、保健等多种综合卫生服务本领的医师，以适应社会复合型医师的需要。

预防医学实践教学的特点　①预防医学实践教学可以拓展学生的知识面，增进学生对预防医学性质和任务的认识，调动其学习积极性。②预防医学实践教学实现了教学的针对性和实用性，使学生掌握必备的群体预防和个体预防的知识和相应的技能，学生通过深入学习，提高教学效率。③预防医学实践教学以实践问题为中心，实现了学科与学科、基础与临床、理论与实践的沟通，训练了学生的创造性思维和逻辑推理能力。④预防医学实践教学有效地提高了学生的预防医学观念、以社区为导向的服务观念与能力、临床流行病学的研究和工作能力。

预防医学实践教学的不足　①预防医学实践教学组织管理困难，教学效果易受教学环境、教学规模、带教师资素质的影响。②预防医学实践教学内容广泛，建立的预防医学实践教学基地范围覆盖面大，其教学基地质量监控困难。③预防医学实践教学考核困难，学生实践过程往往处在不同环境，学生的实际操作水平，学习效果难以统一考核评定。

适用范围　预防医学实践教学适用于预防医学与非预防医学专业教学。大多数医学院校在预防医学教学计划中增加社会实践，但由于条件限制，开展预防医学社会卫生实践存在一定困难。

注意事项　①合理安排教学内容，在教学中以树立学生预防医学观念为核心，认真抓好"人群-环境-健康"这一主线，运用好流行病学研究方法和统计学分析方法这两大工具，以弥补课时不足的缺陷。②积极开展形式多样的教学方式，可考虑在不同阶段以选修或讲座的形式开展营养卫生、环境医学、社会医学等课程，使预防医学教育贯穿整个五年的医学教育中。③积极健全完善临床医学专业的预防医学专题实习。

（景江泉）

yīxué jiàoxué shǒuduàn
医学教学手段（medical teaching instrument）

在医学教学中，教师为达到更好的教学效果，所采用的载体和技术。包括直观教具、实验动物、图谱、医学模型等传统教育技术和各种现代教育技术。教学手段的发展经历了一个漫长的历史过程，由最初的口头语言、文字书籍阶段到直观教具、视听媒体阶段，再到现代的高新技术应用，为人类教学领域展示了广阔的发展前景。

基本内容　教学手段主要分为两类：①非物质化的手段：是教师凭借个人身体器官即可采用的方式和措施。包括听、说、模拟等方式，如：形体、动作、语言、表情、个性等非物质化的手段。②物质化的手段：是教师必须借助于自身以外的物品才可采用的方式和措施，既包括读、写、演示、展示等方式，如：文字与书籍、粉笔、黑板、图表挂图、模型、标本、教具、学具等物质化的手段；还包括借助于自身以外的设备才可采用的方式和措施，如：幻灯、投影、唱片、录音、录像、电视、电影、互联网、计算机、实验室等。

医学教学手段经历了传统与现代的交替结合，涵盖了物质和非物质的多种手段。充分运用挂图、投影、幻灯和实物标本等传统的教学工具，具有经济而又简单操作等特点，而且直观性强，可丰富学生的感性认识，创造一种有利于理解、记忆、分析和应用的直观教学环境。现代化教学手段的使用，教师的知识要通过多种渠道讲授给学生，讲课时不仅要让学生用耳听，还能使学生做到眼、耳、心对新知识的同步感受。既有利于扩大课堂教学的信息量，调动学生学习的积极性，也有利于学生对新知识的理解和掌握。在实际医学教学工作中，常需要将现代医学教学手段与传统手段有机结合，灵活运用。

现代化教学手段的发展趋势，主要有以下几方面：①微型化。微型化的现代教学手段便于携带、使用和收藏，得到广大教育工作者的喜爱。②智能化。有了自动装置，帮助教师省去了许多操作。③超容化。存储容量越来越大，方便交互和携带。④多媒体化。综合运用多种媒体，在教学中有机结合，以求教学功能的最优化。⑤交互化。新型激光电视程序教学系统，又称双向信息传递录像教学系统，一改过去录像教学只能单向传输的方式，以激光电视唱盘为软件，同微机联机实现人机对话，使学习过程中，媒体对学生的单一作用变为媒体与学生之间的双向作用，学生不再是旁观者，而是学习的积极参与者。⑥网络化。计算机网络通讯技术可使网络中的具有独立功能的计算机实现相互通讯及资源共享。

注意事项 ①教学手段服务于教育目的，教学手段要运用得当，根据教学条件和教学内容选择使用。②注意物质化手段和非物质化手段相结合。③注意传统教学手段和现代化教学手段相结合。

(景汇泉)

zhíguān jiàojù

直观教具（visual aids） 教学中为学生提供感知材料的实物、模型、图表等教学用具。又称视觉教具。主要通过学生的视觉器官接收视频信号所载送的知识信息，是对实际事物的模型与图像的直接感知。如图片观察、绘图教学、动画展示、电子课件等。直观教具是为弥补语言、文字的实感性差的缺陷而出现的。早期的直观教具多是手工制作的实物模型，材质简单，仿真程度较差。科技的发展使得现代化直观教具材料考究，制作工艺完备，更能达到仿真效果，已形成比较完整的体系。

基本内容 直观教具一般分为实物直观、模象直观、言语直观、实验直观和现场直观等五类。①实物直观。将与教材有关的客观事物直接呈现在学生面前，供他们观察、聆听或触摸、闻、尝，以直接感受，包括各种实物、标本、实验、参观等。②模象直观。包括标本、模型和其他复制品，如人体骨骼模型等各类器官模型、功能性模拟人等。③言语直观。指利用和借助实物、图片、模型、标本、动作、语言、图表、幻灯、录像、电视、电影、多媒体展示等教学手段和方式，从具体形象入手，通过直观感知和刺激不断强化，使医学生从视觉、听觉、触觉等多角度感知和表象，并发学生形象思维能力，强化学生记忆认知效果。④实验直观。指再现事物现象及其过程的现代化设备辅助教学。⑤现场直观。包括电影、电视、幻灯、录音、录像、投影器等设备现场演示。

直观教具的特点 ①正确运用直观教具，能使学生突破时间、空间的限制，理解教师表达的意思，掌握所学的知识，提高学生的学习兴趣，丰富感性知识，减少学习中的困难，帮助形成明确的概念，发展学生的观察能力和思维能力。②现代化直观设备不仅能反复呈现事物的外部形象，还可演示事物的内部结构和变化过程，放大、缩小、对比各种事物，有独特的教育作用和广阔的发展前景。

直观教具的不足 ①直观教具主要通过学生的视觉器官接受知识信息，局限于感性认识。②直观教具一般作为理论知识学习的方法手段，与医师实际接触临床病例，动手操作还有一定距离。

适用范围 直观教具在医学教学中主要用于解剖学、组织胚胎学、寄生虫学、病理学、医学微生物学等基础形态学课程和内科学、外科学、妇产科学和儿科学等大部分临床学科课程。

注意事项 ①选择和制作的直观教具，要能正确鲜明地反映事物实况和规律，符合教学内容和教学目的。②直观教具使用应适时，符合学生特点。③教师在使用直观教具时，应与讲解结合起来，指导学生的观察活动，提供学生不能直接感受到的知识，分析现象的实质，使感性知识与理性知识结合起来。④根据教学目的和学生实际情况的需要选择直观教具，使每个学生都能得到鲜明的感知印象，积极开展观察和思维活动，以形成科学概念。⑤语言、字、画配合，指示清楚准确。⑥教学演示时全体学生均可看见。

（景汇泉）

biāoběn

标本（specimens） 经过整理和处理保持实物原样，供学习、研究时参考用的动物、植物、矿物等作为某一类实物代表的物体。标本一词的英文来源于古希腊语，意为"运动着的皮张"，随着教学、科研等对标本需求的扩大，标本的制作融入了现代化科技的元素，不但能量产，更能保存实物的原貌，历久弥新。在医学教学中特指人体标本，是由真实的人体，经过一系列的处理后所制成的教学用品。

基本内容 医学教学中使用的人体标本，包括大体标本和切片标本。传统的大体标本用福尔马林浸泡固定，将人体或器官标本保存于标本瓶或标本缸中，即为大体标本，用于基础医学教学、科研、展览等。用福尔马林浸泡固定的标本易变色、易变形，如果盛放标本的容器密封性不好，则易挥发，影响标本质量，保存时间也不长。用现代塑化技术保存的标本经过了脱水、脱脂，看起来也就更匀称和美观，标本可以保存500年之久。切片标本是指将教学所需的人体组织经取材、固定、包埋、切片、染色和封固，得到的玻片标本，用于显微镜下观察，又叫镜下标本。医学临床检验用的标本种类有很多，特指用来化验或研究的血液、痰液、粪便、组织和切片等。临床标本多取自活体，可以通过检验技术和仪器转化为可以客观判断的理化指标，辅助疾病诊断和治疗。标本需保存在相应容器中，常用的有标本瓶、标本缸等。瓶装标本，包括各种动植物的标本，作为陈列的样品和直观教学的教具

等，在医学教育中应用广泛。标本应用于医学教育，是教学中利用现实世界的真实材料或实物，使学生在感知的基础上形成某种现象和概念，医学生通过对标本直接接触与观察，获取真实具体的感性认识。利于准确理解知识，激发学习兴趣，提高学习积极性，但易受客观条件限制，标本保存条件较严格，需要直观教具弥补。

适用范围 主要用于基础医学教学中的形态学类学科，如系统解剖学、局部解剖学、组织胚胎学、病理解剖学和寄生虫学等。临床教学中也有应用，如临床检验中心、病理诊断等。

注意事项 ①标本制作与应用要符合伦理学标准。②标本制作、储存与处理要科学，避免因干扰因素而出现错误。③标本使用要小心谨慎，规范操作，以免损坏。

（景汇泉）

qiēpiàn

切片（section） 用特制刀具将生物体的标本组织或矿物切成的薄片。用于光学显微镜或电子显微镜下观察。因要求不同，可用刀片进行徒手切片，也可将组织块包埋于石蜡或火棉胶中或以低温冰冻，用切片机切片。将组织切成5~10微米薄片，可用于光学显微镜下观察。用环氧树脂或甲基丙烯酸包埋组织块切制的超薄切片，其厚度在20~50纳米，可用于电子显微镜下观察。一般教学用的组织切片通常为石蜡切片，石蜡组织切片是在切片机上进行，切片的厚度因需要而定，一般在5~7微米。用于高清图像采集的切片厚度一般在3~5微米。

切片标本易于保存，可以长期重复使用，常用于基础教学和

临床病例的样本保存和翻查。缺点是组织切片一般采用玻片承载，易碎。有些特殊切片制作困难或材料来源稀缺，要求观察者小心拿取，规范操作显微镜进行观察，避免不必要的损坏。

在医学教学中，切片多作为教具应用于形态学科的实验课教学，如组织胚胎学和病理解剖学。在教师示教的基础上，学生对目标切片自行观察学习。切片也经常用于形态学科的考试，但是用于考试的切片无标识，需要学生根据镜下观察到的组织和细胞形态特点进行辨识和诊断。部分实验技术相关专业学生，还需要掌握组织切片的取材、固定、包埋、制作、染色等实际操作技术。

在应用切片时，应当注意：①取材得当。取材是制作切片程序中的首要步骤，取材不当，将直接影响病理诊断和科研工作的效果。②精心准备。实验课应用切片教学，教师要对学生观察哪些切片，每张切片应观察什么内容，学生所用的切片和教材上描述是否一致等做好设计和安排，理论和实践相结合。③重点突出。每张切片都有重点观察结构，教师应根据理论教学内容合理安排学生观察时间，分清主次，仔细观察，以突出重点、难点，达到教学大纲的要求。

（景汇泉）

shíyàn dòngwù

实验动物（laboratory animal） 经人工培育或人工改造，对其携带的微生物和寄生虫实行控制、遗传背景明确或来源清楚，用于科学研究、教学、生物制品或药品鉴定，以及其他科学实验的动物。实验动物的特点，一是必须经人工培育，遗传背景明确，来源清楚，即遗传限定的动物；二

是对其携带的微生物、寄生虫实行人工控制，即微生物、寄生虫限定的动物；三是主要用于科学实验。实验动物不同于人们常说的野生动物、经济动物（如家禽、家畜）和观赏动物（如宠物）。从发展历史看，实验动物替代人体受试的地位，其突出优势是任何其他技术与方法都不能完全取代的。同样，动物实验是生命科学研究及其他一些自然科学研究的重要手段。

19世纪末到20世纪60年代是实验动物学发展的奠基时期。期间，近交系动物、免疫缺陷动物和悉生动物的培育成功，为医学教育提供了教学资源与工具，使医学教育有了新的发展。实验动物为生物医学研究，特别是实验医学的复制做出了重要贡献。例如，英国医生、生理学家哈维（Willian Harvey，1578~1657）用蛙、蛇、鱼等动物做实验，发现了血液循环现象；德国医师科赫（Robert Coch，1843~1910）用牛、羊等动物做实验，发现了结核杆菌，提出了科赫原则；法国微生物学家、化学家巴斯德（Louis Pasteur，1822~1895）用许多发病动物进行实验，在微生物学方面获得了重大成就；俄国生理学家、心理学家、医师巴甫洛夫（Иван Петрович Павлов，1849~1936）用狗做实验，在心脏生理、消化生理、高级神经活动方面获得重大成就；法国生理学家贝尔纳（Claude Bernard，1813~1878）用兔、狗做实验，发现了肝脏的产糖功能和血管运动神经。实验动物用于科学实验，要保证科学实验结果的可靠性、准确性和可重复性，实验动物必须满足科学实验应具备的如下基本要求：①对实验处理表现出极

高的敏感性。②对实验处理的个体反应表现出极强的均一性。③模型性状具有遗传上的稳定性。④动物来源具有易获得性。因此，要求实验动物必须是其先天的遗传性状、后天的繁育条件、微生物和寄生虫携带状况、营养需求以及环境因素等方面受到全面控制的动物。

20世纪80年代初，中国实验动物科学得到重视，国家科委开展了多种渠道、多种形式的技术培训和专业教育工作。进入21世纪，分子生物学，生物技术与生物医学工程等新技术、新方法均与实验动物科学有关联。这一系列新技术新方法的发展是实验动物科学教育内容的扩充和延伸。随着中国实施科教兴国战略，科技创新能力的培养已成为教育改革的主导方向，这些都离不开实验动物科学的教学与研究。

基本内容 实验动物教学的目的是使实验动物培育工作者具备实验动物解剖学、实验动物育种学、繁殖学、实验动物医学的相关知识；使实验动物使用者能够具备实验动物解剖学、实验动物分类学、实验动物病理学、比较医学、动物实验方法学等方面的知识。而实验动物教学是获得这些知识的重要途径。培养本科学生以及研究生进行动物实验，为实验动物学发展奠定坚实基础。

医学院校一般实施必修或选修实验动物课，大多开展30学时的教学工作。教学课程通常分为四部分：实验动物学的基本概念和有关法规，实验动物的使用，实验动物发展最新技术和成果，动物实验操作。主要教学内容是实验动物的分类和命名，常用实验动物的生物学特性及在医学生

物学研究中的选择与应用，实验动物质量控制，人类疾病的动物模型和动物实验基本技术等。实验动物教学的内容多，信息量大，涉及学科广，教学过程中在全面概述实验动物科学概念的基础上，分清主次，有所侧重。同时，实验动物学又是实践性较强的学科，理论联系实际，要合理安排实验教学内容的深度和广度。教学一般采用演示法、参观法、实验法进行教学，对于本科生与研究生教学均适用。

动物的种类和品系选择原则。选取的动物种类：大鼠、小鼠、犬、猪、猴、兔、猫、豚鼠、果蝇、两栖类和鱼。选取原则：①选择最常用和用量大的动物，如大鼠。②兼顾不同种类动物，如果蝇。③能反映医学研究进展状况的标志性动物，如基因敲除小鼠。要求实验动物年龄、体重、性别、生理状态与健康状况均符合实验需求，同时考虑经济性原则。

实验动物的特点 ①可以作为人的替身，规避伦理敏感问题。②可控制实验条件，用于科学研究。

实验动物的不足 ①只能作为客观受测对象，缺乏主观交流与评价。②研究结果不能完全适用于人类。

适用范围 实验动物作为生命科学的支撑条件，可应用于以下几个方面：①作为生物医学基础研究标准的实验材料。②作为人类疾病研究中人的替身或模型。③作为药品、食品等安全性评价和效果实验的活试剂。④作为生物制剂及制品的原材料。⑤作为生物学、医学、畜牧学和兽医学等的教学用具。⑥在农业、轻工业、重工业、环境保护、国防和航天工业等方面也可作为人类的

替身用于科学研究。

注意事项 ①饲养和繁育实验动物要严格执行环境、动物设施、笼具及垫料、饲料、饲养管理技术和实验动物疾病诊疗技术与卫生防疫的标准。②进行动物实验时对实验动物的选择、准备和动物模型的制备等要有计划、有组织，以期达到预期实验研究目标，避免不必要的浪费。③操作实验动物要注意人身安全。

（景汇泉）

túpǔ

图谱（atlas） 按类编制的图集。医学图谱广泛应用于基础医学、临床医学、预防医学、药学、护理学等许多专业类的理论和实践教学。

基本内容 医学图谱可以是真实的人体组织器官的光学照片、显微图片、影像学素材，也可以是手工或计算机绘制的模式图，或者是在真实图片基础上通过计算机软件叠加标识的示意图，常见的医学图谱有解剖学图谱、病理学图谱、外科学图谱、影像学图谱等。传统的图谱多为纸质图片按类目装订成册，早期图谱多为黑白图片或照片的合集，纸张的质地也不符合长期反复使用和保存的要求。后来的图谱选用的纸张日趋考究，图谱内容也升级为彩色照片、图片或示意图，并随着信息的高速扩充发展而及时更新。现代医学教育的发展和计算机技术的灵活运用已经将图谱由单纯的图片构成的纸质书籍升级到信息量更大，知识含量更丰富的电子图库，互联网的广泛应用更给医学图像采集、信息传播、知识共享提供了方便快捷的途径，也丰富了医学图谱的内涵。

医学图谱用于教学的特点 ①使医学生由基础到临床的学习过程增加了直观的认知，有助于理论与实践相结合，也为临床医疗工作者提供了学习、诊断、治疗的依据。②可作为工具书，随时可查，具有简便性、即时性、准确性和高效性。

医学图谱用于教学的不足 ①图谱通常是较厚重的书本，适合固定地点使用，不方便随身携带。②图谱多是静态的，而疾病的发生发展却是动态演变的，图谱的内容可能与真实的生理或疾病状态有差异，需要医学生和临床医疗工作者从实践中客观地认识疾病、了解疾病、治疗疾病。

适用范围 医学教育中图谱广泛应用于基础医学教育中的形态学科，如：系统解剖学、局部解剖学、组织胚胎学、病理解剖学等；临床医学教育及实践的学科，如：病理诊断学、外科学、口腔医学、眼科学、临床血液细胞学、皮肤性病学、医学影像诊断学和中医经络、针灸等。图谱可以作为教师授课的教学教具，也可以作为学生预习和复习的工具书，还可以作为科学研究的参考资料。

注意事项 ①医学图谱多为纸质书籍，要妥善保管，精心使用，延长使用寿命。②要注重知识更新，扩充图谱的内涵，与时俱进。③利用高科技手段对图谱进行更新、比对和保存等管理。

（景汇泉）

yīxué móxíng

医学模型（medical model）医学上广泛使用的医用医疗模拟器具。医学模型主要用于医学模拟教学，包括整体的模拟人体和某个模拟人体部位，以及涉及包括诊断、治疗、防护和标准研究医学工程等的一些医疗模拟器具。

基本内容 常用的医学模型包括：急救技能训练模型、护理技能训练模型、妇婴技能训练模型、诊断技能训练模型、人体针灸模型、人体解剖模型、口腔模型等等。最先使用的医学教学模型只是简单的人体器官或模型，传统的材料多采用木质和染料，之后由轻便、可塑性强的塑料取代，随着科技发展和新型原材料的应用，更轻便和仿真的硅胶模型、塑化标本开始出现在课堂上，三位一体的声光电集成模型逐渐成为现代化医学辅助教学的主流。医学模型在教学中的应用，有利于教师生动、高效地讲解知识点或示范操作，也有利于学生直观、具体、立体的理解和掌握所学内容，医学模型的重要性在基础和临床医学各学科教学中都有体现。

医学模型教学的特点 ①代替人体。②仿真度高。③便于医学生熟练掌握临床技能。

医学模型教学的不足 ①采用高科技材质的医学模型价格昂贵。②不适于小规模院校或临床医疗单位推广使用。

适用范围 医学模型的分类方法不同，其使用范围也有所不同。

功能分型 按照功能，医学模型主要分为示教模型和培训模型两种。①示教模型，该类模型多为解剖模型，用来研究人体各局部、各器官组织间的关系，即人体各局部是由哪些骨、肌、血管、神经及内脏组成，组成该局部的各器官间是以何种方式相互结合的。②培训模型，包括局部功能训练模型、计算机交互式训练模型、虚拟现实技术式训练系统和生理驱动型模拟系统都有培训功能。局部功能训练模型，主要训练医学生的单项临床操作技能；计算机交互式训练模型，靠强大的软件功能，可以自主设置病例，实现完整的治疗过程，学生不但可以进行临床技能的训练，还可以训练临床思维能力和独立救治能力；虚拟现实和触觉感知系统，用户能够通过计算机生产一个完全互动的病人环境和病情，训练专科医生技能；生理驱动型模拟系统，模拟人体真实的病理生理特征以及临床实践中经常遇到的各种病例和救治场景，用于机能性综合实验或训练较高年级的医学生。

材质分型 按照材质，医学模型主要分为仿真辐照体模和硬塑料聚甲基丙烯酸甲酯。①仿真辐照体模是按人体参数，用人体组织对射线散射和吸收相似的"组织等效材料"制成的具有骨骼、肌、脏器的人体模型。它已成为国内外放射防护、诊断、治疗、教学和辐射标准研究中的"人体替身"，作为物质、能量、信息传递的"稳定受体"，和剂量可视化、定量化的"模拟工具"而被广泛应用。②硬塑料聚甲基丙烯酸甲酯，英文简称 PMMA。其透明度可达 91%～93%，能透过紫外线，它密度小、耐冲击、抗碎裂能力超强。能做义齿、基托、假肢和人体模型。

注意事项 ①使用医学模型注意轻拿轻放，可以延长模型的使用寿命。②计算机交互人体模型造价较高，要熟悉使用说明，严格按照规范操作，避免损坏。③多人交替操作要注意卫生防护，防止交叉感染。

(景汇泉)

xiàndài jiàoyù jìshù

现代教育技术

（modern educational technology） 以计算机为核心的多媒体教学方法。是将现代教育理论应用于教育、教学实践的手段和方法，实现了教学现代化，在医学教育中广泛应用，如多媒体教学、计算机辅助教学、模拟教学、远程医学教育等。

现代教育技术的发展分为四个阶段：视觉教育阶段（20 世纪 30 年代）；视听教育阶段（20 世纪 30 年代～50 年代）；视听传播阶段（20 世纪 30 年代～50 年代）；教育技术阶段（20 世纪 70 年代至今）。中国的现代教育技术的发展也分为四个阶段，分别为 20 世纪 20～40 年代的初步阶段，引入幻灯、投影、电影为教育媒体；20 世纪 50～60 年代初步发展阶段，引入无线广播、录音、电视为教育媒体；20 世纪 60 年代中期～70 年代中期的停滞阶段，引入彩色电视为教育媒体；20 世纪 70 年代后期以来的迅速发展阶段，引入激光视盘、卫星传播电视和计算机网络为教育媒体。

基本内容 现代教育技术主要依托于信息技术，包括微电子技术、多媒体技术、计算机技术、计算机网络技术和远距离通讯技术等方面，将这些技术引入到教育、教学过程中。现代教育技术在医学中应用广泛，开展多媒体授课，利用现场录像技术，记录真实的医学影像资料，供老师上课讲到某个内容时辅助放映相应的资料，教育技术中各种传统教材如录音教材、幻灯教材、电子模型教具等，也在医学教育中发挥着一定的作用。利用现代教育技术，可以显著提高信息处理的能力，提高教与学的效率。

现代教育技术特点 ①符合现代教育认知规律。现代教育技术教学结构克服了传统教学知识结构线性的缺陷，呈网状分布在知识链结构中。具有信息呈现方式多样化、呈现非线性化的特点，符合现代教育认知规律。现代教育技术将感知、理解、巩固与运用融合为一体，使得学生在较短时间内通过多种途径获得丰富信息，有效强化记忆，可以促进学生主动积极地参与认知结构不断重组的递进式学习过程。现代教育技术媒体的运用，减轻了教师的工作量，促使教师更新教学观念，充分发挥学生的想象力、创造力，有利于提高教学质量和效果。②超越时空限制。现代教育技术教学系统在形式上远远超越了传统教学形式的时间限制，扩展了同一教育资源的受众，提高了受教育者的教育资源选择空间，促使教育主体间进行跨越时空的沟通交流，教育教学形式得到多样化发展。在教学内容上，现代教育技术可以集多种感知途径于一体，使知识信息来源丰富，且容量大，内容充实，形象生动而更具吸引力。通过现代教育技术既可以展示广博的现实世界，也可以利用丰富的想象和严密的推理展示科学世界。③充分利用学生的各种感觉功能。现代教育技术的教学系统，主要是指多媒体教学系统，增加了教学直观性，将书本中的抽象知识转化为集视觉、听觉、触觉等多元组合形式，对大脑产生多重刺激作用，使得教学过程与教学效果达到最优状态。

现代教育技术的不足 ①应用现代教育技术较传统课堂需要更大的设备、经费和人员的投入，需要及时对设备进行调试、更新，进行日常管理，投入精力大。②应用现代教育技术对教师和学生都有较高要求，需要具备一定技术水平。

适用范围 ①课堂教学，利用多媒体技术、计算机技术以及信息网络技术与传统教学媒体相互配合开展教学，丰富教师讲授，优化教学效果。②实验教学，主要用于形态学实验中进行示教以及技能学实验的演示。③远程教学，广播电视大学和网络教育大多依赖于现代教育技术的应用，通过学生自主学习，扩展和丰富了学习资源，提高了学生自学效率，是一种较为理想的自主学习工具。

注意事项　①与时俱进。由于现代社会知识更新快、知识量大、科技水平迅猛发展，现代教育技术在医学领域的应用也要不断更新知识内容和技术手段。②要注重教学的效果。现代教育技术只是一种手段，教师和学生才是教学的主体，要紧紧围绕教学目标讲求教学效果，避免片面追求技术应用的倾向。③开展教师培训。应有针对性的进行培训，提升教师应用现代教育技术的能力。④对学生进行指导。对于自主学习的学生来说，如何在众多的网络资源中准确、快速、有效地进行选择还需要具备一定判断能力或得到教师指导。

（景汇泉）

duōméitǐ jiàoxué

多媒体教学（multi-media teaching）

运用多种现代化信息技术开展的教学活动。通常是通过计算机实现多种媒体的组合。多媒体教学在 20 世纪 80 年代已经开始出现，当时是采用多种电子媒体如幻灯、投影、录音、录像等综合运用于课堂教学。曾称多媒体组合教学或电化教学。20 世纪 80 年代末，随着计算机技术的迅速发展和普及，尤其是多媒体计算机的出现，计算机已经逐步取代了以往的多种教学媒体的综合使用地位。

基本内容　多媒体教学能够综合处理和控制符号、语言、文字、声音、图形、图像、影像等多种媒体信息，将多媒体的各个要素按教学要求，进行有机组合并通过屏幕或投影机投影显示出来，同时按需要加上声音的配合，以及使用者与计算机之间的人机交互操作，完成教学或训练过程。在医学教育中，多媒体教学的多种信息传递能生动直观的展示复杂深奥的医学理论，形象展示人体各种系统、器官、组织和细胞的正常形态与功能以及各种病理生理变化的总的发展变化，动态化演示各种疾病的发生机制、发展过程。多媒体教学的模拟与虚拟仿真技术，能够对临床实践和实验教学中的实际操作原理、程序和技术细节进行模拟和反复练习，有效节省医学教育成本和教育资源，降低医学伦理风险。多媒体教学强大的数据信息搜集、更新和处理能力，能够及时传递更新医学各领域的最新发展及最新动态，为学生创造自主探索、自主学习的条件。多媒体教学能够在同一时间向学生感官系统传输多种静态或动态信息，促使学生快速、深入、牢固地学习医学知识，掌握医学技能。

多媒体教学特点　①直观性。多媒体教学能突破视觉的限制，多角度地观察对象，并能够突出要点，有助于概念的理解和方法的掌握。②生动性。多媒体教学图文声像并茂，能够多角度调动学生的情绪、注意力和兴趣，有利于激发学生的学习兴趣，发展学生创造力。③动态性。多媒体教学有利于反映概念及过程，能有效地突破教学难点。④交互性。学生可以和电脑设置的虚拟人物对话，修正自身的错误。课件中

的交互式训练，有利于学生的认知发展和思维训练。⑤重复性。多媒体教学适合于反复学习和训练，有利于突破教学中的难点和克服遗忘，提高动手能力。⑥针对性。多媒体教学使针对不同层次学生的教学成为可能。⑦高效性。多媒体教学具有大信息量、大容量性，可节约空间和时间，从而使学生的记忆更深刻，理解更透彻，学习效率更高。

多媒体教学的不足　①多媒体教学对硬件要求较高。应用多媒体教学，学校需配备相应的教学仪器设备，装备多媒体教室，经费投入较大。②对教师的技术应用能力要求较高。如果受客观条件和个人素质等因素的制约，任课教师不能熟练制作或应用多媒体课件，难以取得预期效果。

适用范围　多媒体教学被广泛应用于医学基础课程与临床课程授课中。

注意事项　①注意多媒体教学针对性。根据教学目标和教学对象的特点。针对不同阶段和不同内容，多媒体教学的过程、形式、内容、时间安排应有所不同。对于不同的学生，使用不同的教法和不同的练习、考试、评价方法，根据不同类型的学生使用不同的软件和多媒体工具，同一软件也要考虑学生的不同类型，包括不同基础和能力，不同心理特征和性格特征，不同学习兴趣和方法。②处理好多媒体教学与传统教学的关系。多媒体教学可以理解为传统教学基础上增加了多媒体（包括计算机）这一特殊工具的教学，它不可能抛弃所有的传统教学手段。因此在设计多媒体教程时，要把握好多媒体的使用时机，正确处理多媒体和粉笔、

黑板、普通教具、语言表达之间的关系，特别要考虑时间因素，正确处理好多媒体教学时间与适时的课堂讲解、板书、交互、反思时间的关系。③正确处理教师与多媒体的关系。多媒体教学需要从教学实际出发，灵活运用各种教学手段，坚持以学生为中心的原则，强调在教学内容与形式、人与机的结合。④加强课外的多媒体教学。随着计算机普及，教师应该重视课外的多媒体教学，制作课外的多媒体教学软件，或将课堂教学软件交给学生，以帮助学生消化在课堂上没有完全消化的知识和方法，以帮助学生提高能力。

（景汇泉）

jìsuànjī fǔzhù jiàoxué

计算机辅助教学（computer-aided instruction，CAI）

将计算机技术应用于医学教育的教学活动。是实现教学过程最优化的技术手段。由教师、计算机和学生三方面构成，以人—机对话形式进行。计算机辅助教学同医学教育的结合，有效提高了医学教育效率，显著增强了教学效果。

计算机辅助教学起源于美国、西欧等一些发达国家。1958 年起，美国 IBM 公司的沃斯顿研究中心开始试验研究，设计了世界上第一个计算机教学系统，成为计算机辅助教学的第一个里程碑。1963 年美国伊利诺伊大学首先将计算机应用于医学教育中，在解剖（肌肉骨骼系统、神经解剖、神经肌肉形成）、生化、组织、生理和护理等课程中使用并取得了显著效果。中国对计算机辅助教学的研究开发大约从 20 世纪 80 年代初开始，发展速度很快。一些高校先后成立了计算机辅助教学中心，专门从事计算机辅助教

学的研究和开发，不断开发课件及通用型开发系统，如将计算机三维成像技术应用于医学领域，开发出能够进行手术模拟的多媒体课件，制作完整的 CAI "电子尸体"等。

基本内容 计算机辅助教学已广泛应用于基础医学类、临床医学类、医学技术类课程的各类教学当中。计算机辅助教学为学生提供一个良好的个性化学习环境，综合应用多媒体、超文本、人工智能和知识库等计算机技术，克服了传统教学方式上单一、片面的缺点，有效地缩短学习时间，提高教学质量和教学效率，实现最优化的教学目标。计算机辅助教学使课堂教学变得丰富多彩，实验教学更加生动直观，临床教学更加机动灵活，调动了学生学习的积极性，促进了继续医学教育和远程医学教育的发展。计算机辅助教学改变了在固定的时间和地点、以班级为单位集体授课的传统教学模式和教学环境。加大了知识传授量，实现了因材施教的原则，改变了人们获取知识的手段和方法，它的兴起和发展标志着教育领域中一场深刻变革的开始，日益受到人们的重视。

计算机辅助教学的特点 主要有：①交互性强。学生与计算机之间、学生与教师之间、学生与学生之间可进行广泛的教学交流和及时的反馈，形成了开放、积极的交互教学环境。②个性化教学。计算机辅助教学为教师提供了因材施教的方式。学生对教学信息快速反馈，比如学生是否理解教学内容，是否认同教师教学方法等问题，再由教师决策最适合的教学策略和教学路径，提高教学质量，体现教学的个性化。③学时短、效率高。计算机辅助

教学使抽象内容形象化，重点突出使枯燥内容趣味化，增加学生的学习兴趣，活跃学习氛围。因此能缩短学习时间，提高学习效率，增强学习效果。④科学性强。计算机辅助教学中的教学软件有严格的评测标准，避免由于单个教师个人条件限制所带来的教学水平差异；使复习考试标准化，可靠性强，便于操作和评价。

计算机辅助教学的不足 ①应用环境过于单一。计算机辅助教学应用最多的教学环境是班级授课制的课堂教学，而在第二课堂活动、研究性学习等相关教学活动中应用甚少。②课堂教学软件和资源并不完善。教师和学生计算机操作能力参差不齐，硬件缺乏，导致课件的通用性差，教师利用计算机辅助系统准备教学材料存在一定局限性，相较传统备课缺乏自由发挥的本性，使教学内容单一化。③计算机辅助教学系统的内部结构存在失衡现象。系统的内部功能被人为窄化。教学信息被窄化为教材内容，师生交流被窄化为技术交互，计算机辅助教学被窄化为课件演示或"信息轰炸"。④计算机辅助教学系统受多方面因素制约。计算机辅助教学的教学系统一次性投入大，费用高，而且计算机辅助教学技术要求高。

适用范围 适用于具备一定设施条件和操作条件的理论课教学与实验教学，可对理论课中的理论知识进行形象、直观、系统化和有针对性的说明讲解。可应用于对形态学实验教学的形态展示和机能学实验教学中的原理演示，可对示教、模拟教学和情景教学等教学方法提供辅助手段。可应用于远程教育和继续教育展开个性化教学，促进自主学习和

终身学习。可应用于教师教育，建立数据库和软件支持，开阔教师眼界，提升教师教研能力。

注意事项 ①计算机辅助教学应将信息技术真正与学科教学"融合"在一起。②教师主要的任务不在于开发软件，而是如何应用现有的软件把计算机的优势发挥出来。探索如何扬长避短，因教师、因课、因学生而宜地运用计算机辅助教学，使其发挥最大的效用。③计算机辅助教学，只是辅助，它发展的最终目标和其他任何手段一样，都是为更有效地提高学生的全面素质而服务。

（景汇泉）

móní jiàoxué
模拟教学（simulated teaching）

学生在教师指导下，使用教学器具或模拟现实情景，进行实践技能训练的教学活动。模拟教学的意义在于创设一种和谐的、身临其境的教学环境，使学生主动地参与教学过程，加强师生之间、学生之间的相互合作与交流。医学模拟教学是教师为实现一定的教学目标，以高科技为基础，以模拟临床实际情况为前提，以实践教学、情景教学和一体化教学为特征，让学生获取医学知识，掌握临床基本技能的一种医学教学方法和手段。医学模拟教学中教师指导学生进行技能训练，调动了学生学习积极性，是一种典型的互动教学法。医学模拟教学是模拟教学在医药学或临床医学中的扩展应用，与现代电子技术、通信技术、计算机编程技术、多媒体技术结合比较紧密，是现代医学教学改革的必经之路。

基本内容 医学模拟教学的发展可划分为具有显著标志的 5 个阶段，分别是：①以基础解剖模型应用为主：医学模拟教学产品始于基础解剖模型，早在 18 世纪，中国蒙古族医生觉罗伊桑阿用袋装笔管模拟骨关节进行整骨教学，开创了人体解剖学的基础局部模型的先河。②局部功能性模型参与教学的发展：随着材料学与制造业工艺技术的发展，聚对苯二甲酸 1, 3 丙二醇酯（polytrimethylene-tereph-thalate，PTT）纤维成为早期模拟医学教育的助力器。③计算机交互式训练模型的兴起与应用：20 世纪计算机的出现给医学教学工作者带来了无限的创作灵感，在医学教学领域里，计算机交互式训练模型应运而生。④生理驱动型模型的诞生：20 世纪 90 年代，现代仿生学和电脑软件技术实现飞跃，具有"生理驱动功能"的高端医学模拟系统诞生。⑤虚拟培训系统的兴起：虚拟培训系统是高端模拟技术发展的另一个微观方向。

模拟教学的特点 ①训练真实性。贴近真实机体构造和临床环境的模型器具，用颜色、声音、动画等多种媒介刺激帮助学生尽快建立形象概念。②时间方便性。可按照老师和学生的时间来创造学习环境，随时随地安排训练和学习，弥补场地、病例病种等条件的限制。③病历多样性。利用模拟系统创造出多种真实的病例，可以使学生接触和学习到更多的病例。④训练可调性。借助医学模拟系统进行各种难度和阶段的训练，如基本概念的学习、基本操作的练习、急救练习等，可以适合不同科目和不同阶段医学生的学习要求。⑤操作纠错性。不会因为操作不当而造成不良后果，当出现错误时会被带教教师及时纠正，有利于增强记忆，增强医学生的自信，训练学生在治疗病人时应有的平和心态。⑥病人安全性。医学生在使用模拟系统时，能够将其视作真实的病人来进行操作，学生也可以出错，但是对"病人"造不成任何伤害。⑦过程可控性。对于疾病的病理表现、现场诊断、紧急治疗等过程，模拟系统可以根据需要进行减缓、停止或重新操作，也可以反复操作，完全在学生或者老师的掌握之中。⑧记录和回放。医学模拟系统可以记录学生的训练过程，训练完成后学生和老师可以观看或检查记录，进行讨论和评价。⑨团队合作性。学生可以利用模拟教学的优势，在高级模拟系统上进行团队协作共同治疗病人，培养其团队协作精神。

模拟教学的不足 ①课堂模拟情境的操作，需要占用大量的课堂时间，容易影响教学的课程进度。②模拟教学中缺乏足够的、高质量的、供模拟的案例情境。③模拟教学涉及的知识面较广，实操性较强，对教师的理论知识水平、实际操作经验和问题处理能力要求很高。④模拟教学给学生充分的自主发挥，这就对教师的课前预见和驾驭课堂教学方面带来了一定的难度。

适用范围 医学模拟教学多用于医学基础实验课、专业课临床教学和临床师资培训。在临床教学中，适用于有创性操作训练。

注意事项 ①课前做好知识准备，课后认真总结。上课前的准备，包括课本知识的预习、阅读分析模拟资料和学习相关理论。结束时认真分析和总结，巩固学习成果。②教师应具备丰富的临床经验和带教经验。教师根据学生的实际情况，制订详实的教学计划和训练指导，因时、因地、因人的不同，整合教学内容，充分利用现代科学成果和技术手段，使教学过程多样化、丰富化。③调动学生学习兴趣，吸引学生主动参与。根据学生的身心发展规律，创设学生感兴趣的模拟情境，让学生有兴趣参与其中，落实教学目标，使学生通过情境探究活动，既激发兴趣，又增知识强技能。④强调师生共同参与，发挥教师的导引作用。在模拟教学中，要倡导学生主动参与、积极探究、充分发挥学生各种潜能。同时模拟教学法需要教师做好学生引导，师生共同参与和巧用提问。在课堂教学过程中，教师的主导作用应贯穿始终。⑤强调学生间合作与竞争。实施模拟教学时，让学生之间取长补短，增强合作意识，同时将竞争引进课堂，活跃课堂气氛，提高学生的学习兴趣和课堂效率。

(景汇泉)

yuǎnchéng yīxué jiàoyù

远程医学教育 (distance medical education)

利用卫星通讯技术、计算机及网络技术、移动通讯技术和多媒体技术实现异地医学教学的教育活动。远程医学教育将信息技术与医学教育相结合，在医学教育中具有重要作用，是在职卫生技术人员实现终身教育的重要途径。

远程医学教育首先在西方发达国家兴起。美国利用其技术优势，建立了规模最大、覆盖面最广的远程医学和远程教育系统。印度、巴西等国家也在大力开展远程医学教育。中国远程医学教育的发展大体经历了三个阶段：函授医学教育阶段、广播电视医学教育阶段和现代远程医学教育阶段。函授医学教育阶段从1951年国家批准举办函授教育开始，以邮寄信件、印刷品的方式在师生间实现教学。广播电视医学教

育阶段从1978年开始，以广播、电视等为传播媒体开展远程医学教育。远程医学教育阶段是随着卫星通讯、互联网、多媒体等现代信息技术的出现而开始的。中国从1995年开始探讨用先进科学技术为医学教育服务的途径，建立覆盖全国的专业远程教育技术平台。

基本内容　中国远程医学教育的技术平台主要有两种：一种是天网——基于卫星网的交互式远程演播系统。在主办地点建立地面卫星双向站、视频会议系统、卫星演播系统和远程多媒体教室，并在下属各学习中心建立卫星接收设施和学习基础设施，其优势是通过卫星直播传递教育信息，实现快速、高效的音频和视频信息传送。另一种是地网——基于互联网的远程教育平台。建立远程教学网站，开发设计符合互联网特点的教学网页，教学管理平台和课件下载服务器，其主要优势是不受时间限制，获取方便。两种远程医学教育形式，各有优缺点，同时使用这两种方式可以实现优势互补，更好地满足不同地区和层次卫生技术人员接受继续教育的需要。各远程教育机构都能以不同形式开展远程医学教育，发挥各自的特点，解决了基层卫生技术人员工学矛盾，节省了时间和经费，满足了不同地区医疗卫生单位和卫生技术人员对继续医学教育的个性化学习需求，已成为卫生技术人员学习的重要途径，对一些省（市、区）和有关医疗单位开展继续医学教育工作起到了积极的推动作用。

远程医学教育的特点　现代远程医学教育作为一种特殊的医学教育方式，其教育目标、教育内容、教育方式及教育对象等都

有明显的特点。①教育目标体现即时性和广泛性。构建开放学习的终身教育体系是远程医学教育发展的总体目标。远程医学教育的信息来源丰富，知识更新速度快，各学科医学知识内容充实、观点新颖，教育对象不仅可以获取医学各专业全面的信息和资料，还可以了解最新医学动态，在一定程度上缓解了教育资源紧张状况。②教育内容具有非系统性、自适应性和可选择性。一般以"新理论、新知识、新技术、新方法"的培训为主。不同程度、不同经验的学习者可以根据社会和个人的需要，主动选择课程、教师、学习进度、学习方式和学习路径，体现了教育的个性化发展。③教育方式体现双向性、实时性和交互性。利用计算机及通信网络技术，实时传送多媒体的音频、视频、数据等信息，进行实时可视的交互式远程教学。④教育对象具有广泛性、非规范性。教育对象不受时间、空间、地域、职业、专业以及知识基础层次等客观性教育"选拔"条件的限制。教育对象在不影响正常工作的同时得以完成知识的更新和积累，有一定程度上可以解决基层卫生技术人员工学矛盾。

远程医学教育的不足　①缺乏感情沟通。远程医学教育不能完全代替面对面的现场交流。②应用范围受限。医学教育中有些内容，如操作性、技术性较强的内容，难以通过远程教育方式进行远程教学，教学效果不理想。③受设备技术条件限制。远程医学教育必须具备计算机、宽带通讯网（或卫星信号接收设备）等条件，不仅需要必要的建设经费，而且需要掌握使用这些设备的技术人员。

适用范围 远程医学教育广泛用于各种形式的医学教育培训活动。由于远程医学教育本身的缺陷，在中国，远程医学教育方式取得的学历，不能作为参加执业医师资格考试和执业护士资格考试的依据，但对于已经取得执业资格的在职卫生技术人员，远程医学教育是提高其专业水平和学历层次的可行途径。在继续医学教育中，远程医学教育由于不受时间、空间的限制，成为在职卫生技术人员更新知识、取得继续教育学分的重要途径之一，发挥着越来越重要的作用。农村在职卫生人员的岗位培训，城市社区卫生人员的转岗培训等也常通过远程医学教育的方式进行。在医学本专科教育、研究生教育，乃至住院医生规范化培训中，远程医学教育也发挥着重要的辅助作用。

注意事项 远程医学教育在中国仍处于起步阶段，其在医学教育方面的应用仍需实践和探索。①远程医学教育是一项系统工程，需要各相关部门密切配合，完善相关政策、制度和法律法规。②远程医学教育要体现教育形式的多样化，教学中真正实现实时授课、实时答疑、作业提交、信息查询的双向交互式网络。③远程医学教育不能代替所有的教育，尽管它具有不受地域、时间、空间限制，创造自主学习的机会，知识更新迅速，有丰富的表现力，但仍存在自身缺陷，如师生缺乏情感交流、不适合操作技能训练等。

（景汇泉）

yīxué jiàoyù píngjià

医学教育评价（medical education evaluation）

根据一定的教育价值观或教育目标，运用可行的科学手段，通过系统的收集信息资料和分析整理，对医学教育活动、过程和结果进行价值判断，为提高医学教育质量和教育决策提供依据的过程。教育评价的本质是价值判断，可以拓展到教育的方方面面。按评价对象可以涉及对教育目标、教育管理体制、学校教育环境、教师以及对学生的评价等。其中对教师的评价和对学生的评价，即教学评价是医学教育评价的重要组成部分。教学评价在教学活动过程中起着控制和调节作用，检查教学工作是否达到教学目标，评定学生学习效果，帮助教师改进教学工作，完善和改革教学管理，从而达到促进提高教与学质量的目的。

形成过程 医学教育评价作为教育评价的重要组成部分，其产生和发展以及成熟直接受到整个教育评价的影响。西方国家的教育评价的发展大致经历了四个阶段：测量运动阶段、教育评价阶段、教育评价发展阶段和现代教育评价阶段。19 世纪末 20 世纪初，美国兴起了心理测量和教育测量的热潮，它以客观地确定个体所具有的能力、知识和理解水平为目的，对教育结果的判断采取科学量化的成绩考核方法。1890 年美国心理学家卡特尔（Cattle）发表了《智力测验与测量》，1905 年法国心理学家比奈（Binet）发表了《智力测验常模表》。最具代表性的是 1904 年美国心理学家桑代克（Thorndike）发表的《精神与社会测量学导论》，他认为"凡是存在的东西都有数量，凡有数量的东西都可以测量"，介绍了编制测量的基本原理及统计方法。从此美国开始了教育测验运动，至 1928 年，美国的教育测量方法多达 3000 余种。

20 世纪 30 年代~50 年代，美国对"教育测验运动"进行批判，认为教育测验不是万能的，应予以研究改进。1933 年~1940 年在美国进步主义教育联盟会长阿尔金（Alkin）的领导下，在 7 所大学、30 所中学进行教育评价实验，历经 8 年取得了良好的效果，这就是著名的"八年研究"。这一时期最有代表性的是泰勒（Tyler）教授的评价委员会，以全面发展人的才能为目标，研究设计了教育方法和考察方法，1942 年发表了著名的"史密斯-泰勒（Smith-Tyler）报告"，明确指出教育的成果不能单纯测量受教育者的某些能力的特征，而应该评定受教育者由于教育的作用而向目标发展和成长的状况，证明教育的有效程度，此报告被后人称为"划时代的教育评价"宣言。至此，教育评价的思想与实践，很快被全美国许多学校所采用，并相继被传播到西欧某些国家。这一阶段为"教育评价阶段"，又称泰勒时期。

20 世纪 50 年代初，第二次世界大战结束不久，各国普遍增加了教育投资，特别是苏联第一颗人造卫星上天，大大震动了美国朝野，美国更加注意开发人才资源的素质，试图通过教育评价引导教育目标。教育界也注意到原有教育评价的理论和技术本身的不足，纷纷研讨改革之策，这就促使了教育评价的理论与技术有了新的发展。其中较为突出的有三种。一是泰勒的行为目标模式，它把教育方案、计划的目标用学生的特殊成就来表示，并把这一行为目标当做教育过程和教育评价的主要依据。二是斯塔弗尔比姆（L. D. Stufflebeam）在对泰勒行为目标进行批判基础上提出的决策类型模式，它是把背景评价、输入评价、过程评价和结果评价结合起来进行评价的一种模式。三是斯克里文（Scriven）提出的目标游离模式，他认为实际进行的某种教育活动除了收到预期效果外，还会产生某些非预期效应；因此他主张要把教育活动的预期效果和非预期效果都进行全面评价，以获取关于评价方案的全部效果的信息。除上述三种模式外，常见的还有对手模式、医疗模式、应答模式、差异模式等。

现代教育评价阶段主要从20世纪60年代起，教育评价的领域开始明确，教育评价的理论和技术也较成熟。1967年，美国教育学家斯塔克（Stake）主张要使评价结果真正产生效用，评价者必须关心教育决策者与实施者关心的问题，评价应反映大多数人的愿望，斯塔克提出的教育评价新模式包括评价目标达到的程度、决策和判断。人们普遍认为这一模式较适用于一个多元的复杂的教育系统。

纵观西方教育评价的发展历史，可以看到现代西方教育评价具有以下几个特征：在指导思想上，现代教育评价与早期活动相比更加重视评价的形式功能，即从注重评价为分等、证明服务转向为改进教育工作服务；在评价的步骤程序上，注重发挥自我评价的作用；在评价方法上，注意定性与定量方法、主观与客观、实验设计与非实验设计的方法的结合；在评价的组织与人员上，更重视民间学术团体的作用；在评价结论问题上，更加重视全面分析和慎重解释。

基本内容 教育评价所涉及的范围可以是学校的一切教育现象及其影响教育现象的各种因素。由于教育评价涉及的范围广、内容多、门类繁杂，为了充分发挥

评价的功能，通常将教育评价分为以下几类。

按评价涉及的范围分类 可分为宏观教育评价、中观教育评价和微观教育评价。宏观教育评价是以教育的全领域或涉及宏观决策方面的教育现象、措施为对象的教育评价。如对教育目的、教育结构、教育规模、教育制度、教育行政管理、教育社会效益等方面的评价。这种评价是总体性的、全局性的、战略性的、宏观性的和高层次的。中观教育评价是以学校内部各方面工作为对象的教育评价。如学校的办学水平、办学条件、办学效益、教学工作、师资队伍、学生工作等方面。微观教育评价是以学生的发展变化为对象的教育评价。如学生的思想品德、知识技能、健康状况、综合素质等方面的评价。

按评价功能及用途分类 可分为诊断性评价、形成性评价和总结性评价。诊断性评价一般指在某项活动开始之前，为使其计划更有效实施而进行的评价。形成性评价是指在教育活动进行过程中评价活动本身的效果，用以调节活动过程，保证教育目标实现而进行的价值判断。形成性评价的概念是1967年由美国哈佛大学的斯克里文（M. Scriven）在课程研究中提出的，主要用于改善教学。20世纪80年代，中国将其运用扩展到整个学校教育领域。进入21世纪，形成性评价愈来愈受到高等教育的重视，也成为现代教育评价的发展趋势。总结性评价是指在某项教育活动告一段落时，对最终成果所进行的价值判断。它是以预先设定的教育目标为基准，对评价对象达成目标的程度，即最终取得的成就或成绩进行评价。

按评价参照的标准分类 可分为相对评价、绝对评价和个体内差异评价。相对评价是指团体内以自己所处的地位同他人相比较而进行的评价。例如以班级为单位推选先进个人、三好学生等，一般使用相对评价。绝对评价是根据完成既定指导目标的程度而进行的评价。例如大学课程终结考试、毕业考试等就属于绝对评价。个体内差异评价是指个人内部就学力和能力等进行纵横比较所进行的判断。例如将学生的期中考试与期末考试成绩进行比较。

按评价的方法分类 可分为定量评价和定性评价。定量评价是指采用数学的方法，搜集、处理和分析数据资料，对评价对象做出定量结论的价值判断。定性评价是指对不便量化的评价对象，由评价者根据评价对象平时的表现、现时的状态或文献资料的观察和分析，直接对评价对象做出定性结论的价值判断。现代评价理论和实践发展是将定性评价和定量评价结合起来，获得更客观和更全面的评价结果。

按参与评价的主体分类 可分为内部评价和外部评价。内部评价是指评价者根据一定的标准对自己进行评价。外部评价是指由被评价者之外的他人进行的评价。例如教育部2003年以来组织的本科教学工作水平评估要求被评院校必须完成学校的自评报告，这个自评报告形成的过程就是一个内部评价。由专家组进驻学校考察后所做出的评价就属于外部评价。

按评价对象的复杂程度分类 可分为单项评价和综合评价。单项评价是指对教育评价对象的某个侧面进行的价值判断。如学校思想教育工作、体育工作、实

验室建设等的评价。综合评价是指对教育评价对象完整性的系统的价值判断。如对学校办学水平、综合实力的评价。

功能 教育评价功能是指教育评价工作所发挥的整体效能。它具有较强的目的性，不同目的的教育评价，最终所产生的评价结果不同，其中评价所发挥的功能也不同。教育评价的功能大致有导向功能、鉴定功能、改进功能和服务功能。

教育评价的导向功能 教育评价本身具有引导评价对象朝着理想目标前进的功效和能力。在教育评价活动中，一般依据评价目的和评价理论设计评价标准和评价内容，再根据评价标准和评价内容对评价对象做出价值判断。因此特定的评价标准和评价内容就会引导被评价对象朝着特定的方向努力，由此评价标准像一根"指挥棒"发挥着导向功能。

教育评价的鉴定功能 教育评价具有认定、判断评价对象合格与否、优劣程度、水平高低等实际价值的功效和能力。在教育评价中，鉴定大致分为三种类型。一是水平鉴定，即根据一定的标准，鉴定评价对象达到标准的程度，如依据《中国本科医学教育标准》所开展的医学专业认证等。二是评优鉴定，即通过对评价对象相互之间的比较，评定优者，例如教育部高等学校本科教育质量与教学改革工程中国家精品课程、双语示范课程、实验教学示范中心等的评选。三是资格鉴定，即对评价对象是否具有从事某种活动资格的鉴定，例如医师资格、教师资格、律师资格等的鉴定。

教育评价的改进功能 教育评价具有促进评价对象为实现理想目标不断改进和完善行动的功效和能力。改进功能主要是通过评价及时获得教育过程、教育结果的信息，及时强化正确的、有利于教育目标和教学目标实现的教育行为，及时调节和纠正不良的、不利于教育目标和教学目标实现的教育行为，从而控制教育活动和教育工作的过程，促使其不断地完善和优化。例如对教学过程中的评价，其评价结果及时地反馈给教师、学生和教学管理部门，有利于师生共同探求教学中存在的问题，然后找出改进的措施，不断地提高教学质量。

教育评价的服务功能 教育评价具有为教育决策服务的功效和能力。随着教育评价的进一步发展，教育评价的服务功能在各种教育活动中的地位越来越重要。

（孙宝志）

jiàoyù mùbiāo fēnlèi

教育目标分类 （taxonomy of educational objectives） 对教育过程的预期教学成果进行分类的体系。教育目标分类研究的成果，被誉为是 20 世纪最重要、最有影响力的教育研究成就之一。医学教育领域普遍使用的、具有代表性的是 1948 年美国教育家和心理学家布卢姆（B. S. Bloom）等人提出的教育目标分类。他们将教育目标分为认知领域、情感领域和精神运动领域，每个领域又由低到高分成若干层次。其主要内容是：第一，依据教师期望的学生行为来进行教育目标的分类，即教师对教育目标的阐述是表述学生在某个教育阶段结束时应表现的那些行为。第二，按层次从简单目标到复杂目标进行分类。即教学目标要有层次性、系统性。第三，教育目标分类学的主要结构包括三个领域——认知领域；

注重记忆或再现某些可能已经习惯的内容的目标，以及含有解决某些理智任务的目标；情感领域：注重感情、情绪或接受与拒绝程度的目标；精神运动领域：注重某些要求神经肌肉协调运动的目标。这些目标为人们观察教育过程、分析教育活动和进行教育评价提供了一个框架。

形成过程 教育目标分类学是 1948 年在波士顿召开的美国心理学大会上由大学考试专家们提出来的。大体上在 50 年代到 60 年代中期，由布卢姆为首的编写委员会，经过反复探讨陆续发表出来。1956 年，由布卢姆等人撰写的《教育目标分类学第一分册：认知领域》正式出版（1954 年先出版了征求意见稿），标志着对教育目标分类学的研究拉开了序幕。从 1956 年到 1966 年的 10 年时间内，研究者在认知、情感和心理动作领域都初步完成了教育目标分类。50 年来，教育目标分类学产生了巨大的影响，至少被翻译成 22 种文字。美国全国教育学研究学会在 1994 年出版的年鉴中，曾专门对布卢姆的教育目标分类学的 40 年历程及其贡献作了回顾。

基本内容 教育目标分类包括以下部分。

认知领域（cognitive domain）包括知识的记忆、再认以及心智能力的发展，学习的大部分都包括在这个领域之内。1956 年版布卢姆将认知领域目标分为 6 个层次。每个层次又可再分为次级的层次，其构成情况为：知识，指对先前学习的材料的记忆，包括具体事实、方法、过程、理论等回忆；领会，指能把握材料的意义可以借助转换、解释和推断三种形式表明对材料的领会；应用，指能将习得的材料应用于新的具体情境，包括概念、规则、方法、规律和理论的应用；分析，指能将整体材料分解成它的构成成分并理解组织结构；综合，指能将部分组成新的整体，它强调的是创造能力，需要产生新的模式或结构；评价，指对材料作价值判断的能力。2001 年版布卢姆认识领域目标分类为：回忆、理解、应用、分析、评价和创造。

情感领域（affective domain）目标分为接受或注意、反应、价值评估、组织、性格化或价值的复合五个主要类别。

精神运动领域（psychomotor domain）目标主要包括模仿、操作、精确性、连结、自然化五个主要类别。

适用范围 自从布卢姆等人提出教育目标分类体系以来，这一体系已得到人们的肯定并广泛应用于包括医学在内的各个学科的教育中，起着重要的作用。第一，提示教师和教学管理人员，在进行教学设计时，要兼顾认知、情感、精神运动三个领域，不要偏废任何一个；第二，提示我们培养学生的能力和品德要依照一定的层次来安排，按照一定的方向不断深入和提高；第三，对学生学业成绩的测量和评价要遍及三个领域和每个领域的各个层次。但是，全面按照教育目标分类对学生的学业成绩进行评价远未得到解决，即使在高等教育相当发达的美国，高等院校对学生的评价通常也多限于认知领域的目标分类在医学考试中的应用。1963年美国医学教育家麦奎尔（C. McGuire）根据布卢姆的目标分类，结合医学教育的特点，提出了更适合医学生学业成绩考试的分类，虽然有了一定简化，但仍显繁琐。美国伊利诺伊大学医学教育开发中心提出将认知领域进一步简化为三个层次，以后仍有一些专家提出了修改意见，但均围绕三个层次进行。经过不断的实践和改进，认知领域目标分类在医学教育方面的应用一般为三个层次，即回忆、解释、问题解决，并得到了世界各国从事医学教育研究和实践的学者公认而成为共识。

（孙宝志）

xíngchéngxìngpíngjià

形成性评价（formative assessment） 在教育活动过程中，为不断了解活动进行的状况以便能及时对活动进行调整，保证活动目标的实现而进行的评价。目的是了解活动过程与活动本身存在的问题，为正在进行的教育活动提供反馈信息，适时调节控制，以提高实践中正在进行的教育活动质量，从而促使活动实现预期目标。形成性评价不参与对活动效果的评定，如学生学习情况的形成性评价结果不作为学生学习成绩的一部分。这样的评价不是为了判断优劣、评定成绩，越来越受到教育评价专家的普遍重视，成为现代教育评价研究的重要课题。

形成过程 形成性评价是在新课程背景和理念下界定的。最初的新课程评价的诞生是 1967 年美国哈佛大学的著名评价学专家迈克尔·斯克里文（Michael Scriven）提出来的。他当时提出来是用于教材改革，对教材的形成性评价，后来将知识原理运用到学生评价、教师评价。随后美国教育家和心理学家布卢姆（B. S. Bloom）认为形成性评价也可应用于教学和学生学习，"即在教学过程中，为了获得有关教学的反馈信息，改进教学，使学生对所学知识达到掌握的程度所进行的系统性评价，即为了促进学生掌握尚未掌握的内容所进行的评价"。

基本内容 形成性评价的任务是对学生日常学习过程中的表现、所取得的成绩以及所反映出的情感、态度、策略等方面的发展做出评价。其目的是激励学生学习，帮助学生有效调控自己的学习过程，使学生获得成就感，增强自信心，培养合作精神。形成性评价不单纯从评价者的需要出发，而更注重从被评价者的需要出发，重视学生在学习中的体验；强调人与人之间的相互作用，强调评价中多种因素的交互作用，重视师生交流。在形成性评价中，教师的职责是确定任务、收集资料、与学生共同讨论、在讨论中渗透教师的指导作用，与学生共同评价。形成性评价的主要目的不是为了选拔少数优秀学生，而是为了发现每个学生的学习潜能，促进学生的学习，并为教师提供反馈。形成性评价重视从学生的日常表现中提取信息的技术，通过收集学生日常学习的情况和教师指导的情况，以及课堂教学气氛的信息，帮助教师了解每个学生的学习情况和学习需要，随时调整教学内容和方法，从而提高教学效率。教师在教学过程中可以采取观察、日常记录、评价表、自我评价、互相评价、读书笔记、多媒体运用、表演、建立档案等形式对学生的学习进展进行持续的评价。形成性评价关注学习过程，试图通过改进学习过程来改善学习结果。除了评价知识、技能以外，更适合于评价兴趣、态度、策略、合作精神等品质。评价结果多以等级加评语的形式来表达，往往在一种开放的、宽松的、友好的、非正式的环境中进行，是一种低焦虑的评价方式。可以说，形成性评价既是一种评价手段，也是一种学习方式。

注意事项 形成性评价应有目的、有计划地实施，要避免给学生造成不必要的或者过重的负担。测验、考试等手段，不能过于频繁地使用，更不能把形成性评价的结果等同于学习成绩。有的学校虽然控制了考试或测验的次数，但只重分数不管指导，完全忽视了形成性评价应有的功能，这是实施形成性评价过程中一定要注意克服的毛病。另外，还必须注意评价信息反馈与策略调整的及时性，以便及时采取补救措施。

（孙宝志）

zǒngjiéxìng píngjià

总结性评价 (summative assessment)

在某项教育活动进行到一个相对完整阶段，对学习活动结果进行的评价。又称终结性评价。一般是在一个学期或学年结束时进行。多以预设的教育目标为基准，对评价对象达成目标的程度，即最终取得的成就或成绩进行评价，但总结性评价并不仅限于活动结束之后进行，在活动之中进行的旨在对活动效果进行的评价同样也是一种总结性评价。

基本内容 总结性评价的目的是对学生在某门课程或其某个重要部分上所取得的较大成果进行全面的确定，以便对学生成绩予以评定或为安置学生提供依据。总结性评价着眼于学生对某门课程整个内容的掌握，注重于测量学生达到该课程教学目标的程度。因此，总结性评价进行的次数或频率不多，一般是一学期或一学年两三次。期中、期末考查或考试以及年终考核、毕业会考等均属此类。总结性评价的概括性水平一般较高，考试或测验内容包括的范围较广，且每个题目都包括了许多构成该课题的基本知识、技能和能力。

适用范围 总结性评价可以用于教育教学的所有工作之中，其评价对象是综合的。如对学生进行总结性评价，可以包括对其综合素质和学习能力的评价，也可以包括对学习成绩的评定。

注意事项 ①总结性评价具有事后检验的性质，对评价对象本身的改进和完善无能为力；而且只看最终结果，不问过程，不寻原因，无法体现某些不可比因素，评价现状与改进工作相脱节。②总结性评价的客观标准是预先设定的目标，如果目标不切实际或难以检测，就会影响总结性评价的可靠性。③总结性评价不可避免地与教学的效果、学习的结果联系在一起，从这些结果中获得优劣判断、信息和依据。可与诊断性评价、形成性评价相互借鉴、交叉结合使用。

（孙宝志）

píngjià fāngfǎ

评价方法 (methods of assessment)

判断教育活动效果的过程中所采取的途径、步骤、手段等。随着科学技术和信息技术的迅速发展以及计算机技术和应用的普及，信息技术在医学考试评价中的应用也越来越广泛。美国执业医师考试早在 1999 年就正式应用计算机辅助考试，把纸笔考试移植到计算机上进行，实现多选题在计算机终端上直接回答。

常见的医学评价方法包括以客观多选题为主的笔试、上级医师评价、直接观察或录像观察、临床模拟（如标准化病人、医学模型、计算机模拟等）、360 度评价等多种方法。所有这些评价方法都有各自的优势，但同时都存在一定的不足。医学多选题考试具有考试程序简便，覆盖范围广泛，应试时间短，评分客观等特点，但是仅适用于认知领域的评价，而不适用于考察交流能力等情感或精神运动领域的评价。

计算机辅助考试提高了考试的安全性；通过应用多媒体技术，丰富了试题的形式；通过网络技术扩大了考试地域覆盖范围，提高了考试效率；计算机辅助考试的灵活性方便了考生参加考试，同时也能够尽快地将成绩报告提供给考生。

计算机模拟病例考试（computer-based case simulations，CCS）、档案评价（portfolios）以及电子档案评价（e-portfolios）、360 度评价等等，这些新方法都是应医学教育对不同内容和领域评价的需求而产生。计算机模拟病例考试侧重于对诊疗思维和诊疗决策能力的评价；档案评价适用于多种能力的测量，尤其适用于评价基于实践的学习和提高以及基于系统的实践；360 度评价则在测量职业道德、行为习惯、交流能力、团队精神方面有其独到的优势。

医学教育评价在评价方法上更倾向于运用综合评价方法。通过综合运用多种不同的评价方法可以克服单独使用某种评价方法固有的缺陷，实现在不同的临床情境下，不同的评价内容领域中，广泛地考核各方面的能力。

教育评价方法是实现教育评价目的的手段，是教育评价的重要组成部分。在教育评价活动中，评价者必须借助某些评价方法进行教育评价。评价方法的缺失，会使评价活动寸步难行。同时，评价方法的选择和运用，对教育评价活动的质量也有很大影响。为保证教育评价的质量，应该选择科学、有效的教育评价方法。

（孙宝志）

línchuáng nénglì píngjià

临床能力评价 （assessment of clinical skills）

对医师诊治病人过程中需要的各种能力进行的考核及水平判断。临床能力包括医师在从事临床实践活动所必须具备的知识、技能和态度。美国国家医学考试委员会通过专家评估、病例分析等方法研究，认为临床能力具体应包括：收集病史、体格检查、运用诊断性辅助检查、临床诊断、做出医疗决策、执行医疗决策、继续治疗护理、正确处理医患关系、职业态度9个方面。涵盖了教育目标分类的认知、情感和精神运动领域。临床能力是医学生通过接受医学教育获得的最重要能力，对临床能力的评价也是衡量医学教育质量的最重要内容。

20世纪50年代以来，经过以美国为代表的国际医学教育界数十年的研究与实践，医学生临床能力评价的方法不断发展。随着社会状况与医学教育的发展不断发生变革，新的评价方法方兴未艾，病房床边考试等传统评价方法越来越受到质疑，如何正确选择评价方法，客观、有效地测量临床能力，一直是医学教育界研究的重要课题。

对临床能力的测量可以概括为两种形式：临床理论考试和临床实践考试。经过多年的研究和论证，临床理论考试多采用客观多选题进行，多选题考试具有考试程序简便、覆盖范围广泛、应试时间短、评分客观等特点，因此在医学考试领域中得到了越来越广泛的应用。由于电子计算机技术的应用日益广泛，可以实现将纸笔考试移植到计算机上进行，美国执业医师资格考试1999年开始正式应用计算机辅助考试，实现了多选题在计算机终端上直接回答。

多选题适用于认知领域的评价，而进行认知、情感和精神运动领域的综合评价还需要由临床实践考试来完成。传统的临床实践考试以病房床边考试为主，考试的内容随意性大、评价方法的主观性强。逐渐被后来出现的病人处理问题程序考试、标准化病人考试、计算机模拟病例考试以及客观结构化临床考试等方法所替代。

（孙宝志）

kèguān jiégòuhuà línchuáng kǎoshì

客观结构化临床考试 （objective structured clinical examination，OSCE）

通过模拟临床场景测试医学生临床能力的评价活动。OSCE提供客观、有序、有组织的考核框架，考核者可将知识、技能和态度评价并重，全面评估临床医学生综合应用知识能力和职业素质，避免传统考试的偶然性和变异性，减少主观性。其考核标准是统一的；对于考生临床技能的评价具有广泛连续性；所采用的测试手段与临床实际情景结合密切，是各种评价手段的综合体。OSCE以其高度的有效性和可靠性，得到医学教育界的认可，被认为是评价学生临床能力的最好方式。

形成过程　1975年，由英国邓迪大学（University of Dundee）的哈登（M. R. Harden）教授首次提出OSCE的概念。开始仅被用作传统笔试的一个补充指标，在接下来的25年里，这项临床能力测试方法被广泛采用。根据医学院校的课程安排，60%的美国院校应用OSCE作为考核学生临床能力的方式。

自从1993年加拿大医学委员会将OSCE应用于执业医师资格考试以后，美国国外医学毕业生教育委员会在对国外医学毕业生资格认证考试中使用OSCE。美国也将OSCE应用于执业医师资格考试的第二部分临床能力测试中。

基本内容　通过OSCE提供的考核框架，每一个医学院、医院、医学机构或考试机构可以根据自己的教学大纲、考试大纲加入相应的考核内容与考核方法。具体方法非常灵活，测试内容也非常丰富，一般包括标准化病人（standardized patients，SP）的问诊和体检、在医学模拟人上实际操作、临床资料的采集、文件检索等。考生通过一系列事先设计的10~20个不同的考站进行实践测试，每个考站使用时间5~20分钟不等，每一站所需的时间与任务的难度有关。由主考人或SP对考生进行评价。

OSCE的组织形式：①所有考生都要通过相同的考站。②每个考站着重测试考生的一种临床能力，每种临床能力的测试可以在一个考站或多个考站进行。③在一些考站考生要进行操作，还可能要通过笔试形式回答问题，这些问题可能与同一考站检查过的SP有关或与该考站的病人问题处理、病人的各项辅助检查有关。④每个操作性考站都有一个主考人，使用预先设计的检核表格给考生打分。

注意事项　OSCE与传统的临床能力评估手段相比有许多共同点，如确定评估内容和评估标准等。OSCE适用于各阶段医学教育，包括毕业后教育阶段的临床能力评估，特别适用于目标参照性考试，以确定学生是否达到标准，如执业医师资格考试。但在 OSCE 中如何合理的设置考站，安排考试内容，需要结合具体情况和条件，认真研究慎重确定。

（孙宝志）

biāozhǔnhuà bìngrén kǎoshì

标准化病人考试（standardized patients examination）

经过标准化、系统化培训后，用能模拟临床情境下病人某些临床表现的人检验医学教学效果的评价活动。标准化病人考试与其他完整的测验方法不同，其本身不是一种独立的考试方法，它通常是许多临床能力评估方法中的一部分。

1963 年霍华德·巴罗斯（Howard S. Barrows）首次提出并使用标准化病人（standardized patients，SP）。标准化病人和模拟病人的概念有时被互换来使用，缩写 SP 有时可以指上述二者。然而，这就容易造成误导。模拟病人是指"一个正常人被精心地培训为掌握一位急性病病人所具有的症状和体征"，强调模拟的真实性。相对应的是，标准化病人是指具有或不具有急性疾病的人被训练且以一致的方式扮演成普通病人。这些人可以扮演他们自己的疾病或是其他病人的疾病，这里强调扮演的一致性。标准化病人可以进行模仿，也可以是不需要训练的真实病人。使用标准化病人这个术语来代替模拟病人这一趋势反映出使用标准化病人对学生进行测试是一种必然。标准化病人是覆盖真实和模拟病人的范围较宽的一个术语。

基本内容 标准化病人的训练是根据实际病人的病历，采用各种训练技术，以帮助"演员"身临其境的活动。通常培训一个标准化病人需要经过以下几个阶段：①设计病历。②训练受训者表演。训练不仅要围绕病历的内容，也要注意病人的感情，受训者要根据培训教师的要求以不同的方式接受训练。③训练受训者如何进行评估和提供反馈。④实际模拟。标准化病人考试一般作为考站应用于客观结构化临床考试中。标准化病人考试要作好考前准备工作。首先需要安排好考场，考场由多个考站组成，每个考站应设立独立的房间作为病房或诊室。每个房间有一位病人，代表一个病例。在每个病房或诊室的门上，贴有该病例的简单介绍。学生应充分利这些信息作为线索进行病史的询问和体格检查。标准化病人考试分为长站和短站两种。长站考试时间为 15~20 分钟，包括病史采集和体格检查。短站考试时间为 7.5~10 分钟，只需要询问病史，而不需要进行体格检查，多用于不便于体检的儿科、妇产科、精神科病例。考站的数量可以灵活设置，从 2~6 站不等。考核内容涉及内科、外科、妇产科、儿科、精神科等。标准化病人考试能避免一般临床考核中因使用真实病人容易出现的医疗纠纷的问题，解决了在考核中难以找到具有针对性病例的问题。每个考生可面对同样的病人和问题，提高了评估结果的可靠性。标准化病人也可以作为评价者对学生的表现做出合理的评判。

适用范围 标准化病人考试已用于医学教育的各个领域，从本科生的交流技能到临床医疗质量的评估。不仅可以用于形成性评价，也可用于总结性评价，应用的范围包括问诊、体格检查、模仿病人的某些症状和阳性体征等。标准化病人考试所能评价的临床能力范围较广，但是不适用于评价许多带有侵袭性的技能，如静脉注射、外科技能等。对住院病人的长期管理的评估，虽然可以模拟，但采用病房的实际观察或计算机模拟形式较好。对那些初诊后需要实验室检查、处理、随访的病例，采用其他模拟形式更为有效。

注意事项 训练标准化病人要有大量的资金和时间的投入，成本比较高。标准化病人考试时要保证每次模拟的一致性和准确性。考试中在每次与各个考生会面时，标准化病人必须一以贯之地认真扮演使每个考生都可以面对同样的病人和问题，这需要在提供良好病例脚本的基础上对标准化病人进行多次的训练和指导以保证其一致性；在培训过程中使用项目检查清单有助于保证其准确性，标准化病人在会面或观看此次会面的录像时都要填写项目检查清单，培训人员通过对两次清单填写情况的比较来观察其准确性并进行评价，如果评价不合格应考虑更换标准化病人或进行再次培训。

（孙宝志）

bìngrén chǔlǐ wèntí kǎoshì

病人处理问题考试（examination on patient management problem）

以文字模拟形式测量临床病人处理问题能力的医学评价活动。20 世纪 60 年代初由美国医学考试委员会和伊利诺伊大学医学院同时介绍，到 70 年代进入鼎盛时期，以后被计算机模拟病例考试代替。

病人处理问题（patient management problem，PMP）是指以

病人问题的描述开始，然后根据模拟病人的病情，考生进一步作出对病人检查、诊断和处理等判断的过程。备选答案的数量一般不受限制。所选择项目的结果可以立即得到。可以通过去除试卷上字迹覆盖物等方法实现。美国医学考试委员会通过隐写技术，即选项的结果信息以一种不可见的形式印刷在试卷上，当选择某项时，用一种特殊的笔涂抹该处，结果即刻显露，从而得到进行下一步骤所需要的信息。

PMP 有两种形式：①线性 PMP，不论考生的选择如何，都通过相同的步骤。这种形式曾被美国医学考试委员会用于美国医师执照考试。②分支 PMP，可根据考生的不同选择，实现不同的步骤。这种形式因编制和评分困难而使其应用受到限制，但它仍是一个很好的教学工具。

PMP 的主要优点是可以用来综合评价解决问题的能力；有较高的表面有效性，即提供了比较真实地解决临床实际问题的情境。PMP 的主要缺点：一是编制比较困难，需要较高的技术；二是编制试题的成本较高，特别是采用隐写技术；三是对 PMP 问题的回答，属于选择式的，即被试者根据试卷上提供的备选答案进行选择，有暗示作用。另外，PMP 的评分较复杂，特别是分支 PMP。很多研究结果表明，PMP 的有效性和可靠性不能令人满意。20 世纪 80 年代美国执业医师资格考试中放弃了 PMP 的应用。

(孙宝志)

jìsuànjī mónǐ bìnglì kǎoshì

计算机模拟病例考试（examination on computer-based case simulations） 由计算机软件动态地模拟病人的临床表现及临床诊疗环境，通过考生与计算机的交互式应答，考查考生在实际临床工作中分析问题、处理问题能力的考试方法。作为成绩评定的一种工具，其目的是用来在一种逼真的环境下通过模拟时间的推进和临床病例情境的逐步展开来测量考生管理病人的能力。

计算机模拟病例起源于美国，用于医学测试的有多种：如西尼尔（Senior）于 1976 年研究设计的 INDEX，哈利斯（Harless）等人 1971 年设计的 CASE，弗里德曼（Friedman）1973 年设计的计算机测试（computer-based examination，CBX），舒马赫（Schumacher）和伯格（Burg）1975 年设计的计算机病人处理问题（computer patient management problems，CPMP），西尼尔（Senior）1976 年设计的 CRISYS 等。其中由 CBX 演变而来的计算机模拟病例（computer-based case simulations，CCS）考试得到美国国家医学考试委员会的支持，并开发使用。1999 年 11 月，CCS 被正式引入美国执业医师资格考试的第三部分中，并在以后持续应用。

CCS 具有很高的表面效度和内容效度，因为它模拟了比较真实的诊疗情境，要求学生能够针对模拟病人疾病的具体情况，进行重点病史采集、体格检查和必要的实验室检查，做出正确诊断；实施必要的措施、药物治疗及其他治疗和监护措施，尤其侧重于评价考生解决临床问题（包括诊断、治疗和监护）的能力。

病例一开始，在屏幕上会呈现病人的病情简介和来诊时的病例信息。考生通过病史和体格检查，制订实验室检查方案、进行诊疗操作和会诊，获取进一步的信息。然后考生以文本方式输入医嘱。考生必须平衡可以得到的各种临床信息与临床问题的紧急程度来决定如何治疗以及何时开始；同样，需要使用病史、体格检查和实验室检查来监控疾病的进程和治疗的效果；还需要识别疾病的并发症并给予合理的处置。

计算机系统能在病程的不断演变过程中对考生的临床能力进行评价。在考生完成对病人的治疗后，计算机记录了考生管理病人的每个步骤，并为其表现评分。计算机系统将考生的诊疗记录与专家组制订的诊疗方案进行比较。当考生的行为与专家组的方案相近时，得分较高。在评价过程中，要结合病例的实际情况，不能因为临床经验不足的考生诊疗行为过分细致而加分，也不能因为临床经验丰富的专家诊疗行为注重效率而扣分。此外，计算机模拟病例考试的评分也要考虑考生所作的错误诊断的严重性，系统能跟踪考生的冒险、危险或者其他没有适应证的医嘱以及严重的遗漏行为，这些行为可能会潜在地影响其最终得分。

(左天明　孙宝志)

jiǎnhébiǎo

检核表（checklist） 一系列具体的行为、特点或活动的描述以及记录该项目是否完成或得分的空位所构成的表格。

在教育评价过程中，检查者依据检核表对被试者的各项表现或特点逐项评分，然后将这些分数相加得到总分。此法的特点是使用方便，不容易遗漏重要的项目，但编制高质量的检核表需要仔细周密的项目分析和考虑。检核表法常常应用于医学客观结构化临床考试或标准化病人考试的评分。也适用于病房床边考试，口试等考核的评分。

在标准化病人考试中，问诊内容检核表应包括检查者在采集病史时应获得病人的所有重要病史；每一项应以答案形式而不是问句形式列出；如果病例中涉及病人教育或交流技能，在检核表中给出检查者应列出提供给病人的关键信息；检核表中各项的用词应为非专业术语，因为要由标准化病人完成记录工作。如果要对病人进行体检，还需完成查体内容检核表。其中应包括体检中要做的主要检查，但不应含有标准化病人无法判断的项目。

（孙宝志）

xuéxí wéndàngbāo

学习文档包（portfolio）
记录学生学习成绩的资料袋。又称学习档案袋、成长记录袋。包括学生作品及作品反思，其目的是促进学生学习与发展。

形成过程 学习文档包最早使用者是艺术家和建筑师，20世纪80年代由于哈佛大学零点项目和美国教师评价改革运动的影响与推动，学习文档包开始应用于教育领域，美国詹姆斯·巴顿（James Barton）与柯林斯（A. Collins）首次从实践层面上探索了在教师教育中使用学习文档包的可能。20世纪90年代起学习文档包评价开始深入中小学，并用于学生的学习评价。例如，美国希思伍德·豪尔圣公会学校（Heath Wood Hall Episcopal school）的数学学习文档包评价，纽约布朗克斯城中学（Bronxville high school）的"全球性学习"学习文档包评价，美国费城的私立学校克里费尔德中学（Crefeld school）的展览学习文档包评价。这些学习文档包评价案例为世界各国进行学习文档包评价提供了经验。

中国于20世纪90年代初开始引用学习档案包评价，在基础教育中应用较广。中国相关政策中明确指出了中小学要"建立每个学生的成长记录袋"，实行学生学业成绩与成长记录制度。

基本内容 学习文档包收集的材料是多种多样的，但它并不是材料简单的堆砌。设计与建立学习文档包的主要步骤分为三步：

明确目的与用途 在设计学习文档包的过程中，最为重要的就是"明确目的与用途"。档案袋的基本用途有三：一是展示作品，即用学习文档包展示学生最好的作品；二是反映学生的进步，即通过形成性评价，证明学生的进步；三是评价工具，即把学习文档包作为一种总结性评价工具。教师在设计学习文档包的过程中，可以更多地将其作为反映"学生进步"和"展示学生作品"的工具。

确定评价主体、评价对象及评价内容 要注重在评价过程中学生的参与。学生可以选择将什么装进学习文档包，可以多种形式表现自己的能力和水平。在设计学习文档包时，学生与教师一样被视为最重要的评价主体。此外，家长、管理者等也可以参与档案袋的评价。

确定要收集的资料 学习文档包中究竟应收集哪些材料取决于评价目的。如果目的是"展示"，那么只要收集学生最满意的作品即可。如果目的是"反映学生的进步"，那么档案袋中既应收集过程性作业，也应收集结果性作业；既应收集学生的作业样本，也应收集其他一切可以描述学生进步的材料（如观察记录、他人的评价、测验试卷等）。同时，学生的自我反省和自我评价材料也

可放入其中。

学习文档包的研究主要集中在以下几个方面：学习文档包的含义、类型、优缺点、内容的设计、学习文档包评价的效度和信度、在评价中怎样促进学生的反思、评价对教学的影响、评分标准的制定及如何实施评价等方面。

在医学教育过程中使用学习文档包有较多好处，但也不可避免有一些缺点：学习文档包的建立是一个长期的过程，工作量较大，需要教师与学生付出更多的时间与精力；内容太多，标准化程度低，不易选择和整理与分析；学习文档包评价的主观性较强，很难达到客观、真实，因此评价的效度很难保证；学习文档包所需存储空间较大，且不易保存。

（孙宝志）

yīxuéshēng xuéyè chéngjì píngjià

医学生学业成绩评价（evaluation of the academic achievement of medical students）
以教育教学目标为依据，运用恰当的、有效的工具和途径，系统地搜集医学生在各学科教学和自学的影响下认知行为上的变化信息和证据，并对医学生的知识和能力水平进行价值判断的过程。是教学过程的重要组成部分，是衡量学生学习和发展水平的重要方面，也是正确评价和检验学生对所学知识掌握程度的重要手段。医学生学业成绩评价具有一致性、有效性、可靠性、客观性、连续性、广泛性、诊断性和参与性的特点。

基本内容 医学生学业成绩评价是一项复杂的、自始至终处于动态变化中的系统工作，它以医学生的学习活动为主，以教师、学生、教学目标、内容、方法、

教学设备、场地和时间等因素及其有机组合的过程和结果为评价对象，不仅测定医学生的学业成绩状况，而且还必须对医学教学的整体功能和质量效果进行评价。

医学生学业成绩评价是教学工作必不可少的环节，是督促学生全面、系统地复习与巩固所学知识和技能的有效方法，也是检查学生对所学基础理论、基本知识和基本技能掌握情况的一种手段。医学生学业成绩评价所获得的结果，可以使学校、教师和学生了解教学效果，改进教学方法，加强教学管理，提高教学质量。在医学教育教学过程的不同阶段，医学生学业成绩评价有不同的目的、要求和重点。通常根据评价标准的不同，可以分为常模参照评价和标准参照评价。根据评价目的的不同，可以分为形成性评价和总结性评价。医学生学业成绩评价的方式通常有考试和考查两种。一般以考试为主，考查为辅。这些评价方式通过发挥各自的功能和作用，可以从不同的侧面反映医学教育教学目标实现的情况。医学生学业成绩评价的实施过程有一定的系统程序，即依照确定目标、收集资料、核实和处理资料、分析资料与形成判断、作出决策五个步骤进行。

适用范围 医学生学业成绩评价适用范围较广。①为学校管理部门决定医学生升留级、授予毕业证书和学位证书、参与各种奖励评审等提供客观依据。②推动教学管理与改革。通过对不同年级同一学科、同一年级不同学科、同一年级同一专业不同班级等的教学结果进行对比分析，对学校的教学计划的设计、课程安排的设置、教学内容的选择、教学方法的效果、教学资源的使用

等进行评价，以便总结成绩，发现问题，改进教学，规范管理，提高教育教学质量。③为政府主管部门提供高校办学质量方面的信息。例如每年进行的国家执业医师资格考试，考试结果可以从一定程度上反映医学院校培养学生的质量情况。

注意事项 ①要从系统论的观点出发，全面看待医学生学业成绩评价。用发展的眼光看待学生的学业成绩，着眼于其学习的进步和动态发展，为他们提供建设性意见。②要注意吸收和借鉴各种先进的教育技术与手段，使医学生学业成绩评价科学、合理。③严格工作程序，使医学生学业成绩评价工作规范、有序。

(孙宝志)

kǎoshì

考试（examination） 根据一定的目的，按照一定的要求，通过考生解答问题或解决实际问题的过程和结果，推测考生具备某一心理特征（如知识、能力）程度的评价活动。是考核和测定医学生学业成绩的最基本方法。美国心理学家卡罗尔（Carroll，1968）对考试的定义是：教育考试是一个设计的过程，该过程要诱使考生表现出某种行为，根据这些行为，可以对考生的某些个人心理特征做出推测。

考试可以检测考试者对某方面知识、技能的掌握程度，或是否具备获得某种资格的基本能力。学校进行教育的考试一般用于对学生的学习情况进行诊断，或者对学生进行分级或分层次，也可能决定学生的升留级。大规模教育考试主要是对学生进行选拔，或者确定学生是否达到合格要求，也可用于对某些教育项目的效果进行评估。由于医师职业的特殊

性，直接关系到人民身体健康，是生命攸关的大事，医师应当具备良好的职业道德和医疗执业水平。因此，医学考试也有相应的特点，医学生在成为医师之前，除了要考核理论知识、更要考核临床实践能力是否合格。中国执业医师法规定，医师资格考试成绩合格，才能取得执业医师资格或者执业助理医师资格。

考试的设计和开发，首先要考虑与考试结果的解释和使用问题；其次，要考虑如何让考生和社会了解考试；第三，要考虑如何对考试结果进行评价，以不断提高考试的质量。实行考试时的注意事项一般包括：考试的目的、考试的测量目标、考试的内容领域、考试的方法或题型、试卷结构、试题的背景材料选择以及考试的质量指标。

(孙宝志)

kǎoshì dàgāng

考试大纲（examination blueprint） 针对某一门课程制订的、用以规定该门课程考试的方法、内容要求、考试题型及试卷结构的指导性和规约性文件。是考试设计、实施、备考和应考的总纲。考试大纲应在该课程开设之前制订完毕，在该课程的学习过程中通过特定的渠道向学生发布。考试大纲是考试的法规，考试大纲一旦颁布实施，就会对该门课程的考试起到约束和指导作用。

基本内容 考试大纲根据教学大纲对学习目标和学习内容提出要求，包括考试方法、试题类型、试卷结构等。有关考试内容要点的提示涉及范围广泛，必须在详略上准确把握。在制订考试大纲时，其内容应包括：考试的性质、类型、方式与方法；测试的对象、内容及范围；试卷的性

质、结构、难易度、分数比例、题型及其比重；施测时限、答题要求、评分手段、计分方法等，有的考试大纲还要附有试卷样本，以体现大纲的内容与要求，便于具体执行者和参考者准确理解大纲。

考试大纲主要由三方面构成：①标题：一般包括专业名称（或年级名称）、课程名称、文体名3个要素。②正文：第一部分是考试方法和考试时间。具体包括考试是开卷还是闭卷，是笔试还是面试等。考试时间以分钟或小时为单位。第二部分是考试的基本要求。概括写出要求学生了解本课程基本概念，系统掌握本课程的理论和方法，具有利用所学的本课程的知识分析问题和解决问题的能力等。第三部分是考试内容和要求。要把课程主要内容分为若干单元，分别予以表达。对于每一个单元，要明确重点掌握、一般掌握的内容。第四部分是考试题型和试卷结构。考试题型是指填空题、选择题、判断题、解词题、简答题、分析题、论述题、证明题、计算题等，针对本课程特点选择若干类型；试卷结构是指各类题型所占的分数比例，用百分比加以表述。③颁布大纲的单位署名。

考试大纲的制订要符合科学性原则，体现在两个方面。①对考试内容的规定要科学，重点章节、重点内容把握要精准。②对考试形式的规定要科学，采用哪些题型，主观性命题和客观性命题各占多大比例，试卷结构如何安排，都必须建立在科学的根据之上。

适用范围 考试大纲主要用于三个方面。第一，教育管理部门对考试进行管理的手段。考试大纲一经管理部门批准，就具有法规的性质，不得任意更改和违反。第二，教师命题的基本依据。教师须按大纲的规定进行命题，如命题范围、难度、题型，以及所占比例等。第三，学生考前复习的指南。考试大纲便于学生复习时抓住重点，避免盲目性。

（孙宝志）

jīchǔ yīxué kǎoshì

基础医学考试（examination of basic medicine） 基础医学课程的评价活动。通常包括人体解剖学、免疫学、生理学、病理生理学、组织胚胎学、病理解剖学、细胞生物学、微生物学、寄生虫学、药理学、生物化学、医学遗传学和分子生物学等学科的考试。

基础医学考试内容多，试题文字叙述多，考试设计与方案、要求层次多，控制因素全面，多采用标准化客观题型。如采用主观题型，则应注意小型化。

基础医学考试试题编写要由高素质的命题老师编写。试卷的质量依赖于试题内容、答案准确性、试题难度、大纲要求程度、认知分级等指标，这些指标是对试题定性和定量筛选的科学依据。试题内容要科学，格式要标准，无学术性错误，表述简单准确；试题之间应彼此独立，不可相互提示、相互矛盾。试题参数标注要尽可能符合客观实际。试题数量要足够多，在各指标属性区间内均衡分布，以知识点、难度与大纲要求程度这三个属性为核心，形成三维立体交叉网络。网络上的每个交叉结点上都有合理的试题量，在保证这个核心结构的基础上，还应保证试题在题型和认知分级上的分布要合理，整个结构处于基本的均衡状态。

（孙宝志）

línchuáng yīxué kǎoshì

临床医学考试（clinical medicine examination） 临床医学课程的评价活动。通常包括内科学、外科学、妇产科学、儿科学、诊断学（检体、实验）、神经科学、精神病学、传染病学、中医学、眼科学、耳鼻咽喉头颈外科学、口腔科学、皮肤科学、麻醉学、家庭/全科医学以及急救医学、康复医学、老年病学等学科的考试。

临床医学考试适用于医学院校教育的临床课程考试、住院医师规范化培训的出科和结业考核，以及执业医师资格考试等。主要考查临床各学科的综合性水平，评价临床医学知识的掌握情况和医疗实践中的应用能力。临床医学考试方法一般包括以客观多选题为主的笔试和临床实践技能考试两大部分，其中临床实践技能考试方法包括标准化口试、病案记录评价、直接观察或录像观察、临床模拟（如标准化病人、医学模型、计算机模拟等）、360度评价等。所有这些评价方法都有各自的优势，但同时都存在一定的不足，通过综合运用多种不同的评价方法可以克服单独使用某种评价方法固有的缺陷，实现在不同的临床情境下，不同的评价内容领域中，广泛地考核各方面的能力。

临床医学考试要求严格、考试内容多，综合性强，要求题量大，应覆盖教学全部内容。考试设计方案复杂，控制因素多。笔试考试题型要求以客观试题为主，主观试题为辅，主观试题趋于小型化。试题文字叙述多，以分析、说明、判断、推理、论述等病历形式为主，没有计算、证明、绘图等试题形式，有些病历应配置图像资料。

（孙宝志）

kǎoshì fēnxī

考试分析（examination analysis）

分析考试的优缺点及原因和制订改进措施的活动。考试分析以统计数据为基础，运用科学的统计方法，对客观事物进行科学的分析和综合研究，从有关统计指标数值及其联系中，通过逻辑思维、判断、推理，来反映事物的表象，揭示事物的本质。

考试分析是高校日常教学管理工作之一，是评价学生学习效果和教师教学质量的重要依据，更是教学质量分析和监控的重要环节。做好考试分析不仅保证考试信度，还能提高效度。试卷是学生输出的信息，通过对这些信息的分析处理，能推测判断学生是怎样掌握知识技能的，掌握过程中存在什么问题，还能推测判断出学生思维发展情况。利用试卷中的信息对考试进行分析，可以发现考生错误集中点，帮助老师改进今后的教学。根据考生答题情况分析，可以了解试题质量，对今后的命题工作具有指导意义。考试结果的分析与反馈，可以帮助改进考试设计、减少考试设计中的主观随意性。

考试分析的内容主要包括：整个考试的难易程度、区分能力、信度、效度，对考试分数的分布情况、平均分数、答对率、高低分全距、均方差、误差、测试项目总数、符合标准的试题数、不符标准的试题数，各类试题的难易度、区分度、答题情况、得分情况等。考试分析的过程：首先对考试结果的统计进行分析，得到反映考试质量的资料；然后将这些资料进行综合整理，对各种统计结果分别给予评价和解释；最后把考试结果的信息以考试分析报告形式准确传递给使用单位或个人。

（孙宝志）

shìtí

试题（test question or item）

按照一定的考核目的编写，应试人按规定要求进行回答的问题。用于测试人的素质与智能。试题编审都要历经明确要求、备材、编写、审定四个步骤。在医学领域，学生结业、执业医师资格、职称晋升等各种考试中，都有相应的试题。只要有考核要求，就会有试题。

试题作为一种对学生成绩的公平测量手段，有助于加强教师与学生的联系。试题应注意覆盖内容的广度和所测量的学习成果，以对学生的学习产生良好的影响；试题还应该促进教学过程的改进，从而间接地改进学生的学习。编写试题原则如下：①使用命题方案作为编制试题的指南。②编写测试题数要多于需要量。③在测试之前编写试题。④能够引出期望学习成果中所描述的行为。⑤编写试题时要使其任务明确。⑥编写的每一道试题的阅读水平要适当。⑦注意不要为回答其他试题提供暗示。⑧编写试题时要使其答案得到专家的认可。⑨编写试题时要使其难度适宜。⑩当测试题目被修改时要重新检查其适用性。

（孙宝志）

shìtí fēnxī

试题分析（item analysis）

通过统计分析及其他方法，确定试题的特征、试题分数与考试总分之间的关系，以及试题之间关系的活动。目的通常是挑选最佳试题，生成高质量的试卷，为教学、课程改进、判断考试整体价值提供有用的信息。试题分析的方法可以分为两类：一类是按标准定性判断试题内容；一类是定量分析考生回答试题情况。

试题作为考试的最小独立单位，它的质量好坏直接影响着考试的质量，所以试题分析是保证考试质量的先决条件。

试题的分析包括定性与定量分析两个方面。试题定性分析主要是依靠试题编制者丰富的经验和训练，对题目的内容和形式是否得当进行分析。在进行试题分析时，不仅要进行定性判断，还必须进行一系列定量分析，包括试题难度、区分度、试题参数和试题偏差。无论哪种方法都要求对试题进行逐个评价，分析试题内容或考生答题情况，然后决定其取舍与改进。

（孙宝志）

tíkù

题库（item bank）

将各种考试中用过的试题，或者是专家编制的试题，经过分析整理而成的某个学科的优良试题集合系统。包括文档题库和计算机题库。题库是严格遵循教育测量理论，在精确的数学模型基础上建立起来的教育测量工具，也是一种利用数据库技术实现的计算机辅助教学工具。试题库自问世以来，得到了快速的发展。

题库一般有三种形式。①基于 Excel 电子表格软件或 Word 文字处理软件的试题库。通过 Excel 或 Word 来编辑试卷。实际上是手工出卷模式的计算机应用形式。见文档题库。②基于单机模式的试题库系统。单机试题库是指从下达成卷指令到数据库响应再到生成试卷，是只能用于单用户操作的单线程模式。③基于网络（广域网或局域网）的试题库系统。实现了网络模式下的联机操作处理功能。随着互联网的发展和广泛使用,基于网络的通用型试题库系统已逐渐成熟。见计算机题库。

在试题库资源建设和使用过程中,主要注意以下几个方面:①内容的教育性。考虑试题库资源的教育意义,看它是否对学生的身心发展起到正面的促进作用,是否符合教学大纲和课程标准,是否有利于激发学生的学习动机和提高学习兴趣,内容是否及时更新,用学生应用试题库的次数和频率来作为其是否符合学习者要求的依据。②科学性。试题库是否客观、科学,所提供的知识性是否比较强,能否为日常的教学活动提供相关参考,是否有错别字或使人产生歧义的科学性错误。③技术性。试题库提供的清晰度与文本等运行的技术要求是否与现行浏览器相符,试题库安全可靠,易于使用,对学习者的技术要求不高,充分利用了网络技术的优势,能支持不同学习策略,获取信息、处理加工信息便捷,适于个别化异步学习,页面、图标的设计协调一致。④交互性。交互响应及时,能满足教师、学生不同的交互需要,对交互的参与度能进行记录。⑤界面友好性。软件界面要美观;操作要简单,不需要大量的预备技能;提示信息要详细、准确、恰当。

(孙宝志)

jìsuànjī tíkù

计算机题库(computer-based item bank) 利用计算机实现的,组织化的、有必要参数的试题集合系统。具有专业化、个性化、智能化、简单化、网络化等特点。

题库系统的构成一般包括注册、试卷生成、输出、试卷维护、试题库生成和帮助等模块。在中国医学教育领域,中国医科大学于1991~1996年研制和应用计算机题库。在美国中华医学基金会资助和国家教委、卫生部的支持下,中国医科大学等院校合作研制了《网络版临床医学专业理论综合考试国家试题库》《医学诊断学国家试题库》,涉及学科以临床医学专业内科学、外科学、妇产科学、儿科学、精神病学、传染病学、诊断学为主,全国有90%以上的院校应用上述试题库。这些工作成就为其他医学课程考试系统的开发、建立和应用奠定了较为坚实的理论和实践基础。

分类 按照不同的区分标准产生了多种分类结果。根据试题库系统的使用方向,可分为专业试题库系统和通用试题库系统等;根据试题库系统的考试方式,可分为单机试题库系统和网络试题库系统等;根据试题库系统的研制时间,可分为传统试题库系统和现代试题库系统等。每种试题库都具备相应发展阶段的特点。

专业试题库系统 指建立试题库的目的是为了某个专业的内容或专用的特点,具有一定的针对性的试题库。如各种职业技能考试题库、公务员考试题库等。

通用试题库系统 包括限制一定范围的通用试题库(如中考、高考、考研试题库)和完全通用试题库,即适用于所有学校及考试机构的试题库。通用试题库要具有较完备的通用性、一定的灵活性、一定的智能性和具有较好的安全性等特点。

网络试题库系统 网络试题库具有集中管理、资源共享、开放使用、集中存储测试数据的特点,提供联机测试、个人自测等多项功能,使无纸化考试成为现实。提供了强大的统计与分析功能,能够全面地反映教学过程信息,便于教师发现教学过程中的问题。实现了简单易用,用户只需通过浏览器连接到网络,便可在图形用户界面的引导下进行各种操作,并且无需复杂的安装、配置和管理,大大降低了对题库使用者的技术要求,提高了可操作性。

单机试题库系统 单机试题库从成卷要求到数据库响应到生成试卷,都是单用户单线程模式。

传统试题库系统 传统试题库通常是指那些试题手册。以某种方式(课程、章节、知识点等)来分类编著。这种题库是一种人力的浪费,同时维护的费用较多。试题的更新就是对书本的淘汰和替换,而且使用起来也不方便,使用者每次使用时都是翻书来查找所要用的试题。传统试题库的特点是:封闭运行,缺乏开放性,重视组卷功能,轻视教育测量功能。

现代试题库系统 自从计算机被应用到教学中后,其发挥的功能越来越强大。数据库技术的日新月异和教育的现代化、科学化的进程的加快,使得计算机在教育中的地位也越来越重要,于是便出现了有数据库维护和管理的试题库。这种题库是计算机辅助教学的一种形式,包括单机试题库和网络试题库。

功能 计算机题库的主要功能如下:①将专家制作的考题文字内容及总结出来的试题指标录入计算机。②按考试不同的要求建立组卷系统,其形式有全自动组卷、专家干预自动组卷、半自动组卷、浏览组卷等。③格式化输出考卷样本,可以直接复制考卷,也可以传入网上考试服务器,通过网上考试系统完成考试。④对客观题阅卷机自动阅卷数据进行评分或者录入答卷原始数据或根据网上考试回输的数据进行评分。⑤试题的锁定与激活。⑥试卷的保留与启用。⑦对考试结果进行统计学分析（信度、效度、难度、区分度等）。⑧打印各种考试结果报告（个人、集体）。⑨对试题指标和试题本身进行修订。

（孙宝志）

wéndàng tíkù

文档题库（item bank of documents）　将已出版的习题集以及各种考试中用过的题目归类整理形成的文档。包括电子文档，以及以卡片集、书本等形式存储的文档。

文档题库一般都是采用人工组卷，由出卷老师根据教学要求从各种参考资料中选取适当的试题，然后手工编写或者由计算机排版，形成试卷。试卷的知识结构分布，区分度和难易程度控制全凭出卷老师个人的教学经验而定，与计算机题库相比，选题组卷很难满足考试大纲要求。每次考试完后，要花费相当多的时间和精力进行试卷分析、成绩汇总、成绩统计等大量的因试题而引起的重复性工作。考完的试卷也被丢弃，下次进行相关章节的教学和测试时，又需重复上述组卷过程。这种组织管理方式不仅工作任务繁重，对于试卷的标准化程度、难易程度、涉及知识点的多少等方面问题难以进行很好地控制。传统纸介质的考试形式在试卷运输的过程中容易出现试题泄漏、丢失或损坏等情况。

在文档题库的应用过程中，应注意避免：①选题随意性，造成只偏重知识的记忆和巩固，忽略知识的掌握与应用。②评分标准不统一。③试题选取不合理。

（孙宝志）

mìngtí

命题（item development）　按照一定计划编制考试题目和试卷的活动。也是为考试制造测试工具的过程，是实施考试的基础工作。命题质量不仅直接影响着考试的信度和效度，而且还直接或间接影响着学生的学习态度和学习行为。

命题原则　无论是传统考试还是现代考试，其本质都是根据一定的目的，用一定内容，选择一定的方式方法，去测度、甄别应试者诸方面的个别差异。这就要求在试题命题过程中，要有科学的命题原则。①高效度：试题内容应与教学目标相符合，应与教学大纲要求相符合，对于考试对象有足够的针对性。能够检验学生是否达到了教学目标的要求，以及达到该目标的程度。②高信度：试题保证测出的成绩与学生的真实水平相一致，但在实际考试中，这是很难达到的，只能尽可能地降低测试误差。可以通过增加试题的数量来提高考试的信度。③全面性：编制的试题对于考试内容总体有足够的代表性，试题应有相当的知识覆盖范围，并能对学生的知识、技能和态度都有体现，以便全面反映教学目标。④客观性：评分方法与评分标准的一致性程度。在一次考试中，对同一份试卷，不同的教师评定结果的一致性越强，客观性越大。⑤区别性：试题应当难度适中，符合学生实际，难度过大或者过小都会降低区分度，既不能反映客观情况，又容易造成教学的盲目和混乱。

注意事项　要克服命题和判卷的主观随意性，控制试题和试卷的质量，保证考试的可靠性与有效性。①正确把握命题范围。

严格按照教学大纲、考试大纲规定的考试内容和考核要求设计命题细目表，编制命题。细目表中要体现各命题单元在一份试卷中所占的分值和比例，重点内容部分在整个试卷中所占分值的权重可以大些。②对照命题细目表规定的题型、难度、认识层次以及考核内容的比例组卷。③试题应结合课程要求，考查基本理论、基本知识和基本技能，注重对考生分析问题和解决问题等应用能力。④试题内容应具有考查意义，不应出现低效率的试题。⑤试题应体现标准参照考试的特点，考试内容覆盖面、试卷长度、试题分量适当。⑥试题难度适当，并且分布合理，同一种题型中的试题编排应体现由易到难的原则。⑦试题不应出现政治性（如政策性、民族、宗教事务等），科学性和技术性的错误，试卷中不应该出现偏题、怪题以及尚未定论的题目。⑧题意应完整、明确、精练、易于理解、不生歧义。⑨题型的选用应适合该课程的特点，各类题目的命制应符合该类题型的规范要求。⑩同一份试卷中的试题之间应相互独立，不应相互牵连或前后提示。⑪试题、试卷、参考答案与评分标准等的格式应符合规范化。⑫参考答案科学无误，评分标准合理，便于操作，避免过繁或过简。

（孙宝志）

tíxíng

题型（item type）　试题在试卷中显现的形式。教育测量使用的题型一般分为客观性试题和主观性试题两大类。题型的选择应能真实测量出学生达到教学目标的情况。

客观性试题　客观性试题的应试材料事先设计好，试题答案事先确定，其评分标准是固定的，不受主考人主观意志的影响。主要有判断说明题、填充题、多项选择题等。

判断说明题　以陈述句的形式，给出一个含义完整的命题，让学生进行判断并说明理由，或者要求学生找出命题中的错误，并把它改正过来，同时要说明这样改正的理由。主要考查学生对所学概念、原理、规则等知识的掌握程度。

判断说明题不仅适用于测试简单的知识回忆，同样也可以提出一些较为复杂和较难的问题，测试学生运用一些原理的能力。

应用注意事项：①应考核重要的知识。②注意考核知识的理解和运用。③试题的答案必须是明确的，没有争议的，题目的正确答案应是确信无疑的。④题目的叙述应简明、扼要。⑤是与非的题量应有适当的比例，而且应随机排列，以避免提供作答线索。⑥试题应正面叙述，避免使用否定词，特别是双重否定。如必须使用时，应在否定词下加重点号或画横线，以提醒学生注意。⑦避免使用具有暗示作用的词汇，以免学生通过猜测获得正确答案。

填充题（completion items）又称填空题，是一种最简单的简答题。填充题是由删去关键词、字的陈述句所构成，即提出一个不完整的陈述，要求学生把缺少的部分填在空白处。填充题具备客观性试题的一些优点，如试题易于编制，答案明确，评分客观等，而且正确回答试题所包含的猜测因素比判断说明题和多选题少。填充题的致命弱点是主要考核记忆性知识，较难测试高层次的教学目标，这将可能导致学生忽视知识的理解和运用。

填充题可以应用于各种考试中，它主要是要求学生对正确答案进行回忆，故一般适用认知领域的低层次测量。在考试中不宜大量采用这种试题形式。

应用注意事项：①需要填写的字或词应是最重要的、最关键的，并且要与上下文有密切联系。②每题需要填充的空白不宜太多，以便学生理解题目的含意。③如试题需要填充的空白只有一个，最好放在尾部；如一个试题有多处空白考查同类问题，应保持每个空白大小一致。不要给学生选择答案以不应有的暗示。④试题的措词应尽可能明确，使答案确定无疑，而不要出现同时有几种正确的答案。⑤避免直接引用教科书的原句，以防学生死记硬背地学习知识。

多项选择题（multiple choice question，MCQ）是受到高度重视、应用最广泛的一种客观性试题，有时就是客观性试题的代名词。简称多选题，也称为固定应答题。其基本结构均由题干和数个备选答案两部分组成。在答题时，只要求学生选择答案，而不要求学生另写答案。多选题具有考试程序简便，覆盖范围广泛，应试时间短，评分客观等特点。由于电子计算机技术日益广泛应用于医学考试领域，减少了评分时间。

多选题应用注意事项：①出题前命题人应明确所要测试的要点。②试题内容应该是本学科重要的也是学生必须掌握的，对枝节问题或凭常识就能作出正确判断的问题应当尽量避免。③试题的难度水平要同教育目标所确定的预期水平相一致，试题太难或太易都不能准确的区别学生的优劣。④试题的认知层次要确定。⑤针对试题内容和考试要求来选择最合适的题型。⑥测量重要的学习结果需要时可以应用否定的论述，但不应滥用。⑦试题中必须避免应用含糊不定的数量或程度的词汇，例如：极少、通常、频繁、普遍、有时、经常等。⑧题干所提供的信息要完全、清楚、明确，即要简明、扼要，又要包含回答问题所需的资料。但要注意在测量复杂学习结果时，题干可以含有一些不相关的资料，以便确定学生是否能够辨认和选择相关的资料。⑨避免题干和正确答案间的词语联系。⑩题干所提问题与各备选答案的搭配，在形式上应是合适的，语句是通顺的。⑪各备选答案中不正确答案（迷惑答案）的采用要有清楚的理由，避免无意义的迷惑答案。⑫各备选答案应该测试一个中心。⑬避免应用互相重叠的备选答案，保持备选答案的内容深度在同一水平。⑭迷惑答案和正确答案在语法、长度和复杂性上要保持一致。⑮正确答案出现在各位置的次数应近似相等，并随机排列。⑯尽量少用"以上都不是"，"以上都是"等特殊的备选答案。⑰避免各备选答案含有共同的字词，如有，最好把共同的字词放在题干里。⑱在有充分理由时，可以打破任一条原则。尽管这些原则对编制试题有指导意义，为改善试题可能会有例外情况存在。

多选题的基本结构是题干和备选答案，在应用中有多种形式。最常用的类型有以下几种。

最佳选择题　简称 A 型题，是最常用的多选型试题。其结构是由一个题干和五个供选择的备选答案组成。备选答案只有一个是最佳选择，其他四个均为干扰答案。对这类试题一定要强调选择最正确的重要性。在医学领域中对比很少像黑与白那样界线分明，往往表现为深浅不同的灰色。因此，这类试题常常具有比较的意义。答题时，应当找出最佳的或最恰当的备选答案，排除似乎有道理而实际是不恰当的选择。

最佳选择题可再分为四种类型。①单个的 A 型题（single items）：根据题干表述形式单个 A 型题可分为二种，表述形式肯定的 A 型题，简称 A1 型题，这是单个 A 型题多见的形式。但也有一些表述形式为否定的 A 型题，简称 A2 型题。否定形式表述的试题，在各备选答案中除一个外都是正确的。因此，回答时要求学生选出最不适用的一个，或者用得最少的一个，或者在某方面是例外的一个。但是，这种命题方式，在回答试题时通常会给学生造成一个从肯定到否定的突变，以致答错题目。因此否定词表达应醒目，以提请学生注意。②病例组的 A 型题（multiple item sets）：简称 A3 型题。试题的形式是开始描述一个以病人为中心的临床情景，然后提出多个相关问题。通常，一个病例组试题包括的问题不超过三个；每个问题都与开始的以病人为中心的临床情景有关，但测试要点不同。试题的设计要保证每一问题的回答都是相互独立的，应试者要为每个问题选择一个最好的回答，其他的选择答案可以部分正确，但仅有一个是最好的回答。③病例串的 A 型题（case clusters）：简称 A4 型题。试题的形式是开始描述一个以单一病人或家族为中心的临床情景，然后提出 4~9 个相关的问题，当病情逐渐展开时，可逐步增加提供的信息。提供信息

的顺序对回答问题是非常重要的。疾病的发展往往有一个过程，人们对病情的初步看法可能随着病情的发展而改变。

最佳选择题在应用时应注意的事项：①题干和备选答案必须很好构思，以保证仅有一个备选答案是最好的。迷惑答案应为好像有道理，或部分正确，但必须有一个答案是最合适的。②最好选用五个备选答案。但如果五个备选答案中有一个无意义，即没有道理或琐碎时，选用四个备选答案会更好一些。③彼此排斥的备选答案在 A 型题中可以应用。④"下列每个都是正确的除了"或"下列哪个最不可能是"这样的题干应慎重应用。因为这种试题形式要求学生从肯定思维转化为否定思维。

配伍题 简称 B 型题，是一种难度稍高的多选题，可有效地用以测试知识的相关性。配伍题的基本结构是先列出一组用字母标明的备选答案，然后提出一组问题，要求学生给每一问题选配一个最合适的答案。配伍题与 A 型题稍有不同，其区别是 A 型题每一道题有一组备选答案，而配伍题是数道试题共用一组备选答案。

B 型题的备选答案一般为五个，备选答案后提出一定数量的问题，要求学生为每一试题选择一个与其关系最密切的答案。在一组试题中，每个备选答案可以选用一次，也可以选用几次，或者一次也不选用。随着 B 型题应用的普及，为了减少猜测的可能性，教育测量专家又提出了扩展的 B 型题，与 B 型题的区别是备选答案增多，最多可达 26 个，通常 10 个左右，提高了考试的可靠性。

读文或图表多选题 这种多

选题的基本形式是先提供一段文字情景介绍或给出一个图像或者图表，然后提出问题，要求学生根据文字、图像或图表提供的信息，结合学过的知识，在备选答案中选出正确答案。这种形式的试题可以出现在任何类型的多选题中。

主观性试题 是传统的试题形式，也是人们熟悉且经常在考试中采用的题型。它只提出问题，要求学生根据试题提供的线索进行分析、综合，然后构思，自己写出问题的完整答案，这种试题的评分由主考人根据自己的理解来确定。主要形式为简答题、论述题和改进型论述题。

简答题 简答题是由一个直接问句构成，或者给出一段情况介绍，然后提出一个问题，要求学生做简短、扼要回答的主观性试题。简答题是广泛而普遍应用的一种试题类型，主要测试学生对基本概念、基本原理、基本原则的了解程度，同时也可测试学生简单的分析、综合能力。它主要包括①简释题：简要说明、解释一个概念或专有名词。②直接回答题：根据一定情景介绍，直接回答"是什么"的问题。③列举题：从组成一个总事件的数个部分中，列举一个或几个。④简要叙述题：扼要叙述一个原理的内容或一个机制的过程。

简答题的应用注意事项：①问题的表达应尽可能简明、清晰，与答案相匹配，以便使考生能够按照正确的答案回答问题。②提出的问题要避免对正确答案提供线索。③测试一个重要概念的主要成分应避免使用书中原句。④编题要注意从大处着眼，小处着手。应该考核掌握一个完整知识中容易出错而又十分重要的关

键问题；考核知识体系中的框架或对主要特征的概括。⑤试题要形式多样，避免形式单调。⑥出题要机动灵活，避免都是回忆既定的现成答案，或正确答案都是教科书中的现成语句。

论述题 论述题是主观性试题的主要代表，广泛应用于各类考试中。它的一般形式是给出一个命题，然后考生进行适当发挥，用自己的语言，表述自己的思想，作扩展性回答。论述题通常包括叙述题、说明题、评价题、分析题等类型，可以用于测试考生组织和表达概念的能力；理解问题、分析问题、解决问题的能力；概括总结的能力；阐明关系的能力以及知识水平。回答论述题要求考生必须有丰富的知识储备，使掌握的知识、原理、规则能自由的运用于各式各样情况中，从而把它们组成紧凑连贯、条理分明且又有逻辑性、系统性的回答；在书面表达上能将题意贯穿始终，*丝丝入扣*。这也是论述题的应用能长久不衰的主要原因。论述题的典型特点就是宜于综合考查，能够给考生展示才华留有较大余地。

论述题的应用注意事项：①用以测量较高层次的教学目标。论述题提出的问题不应是再现教科书中原有的内容或课堂上讲过的东西，应以新颖的情境和困难的面貌出现，使学生利用所学知识的精髓解答问题。②增加试题数量，使测试具有代表性。③语言精练，题目明确。④提出的问题最好是有定论的、公认的。⑤避免给考生提供选择试题作答的机会。⑥要事先作好标准答案，注明要点，供评卷时参考。⑦编题时要尽量选用适当的行为动词来陈述试题内容，以保证对较高

认知目标的测量。

改进型论述题 指的是与一个情境或临床问题有关的一系列有逻辑顺序的简答题。它可以随时添加信息来测验考生相关知识的完整性。题目的安排必须严格按照顺序分页排列，一般是一页试卷有一段病情的描述，在描述之后提出若干个问题，鉴于信息的连续性不允许回去修改前面的答案。如果需要广泛测试医学知识与技能，可以每个病例限制几道题。回答这种题型的问题时，应该给考生提示要讨论哪些方面、怎样分配答题时间，这样才能通过考生的答案精确地评价其表现。总之，改进型论述题的主要特点是基于真正的病例、按顺序排列、对开放性问题进行简述。

改进型论述题的应用注意事项：①非常清楚地确定考生的任务。②可以充分评价考生靠自己的力量收集（信息）资料的能力。③可以通过解决问题的整个过程充分评价考生解决问题的能力。④不是片面性知识的考试，尽管前一部分错了，考生仍能从问题的其他部分获得分数。⑤由于答案带有特殊性，因此较论述题容易批改。⑥也有可能用于解决基础医学方面的问题。⑦后面的问题对前面问题的解答容易起暗示作用，因而监考时必须采取一些特别措施（如：在发给考生下一张问卷之前先收回前一张）。

（左天明 孙宝志）

kǎohé

考核（examine） 评价者对评价对象的各个方面，根据评价标准进行量化和非量化的测量并最终得出可靠、符合逻辑结论的过程。目的主要是判断技能或知识水平，测评在一定时间内的改善程度，评价优势和不足，为选拔

或不选拔目的而对测评对象进行排名，以及激发动机等。

普遍使用的工作考核是绩效考核。多数把工作成绩和工作效率作为主要标准。考核的结果，一般都与工作的奖惩、升降相联系。目的是全面了解工作人员的内在智能，对工作人员做出公正的评价，为正确地识别、使用、培训、晋升、奖惩工作人员，提供可靠的依据；改变员工的组织行为，充分发挥员工的积极性和潜在能力，能够更好地实现组织管理目标。在卫生领域，卫生人力考核是卫生人力资源管理中的一项重要内容，贯穿于卫生人力管理的全过程。卫生人力的鉴别、选拔、培养、使用和奖惩等都需要进行考核。卫生人力考核的本质，是社会对卫生人力个体的认识，并对其做出正确的评价，以便合理地使用卫生人力。

（孙宝志）

bìyè lùnwén

毕业论文（dissertation） 高等院校毕业学生综合运用自己所学专业的基础理论、基本知识和基本技能，对本学科理论或者社会实践领域内的某些问题进行探讨后所形成的具有一定创见的研究性文章。反映的是学生的专业知识水平和能力，是学习阶段全部学习成果的总结。医学毕业论文的撰写，一般是在科学研究的最后阶段，或在研究工作取得阶段性进展的基础上进行。

基本内容 医学毕业论文撰写的程序是：①分析、整理研究资料。②复习相关文献。③提出论文的主要论点。④构思论文的框架结构。⑤拟定论文写作提纲。⑥起草论文。⑦修改论文。⑧论文定稿。一般毕业论文格式包括前置部分、主体部分和附录部分。

前置部分包括封面、封二、声明页、中文摘要、关键词、目次页、插图和附表清单（必要时）。主体部分内容主要有注释信息和引言、正文、结论、致谢。正文是毕业论文的核心部分，占主要篇幅。由于研究工作涉及的学科、选题、研究方法、结果表达方式等有很大差异，故对正文内容不能作统一的规定，但必须客观真实、设计完善、合乎逻辑、层次分明。附录部分包括参考文献、文献综述及其他必要的相关资料。

适用范围　高等学校本科毕业论文（学士学位毕业论文）、硕士研究生毕业论文（硕士学位论文）、博士研究生毕业论文（博士学位论文）等，即需要在学业完成前写作并提交的论文。

注意事项　①课题选择是毕业论文撰写的前提和基础，是论文撰写成败的关键。既要坚持选择有科学价值和现实意义的课题，又要注意根据自己的能力选择切实可行的课题。②搜集资料是研究的重要环节。考生可通过查阅图书馆、资料室的资料，调查研究，实验与观察等搜集资料。搜集资料越具体、细致越好。③研究资料是课题研究的重点。考生要对搜集到的资料进行全面分析和研究，明确论点和论据。④执笔撰写是毕业论文的关键，修改定稿是毕业论文的最后保障，需要有较强的逻辑思维和文字表达能力，以及严谨负责的工作态度。

（孙宝志）

zhíyè yīshī zīgé kǎoshì

执业医师资格考试

（medical licensing examination）　对申请者是否具备国家要求的执业医师必须掌握的专业知识与技能进行的行业准入评价活动。

执业医师资格考试在欧美国家发展比较成熟。1915 年，美国成立了国家医师考试委员会，经过不断调整，美国执业医师资格考试分为三个阶段进行。第一阶段是基础医学综合性水平考试；第二阶段是临床医学综合性水平考试；第三阶段是临床能力的综合性水平考试。依据 1998 年颁布的《中华人民共和国执业医师法》，1999 年中国开始实施执业医师资格考试制度。

中国执业医师资格考试分为两级四类，共有 24 种类别。即执业医师和执业助理医师两级；每级分为临床医学、中医学、口腔医学、公共卫生四类。中医类包括中医、民族医和中西医结合，其中民族医含蒙医、藏医和维医三类。另外，中医类还为师承或确有专长的人员开设了执业医师资格考试（表）。每一种资格考试均分两步，首先参加实践技能考试，合格后再参加医学综合理论考试。

参加人数最多的是临床医学执业医师考试。临床执业医师实践技能考试采用多站测试的方式，考区设有实践技能考试基地，根据考试内容设置若干考站，考生依次通过考站接受实践技能的测试。每位考生必须在同一考试基地的考站进行测试。医师资格考试医学综合笔试于每年 9 月中旬举行。执业医师考试时间为 2 天，分 4 个单元。综合理论考试包括基础医学、专业和公共卫生三部分，主要考查考生掌握医学理论知识的情况。全部采用选择题形式。采用 A 型和 B 型题，共有 A1、A2、A3、A4、B1 五种题型。

2015 年国家医学考试中心试点两阶段执业医师考试。第一阶段在医学生本科教育第四年结束时，进行笔试和技能考试；第二阶段在毕业后第一年，试用期满后进行。两阶段考试均合格者才能申请注册，获得执业医师资格证书。

（孙宝志）

hùshi zhíyè zīgé kǎoshì

护士执业资格考试

（nurse licensing examination）　对申请者是否具备国家要求的执业护士必须掌握的专业知识与技能进行的行业准入评价活动。考试合格者

表　中国执业医师资格考试分类

类　级	执业医师	执业助理医师
临床医学	临床执业医师	临床执业助理医师
口腔医学	口腔执业医师	口腔执业助理医师
公共卫生	公共卫生执业医师	公共卫生执业助理医师
中医学	具有规定学历的中医执业医师	具有规定学历的中医执业助理医师
	师承或确有专长的中医执业医师	师承或确有专长的中医执业助理医师
	具有规定学历的蒙医执业医师	具有规定学历的蒙医执业助理医师
	师承或确有专长的蒙医执业医师	师承或确有专长的蒙医执业助理医师
	具有规定学历的藏医执业医师	具有规定学历的藏医执业助理医师
	师承或确有专长的藏医执业医师	师承或确有专长的藏医执业助理医师
	具有规定学历的维医执业医师	具有规定学历的维医执业助理医师
	师承或确有专长的维医执业医师	师承或确有专长的维医执业助理医师
	中西医结合执业医师	中西医结合执业助理医师

方可申请护士执业注册，从而获得进行护士执业活动的资格。

形成过程 1993 年卫生部颁发《中华人民共和国护士管理办法》，1994 年起开始施行，规定凡申请护士执业者必须通过卫生部统一执业考试，取得《中华人民共和国护士执业证书》，方可申请护士执业注册。同时规定，获得高等医学院校护理专业专科以上毕业文凭者，以及获得经省级以上卫生行政部门确认免考资格的普通中等卫生（护士）学校护理专业毕业文凭者，可以免于护士执业考试。未经护士执业注册者不得从事护士工作。2008 年国务院颁发《护士条例》，规定所有护理专业毕业生均需通过国务院卫生主管部门组织的护士执业资格考试；未取得护士执业证书者不得在医疗机构从事诊疗技术规范规定的护理活动。2010 年卫生部、人力资源社会保障部颁发《护士执业资格考试办法》，规定了有关考试的具体要求。

基本内容 根据《护士执业资格考试办法》，护士执业资格考试由国家卫生主管部门组织实施，实行国家统一考试制度，统一考试大纲，统一命题，统一合格标准，原则上每年举行一次。护士执业资格考试包括专业实务和实践能力两个科目。一次考试通过两个科目为考试成绩合格。护士执业资格考试采取标准化考试，试题全部采用多选题，并采用计算机阅卷评分。申请参加护士执业资格考试的前提条件：在中等职业学校、高等学校完成国务院教育主管部门和国务院卫生主管部门规定的普通全日制 3 年及以上的护理、助产专业课程学习，包括在综合性教学医院完成 8 个月及以上的护理临床实习，并取

得相应学历证书。具有护理、助产专业中专和大专学历的人员，参加护士执业资格考试并成绩合格，可取得护理初级（士）专业技术资格证书；申请护理初级（师）专业技术资格时，须按照有关规定参加全国卫生专业技术资格考试。具有护理、助产专业本科及以上学历的人员，参加护士执业资格考试并成绩合格，可取得护理初级（士）专业技术资格证书；在达到《卫生技术人员职务试行条例》规定的护师专业技术职务任职资格年限后，可直接聘任护师专业技术职务。

（尤黎明）

zhíyè yàoshī zīgé kǎoshì

执业药师资格考试（pharmacist licensing examination）

对申请者是否具备国家要求的执业药师必须掌握的专业知识与技能进行的行业准入评价活动。实行执业药师资格制度，旨在加强对执业药师职业的准入控制，科学、公正、客观地评价应试人员的专业知识、法律知识、职业道德和执业技能，确保执业药师执业所必备的学识、技术和能力，以保证药品和药学服务质量，保障用药的安全、有效。

形成过程 1994 年 3 月，人事部、国家医药管理局联合印发《执业药师资格制度暂行规定》。1995 年 7 月，人事部、国家中医药管理局联合印发《执业中药师资格制度暂行规定》。1999 年 4 月，人事部、国家药品监督管理局印发修订《执业药师资格制度暂行规定》和《执业药师资格考试实施办法》的通知，明确执业药师、中药师统称为执业药师。

从 2003 年起，《国家执业药师资格考试大纲》先后进行多次修订。2015 年 1 月 29 日，经国家

人力资源和社会保障部审定批准，正式实施《国家执业药师资格考试大纲》（第七版），新版考试大纲对大纲结构、内容和具体能力要求方面都做了较大的修订。在大纲结构上，对专业知识（一）和专业知识（二），打破多年采用以高等药学教育相对应的教学学科名称划分和设立专业知识考试要求的形式，使各专业知识科目的考试大纲成为综合性专业知识要求的大纲；在具体考试内容和能力要求上，加大综合知识与技能的考试比重，降低专业基础知识的比重。通过大纲结构、内容和具体能力要求的调整和整合，希望准入人员能够比较系统地掌握"药""用药"以及"用药治病"三方面的综合知识和综合技能，同时具备良好的法制意识、责任意识、自律意识、服务意识。

基本内容 执业药师资格考试属于职业准入考试，凡符合条件经过本考试并成绩合格者，国家发给《执业药师资格证书》，表明其具备执业药师的学识、技术和能力，并经注册登记，方能在药品生产、经营、使用单位中执业。本资格在全国范围内有效。根据申请者从事工作的性质，分为执业药师资格考试和执业中药师资格考试。

执业药师资格考试实行全国统一大纲、统一考试、统一注册、统一管理、分类执业。考试工作由人事部、国家食品药品监督管理局共同负责，日常管理工作委托国家食品药品监督管理局执业药师资格认证中心承担，考务工作由人事部人事考试中心负责。执业药师资格考试日期定为每年 10 月，报名时间定为每年 3 月。考试方法：实行全国统一大纲、

统一命题、统一组织的考试制度，采用笔试、闭卷考试形式。考试科目：从事药学专业工作的人员选考药事管理与法规、药学专业知识（一）、药学专业知识（二）、综合知识与技能（药学）四个科目；从事中药学专业工作人员选考药事管理与法规、中药学专业知识（一）、中药学专业知识（二）、综合知识与技能（中药学）四个科目。各科目均为标准化客观题，在答题卡上作答。各科考试成绩有效期为两个考试年度，参加全部科目考试的人员须在连续两个考试年度内通过全部科目的考试。免试部分科目的人员须在一个考试年度内通过应试科目。执业药师注册有效期为三年，有效期满前三个月，持证者须持《执业药师继续教育登记证书》到注册机构办理再次注册手续。

（姚文兵）

yīxué jiàoyù zhìliàng bǎozhèng

医学教育质量保证（quality assurance of medical education）

维持并提高医学人才培养质量的管理体系。主要包括医学教育标准、医学教育认证和医学教育评估等。

形成过程 1998 年联合国教科文组织发表"21 世纪高等教育世界宣言：展望与行动"指出应该建立独立的国家级机构和确立国际公认的可比较的质量标准。1998 年世界卫生组织和世界医学学会委托世界医学教育联合会启动了医学教育国际标准项目，2003 年 3 月完成并发表了"全球本科医学教育标准"。全球标准的问世，为规范医学院校的办学行为，保证医学教育质量提供了依据。

2004 年 10 月，世界卫生组织和世界医学教育联合会认证工作委员会在哥本哈根会议上发表题为"医学教育机构认证"报告。报告中按全球六大地区陈述认证状况，在陈述西太平洋地区认证状况时指出：中国还没有医学教育认证系统，虽然中国教育部从1995 年就开始了医学院校评价工作，但是为了医学教育进一步发展，中国必须建立医学教育质量保证系统，应当和全球的医学教育发展趋势保持一致。

2006 年教育部和卫生部联合建立了"中国医学教育管理体制和学制学位改革研究课题"，其中第四子课题是"中国医学教育质量保证体系"。根据专家研究的结果，2008 年教育部和卫生部联合下发文件《本科医学教育标准——临床医学专业（试行）》。同年，教育部成立医学教育认证专家委员会和临床医学专业认证工作委员会。开始对医学院校的临床医学专业认证工作。

基本内容 医学教育质量保证体系分为两部分：内部质量保证过程及外部质量保证过程。

内部质量保证过程是医学院校根据国家卫生保健需求和国家的教育质量标准来制定自身的培养目标和宗旨，以及达到这些目标的途径和方法。学校定期对本校的教育工作进行回顾，考核目标达到的程度，以及用于实施课程计划的教与学方法、设施、经费和人力资源是否支持了目标的实现。这种内部质量保证过程是最重要的。

外部质量保证过程是国家建立一个独立机构，通过资格认证、质量认证及审计等机制来实施。外界严格的审查是必需的手段，以确认医学院校是否很好履行了职责，国家投入大量资金用于医学教育，必须有合理证据证明医科毕业生工作称职，能满足人民的卫生需要。

（孙宝志）

yīxué jiàoyù biāozhǔn

医学教育标准（medical education standards）

为医学教育质量作出判断或决策的尺度和准绳。医学教育标准既包括医学院校教育标准，也包括毕业后医学教育标准和继续医学教育的标准；既有全球医学教育标准，也有各国、各专业、各层次医学教育标准。

现代医学教育在科学技术迅猛发展和医学观念不断更新的双重作用力的推动之下，出现了一系列的变革趋势。主要包括选拔优秀学生、实施精英教育、严格考试制度、注重品格培养、强调通识教育，努力使他们拥有较为渊博的各科知识。要造就一批有发展潜力、创造力的医师，必须尽可能使他们拥有更宽的知识面、注重临床实践、倡导终身学习、采用多种模式来提高教学质量等。发达国家和地区，如欧盟、美国和加拿大、澳大利亚等，在总结高等医学教育办学经验的基础上，结合各自社会经济文化状况和医疗卫生发展目标，均建立了较为规范和统一的医学教育标准。2008 年中国教育部和卫生部颁布了《本科医学教育标准》和《本科临床医学专业标准》等一系列医学教育标准，旨在规范和引导医学教育的健康发展。

（孙宝志）

quánqiú yīxué jiàoyù biāozhǔn

全球医学教育标准（global standards in medical education）

为全球医学教育质量作出判断或决策的尺度和准绳。全球医学教育标准包括三个性质不同而又相互连接的教育阶段标准。即医学院校本科教育-毕业后医学教育-继续医学教育（继续职业发展）。它始于世界卫生组织（World Health Organization，WHO）和世界医学联合会（World Medical Association，WMA）批准的项目。从 1998 开始，由世界医学教育联合会（World Federation for Medical Education，WFME）主持的"医学教育国际标准"项目，先后完成的三方面标准，并于 2003 年 3 月作为全球医学教育大会全套文件公布。2013 年 WFME 又对全球医学教育标准进行了修订。

建立全球医学教育标准的努力始于 20 世纪 50 年代初。为促进各国医学教育市场、卫生服务市场与国际接轨，便于医科毕业生跨国就业，在 1950 年召开的第三次世界卫生大会上，印度代表提出了建立全球医学教育标准和颁发国际性医疗执照的提议；在 1952 年召开的第五次世界卫生大会上，一些国家的代表再次提出了这一提议，但是 WHO 的医学教育专家委员会认为，在当时制订全球医学教育标准是不现实的，特别是对各发展中国家来说，如果要让那些办学条件十分简陋的医学院校去接受国际性的评估是极难通过的。事实上，当时所谓的"全球标准"，一般多指发达国家的认可标准，如果按这种标准去评估发展中国家的医学院校，那么受伤害的反而是发展中国家。因此，直到 1962 年以前，WHO 对建立全球医学教育标准的提议一直没有采取行动。在 1962 年的世界卫生大会上，WHO 曾提出一项有关全球医学教育标准的报告，也仅是对医学生的入学条件、学制和教学计划作出一些原则性的规定；此后，由于各发展中国家医科毕业生大量流向发达国家，许多国家的代表认为如果要建立

某种全球性的医学教育标准，必将进一步造成各发展中国家卫生专业人员外流的局面；1973 年以后，鉴于 WHO 将建立同各国社会经济发展和卫生服务需要相适应的医学教育制度作为全球卫生人力资源开发的基本政策，在全球范围内掀起了医学教育改革的浪潮，使各国的医学教育统一于某种全球标准的努力一直没有成为国际医学教育政策的一部分，WHO 在 1962 年提出的标准也未执行；20 世纪 90 年代末，随着全球化经济的发展，医学教育和卫生服务作为一种产业，跨国界的合作交流和专业培训的机会也大大增加，在这种新形势下，建立全球医学教育标准的时机似乎水到渠成。鉴于这一情况，从 1998 年开始，在 WHO 的资助下，WFME 成立了本科生医学教育标准项目组，1999 年，由纽约中华医学基金会（China Medical Board，CMB）资助成立的国际医学教育机构（Institute for International Medical Education，IIME）也启动了全球医学教育标准专题组，着手制订本科生医学教育标准；在 2001 年，WFME 又先后启动了毕业后医学教育全球标准项目组和继续医学教育全球标准项目组，着手制订毕业后医学教育标准和继续医学教育的标准。与此同时，WHO、WFME 和 IIME 等组织和机构曾多次召开全球性或地区性的国际会议，就全球医学教育标准问题展开广泛的讨论。如 2000 年 3 月 IIME 在南非开普敦召开会议，2001 年在柏林召开的欧洲医学教育联合会年会，以及 2003 年 3 月在哥本哈根召开的医学教育大会，均将"改革时期的全球标准"列入大会议程，并取得了广泛的共识。

全球医学教育标准可以作为评鉴医学教育的一种工具，为评鉴和认可提供指导路线和程序，但是只有被授权的国家机构才可能主持评鉴和认可医学教育的工作。全球医学教育标准可以起到样板的作用，引导医学教育的发展方向。

（孙宝志）

běnkē yīxué jiàoyù quánqiú biāozhǔn

本科医学教育全球标准
（global standards in basic medical education）为全球本科医学教育质量作出判断或决策的尺度和准绳。世界医学教育联合会（World Federation for Medical Education，WFME）执委会于 1998 年成立了专门的项目组，制订本科医学教育全球标准。项目组成员由五大洲 8 个国家的 15 名专家组成。他们来自医学院校和相关政府机构，在质量保证、标准设置和执照颁发等方面具有丰富的经验。项目组通过广泛征求意见，最终形成一个全世界医学院校都能接受的本科医学教育全球标准。2001 年 3 月，本科医学教育全球标准被 WFME 执委会采纳并公布，2003 年正式出版。2012 年 WFME 组织专家对 2003 年版标准进行了修订。本科医学教育全球标准广泛应用于医学教育的评估与认可，引导医学教育改革，也被用作解决国家间或地区间医学教育差异的工具。

世界医学教育联合会推荐的本科医学教育全球标准，分为 9 个领域共计 36 个亚领域。领域是根据医学教育结构和过程中明确的组成部分来定义。包括如下方面：①宗旨及目标。②教育计划。③学生考核。④学生。⑤教学人员/考核。⑥教育资源。⑦教育计划评估。⑧管理和行政。⑨持续

更新。亚领域是每个领域中的具体方面，与操作指标相对应。每个亚领域都有其特定的标准，分为两个层次。基本标准：这是每所医学院必须达到的标准，在评估过程必须展示出来。达优标准：表示该标准与国际公认的最佳医学院和本科医学教育一致。医学院应能证明他们已全部或部分地达到了该标准，或已经及正在采取积极行动来达到这些标准。

(孙宝志)

bìyèhòu yīxué jiàoyù quánqiú biāozhǔn

毕业后医学教育全球标准

（global standards in postgraduate medical education） 为全球毕业后医学教育质量作出判断或决策的尺度和准绳。毕业后医学教育全球标准是 2001 年由世界医学教育联合会（World Federation for Medical Education，WFME）任命的项目组制订，并于 2003 年 1 月公布，其目的是为了规范毕业后医学教育。2013 年进行了修订。

毕业后医学教育是指医学生完成基本医学教育后，进入医院接受规范化的专业培训，也称住院医师规范化培训。它包括执业医师注册前后、专科培训、亚专科培训阶段。培训达到合格，住院医师获得相应证书。毕业后医学教育全球标准包括 9 个领域的 38 个亚领域。领域是指毕业后医学教育的组织结构和培训过程中涉及面较广的方面，亚领域是指某一领域的特定方面，它同绩效的指标相对应。9 个领域是：①任务和成果。②培训过程。③受训者的考核。④培训者。⑤人员配备。⑥培训环境和教育资源。⑦培训过程的评估。⑧管理和行政。⑨继续不断地更新。

每个亚领域用两种达标水平表述，一是基本标准，是对培训项目进行评估时必须达到的最低标准，用"必须"（must）来表示；二是质量发展标准（达优标准），这是按照国际上对最佳毕业后医学教育实践的共识所规定的标准，这些标准的实践应当用文件来证明。这些标准的执行将根据培训项目的阶段、发展、资源的可利用状况、教育政策以及影响关联性和优先重点的当地的其他条件而定，即使最优秀的培训项目也未必会按照所有这些标准去做。达优标准在文字上用"应当"来表述。

毕业后医学教育全球标准可以作为毕业后医学教育质量保证和发展的工具，并可应用于以下几个方面：①培训项目的自我评估。WFME 采用达优标准的主要目的是为了向对毕业后医学教育负责的政府、组织和机构提供一种新的提高质量的框架，以便在进行自我评估和自我完善的过程中对自己进行测评。②同行评估。可通过来自外部评议委员会的评估和咨询来进一步提高。③自我评估和外部同行评估的结合。④认可和评鉴。根据当地的需要和惯例，这一指导原则也可供处理毕业后医学教育认可和评鉴事务的国家或地区性机构使用。

(孙宝志)

jìxù zhíyè fāzhǎn quánqiú biāozhǔn

继续职业发展全球标准

（global standards in continuing professional development） 医师在完成本科医学教育和毕业后医学教育之后所开始的教育和培训阶段，延续于每个医师的整个职业生涯的学习指南。为了进一步将国际医学教育标准计划扩展到继续职业发展（continuing professional development，CPD）阶段，2002 年 12 月世界医学教育联合会（WFME）颁布了继续职业发展全球标准。

继续职业发展全球标准由 9 个领域的 36 个亚领域构成。9 个领域包括：①宗旨与结果。②学习方法。③规划与文件。④医师个人。⑤CPD 提供者。⑥教育环境与资源。⑦方法与能力的评估。⑧组织。⑨持续更新。亚领域是每个领域的具体方面，与操作指标相对应，每个亚领域都有其特定标准，分为两个层次：一是基本标准，是指在 CPD 评估过程中必须符合的和证明达到的标准。二是质量提高标准（达优标准），表示该标准与国际公认的最佳 CPD 是一致的，应当有文件说明已达到或开始满足部分或全部标准，达到这些标准的程度将因 CPD 活动的阶段和发展、活动的资源、教育政策和其他当地影响学习的条件而不同。甚至最先进的计划也可能不会完全符合标准。

继续职业发展全球标准可以下述方式在全球用作 CPD 质量保证和发展的工具：①CPD 的参加者：继续职业发展全球标准提供了一个新的框架，根据这个框架医师个人和医疗行业可以通过主动的自我评估和自我完善的过程来进行自我评定。②CPD 的提供者：继续职业发展全球标准应该成为 CPD 提供者设计 CPD 活动的基础。③CPD 的监督者：根据本地的需要和传统，继续职业发展全球标准也可以为从事 CPD 监督、认可和认证的国家或地方的管理机构提供重要参照。

(孙宝志)

zhōngguó běnkē yīxué jiàoyù biāozhǔn

中国本科医学教育标准

（standards of undergraduate medical education in China） 中国本

科医学教育必须达到的各项要求。

2001年6月，世界医学教育联合会（World Federation for Medical Education, WFME）执行委员会通过并发布了《本科医学教育全球标准》。全球标准的问世，为解决中国医学教育改革与发展中出现的问题、规范医学院校管理、保证医学教育质量提供了借鉴。在总结了中国医学教育评估的基础上，参照国际标准，2008年教育部颁布了《中国本科医学教育标准》。该标准以WFME 2003年最新版本的《本科医学教育全球标准》、世界卫生组织西太平洋地区《本科医学教育质量保障指南》和全球医学教育的基本要求为主要参照，同时也参考2003年美国医学教育联络委员会（Liaison Committee on Medical Education, LCME）新发布的认证标准《医学院校的功能和结构》、2002年英国医学总会（General Medical Council, GMC）发布的《明日医生》、2002年澳大利亚医学理事会（Australian Medical Council, AMC）发布的《医学院校舍的评估与认证》、2001年日本实施的《医学教育模式与核心课程教学内容指南》、2002年中国台湾地区"卫生研究院"发布的《医学院评鉴委员会手册》等文献。

基本内容　包括毕业生应达到的基本要求和本科医学教育办学标准两部分内容。在第一部分毕业生应达到的基本要求中明确了医学毕业生的质量是衡量医学院校教育质量的最终标准，包括思想道德与职业素质目标、知识目标、技能目标等方面。第二部分本科医学教育办学标准包括如下方面：①宗旨及目标。②教育计划。③学生成绩评定。④学生。⑤教师。⑥教育资源。⑦教育评价。⑧科学研究。⑨管理和行政。⑩改革与发展。本标准以五年制本科临床医学专业为适用对象，提出该专业教育必须达到的基本要求，是该专业教育质量监控及教学工作自我评价的主要依据。医学院应能证明他们已经或正在采取积极行动，已全部或部分地达到了该标准。

适用范围　中国本科医学教育标准用于中国医学教育的评价与认证，一般情况下包括学校自评，专家组考察，对学校认证和结论发布等实施步骤。本标准以五年制本科医学教育为适用对象，只涉及中国医学院校本科医学教育的基本方面；对于长学制医学教育，只作为参考，并在此基础上适当提高培养要求。本标准虽然全国通用，但它承认不同地区和各个学校之间的差异、尊重各个学校依法自主办学的权利，不提出教学计划、核心课程、教学方法等方面的强制性规定，为各学校的个性发展及办学特色留下充分的改革与发展空间。中国本科医学教育标准反映了医学教育面对的国际趋势、国内环境和社会期待，它是各个学校制订教育计划和规范教学管理的基础或参照；是医学院校质量保证体系的重要构件，对医学教育改革与发展起到杠杆作用。每所医学院校都应该根据本标准制订符合自身发展的教育目标和教育计划，建立自己的教育评估体系和教育质量保证机构与机制。

（孙宝志）

gōnggòng wèishēng jiàoyù jīběn yāoqiú

公共卫生教育基本要求（essential requirements in public health education，ERPHE）　高等学校预防医学专业人才培养的最低要求。是该专业毕业生在知识、技能和素养等方面，必须掌握的内容和应达到的标准。《公共卫生教育基本要求》的各项内容体现了现代公共卫生的人文精神、医学与文化的融汇、广泛的社会参与性、严格的伦理原则和法律规范、人与环境的和谐、国际视野和全球合作，以及与管理和信息技术的交叉渗透等原则，为深化改革公共卫生教育改革奠定了基础。各公共卫生学院（系）可根据自身定位，探索各具特色的公共卫生教育教学模式、课程结构和教学内容、教学方法和评估方法以及人才培养模式。

形成过程　随着快速的工业化、城镇化、信息化、全球化及人口老龄化进程，人类赖以生存的环境和生产生活方式发生深刻变革，新发传染病和不明原因疾病不断出现，慢性病问题日益突出，突发公共卫生事件频发，公共卫生工作及公共卫生教育面临前所未有的挑战，公共卫生教育应主动适应快速变化的形势，深化教育教学改革，制订公共卫生教育的基本要求。《公共卫生教育基本要求》的制订工作在中华预防医学会公共卫生教育分会领导下开展，主要依托四川大学华西公共卫生学院实施。分为3个阶段：一是问题提出、概念形成及需求评估阶段，此阶段对中国公共卫生的发展历史、国际公共卫生教育改革和发展趋势进行分析总结，主要通过文献复习和国内外调研等方式进行。二是起草拟订阶段。2005年下半年成立了由多学科专家组成的"公共卫生教育基本要求研究项目组"，对中国部分公共卫生学院（系）的教师、学生、教学管理人员和领导、部分疾病预防控制机构和卫生监督执法机构的专业技术人员和领导进行了深入访谈和调研。2006 年 4 月在成都召开研讨会，进行专题讨论。在前期工作的基础上，拟订了《公共卫生教育基本要求（初稿）》。三是修订和定稿阶段。《公共卫生教育基本要求（初稿）》经广泛征求意见，在进一步研讨和修订后定稿，提交中华预防医学会公共卫生教育分会审议。2006 年 7 月，在杭州召开的中华预防医学会公共卫生教育分会第三届第五次会议暨中国公共卫生学院院长/系主任联席会议上获得审议通过。

基本内容 《公共卫生教育基本要求》涵盖了专业精神、医学基础、群体健康、管理与社会动员、信息管理、科学研究六个方面，要求预防医学专业毕业生应达到如下要求。

专业精神 强调要自觉建立、强化和维护公共卫生专业价值。包括能认识公共卫生职业的基本道德规范、伦理原则和法律责任，以及公共卫生对人类生存和社会发展的作用；以严谨的科学态度、高度的敬业精神、强烈的社会责任感履行维护和促进健康的崇高使命；以深切的人文关怀珍爱健康，敬畏生命；维护卫生服务公平性，捍卫公众健康利益；尊重文化多样性，理解公共卫生问题相关文化，尊重个人权益和隐私；尊重知识产权，恪守学术道德规范；具备自主和终身学习意识，适应技术和社会的快速变化；具备积极的合作态度、良好的团队精神及社会工作适应性。

医学基础 强调要扎实掌握和正确运用医学基础知识和技能。包括熟悉正常人体结构和功能，理解维持机体平衡的生理学和生物化学机制；掌握遗传和环境因素对机体的作用及其机制；了解人类生命周期的生理、心理和行为特点及其对健康的影响；掌握机体结构和功能在疾病状态的异常改变；熟悉常见疾病的诊断及治疗原则；具备对有较大公共卫生意义的疾病、危及生命的紧急情况的临床识别能力，并掌握其基本处置原则。

群体健康 强调要牢固树立群体观念、深刻理解生态健康模式并运用相关知识和技能。包括掌握调查、监测疾病和公共卫生事件在人群中的分布及其影响因素的技能，具备制订干预策略并评估干预效果的基本能力；认识自然和社会环境因素、遗传及心理行为因素同群体健康的关系；理解妇幼、青少年、老年人和残疾人等人群以及职业人群的卫生问题及卫生保健需求；具备生物和理化因子的现场采样和快速检测，以及开展卫生学和安全性评价的基本技能；认识在预防疾病和伤害，以及促进个人、家庭和社区健康中应采取的行动；具备诊断社区公共卫生问题、提出健康促进策略、开展健康教育及疾病预防服务的能力，以及开展健康风险评估与控制的基本技能；具备识别和预警各类突发公共卫生事件和危机的基本知识和处置原则。

管理与社会动员 强调必须具备现代管理理念、有关知识和技能，以及动员卫生相关资源的意识。包括了解卫生系统尤其是疾病预防控制和卫生监督执法部门的各种要素及其运行机制，以及公共卫生服务管理的基本原则；了解分析和评估卫生资源配置、卫生服务公平和效率的基本知识；具备公共卫生项目设计、实施和评估的基本知识和技能；具备卫生政策开发意识，了解卫生政策分析和评估的基本知识；具备循证思想以及循证管理与决策的基本知识和技能；熟悉卫生相关法律和法规、技术规范和标准，具备依法实施卫生监督、监测和疾病控制的基本能力；具备与政府部门、相关机构和组织、媒体、公众、同事及其他卫生专业人员进行口头和书面有效沟通和互动的基本技能；具备促进政府及相关部门应对公共卫生问题的意识，以及从专业角度策划和动员卫生相关资源的基本能力；了解全球公共卫生状况及动态，以及各类国际卫生组织和相关非政府组织的作用。

信息管理 强调要正确收集和分析各类卫生相关信息，并能在实践中合理运用。包括具备社会学定性调查技能，以及整理、归纳、总结和提炼定性资料的能力；具备收集、分析、解释和表达定量资料的能力；具备运用现代信息技术从各种数据源检索和分析卫生相关信息的能力；具备比较和判断不同来源和性质的各类信息，从中发现问题，并在分析或解决问题中有效利用信息的能力。

科学研究 强调要具备批判性评价现有知识、技术和信息，在职业活动中开展科学研究的能力。包括保持职业敏感性、探索未知或不确定事物的好奇心；具备科研思维方法，提出研究问题并开展科学研究的基本能力；具备综述文献、总结并报告研究结果的能力。

适用范围 《公共卫生教育基本要求》明确界定了预防医学专业本科毕业生应具备的核心能力，是公共卫生教育教学改革的基础性工作和重要切入点，作为重要倡导性学术文献，被中华预防医学会公共卫生教育分会推荐在全国公共卫生学院（系）的教育教学改革中实施。在《公共卫生教育基本要求》基础上，各公共卫生学院（系）可根据自身定位，探索各具特色的公共卫生教育教学模式、课程结构和教学内容、教学方法和评估方法以及人才培养模式。

（李晓松）

gāoděng xuéxiào běnkē jiàoyù zhōngyīxué zhuānyè shèzhì jīběn yāoqiú

高等学校本科教育中医学专业设置基本要求（regular requirements for specialty-setting of Chinese medicine in colleges and universities）

全称为《高等学校本科教育中医学专业设置基本要求（试行）》。由教育部、国家中医药管理局共同组织专家制订，并于 2008 年发布实施。其目的是为加强高等中医药本科教育的宏观管理，规范专业设置，保证教育教学质量，不断提高办学效益，促进高等中医药教育事业的健康、协调、可持续发展。制订本《要求》的依据是《中华人民共和国高等教育法》《中华人民共和国中医药条例》《中国医学教育改革与发展纲要》《普通高等学校本科专业目录》《普通高等学校本科专业设置规定》以及教育部、卫生部、国家中医药管理局其他相关法规和文件。《高等学校本科教育中医学专业设置基本要求》中详细规定了中医学专业设置的各项要求，包含总则、专业设置的基本原则、专业面向、专业培养目标和要求、修业年限、主干学科和主要课程、专业设置的基本条件、教学管理，共 8 个方面。

基本内容　①总则。阐述了制订基本要求的指导思想和依据、学校基本办学条件和适用范围。②专业设置的原则。要求设置本科中医学专业必须符合国家高等中医药教育发展的总体规划和布局；适应经济、社会及医药卫生发展规划；进行充分的医疗市场人才需求调研、预测以及可行性论证；符合教育部专业设置的有关规定和申报程序。③专业面向。本科中医学专业培养的人才主要面向医疗卫生机构、医药院校、科研机构等。④专业培养目标和要求。培养目标是培养适应社会主义现代化建设和中医药事业发展需要的，德、智、体、美全面发展，系统掌握中医药学基础理论、基本知识和基本技能，具有一定的现代医学基础知识，掌握一定的人文社会科学、自然科学和中国传统文化知识，能从事中医学临床、教学、科研等方面工作，具有良好的医学职业道德，具有较强实践能力和较大发展潜力，富有创新意识的中医药学专门人才。专业培养要求是掌握系统的中医药学基础理论和中医学临床知识，掌握中医学思维方法和基本技能，具备一定的中医药学科学研究思维方法与能力；掌握一定的现代医学基础理论、基本知识和基本技能；具有运用四诊八纲、理法方药对常见病、多发病进行辨证论治能力和对急、难、重症的初步处理能力；熟悉国家卫生和中医药工作方针、政策和法规；掌握医古文的基本知识，具备熟练阅读中医古典医籍的能力；具备一定的人文社会科学、自然科学和中国传统文化知识；掌握一门外语，能查阅本专业外文资料；熟练运用计算机，掌握文献检索、资料查询的基本方法；了解中医药学科及其相关学科的学术发展动态。⑤修业年限为五年。⑥主干学科是中医学；主要课程包括中医基础理论、中医诊断学、中药学、方剂学、中医内科学、中医外科学、中医妇科学、中医儿科学、针灸学、诊断学基础、内科学及中医经典类、基础医学类课程；主要实践性教学环节中课间见习时间不少于 10 周，毕业实习时间不少于 48 周，并达到教学计划与教学大纲的要求。⑦专业设置的基本条件包括教学基本组织和师资队伍、实践教学条件、图书资料和开办经费。⑧教学管理包括专业教学管理机构及专职教学管理人员；完整系统的专业教学文件：即专业建设与发展规划及其分年度实施计划、教学管理制度、教学质量监控制度、学籍管理制度、成绩考核制度、专业教学计划、课程教学大纲、实验大纲、学期进程计划及课程表、实习计划及大纲、使用教材名录等。

适用范围　适用于已设置和申报设置本科中医学专业的普通高等学校。

（乔旺忠）

gāoděng xuéxiào zhōngyī línchuáng jiàoxué jīdì jiànshè jīběn yāoqiú

高等学校中医临床教学基地建设基本要求（basic requirements for the construction of Chinese medicine teaching base in colleges and universities）

全称为《高等学校中医临床教学基地建设基本要求（试行）》。由教育部、国家中医药管理局共同组织专家制订，并且于 2008 年发布实施。其主要目的是规范中医临床教学基地建设，提高中医临床教学质量，强调中医临床教学在中医教育体系中的重要性。该

《要求》对中国高等学校中医学临床教学基地建设制订了总体要求，并对各类型教学基地提出了具体要求，其中包含范围、基本原则和依据、分类、高等学校中医临床教学基地基本要求、附属医院要求、教学医院要求、实习医院要求，共七个方面。

基本内容 ①范围。适用于高等学校本科教育中医学专业（如中医学、针灸推拿学、中西医临床医学等专业）。专科教育中医学专业、民族医学专业的临床教学基地建设参照执行。②基本原则和依据。根据《中华人民共和国中医药条例》和《普通高等医学院校临床教学基地暂行规定》（教高〔1992〕8号）及相关文件要求，结合中国高等中医临床教学基地现状而制订。③分类。中医临床教学基地根据不同功能分为附属医院、教学医院、实习医院。

高等学校中医临床教学基地基本要求包括性质功能、医疗资源、教学设施、教学管理和教师队伍五个方面。对附属医院、教学医院、实习医院的具体要求见下表（表）。

适用范围 适用于全国各高等学校本科中医学专业、专科中医学专业、民族医学专业的临床教学基地建设。

（乔旺忠）

běnkē jiàoyù zhōngyīxué zhuānyè zhōngyīyào lǐlùn zhīshi yǔ jìnéng jīběn biāozhǔn

本科教育中医学专业中医药理论知识与技能基本标准

(basic criteria of the knowledge and skills of Chinese medicine for undergraduate medical students majored in traditional Chinese medicine) 全称《本科教育中医学专业中医药理论知识与技能基本标准（试行）》。由中国教育部、国家中医药管理局共同组织专家制订，于2008年发布实施。其目的是规范中医学专业中医药理论与技能的授课标准，明确中医药基础理论知识与基本技能、临床基本知识与技能的教学目标、教学内容及要求，提高中医学专业的教学质量，是中医学专业中医药理论知识与技能教学工作的主要依据。对中医学专业中医药理论知识与技能提出了具体要求，其中包含中医药基础理论知识与基本技能，中医学临床基本知识与基本技能，中医经典理论知识与应用。

基本内容 主要有以下几点：

中医药基础理论知识与基本技能 ①中医基础理论。系统掌握阴阳五行、脏象、气血津液、经络、病因病机、疾病防治原则等基础理论知识，能运用整体观念、辨证论治方法指导临床实践。②诊法。掌握中医诊察疾病的基本知识，熟练地运用四诊及其合参的技能。③辨证。掌握中医辨证诊断的基本知识和主要内容，运用中医的辨证方法对临床常见疾病进行正确的辨证分析和诊断。④中药。掌握中药学的基本理论知识和各类功效药物的基本知识；

表　三类高等学校中医临床教学基地基本要求

	性质功能	医疗资源	教学设施	教学管理	教师队伍
附属医院	承担高等学校教学任务，包括中医临床理论教学、临床见习、临床实习、毕业实习等。该类型医院应具有较强的医、教、研综合实习条件，能完成实习大纲所规定的病种及实习操作	①综合性中医附属医院应达到中医医院三级甲等水平，或实际开放床位达到500张等要求。②其他类附属医院应达到同类医院三级甲等水平，或实际开放床位达到500张等要求。③以中医类高等专科教育为主体的高等学校，其附属医院应达到二级甲等水平，或实际开放床位达到300张以上	具有可供使用的教室、示教室、学生诊疗室等教学用房。提供学生住宿及文体活动场所。具有可供学生使用的图书馆、阅览室，并建有可供学生使用的宽带信息网。具备现代教学技术手段，建立闭路电视教学、多媒体教室、医疗监视系统	①具有完善的住院医师规范化培养制度、三级医师查房制度、病例讨论制度、会诊制度、讲座制度。②应将教学工作纳入医院发展规划。设有主管教学院长、教学管理部门及学生管理部门，教学文件及教学规章制度健全。③设有中医临床教研室，完成中医类专业教学与改革等任务	本、专科学历医师占医师总数的95%以上，具有正、副高级职称的人员占25%以上。直属性附属医院具有教学职称人员应占全院医师总数25%以上，硕士、博士比例达到30%以上。学校按实际需求配置直属性附属医院教学编制
教学医院	承担部分教学任务。对医院水平要求低于附属医院	要求低于附属医院	要求低于附属医院	要求低于附属医院	要求低于附属医院
实习医院	承担部分临床见、实习教学任务。对医院水平要求低于教学医院	要求低于教学医院	要求低于教学医院	要求低于教学医院	要求低于教学医院

掌握临床常用或有代表性中药的性能、功效和临床应用知识，初步具备根据病证选用及配伍中药的能力。⑤方剂。掌握方剂配伍理论和常用代表方剂，理解中医临床遣药组方的思路与方法，具备在方剂学理论指导下分析与应用方剂的初步能力。

中医学临床基本知识与基本技能 ①内科。掌握诊治中医内科疾病的基本知识和技能；掌握中医内科常见病的病因病机和辨证论治。②外科。掌握中医外科常见疾病的病因病机、诊断要点、治疗法则，以及常用的内治、外治方法。③妇科。掌握妇科的四诊、辨证、治法、用药特点和方法，熟悉妇科常见病的病因病机及辨证论治。④儿科。掌握儿科的四诊、辨证、治法、用药特点和方法，熟悉儿科常见病的病因病机及辨证论治。⑤眼科。掌握眼科的四诊、辨证、治法、用药特点和方法；掌握眼科常见病的病因病机及辨证论治。⑥耳鼻喉科。掌握耳鼻喉科的四诊、辨证、治法、用药特点和方法，熟悉耳鼻喉科常见病的病因病机及辨证论治。⑦骨伤科。掌握中医骨伤科的基本诊疗知识和常见病的检查诊断及一般处理方法。⑧针灸科。掌握经络、腧穴、刺灸的基本理论与知识以及针灸临床诊察、辨证、治法特点和常见病证防治方法。⑨推拿。熟悉推拿基本手法的操作要领以及推拿临床诊察、治法特点和常见病证治疗方法。⑩养生。熟悉中医养生调摄的基本理论、原则，掌握常用养生的方法和特点。

中医经典理论知识与应用 ①目标。掌握《内经》《伤寒论》《金匮要略》、温病学的学术思想、理论体系及基本内容，熟记重要原文，为继承和发展中医学术、能运用经典理论指导临床实践打下基础，培养阅读和初步分析古典医籍的能力。②要求。分列《内经》《伤寒论》《金匮要略》、温病学的具体要求。

适用范围 适用于各高等中医药院校及其他高等院校中医学专业。

（乔旺忠）

shìjiè zhōngyīxué běnkē jiàoyù biāozhǔn

世界中医学本科教育标准

（world standard of Chinese medicine undergraduate education） 全称为《世界中医学本科（CMD 前）教育标准》。CMD 即 Doctor of Chinese Medicine 的英文简称，CMD 前指中医学专业博士前。由世界中医药学会联合会组织，中国、美国等 12 个国家 19 所院校的 48 位人员参与起草。于 2009 年 8 月 1 日起施行。其中规定了中医学本科教育办学基本要求和中医学本科教育毕业生基本要求，目的是规范世界各国中医学本科教育。

基本内容：包含中医学本科教育的范围、术语与定义、中医学本科教育办学基本要求、中医学本科教育毕业生基本要求，共四个部分。具体如下：

中医学本科教育办学基本要求：①宗旨和目标。提出"教育机构应明确其办学宗旨和目标，包括教育机构定位、办学理念、培养目标、质量标准和发展规划等。"同时，"办学宗旨和目标的确定应通过各利益方的认真讨论，经过相关政府教育和卫生等机构的批准，并使全校师生周知。"提出教育机构应具有学术自治权，重视学科交叉、渗透、整合，确定教育结果。②学制与学时。规定本科教育学制一般为五年，总学时累计应达到 4 900 学时。③教育计划。对中医学本科教育的教育计划进行规范界定，其中包括课程计划、教学方法、科学方法教育、自然科学课程、社会科学课程、中医学专业课程、汉语课程、开展中医临床实训课程和临床见习、毕业实习、选修课、课程计划管理、成立课程委员会，与毕业后教育的联系等方面。④学生考核。包括学业成绩评定体系、考试和学习的关系、考试结果分析与反馈、考试管理。⑤学生。对招生政策、新生录取、毕业、学习支持与咨询、学生代表等各方面进行规范界定。⑥教师。对教师的聘任政策、教育职责、师资政策、专业保障、合理报酬进行规范。⑦教育资源。对教育机构应具有的教育资源提出要求，包括教育预算与资源配置、基础设施、临床教学基地、图书及信息服务、教育专家、教育交流、科学研究等。⑧教育计划评估。提出教育机构应设置专门的评价机构，建立教育评价体系，并使教育评价、反馈在整体教学环节中充分发挥作用。⑨管理和行政。⑩发展规划。

中医学本科教育毕业生基本要求：①总体目标。明确中医学本科教育是培养从事中医医疗卫生保健事业的医学毕业生。②职业素质目标。③知识目标。掌握中医学基础理论、基本知识、必要的与中医学相关的社会科学和自然科学（生命科学）等基础知识和技能；了解有关社会、人文等必要的知识与背景。④技能目标。对临床基本技能、中医临床思维、临床实践能力、沟通与合作能力、自主学习能力等提出要求。

（乔旺忠）

yīxué zhuānyè rènzhèng

医学专业认证 (accreditation of medical specialty)

按照教育部颁布的中国医学教育标准，在医学院校自我评价基础上，由同行专家对医学教育机构的医学专业教育质量进行评估和鉴定的过程。中国的医学专业认证，尊重各个学校的办学自主权，支持各校在课程计划、核心课程以及教学方法等方面的多样性，鼓励教育创新。每所医学院校都可在达到医学教育标准的基础上，优化课程计划，建立内部质量保证体系，达到本科医学教育标准规定的毕业生培养要求。

形成过程 2004 年 10 月，世界卫生组织和世界医学教育联合会认证工作委员会在哥本哈根开会，发表技术报告，倡导各国开展医学教育机构认证。2008 年中国教育部和卫生部联合颁发《本科医学教育标准—临床医学专业（试行）》。2008 年教育部颁布《中国医学教育认证办法》，成立教育部医学教育认证专家委员会和临床医学专业认证工作委员会。教育部从 2009 年起组织开展了对中国本科临床医学专业的认证工作。从 2009 年~2012 年教育部聘请澳大利亚的认证专家劳伦斯·格芬（Laurence Geffen）博士担任组长，专家组完成了对哈尔滨医科大学等四所医学院校的临床医学专业试点认证工作。初步取得了中国医学教育专业认证工作的经验。

基本内容 医学专业认证的依据是《中国本科医学教育标准》。该《标准》从办学水平和教育质量两个方面对中国本科医学教育提出了明确要求。在具体认证过程中，还需参考《中国本科医学教育标准操作指南（试行）》和《中国本科医学教育认证评估方案（试行）》。

教育部医学教育专业认证委员会组织实施医学教育认证工作。具体程序如下：①举办医学教育的院校需要向"中国医学教育认证委员会"提交认证申请，委员会将进行认证的时间提前 6 个月通知有关院校。②有关院校要根据《中国本科医学教育标准》进行自我评价，准备好认证所需材料，在专家组现场考察前 2 个月向委员会提交自我评价报告。③委员会组织的认证专家组根据《中国本科医学教育标准》《中国本科医学教育标准操作指南（试行）》和《中国本科医学教育认证评估方案（试行）》，开展 3 天的现场考察认证工作。④依据评估情况，认证专家组提出综合性、鉴定性认证结论意见，向委员会呈交认证报告。⑤委员会审核并做出认证结论，同时以适当方式向社会公布认证结果。

医学教育认证结果是认证委员会根据认证专家组对被认证院校提出的认证结论意见，做出认证结论。结论分为两种：①通过认证：实际办学水平和教育质量符合《标准》。认证有效期限最长为 8 年；办学水平和/或教育质量在某些方面存在不足。专家组视具体情况确定认证有效期限，一般为 3~6 年；在有效期内接受认证教育机构均应按照专家组的要求提交改进报告，工作委员会视情况决定是否进行回访。②不予认证：办学水平和/或教育质量达不到《标准》要求。

适用范围 医学教育专业认证适用于中国所有举办医学专业教育的高等院校，教育部 2012 年决定，在 2020 年以前所有举办医学专业教育的高等院校必须完成第一轮医学专业认证工作。

（孙宝志）

yīxué jiàoyù pínggū

医学教育评估 (medical education evaluation)

以建立健全医学教育质量保证体系，提高医学专业人才培养质量为目的，按照一定的评估标准，采用一定的方法对医学教育质量做出综合价值判断，并且改进教育工作的过程。

形成过程 1982 年 11 月，卫生部对部分医学院校进行的应届毕业生业务统考，是在全国范围内开展医学教育测量的先例，为后来的医学院校评估奠定了基础，积累了实践经验。1993 年 5 月，在国家教育委员会高等教育司的组织下，对 70 所医药院校开展了教学工作调查，对全国医药院校教学工作状况及主要影响因素获得了大量的第一手资料。针对教育投入不足、教师队伍不稳定、教学基地不足、学生实践能力弱等问题，开始考虑进行教学工作评估，并于 1993 年 12 月着手制订《普通高等医药院校本科教学工作（合格）评价方案》。

从 1995~2004 年，在医学教育范围内，对 28 所学校进行了合格评估；对 2 所学校进行了优秀评估；对 23 所学校进行了水平评估；七年制医学教育评估共进行了两轮，涉及 29 所（次）学校，总计评估了 82 所（次）学校（由于同一学校可能接受不同类型的评估所以有重叠）。

基本内容 自 1995~2004 年，中国先后开展了以下四种类型的医学教育评估。

七年制高等医学教育评估 1993 年 9 月开始，在国家教育委员会高等教育司和中国高等教育学会医学教育专业委员会的领导下，研究制订了七年制高等医学教育的评估方案。1995 年 5 ~ 6 月，由国家教育委员会高教司和国务院学位委员会办公室联合对 15 所医科大学、3 所中医药大学和 4 所军医大学实施了教学与学位授予质量评估。2001 年 11 月~2003 年 11 月，由教育部高教司组织对 1988 年首批试办七年制医学教育的 14 所医科大学，进行了第二次七年制高等医学教育教学工作评估。

本科教学工作合格评估
1995 年 6 月，国家教育委员会高等教育司向全国有关高等医药院校印发了《高等医药院校本科教学工作评价方案》（试行稿）。1997 年 1 月对原方案进行了调整。医学院校合格评估方案先后共修改 8 稿，1996 年 5 月 29 日~1999 年 6 月 4 日，依据《高等医药院校本科教学工作评价方案》（修订稿）对 28 所本科医药院校相继开展了为期 3 年的合格评估。

本科教学工作优秀评估
1996 年 10 月，开始制订医学院校教学工作优秀评估方案，1999 年 4 月对上海中医药大学和上海医科大学进行医学院校的优秀评估。

本科教学工作水平评估
2001 年随机性水平评估正式展开。自 2001 ~ 2002 年先后对 10 所医学院校进行了教学工作随机性水平评估。2003 年教育部决定自 2003 ~ 2007 年新一轮为期 5 年、覆盖全国本科高校的教学工作水平评估。2004 年 8 月 12 日教育部发布了教学工作水平评估新方案。2003 ~ 2004 年，按照新一轮的评估要求，又对 13 所医学院校进行了教学工作水平评估。

适用范围 医学教育评估的对象是医学教育的目标和达到该目标的程度以及对实现目标有影响的各种因素。如对一所学校办学水平的评估，对学校教学基本要素及人力、物力、管理等基本条件的评估等。根据医学教育评估的特点，医学教育评估的对象和内容包括以下几个方面：①管理水平的评估。包括组织的健全情况、各级人员的素质、管理的整体效应、效益等。②医学教育活动基本要素的评估。主要是指教师、学生、教学内容和教学手段的评估。③思想教育及校风的评估。包括学生正确的政治方向、道德素养、教师及管理者的作风、学生学风等。④教育条件的评估。包括教学手段和教学条件。

（孙宝志）

běnkē jiàoxué gōngzuò shuǐpíng pínggū

本科教学工作水平评估 （undergraduate teaching evaluation）

由教育部组织实施的，对普通高等学校本科教学工作、教学水平进行的全面评估过程。它是衡量一所高等学校办学水平、教学质量的国家级、权威性的评估。本科教学工作水平评估的结论分为四种：优秀、良好、合格和不合格。

形成过程 1995 年 2 月，国家教育委员会高教司发出通知，成立高等医药教育教学工作评价课题组。1995 年 6 月，国家教育委员会高教司向全国有关高等医药院校印发了《高等医药院校本科教学工作评价方案》（试行稿）。1996 年 5 月 ~ 1999 年 6 月，依据《高等医药院校本科教学工作评价方案》（修订稿）对 28 所本科医药院校相继开展了为期 3 年的合格评估。这 28 所被评学校分布在 20 个省（自治区、直辖市），参与合格评估的 52 位专家来自 32 所学校、2 个省级教育委员会，

分属 8 个学科。

1998 年 8 月，国家教育委员会高等教育司集中高等教育各科类的力量开始制订通用性随机性水平评估方案。经过 1999 年的预评和 2000 年的试评，2001 年随机性水平评估正式展开。自 2001 ~ 2002 年先后对 10 所医学院校进行了教学工作随机性水平评估。

教育部从 2003 年起，用了 5 年的时间对中国所有的普通高等学校教学工作进行全面的评估，并建立五年一轮的普通高等学校教学评估制度；同时还建立经常性的、每年一次的高等学校教学基本状态数据的发布制度。

基本内容 评估过程由学校自评自建、专家组进校考察、考察后的整改三个阶段组成。

自评自建阶段 参评学校要认真对照教学工作水平评估方案，总结学校教学工作经验和特色，找出办学中存在的主要问题和改进措施，推进教学改革与建设，规范教学运行和教学管理。通过自评，建立学校评建工作的正常运行机制，进一步推进学校的建设与改革，为学校可持续发展打下良好的基础。

专家组进校考察阶段 由学校向教育部提出评估申请，再由教育部组织专家组到校进行实地考察。专家组到校后，除了听取校长的自评报告外，还要查阅报告所依据的重要原始资料。专家组成员分头到课堂听课；到实验室参观；走访有关的处、部、院、系；与老、中、青年教师及教学管理人员座谈；分别对教师、学生进行问卷调查；抽样检阅毕业设计和课程设计等。专家组的评估意见能够比较真实地反映学校本科教学工作的状况和水平。对

于学校加强教学建设、深化教学改革、提高教学质量，起到了推动作用。

专家组考察后的整改阶段学校认真研究专家组的意见，制订整改工作计划，建立和完善内部的教学质量管理机制，逐步解决办学的深层次问题，促进教学工作向更高水平迈进。

教育部办公厅 2004 年 8 月印发的《普通高等学校本科教学工作水平评估方案（试行）》共有 7 项一级指标，19 项二级指标，其中有 15 项为重要指标，4 项为一般指标（表）。

二级指标的评估等级分为 A、B、C、D 四级，评估结论的确定标准如下：

优秀：A≥15，C≤3，（其中重要项目 A≥9，C≤1），D＝0，特色鲜明。

良好：A+B≥15，C≤3，（其中重要项目 A+B≥9，D＝0），D≤0，有特色项目。

合格：D≤3。（其中重要项目 D≤1）。

教育部规定：进入"211 工程"建设的高校必须达到本科教学工作水平评估的"优秀"标准。

适用范围 本科教学工作水平评估适用于加强和改善国家教育行政部门对高等学校教学工作的宏观管理和指导；推动各级教育主管部门重视和支持高等学校的教学工作；促进高等学校不断明确办学指导思想，改善办学条件，加强教学基本建设，深化教学改革，提高管理水平，逐步建立和完善自我发展、自我约束的机制，以不断提高教育质量和办学效益，更好地为社会主义现代化建设服务。通过评估，能够强化教学管理，教学质量得到稳步提高；教学基本建设，包括师资队伍建设、专业与课程建设等，取得明显进展；可以加大教学经费投入，改善办学条件；能够增强学校的凝聚力，促进优良教风

和学风的形成。

（孙宝志）

gāozhí-gāozhuān réncái péiyǎng gōngzuò pínggū

高职高专人才培养工作评估

(evaluation of talents training in higher vocational colleges) 根据高职高专人才培养目标和标准（办学标准和质量标准），通过系统地搜集学校的主要信息，准确地了解实际情况，进行科学分析，对学校人才培养工作质量作出判断的过程。其实质是对高职高专院校长期积累的办学综合实力的考察。

形成过程 20 世纪末，中国的高等职业教育开始进入快速发展时期，到 2003 年，全国高等职业教育的规模已占到高等教育的一半。为了规范院校的办学行为、保证人才培养质量，教育部决定对高职高专院校实施人才培养工作评估。1999 年教育部委托全国高职高专教育人才培养工作委员会教学评价组开展了《高职高专教育教学质量监控与教学工作评价体系的研究与实践》等前期研究。2003 年教育部高教司下发了《关于开展高职高专院校人才培养工作水平评估试点工作的通知》，并对全国 26 所高职高专院校进行试点评估。2004 年教育部正式发布《高职高专院校人才培养工作水平评估方案》，并开始在全国范围内全面启动评估工作。2004 版评估方案评估指标体系包括办学指导思想、师资队伍建设、教学条件与利用、教学建设与改革、教学管理和教学效果六个方面，结论分四个，优秀、良好、合格、不合格。2004 版评估方案在梳理办学思路、争取教学投入、改善办学条件、规范日常管理、促进地方政府和院校质量监控体系的

普通高等学校本科教学工作水平评估指标体系

一级指标	二级指标
1. 办学指导思想	1.1 学校定位 1.2 办学思路
2. 师资队伍	2.1 师资队伍数量与结构 2.2 主讲教师
3. 教学条件与利用	3.1 教学基本设施 3.2 教学经费
4. 专业建设与教学改革	4.1 专业 4.2 课程 4.3 实践教学
5. 教学管理	5.1 管理队伍 5.2 质量控制
6. 学风	6.1 教师风范 6.2 学习风气
7. 教学效果	7.1 基本理论与基本技能 7.2 毕业论文或毕业设计 7.3 思想道德修养 7.4 体育 7.5 社会声誉 7.6 就业

建设等方面起了很好的作用。

2006年，教育部出台了《关于全面提高高等职业教育教学质量的若干意见》，提出高等职业院校要强化质量意识，尤其要加强质量管理体系建设，重视过程监控，吸收用人单位参与教学质量评价，促进高等职业院校加强内涵建设，深化校企合作、工学结合的人才培养模式，逐步形成以学校为核心、教育行政部门引导、社会参与的教学质量保障体系。在不断总结2004版评估方案及评估工作的基础上，2008年教育部研究制订了新一版《高等职业院校人才培养工作评估方案》。

基本内容 《高等职业院校人才培养工作评估方案（2008版）》（简称评估方案）的评价指标包括领导作用、师资队伍、课程建设、实践教学、特色专业建设、教学管理和社会评价，共七个方面。评估形式为现场考察，即评估专家到校查看评估材料，听取校长汇报等，评估的重点为核实材料的准确性，找出问题、提出整改建议。评估结论分"通过"和"暂缓通过"两种，旨在淡化评估结论等次，引导学校将工作重心转移到内涵建设上。

按照教育部关于印发《高等职业院校人才培养工作评估方案》（教高〔2008〕5号）的通知要求，所有独立设置的高等职业院校自2008年起，每学年度须按要求填报《高等职业院校人才培养工作状态数据采集平台》。评估方案围绕影响院校人才培养质量的关键因素，注重对《高等职业院校人才培养工作状态数据采集平台》数据的分析，包括学校长期日常教学和实践活动所形成的数据记录，考察人才培养的全过程。评估辅以现场有重点的考察，

全面了解学校实际情况，对人才培养工作的主要方面作出分析和评价，专家就问题与学校互动探讨，共同查找问题原因，并提出对策。

评估方案以激发学校自我激励、自我约束、自我发展的内在要求、促进院校的建设和发展为根本宗旨。评估的指标体系突出内涵建设的要求，重视评估学校"软件"建设，引导评与被评双方将注意力集中到深化校企合作的办学模式、工学结合的人才培养模式上来，由此带动师资队伍、专业、课程、实践教学等的建设与改革，并促进管理理念、水平的提高。此外，新版评估方案注重考察网络化的数据平台，使得现场考察评估建立在人才培养工作状态数据的分析基础之上，更加客观、真实。

高职高专人才培养工作评估坚持"以评促建，以评促改，以评促管，评建结合，重在建设"的原则，引导高职高专院校加强内涵建设，保证教学质量，提高办学水平。以高职高专人才培养评估工作为基础，"十一五""十二五"期间，教育部实施国家示范性高等职业院校（简称"示范院校"）及骨干高职院校（简称"骨干院校"）建设计划，重点建设了各100所国家示范院校和骨干院校，其中独立设置的医药卫生类示范院校2所（上海医药高等专科学校、天津医学高等专科学校），骨干院校1所（泉州医学高等专科学校）。高等职业院校人才培养工作评估和示范院校、骨干院校建设提升了中国高等职业教育的办学实力、教学质量、管理水平和办学效益，促进了包括高等卫生职业教育在内的中国高等职业教育持续、稳定、健康

发展。

（杨文秀）

zhuānyè pínggū
专业评估（professional evaluation） 以专业建设水平为内容，依据专业评估标准，利用可行的评估手段，通过定性与定量分析，对专业进行价值判断的过程。目的在于强调专业人才培养质量和专业自身发展，一方面关注专业教学是否得到社会的认可，另一方面保持专业自身发展的规范性和多样性。

形成过程 为了保证高等教育的质量，英美等发达国家很早就建立了相应的专业评估和认证制度。这些国家的评估制度各具特色，有以欧洲大陆国家如法国、瑞典为代表的政府主导型，有以美国为代表的民间中介组织主导型以及以英国、澳大利亚、新西兰为代表的中介机构与院校的内部保证机制相结合型。

中国的高等教育评估已有20多年的历史，随着高等教育评估理论研究的不断深入和实践探索的逐步展开，2003年教育部开始试行旨在提高高等学校本科教学质量的"普通高校本科教学工作水平评估"。随着本科教学工作水平的推行，作为其重要组成部分的专业评估也开始受到更多关注。2007年，教育部《关于进一步深化本科教学改革全面提高教学质量的若干意见》，强调要不断完善高等学校教学质量定期评估制度，建立保证提高教学质量的长效机制。

基本内容 专业评估的指标一般包括：①专业规划，包括本专业的定位、特色，以及专业的发展目标。②师资队伍的建设，包括本专业师资现状、教师的教学科研能力、教师参与教学改革状况等。③教学设施，包括教学

基础设施、图书资料配备、网络资源使用情况等方面。④专业教学建设与管理，包括本专业培养方案、课程建设、课外活动、质量监控等方面。⑤教学效果，包括学生专业知识、学生创新能力、学生综合素质、学生就业状况。

专业评估方式包括外部评估和内部评估，两者相互联系，构成了完整的专业评估体系。

外部评估　中国高等教育专业评估是以政府评估为主。行政部门组织的专业合格评估主要是针对中国高等学校新设置的本科专业，新设置的专业在有第一届毕业生后，都应按照要求进行合格评估。另外，评估会按照专业的办学要求，比较全面地收集专业办学信息，对其办学指导思想、办学条件、教育工作状况与人才培养质量等综合地作出评价。

内部评估　校内专业评估是指由高等学校自行组织的对各个专业的评估。校内评估的目的是为了全面了解各专业办学水平现状，为学校加强宏观管理，进行专业设置、专业建设、专业改造与整合、制订招生计划等提供依据，也为迎接教育行政部门或社会组织的各种综合或单项评估奠定基础。

适用范围　专业评估的目的是专业自身发展符合专业学科的发展规律，专业人才培养适应社会职业的需要。专业评估并不仅仅对已有专业的质量评价，而应当包括专业设置审批、专业发展的评价、专业人才适应性评价的整套程序，并为专业学位的授予提供质量依据和保证。

（孙宝志）

kèchéng pínggū

课程评估（curriculum evaluation）　运用现代教育评价的理论和方法，遵循教学过程的基本规律，根据课程教学目标，确立一定的标准，对医学课程进行较为全面、科学、客观的评定和鉴别的过程。

课程评估是检查、判断课程建设水平的重要途径，是实现政策导向的有力手段，其目的在于促进不断改进课程教学，提高课程的建设水平和教学质量，促进课程建设与调动教师教学积极性。课程评估的一个重要作用是促进课程建设。课程评估在一些发达国家已经成为一项常规性工作，评价结果一方面反馈给教师以促使其改进教学，另一方面作为教师聘用、晋升及学生选课参考。

形成过程　教育部《高等学校教学质量与教学改革工程》的出台，将教学质量提高到高校重要的议事日程，人才培养质量问题引起了社会和高教界的高度重视。作为《高等学校教学质量与教学改革工程》的先期启动项目，2003年开始在全国范围内开展精品课程建设工作，并在高校进行精品课程评选。

另外，教育部为加强高等教育宏观管理和保证教学质量，分期分批对普通高校进行本科教学工作水平评估，课程建设与评估是《普通高等学校本科教学工作水平评估方案》的一项基本指标。

基本内容　课程评估的范围主要包括：①师资队伍。包括学术带头人情况、师资结构（年龄、职称、教龄）、师资水平等等。②教学条件。包括教学设备和教学手段，具体包括教学大纲或教材的编写使用、实验室建设、实验开出率、多媒体使用情况等等。③教学质量。包括课程设计、课程目标、课程标准等等。④教学管理与改革。包括本课程开展的教学改革、课程建设规划、科学研究、发表学术论文和获得的各种成果奖等。

课程评估的方式包括量化评价（以科学实证主义为基础）和质性评价。量化评价，就是力图将复杂的教育现象简化为数量，进而从数量的分析与比较中推断某一评价对象的成效；质性评价，就是力图通过自然的调查，全面充分地揭示和描述评价对象的各种特质，以彰显其中的意义。

（孙宝志）

kètáng jiàoxué zhìliàng píngjià

课堂教学质量评价（evaluation of classroom teaching）　按一定的评价标准对课堂教学活动各要素及其发展变化和效果的价值判断的过程。它是一个涉及教育评价系统的多维交叉相关的评价系统。

形成过程　在20世纪初，西方国家出现的对教师课堂教学的评价，源于欧美的教育测验运动。荷兰于90年代中期，基本上建立和形成了较为健全的高等教育教学质量评价体系。澳大利亚于1993年成立了"高等教育质量保证委员会"实施质量检查评价与监控。美国的教学质量评价体系也相对完善，主要有学生评价、同行评价、教师自评、由督导专家评价等方式。

中国高等医学院校教学评价起步较晚，一些高校在20世纪80年代及90年代初开发了一些课堂教学评价指标体系，如中国医科大学等12所医学院校从1989年～1991年协作开展了"高等医学院校教师教学质量评价指标体系"的研究。国内医学院校对课堂教学质量的研究更加地活跃，学生评教越来越受到重视，在评价体系中所占的权重也越来越大。

基本内容　课堂教学质量评

价多数是由学校统一管理，有专门的评价机构，主要进行以下方式的评价：①同行评价。这其中包括领导评价和普通教师评价。领导评价是指主管教学领导对课程教学质量的评价，领导的评价结论颇具全面性。受评教师可以广泛听取其他教师的意见和建议，及时改进教学，对提高课程教学水平有很大作用。通过参与评价的一系列活动，可以达到和促进相互了解、相互学习、取长补短、共同进步的目的。②学生评价。课程的教学质量如何，作为教学对象和学习主体的学生最有发言权、评价权。教师一般最关心直接的教学对象对自己课程教学质量的评价，学生参与评价能够大大激励教师改进教学内容和教学方法的积极性。③自我评价。教师自评可以充分分析教学成效与原因，并能加深对评价标准的理解和内化，使外在的评价标准成为自我接受的准则，成为改进工作的内在动力。

适用范围　课堂教学质量评价是教学管理中的一个重要环节，又是加强和改进教学工作，提高教学质量的有力措施，对于促进教学质量、学科建设、教师队伍建设和办学质量有重要作用。

根据课堂教学的特点，课堂教学质量评价的范围主要包括以下四个方面：①教学内容。这是课堂教学的核心，教学内容是否科学系统，是否先进，是否重点突出、衔接流畅，直接影响课堂教学效果。医学教育在重视基本理论、概念和技能的同时，还要根据学科发展趋势向学生提供新信息，扩大学生的视野。②教学方法。医学作为生命科学的一部分，发展越来越迅速，分科越来越细，知识量大，教师不可能每

个问题都仔细讲解。因此，在教学的过程中教学方法的使用，也是评价过程中必须重视的问题。教学方法是否灵活，是否注重启发和引导，是否注重深入浅出，语言是否生动，是否使用多媒体、计算机辅助教学等现代教学手段等，对教学质量的影响也是非常明显和直接的。③教学态度。教学态度的评价主要是评价教师是否认真负责、重视教书育人、尊重学生、遵守纪律、仪表端正、师生关系是否融洽，对学生认真负责，并且有强烈的责任感和使命感。④教学效果。课堂教学质量最终要以教学效果来反映。可以从课堂纪律和课堂气氛、成绩考核以及课后学生的反映中体现出来。

（孙宝志）

jiàoxué guǎnlǐ

教学管理 （teaching management）

国家教育行政部门和各级各类学校依据教育方针政策及教育教学规律，合理配置教学资源、有效组织教学，控制、确保和提高教学质量的活动。高等学校的基本职能和根本任务是培养人才，教学工作是学校经常性的中心工作，教学管理在高等学校管理中占有特别重要的地位。教学管理具有学术管理和行政管理的双重属性。医学教育教学管理既要遵循高等教育教学规律，又要遵循医学教育自身规律。

形成过程　自从有了学校教育，就产生了学校的教学管理。人们对教学管理的经验和规律的认识，是随着社会生产的发展和学校教育的变革而逐步发展完善的。中国古代的第一部教育专著《学记》中，就提到了如何要求教师、如何管理学生、如何安排学习时间等教学管理问题。17世纪

捷克教育家夸美纽斯的《大教学论》中较为系统地探讨了学制、班级编制、课表、教学秩序等教学管理问题。到了近现代，随着办学规模的扩大和教学内容的不断深化与丰富，教学管理活动由维持教学秩序、确定课程门类、编排课表、制订校历等具体活动，逐渐趋向于对教学思想、教学组织、教学内容、教学过程、教学方法、教学基本建设、教学质量等进行全方位统筹并实施系统化管理。

基本内容　教学管理的基本内容包括教学计划管理、教学运行管理、教学质量管理与评价，以及学科、专业、课程、教材、实验室、实践教学基地、教风、学风、教师队伍、教学管理制度等教学基本建设的管理。教学管理的目的是依据教学及其管理规律，改进教学管理工作，提高教学管理水平；建立稳定的教学秩序，保证教学工作正常运行；研究并组织实施教学改革；努力调动教师和学生教与学的积极性，不断提高教学质量。教学管理的基本方法是以唯物辩证法等科学方法论为指导，综合运用科学合理的行政管理方法、思想教育方法以及必要的经济管理手段等实施管理。教学管理应该遵循的基本原则是整体性原则、综合性原则、连续性原则、民主性原则、科学性原则、可变性原则、规范性原则、效应性原则、全员化原则、开发性原则、教育性原则等。教学管理的基本规律是系统性、周期性、相对稳定性、先行性、强制性等特点。由于医学教育的特殊性，学制长，实践环节多，需要经过通识教育、基础医学教育、临床医学教育三个阶段，临床实习需要在附属医院和（或）

教学医院等完成且必须在临床带教教师指导下进行，这些特点增加了医学教育教学管理难度。临床教学管理和附属医院、教学医院、实习医院、见习医院等教学基地的管理也是医学院校教学管理有别于其他科类的一个重要而又特殊的部分。

教学管理质量的优劣，一方面受学校教师水平、生源质量、物资设备和管理状况等重要因素影响，另一方面取决于学校管理体制的合理性、管理思想的科学性以及管理人员对有关业务掌握的熟练程度等。

（厉 岩）

jiàoxué yùnxíng guǎnlǐ
教学运行管理（management of teaching process）

以实现教学计划，编排和执行课程表为中心的一系列工作环节和程序的管理活动。由以教师为主导、以学生为主体、师生相互配合的教学过程的组织管理和以校、系（院）教学管理部门为主体进行的教学行政管理两部分组成。教学运行管理是一个多系列、多层次、多因素的动态过程。其基本点是全校协同，上下协调，严格执行教学规范和各项制度，保持教学工作稳定运行，保证教学质量。其内容包括：制订课程教学大纲，对课堂教学环节、实践性教学环节、科学研究训练、临床见习、临床实习等的组织和管理，编制和执行教学计划年度或学期的运行表、课表、考表为核心的日常教学管理、学籍管理、教师工作管理、教学资源管理、教学档案管理等。

（厉 岩）

jiàoxué guǎnlǐ rényuán
教学管理人员（teaching management staffs）

教学管理人员必须具备相应的管理素养，才能有效行使教学管理职责。医学院校的教学管理人员除了要具备较高人文素养外，还要必须具备一定的医学、教育学、管理学理论，并且有较高的政策理论水平和管理能力。

教学管理人员通常包括：学校分管本专科教育、研究生教育、成人教育等教学工作的校（院）长、教务处、研究生处和成人教育/继续教育处（学院）工作人员，各院系及临床教学基地分管教学的院长、教学办公室人员，教研室负责教学的主任、教学秘书等。

（厉 岩）

xiàoxùn
校训（school motto）

学校为树立优良校风而制订的，要求师生共同遵守的基本行为准则与道德规范。校训是对学校办学传统、办学宗旨、办学目标和培养目标的高度概括。它既是学校办学理念、治校精神的反映，也是校园文化建设的重要内容，是一所学校教风、学风、校风的集中表现，体现大学文化精神的核心内容。

校训在英语中称为"motto"，该词起源于意大利，意为格言、格语。对校训最合乎逻辑的解释是源自军事口号，逐渐演变成现代大学的校训。中国古代无"校训"一词，但有类似的口号，体现了创办者的学术主张、思想追求以及学校特色。史料记载，中国西周时出现国学，西汉出现太学，唐代出现书院。中国古代具有校训内涵和形式的口号发端于书院。学界多将中国"校训"成型期定位于南宋。岳麓书院"忠孝廉节"因为言简意赅、四字四言、工整对仗、蕴涵深刻而为中国最早校训雏形。"校训"一词近代从日本传入中国。1906 年两江

优级师范学堂的"嚼得菜根，做得大事"成为中国人自己的第一条名副其实的校训。自 1912 年教育家蔡元培出任"国民政府教育总长"，陆续颁布了《大学令》等一系列法令，中国大学开始真正意义上向现代大学转变，大学校训亦显繁荣。20 世纪 90 年代，时任中共中央总书记、国家主席江泽民同志在庆祝清华大学建校 90 周年大会上多次提及校训，高校校训文化建设受到广泛重视。

校训是一种无形力量，是大学文化的精髓和学校形象的主要标志。如清华大学的校训为"自强不息，厚德载物"、复旦大学的校训"博学而笃志，切问而近思"、哈佛大学的校训"与真理为友"、耶鲁大学的校训"真理和光明"。它作为学校倡导的一种风尚和行为准则，逐步形成一个学校的特色和校风。医学院校的校训多以传承医学文明，弘扬医道传统，强调医德医术为核心。如中国医科大学"救死扶伤，实行革命的人道主义"，首都医科大学"扶伤济世，敬业修德"等为校训。校训也是对师生具有指导意义的关键词语，师生通过践行校训，逐步内化和外显，同时也在不断地继承、发扬光大校训的内涵，使其能够与时俱进。

（厉 岩）

xiàofēng
校风（school spirit）

学校在长期办学过程中，经过全校师生共同努力，在教育和管理中逐步形成的相对稳定的精神状态和思想作风。它体现在学校各类人员的精神面貌上，体现在学校管理人员作风、教师教风、学生学风上，体现在学校的各种事物和环境中。

校风的形成主要源于历史传统、文化积淀、时代特点、校长

的办学思想、名师的风范、知名校友的垂范、优秀学生的榜样作用以及社会风尚等的影响，但是一经形成就会产生巨大的教育作用，潜移默化地影响师生，成为影响整个学校生活的重要因素，在学校各个群体、各类活动、各种场合中都可以感受到它的存在和它的权威力量。校风是一种心理环境，是无形的，而不是学校的教育行政措施，因而，它的形成需要一个认同理解、相互教育、坚持成习的过程，它的作用的产生也有其独特的方式和机制。良好的校风既是教育和管理的成果之一，也是在教育和管理上具有特殊的作用，它有一股巨大的同化力、促进力和约束力，是一种精神力量和优良传统。医学院校的校风中含有浓厚的人文和医学职业的特点，特别注重医学人才职业道德的培养。

（厉 岩）

jiàoxué guǎnlǐ zǔzhī xìtǒng

教学管理组织系统（organization system on teaching management）

校长或分管教学的副校长直接领导下，由学校教学决策、教学行政管理、教学业务咨询、教学监督与评价等组织机构共同形成的管理结构。通常学校的教学管理组织由三类组成：一是教学决策、咨询、督导等机构，如教学工作委员会、教学督导组、医学教育研究所等，为学校发展、管理、决策、教学改革等方面提供咨询、建议和指导，以及受学校委托，检查和评价教学和教学管理方面的质量并及时反馈和提出改进的意见和建议。二是教学行政管理组织，一般包括校、院（系）两级教学管理机构。教务处是学校管理教学工作的主要职能部门，对学校的教学工作起着领导、组织、监督、协调等作用。教务处的工作主要是确定培养目标、编制教学计划、安排教学任务、实施质量监控、组织教学基本建设、推动教学改革，加强教学制度建设等。院（系）教学管理机构是在学校统一领导和教务处指导下，负责组织和实施本院系各专业的教学工作，其具体任务是确定专业培养目标、设置课程、组织制订教学大纲、编写和选用教材、分配教学任务、改革教学内容、教学方法等。三是教学业务管理组织，通常为教学研究室（简称教研室），是高等学校按照学科、专业或课程设置的集教学、科研、服务、管理功能为一体的教学基层组织。教研室是学校最基本的教学单位，是各级教学管理的基础。其主要职能是完成教学计划所规定的课程及其他环节的教学任务，开展教学研究、科学研究和组织学术活动，组织师资的培养提高，分配教学工作任务，开展教学改革，不断提高教学质量和学术水平等。校长和主管教学的副校长是教学管理组织系统的总决策者和总指挥者，全面负责领导教学工作。

（厉 岩）

jiàoxué zhǐdǎo wěiyuánhuì

教学指导委员会（teaching steering committee）

教育行政主管部门组织并领导的指导高等学校教学工作的专家组织。具有非常设学术机构的性质，接受教育行政部门的委托，开展高等学校本科教学的研究、咨询、指导、评估、服务等工作。高等学校教学指导委员会包括高等学校各学科、专业教学指导委员会和有关专项工作教学指导委员会。教学指导委员会委员实行任期制。

医科教学指导委员会的历史可追溯到 1950 年 8 月成立的卫生部教材编审委员会，在该委员会指导下编写出版的全国医学院校统编教材，对于医学院校教育教学内容的改革具有重要影响。随着教育管理体制的改革，卫生部教材编审委员会的名称和管理机构多次变更，直到 20 世纪 90 年代末卫生部不再直接管理高等医学院校为止。2005 年 12 月教育部成立了若干个高等学校教学指导委员会，其中包括医科类 13 个教学指导委员会。以后，又调整了委员会名称和组成人员。

教育部成立的医科类教学指导委员会包括 10 个本科教学指导委员会（涉及基础医学类、临床医学类、口腔医学类、公共卫生与预防医学类、中医学类、中西医结合类、药学类、中药学类、法医学类、医学技术类、护理学类、全科医学、医学人文素质专业）和 3 个高职高专教学指导委员会（涉及医学类、相关医学类、药学类专业）。

教学指导委员会的主要职能是：①组织和开展本科教学领域的理论与实践研究。②就高等学校的学科专业建设、教材建设、教学实验室建设和教学改革等工作向教育部提出咨询意见和建议。③制订专业规范或教学质量标准。④承担有关本科教学评估以及本科专业设置的咨询工作。⑤组织师资培训、学术研讨和信息交流等工作。同理，各高等医学院校根据需要成立学校的教学指导委员会。⑥承担教育部委托的其他任务。

（厉 岩）

xuéwèi wěiyuánhuì

学位委员会（academic degrees committee）

负责学位授予工作的非常设专门组织。在国家层面为国务院学位委员会，经国务院学位委员会批准的有资格授予学位的高等学校（或科学研究机构）成立学校学位评定委员会。

国务院学位委员会是根据《中华人民共和国学位条例》第七条的规定而设立的。下设哲学、文学、历史学、教育学、法学、经济学、理学、工学、农学和医学等 10 个评议组。学位委员会设主任委员一人，副主任委员和委员若干人。主任委员、副主任委员和委员由国务院任免。经国务院批准，成立国务院学位委员会办公室，作为国务院学位委员会的办事机构，处理日常工作。高等学校的学位评定委员会，负责该校的学位授予工作，其成员由学校主要负责人和具有高级职称的教学、科研人员组成。

国务院学位委员会负责领导全国的学位授予工作。高等学校的学位评定委员会负责审查通过学士学位获得者的名单；负责对学位论文答辩委员会报请授予硕士学位或博士学位的决议作出是否批准的决定。"决定"以不记名投票方式，经全体成员过半数通过。决定授予硕士学位或博士学位的名单，报国务院学位委员会备案。"决定"对在科学或专门技术上有重要的著作、发明、发现或发展者以及卓越的学者或著名的社会活动家通过一定的程序可授予博士学位或名誉博士学位；可作出撤销违反规定而授予学位的决定；研究和处理授予学位的争议和其他事项等。

（厉岩）

jiàoxué guǎnlǐ zhìdù

教学管理制度（regulations on teaching administration） 为保证教学运行及提高运行的有效性而制订的一系列办事规程或行动准则（教学规章、制度、条例、规则、细则、守则等）。主要包括教学组织制度、教学工作制度及教学激励与约束制度等。它是为了强化教学管理、稳定教学秩序、加强教学质量的控制而制定的，具有一定的法律效力和约束力，是全体师生共同遵守的教学行为准则，是实现教学管理科学化、规范化的重要基础。

自中国近代高等学校产生，学校的教学管理制度经历了诸多改革。20 世纪 20 年代以前，以改革封建教育制度的教学管理为主，如废除科举制度、课程实施主修、辅修、选修等，辛亥革命后的改革则以引进外国的教学管理制度、方法为主，兼顾中国国情。例如，蔡元培在北京大学推行的选科制和选修制；废除学年学时制，推行学年学分制；建立研究生教育和学位制；实行导师制和训导制等。1949 年新中国成立以来，大学本科教学管理制度走过了一段比较曲折的发展道路。教育部 1950 年颁布的《高等学校暂行规程》和 1961 年颁布的《教育部直属高等学校暂行工作条例》，要求全面学习苏联的高等教育管理制度和经验，按照计划经济体制的模式管理大学的教学工作，普遍推行集权管理和学年制，实行大学教学的"五统一"等。1985 年 5 月颁布了《中共中央教育体制改革的决定》和 1998 年 8 月颁布的《高等教育法》提出按照经济体制改革和社会发展的新要求，努力探索适合中国国情的大学教学管理制度，推行学院制和学分制改革，以适应知识经济、市场经济体制和建立终身教育体系等要求。

医学院校的教学管理制度大致有两类：一是国家教育行政管理部门管理教学的法规制度、文件、纲要等。二是学校内部为了保证教学质量、管理教学而制订的规章制度等，包括教学计划、教学大纲、学期进程计划、教学日历、课程表、学期教学总结等教学基本文件，学籍管理、成绩考核管理、实验室管理、排课与调课、教学档案保管等必要的工作制度以及教师和教学管理人员岗位责任制及奖惩制度；学生守则、课堂守则、课外活动规则等学生管理制度。

（厉岩）

jiàoxué jìhuà guǎnlǐ

教学计划管理（management of teaching plan） 通过制订和实施教学计划，推动教学工作落实，保证教学质量的过程。教学计划是指导学校教学活动的基本文件，是学校培养人才的设计蓝图。教学计划是在教育行政管理部门宏观指导下，由各校组织专家自主制订，它既要符合教学规律，保持一定的稳定性，又要不断根据社会、经济、科学技术和卫生事业的新发展，适时地进行调整和修订。高等医学院校制订教学计划的依据是国家的教育方针和卫生工作方针，满足社会主义现代化建设发展的需要，适应医学模式的转变，适应国际医学教育发展。制订教学计划的基本原则是德、智、体等方面全面发展的原则，理论和实际相结合的原则，注重知识、能力、素质协调发展和共同提高的原则，遵循教育规律的原则，因材施教的原则，整体优化的原则。教学计划的内容一般包括：专业培养目标和基本要求与专业方向、修业年限、主干学科及主要课程、课程设置（含课程性质、类型、学时或学分分配、教学方式、开课时间、实践环节安排、成绩考核等)、教学进程总体安排、必要的说明等。教学计划管理可分为程序管理和运行管理两个方面。

教学计划的程序管理包括计划制订、组织实施、检查控制和反馈调节四个部分。①制订教学计划的一般程序是：广泛调查社会、经济、科技发展和卫生事业对人才的要求，论证专业培养目标和业务范围；学习、理解教育和卫生相关文件精神及规定；教务处提出本校制订教学计划的实施意见及要求；由系（院）主持制订教学计划方案，经系（院）教学工作委员会讨论审议，校教学工作委员会审定，主管校长审核签字后下发执行。教学计划要保持相对稳定，并根据需要，隔若干年进行一次全面修订。②教学计划的组织实施是学校各个部门根据各自的工作性质和特点，建立教学运行的工作程序，执行各自的工作职能，互相支持、互相配合，使学校领导和教学行政部门能合理地组织，科学的指挥和调度，保证教学计划的正常运转。③教学计划的检查控制是教学计划管理的中间环节，是对教学计划预见性的监督和检验。及时发现运行过程中存在的问题，进行有效地控制，避免损失。④教学计划的反馈调节是教学计划在执行过程中，必须随时注意信息的反馈，教学行政部门必须将反馈的信息及时做出分析判断，根据变化的条件，对教学计划进行及时调整，改善校内外各部门之间的关系，形成良好的执行教学计划的工作程序。

教学计划的运行管理是指通过一系列管理的工作程序，进行合理地组织和调度，使制订好的教学计划变成实际的教学活动，以保证教学工作的正常运转。它包括五个工作环节：编制校历、制定开课计划、编排课程表、组织教学安排的实施、抓好教学计划执行过程管理中的分期管理（学期初、学期中、学期末）。教学计划通常的实施安排：①由教务处或系（院）编制分学年、分学期的教学进程计划，落实每学期课程及其他教学环节的教学任务、教室和场所安排、考核方式等。②由教师和有关职能部门编制单项教学环节组织计划，如实验教学安排计划、见习计划、实习计划、军训计划、社会实践计划等。③审定后的教学计划所列各门课程、各教学环节的名称、学时、开课学期、考核方式（考试或考查）、开课单位和任课教师等均不得随意改动，执行过程中需要调整的，应严格按照审批程序执行。

（厉　岩）

jiàoxué zhìliàng guǎnlǐ

教学质量管理（management of teaching quality）　对按培养目标要求安排的教学活动的质量控制过程。即采用科学的手段和方法，对教学过程进行全面设计、组织实施、检查分析和反馈调整，以保证在教学进行过程中各项教学要求与培养目标相一致的一种管理方法。教学管理的最终目的是保证和提高教学质量。教学质量管理是整个教学管理中的核心组成部分，具有对管理对象教育的全面性、管理工作的全过程性和质量管理的全员性等突出特点。

全过程质量管理的工作体系包括五个部分：①招生过程的质量管理，主要是把好新生质量关，搞好招生宣传、招生录取、入学新生全面复审等工作。②教学计划实施过程的质量管理，主要是教学计划的制订和分步实施。③教学过程的质量管理，主要是把好教学过程各个环节的质量关。④教学辅助过程的质量管理，主要是提供充足的、最新的图书资料，提高计算机辅助教学、电化教育、仪器设备、体育场馆、多功能教室的水平和教学管理人员的服务质量。⑤实行科学化考试管理，主要是建立科学的考试工作程序和制度，严格考试过程管理，进行必要的试题及试卷分析，做好考试及教学工作总结。

教学质量管理的形式主要有教学质量检查、教学工作评价、教学信息的采集、统计和管理等。教学质量检查可以通过对各教学环节进行经常性检查，如抽查学生作业，分析平时测验及期中考试成绩和试卷，召开座谈会，检查性听课等方式进行；定期的教学检查，如开学前教学准备工作检查、期中教学检查、期末教学检查等。学校教学工作评价一般包括：校、系（院）总体教学工作评价；专业、课程和各项教学基本建设评价；教师教学质量和学生学习质量评价等，评价结果有利于及时发现教学工作中存在的问题，解决问题，提高质量。新生入学基本情况、学生学习和考试情况、毕业生质量调查等教学信息的采集、统计和管理，有利于及时了解教学基本信息和获得质量反馈等。

医学教育的服务对象是人，医疗卫生服务涉及人的健康甚至生命，因此对于医学院校的教学质量管理要求更高、更严。

（厉　岩）

xuéniánzhì

学年制（academic year system）　高等学校以学年划分阶段进行管理的教学管理制度。又称学年学时制。学生在校学习一律编属相应的年级上课，同班学生均按同一进度学习同样的课程。

形成过程　学年制由来已久，12~13 世纪处于初建和发展中的大学，如意大利的博洛尼亚大学、法国的巴黎大学、英国的牛津大学和剑桥大学等，都实行了早期的学年制雏形。17 世纪捷克教育家夸美纽斯在理论上首次系统论证了班级授课制，同时提出把学习分成小学、中学、大学三个阶段，划分了每个阶段的学习年限，规定了每个阶段的学习内容，这是学年制的萌芽和开端。在学分制出现以前，世界各国大学多数实行学年制。前苏联是实行学年制的典型国家。学年制在中国也经历了起起伏伏。1862 年清政府在北京开办京师同文馆是中国第一次采用了学年制和班级授课制的组织形式；1902 年清政府颁布《钦定学堂章程》宣布废除科举制度，兴办采用班级授课制的学校，学年制成为中国学校普遍采用的教学组织形式；1922 年当时政府确定用选科制和学分制代替学年制；新中国成立后，1952 年在全面学习苏联的办学经验时各高校均采用了学年制；70 年代末期起陆续有一部分学校逐渐改为学年学分制或者学分制。中国的高等医学院校多数采用学年制，按学科、专业制订教学计划，规定学生的修业年限、应修课程及其各教学环节的学时数和各学年、各学期的课程安排等，凡修业期满，学完规定的全部课程及教学环节，成绩合格者，准予毕业，并授予相应的学位或文凭。

基本内容　学年制基本内涵是指课程按年级安排，学生按年级授课，以修满规定的学时数和学年，考试合格为毕业标准。主要特征是目标要求明确、严格且注重过程管理。优点主要在于整齐划一、统一安排、便于管理，有利于达到规模效益，有利于保证一定的培养规格和质量。缺点是不利于充分调动学生学习的自主性和主动性，难以真正实现因材施教。

（厉　岩）

xuéfēnzhì

学分制（credit system）　高等学校以学分为计算学生学习量的单位，以取得必要的最低学分为学业标准和毕业标准的教学管理制度。将教学计划规定的课程及教学环节，以学分的形式进行量化，学生的学习不受学习年限的限制，以完成在一定范围内规定的学分量为手段，达到预期人才培养的目标和基本规格。

形成过程　学分制是在 18 世纪末德国首创选修制的基础上产生的。1779 年美国第三任总统托马斯·杰斐逊首先提出大学要进行课程改革，实行选修制，并起草了《普及知识法案》。1779 年 12 月 4 日威廉·玛丽学院开始引入选修制，在随后近 100 年推行选修制的基础上，激发了学分制的产生，学分制是随选修制的产生和发展而建立起来的，1872 年学分制真正成为一种制度在哈佛大学开始实行，规定学生只要达到一定数量的学分就可毕业，获得学位。学分制酝酿于德国，诞生于美国，之后在全世界迅速推行。经过 100 多年的积淀，美国实行学分制的高校，已经呈现出程序化、系统化和成熟化的特点。中国 1912 年私立大同学院率先引入了选科制（选课制）；1922 年当时的"国民政府教育部"颁布了《学校制度改革令》和《大学校用选课制》，正式规定大学采用"选科制"和"学分制"。新中国成立后，1952 年院系调整时全盘学习苏联改为学年制。此后学分制在中国经历了四次试点改革，第一次是 1978 年恢复高考招生后少数重点大学开始试行学分制，如南京大学、武汉大学等；第二次是 1983 年学分制由部分重点大学扩大到非重点大学，有综合性、多科性院校扩大到单科性院校；第三次是 1985 年 5 月《中共中央关于教育体制改革的决定》指出要减少必修课，增加选修课，实行学分制和双学位制；第四次是 20 世纪 90 年代以来为了适应社会主义市场经济体制和科学技术迅速发展对高校人才培养的新要求，北京大学、清华大学等开始推行学分制。1994 年同济医科大学和上海中医药大学开始探索了医学教育的学分制管理模式。学分制作为一种教学管理制度，各学校根据自身实际情况使用。

基本内容　学分制管理将教学计划规定的课程及教学环节，以学分的形式进行量化，学生的学习不受学习年限的限制，以完成在一定范围内规定的学分量为手段，达到预期人才培养的目标和基本规格。学分制具有以学生自主选择学习内容为核心（选课制），以学分与绩点作为衡量学生学习量与质的计量单位，以取得一定学分和平均学分绩点作为毕业和获得学位的标准（绩点制），允许学生在较长时间内灵活选择学习进程（弹性学制），由教师对学生学习过程进行全程辅导（导师制）等的特点。一般认为有完全学分制和学年学分制两种主要模式。

学分制优点是注重培养和发展学生的个性，有利于因材施教；有利于调动学生学习的积极性和主动性，满足学生的学习兴趣；有利于学生拓宽知识面，形成合理的知识结构；对教师提出了更高的要求，有利于激发教师的积极性，及时更新教学内容，反映社会前沿，满足学生需求；有利于高校之间资源共享等。缺点是知识的系统性被打乱，容易造成学生知识过于零散，基础不扎实；同时，对教学资源要求非常高，教学管理比较复杂等。

学分的计算方法，在各国是不完全相同的，即使同一个国家，各校的计算方法也不相同。通常以课程为单位，将每门课程的各种教学形式，如授课、实验、见习、实习、自习、社会实践等所需要的课内外学习时间合并计算，再折算为学分。最常用的计算方法为，每周上课 1 学时，自学大约 2 学时，学满 1 学期，经考试合格，获得 1 个学分；课外自学时间少的课程，每周上课 2~3 学时获得 1 个学分；内容比较难，课外自学时间需要比较多的课程，也可上课 1 学时计算 2 个学分或者上课 2 学时计算 3 个学分；科研训练、毕业论文、毕业实习、生产实习等对照相应的学习量计算学分，一般 50 个实习小时可计算为 1 个学分。学分既是衡量学生学习的标志，又是学习成绩的尺度。由于各门课程的学分在毕业学分总量中占的比重不同，各门课程学分既反映该课程在人才培养中的作用和地位，又成了引导学生学习的外动力源。美国实行学分制的学校只强调毕业所需的最低学分数，不明确规定修业年限，根据获得学分的多少来确定所属年级。从入学新生到获取 24 个学分的学生被称为一年级，25~55 个学分的为二年级，56~89 个学分为三年级，90 个学

分以上的为四年级。

（厉　岩）

xuénián xuéfēnzhì

学年学分制（credit system per scholastic year）

既规定修业年限又实行学分的高等学校教学管理制度。既有学年限制的特征，又有完全学分制的特征；既保留了学年制计划性强、专业分类严密完整的特性，又吸收了学分制的灵活性。在教学计划编制中将所有课程分为必修课、选修课（包括限定选修课、任意选修课）及相应的教学环节，按学时或周数计算学分，将学生在规定年限内修满的学分数作为毕业标准。

学年学分制是学分制发展的一个阶段。在国际上，学年学分制与无明文规定修业年限的学分制统称学分制，在中国特称学年学分制，中国许多高校实行学年学分制，具有两个特点：一是继承了学年制的计划性，所有必修课必须学习，没有选择余地；二是体现了学分制的灵活性，开设了允许学生自由选择的选修课，学生可以根据个人兴趣、爱好等自主选择学习。这种管理制度既能保证学生达到教学目标的要求，又能使其发挥所长。

（厉　岩）

gāoděng xuéxiào jiàoxué zhìliàng yǔ jiàoxué gǎigé gōngchéng

高等学校教学质量与教学改革工程（quality project of higher education）

简称质量工程。2007 年 1 月，为全面贯彻落实科学发展观，切实将高等教育重点放在提高质量上，经报国务院同意，教育部、财政部决定实施"高等学校本科教学质量与教学改革工程"。

基本内容 包括质量工程的指导思想、建设目标和建设内容。

指导思想 坚持以邓小平理论和江泽民"三个代表"重要思想为指导，全面落实科学发展观，全面贯彻党的教育方针，全面推进素质教育；坚持"巩固、深化、提高、发展"的方针，遵循高等教育的基本规律，牢固树立人才培养是高校的根本任务、质量是高校的生命线、教学是高校的中心工作的理念；按照分类指导、注重特色的原则，加大教学投入，强化教学管理，深化教学改革，提高人才培养质量。

建设目标 通过质量工程的实施，使高等学校教学质量得到提高，高等教育规模、结构、质量、效益协调发展和可持续发展的机制基本形成；人才培养模式改革取得突破，学生的实践能力和创新精神显著增强；教师队伍整体素质进一步提高，科技创新和人才培养的结合更加紧密；高等学校管理制度更加健全；高等教育在落实科教兴国和人才强国战略，建设创新型国家、构建社会主义和谐社会中的作用得到更好的发挥，基本适应中国经济社会发展的需要。

建设内容 涉及 6 个方面：①专业结构调整与专业认证。通过制订指导性专业规范，构建专业设置预测机制，定期发布各类专业人才的规模变化和供求情况，为高校优化专业布局和调整人才培养结构提供指导；择优选择和重点建设 3 000 个左右特色专业点，引导各级各类高等学校发挥自身优势，努力办出特色；重点推进工程技术、医学等领域的专业认证试点工作，逐步建立适应职业制度需要的专业认证体系。②课程、教材建设与资源共享。在前期工作的基础上，继续推进国家精品课程建设，遴选 3 000 门

左右课程，进行重点改革和建设。启动"万种新教材建设项目"。建设面向全国高校的精品课程和立体化教材的数字化资源中心，建成一批具有示范作用和服务功能的数字化学习中心，实现精品课程的教案、大纲、习题、实验、教学文件以及参考资料等教学资源上网开放。研究制订相关标准，逐步实现大学英语和网络教育全国统考课程的网上考试。③实践教学与人才培养模式改革创新。重点建设 500 个左右实验教学示范中心。支持 15 000 个由优秀学生进行的创新性试验。择优选择 500 个人才培养模式创新实验区，推进高等学校在教学内容、课程体系、实践环节等方面进行人才培养模式的综合改革。继续开展大学生竞赛活动。④教学团队与高水平教师队伍建设。重点遴选和建设一批教学质量高、结构合理的教学团队，每年评选 100 名高等学校教学名师奖获得者。⑤教学评估与教学状态基本数据公布。研究制定高等学校分类指导、分类评估的政策和制度，建立高等学校教学基本状态数据检测体系，定期采集各类高等学校本科教学基本状态信息和数据，统计和分析高等学校教学基本状态和变化趋势，逐步将教学质量和教学改革的数据向社会公布。⑥对口支援西部地区高等学校。重点资助受援高校教师到支援高校进行半年以上的进修提高。在对口支援高校中实行干部交流制度，资助一批受援高校教学管理干部到对口支援高校学习锻炼。

运行方式 教育部、财政部成立质量工程领导小组，协商决定质量工程的重大方针政策和总体规划。领导小组下设办公室，具体负责质量工程的日常工作。

办公室根据质量工程建设目标和任务，制订和发布项目指南，确定项目遴选标准和基本条件，聘任评审专家，组织评审立项。项目采用学校先行立项建设、各省（自治区、直辖市）择优推荐、领导小组办公室组织评审立项、后补助建设经费的方式进行。通过这种方式，形成学校、地方和中央三级立项建设的体系，引导、带动学校和地方教育行政部门加强质量建设工作，扩大质量工程的影响。质量工程由中央财政专项支持。专项资金按照统一规划、单独核算、专款专用的原则，实行项目管理。项目承担学校按照统一部署，根据质量工程的总体目标和任务，依据所承担项目要求，在充分调查研究论证的基础上，结合学校的特色和办学定位，以改革创新促进发展的思路，制订项目建设方案，组织项目实施。质量工程领导小组办公室负责对质量工程建设项目检查、审计和绩效评估，并根据检查、审计、评估的结果，对有关高等学校的项目和资金进行调整。建设项目完成后，组织专家会同相关部门组织验收。通过质量工程的示范和带动作用，促进全国高校深化教育改革、提高教学质量。

医学教育 高等医学教育在质量工程的实施过程中，在专业建设、精品课程建设、教材建设、实验室建设、教学团队建设、教学名师评选等方面都得到了相应的支持和显著发展。见精品课程、教学名师、国家级教学团队和国家级实验教学示范中心。2003～2010 年在 3 881 门国家精品课程中，医药类有 352 门，占总数的 9.1%；涉及 63 所高等医药院校；涉及临床医学与医学技术、基础医学、中医学、药学、口腔

医学、预防医学、护理学、法医学等专业类。2006～2009 年建设的 545 个国家级实验教学示范中心中，医药类有 59 个，占总数的 10.8%，涉及 43 所高校，涉及医学基础、临床技能、中医、公共卫生、药学等专业类。2007～2010 年批准的 1 013 个国家级教学团队中，医药类有 115 个，占总数的 11.4%，涉及到 57 所高等医药院校。医学教育的专业评估认证工作稳步推进，推动了临床医学、中医学、口腔医学、护理学等专业的建设；对口支援西部地区高等学校中，重庆医科大学、新疆医科大学、石河子大学医学院等多所高等医学院校获得了相应的支持。

（厉岩）

chuántǒng yīyào jiàoyù

传统医药教育（traditional medicine education） 以传统医药为主要教学内容、以培养传统医药人才为目的的教育活动。传统医药是利用基于植物、动物、矿物的药物，精神疗法、肢体疗法，实践中运用一种或者多种方法来进行治疗、诊断和防止疾病或者维持健康的医学体系。

世界传统医药由许多国家和地区的传统医药组成。其中影响较大的有中国传统医药、阿拉伯传统医药、印度传统医药等。

中国传统医药学是中国各民族医学的统称，主要包括汉族医学（又称"中医"）、藏族医学、蒙古族医学、维吾尔族医学、壮族医学、哈萨克族医学等民族医学。它是各民族在长期的医疗、生活实践过程中，不断积累、总结而形成的具有独特理论风格的医学体系。

中国传统医药教育应用并传承具有中国民族特色的医学知识

与技能，它产生于传统医药实践活动过程中，并随着传统医药的发展而发展。主要包括中医药教育、藏医药教育、蒙医药教育、维吾尔医药教育、壮医学教育、哈萨克医学教育等。

（乔旺忠）

zhōngyīyào jiàoyù

中医药教育（education on Chinese medicine）

培养中医药事业所需人员的教育活动。是人类通过教育活动实现中医药知识传承与创新的手段。它产生于中医实践活动过程中，并随着中医药的发展而发展。

根据中医药教育的发展历史，中医药教育模式主要分为家传、师承、官办学堂、民办学校和现代院校教育5种模式。在不同的历史时期，主流的模式不同，常表现为几种模式并存。

家传教育 中医药知识最初的教育模式是家族内部世代相传。一般由家族长者担负传授知识的责任，包括父传子、兄传弟等。如明代杨继洲家学渊源，其祖父杨益曾任太医院太医。家传中医药知识一般以专科为主，如蔡氏女科从清朝乾隆年间一直传承至今，是海派中医妇科的重要代表。家传式的中医教育形式后世一直沿用至今。

师承教育 通过师徒关系传授中医药学术思想、知识、经验和技能是历史上中医药人才培养的重要途径。师带徒是伴随家传式中医药教育出现的。根据史料记载，师承在汉代以前就已经出现。《史记·扁鹊仓公列传》中记载了扁鹊的师傅长桑君及其弟子子豹、子阳等。"长桑君亦知扁鹊非常人也，出入十余年……乃悉取其禁方书尽与扁鹊。""扁鹊乃使弟子子阳厉针砥石。"张仲景

"学医术于同郡张伯祖"等。有一些读书人或仕途失意者通过自学掌握医学知识。如读某位医家所著的医书自学成才，则称为"私淑"某人，如金代张从正、葛雍、镏洪私淑刘完素等。师承授受这种教育模式减少了家传式教育所带来的"秘方""秘法"对中医药知识传播造成的阻碍，扩大了中医药传播范围，有利于培养更多的医家，并且由于有不同的学术继承内容和人士，为不同的学派形成提供了条件，促进了中医药学的发展和提高。

官办学堂教育 据《唐六典》卷十四载："晋代以上手医子弟代者，令助教部教之。宋元嘉二十年，太医令秦承祖奏置医学，以广教授"，表明早在晋代已设有医官教习。公元443年的刘宋王朝即创建了政府的医学教育机构，是政府建立医学教育最早的明确记载，但该机构到元嘉三十年（453）即告停办。以后，北魏、隋朝设太医、博士、助教等官职来管理医学教育。隋代正式设立太医署，属门下省管辖，下设医、咒禁及按摩三科，每科设博士及助教各二人，以教授学生。中国官办医学教育昌盛时期是唐代，当时有中央与地方两级医学教育制度。中央级称"太医署"，规模很大，有师生三四百人；地方上如洛阳、太原等都督府均开办医学，各州普遍设置医学博士和医学助教。太医署设有医、药两个部分，并附设药园。医学部分又分为四科，即医科、针科、按摩及咒禁，而以医科的规模为最大，并且纳入了经学教育的轨道。修业年限为3~7年，所有学生都先学中医经典著作《素问》《神农本草经》《脉经》《针灸甲乙经》等，然后分科。太医署有严格的

考核制度，每月、每季、每年都要对学生进行考核。考生按考试成绩优良程度的不同，分别被授予医师、医工等资质。宋代设"太医局"管理医学教育，初期以科举方法考选医师，其教师则从翰林院挑选。据《宋会要辑稿》和《元丰备对》两书记载，当时太医局学生有300余人，学习内容分大方脉科（内科）、小方脉科（儿科）、风科、眼耳科、疮肿兼折疡科、产科、口齿兼咽喉科、针灸科、金镞兼书禁九科，后扩为十三科（耳、咽喉、针灸、书禁等独立成科）。除太医局外，各府、州、县也设立了相应的医学校。元代医学教育基本依照两宋旧制，设太医院负责宫廷的医疗保健，设"医学提举司"专管医学教育，同时还制订选择医学教授的标准与条例。学制沿袭宋代，对十三科的分科略有合并，总计为十科。明代仍设太医院，医学生主要从医家子弟中选择，称为医丁。学科设置扩大为十三科。清代太医院初期承袭明制，将十三科减为十一科（去金镞、祝由、按摩科，增设痘疹科）。鸦片战争后，由于清廷国力衰退，尤其是西方医学传入后在中国开设医院与举办医学院校，官办的中医教育影响日微。

民办学校教育 清代后期出现了近代民办中医学校。1885年，浙江名医陈虬在瑞安创办利济医学堂，这是一所接近现代教育体制的中医学校。1910年，袁焯建立镇江自新医学堂等。1915年，丁甘仁等建立上海中医专门学校，许多名医毕业于该校。浙江药业公司建立浙江中医专门学校。1916年，朱成璈、张山雷在浙江建立私立朱氏中国医药学校。1925年，恽铁樵建立遥从中医学

校（函授）。1927 年，秦伯未、严云与章次公在上海等建立中国医学院。1929 年，萧龙友、孔伯华建立北京国医学院。1932 年，施金墨建立华北国医学院，开设中西医学课程。1936 年，章太炎任苏州国医学校名誉校长倡导国医改革，兴办中医教育。20 世纪 30 年代，各省中医学校相继建立，如四川高等国医学校（1930）、私立福州中医专门学校（1931）、湖北国医专科学校（1933）、江西中医专门学校（1933）等。持续时间最长的是广东中医药专门学校，1934 年正式开班，学制五年，至 1955 年共有 21 届毕业生。

现代院校教育　新中国建立后，中医教育事业得到了前所未有的发展。50 年代初期，大多数省市先后成立了中医进修学校。1952 年，卫生部委托北京医学院举办了中央卫生部中医药专门研究人员学习班（5 年）。1955 年，卫生部直属的中医研究院正式成立，同时举办了全国第一届西医离职学习中医研究班。1956 年，北京中医学院、上海中医学院、广州中医学院、成都中医学院 4 所首批中医高等院校成立。根据卫生部对中医药学“系统学习、全面接受、然后加以整理提高”的方针，各地综合性医院动员组织西医学习中医，并成立学习中医领导小组，由此培养了一批中西医结合人才。到 1965 年，大部分省（市）设立了中医学院，全国中医学院达 22 所。编写、审定、出版了中医学院试用教材 18 种，这是中医发展史上的第一批全国统编教材，为中医学术体系的系统化做出了贡献。至 2010 年底，全国高等中医院校已经发展到 46 所，设置中医药专业的高等

西医药院校 91 所，设置中医药专业的高等非医药院校、研究院所 136 所，招收普通本科以上的民族医学院有 5 所。中医药学本科专业的学制有四年、五年、六年、七年，中医药学设立的学位包括学士、硕士和博士。全日制在校学生数 446 501 人，其中博士、硕士研究生 35 379 人。成人教育和网络远程教育学生数达 106 976 人。2010 年，中等中医学校有 65 所，设置中医药专业的中等西医药院校有 157 所，设置中医药专业的中等非医药院校有 189 所，该专业在校生共达 224 101 人。在大力发展中医院校教育的同时，国家中医药管理局于 1990 年 10 月，确定学校教育作为现代中医教育的主体，辅以师承授受的教育方式，两者并存，互相补充，以完善中医教育体系。之后，各地中医院校陆续开始进行高等中医药院校教育改革，进行中医药院校教育、师承教育和家传教育相结合的探索。在中医药教育国际化方面，随着中医药在国际上的影响日益扩大，国外来中国学习中医药的人越来越多，已经为 120 多个国家和地区培养了数千名针灸医师。

(乔旺忠)

zhōngyīyào jiàoxué

中医药教学（teaching of Chinese medicine）　有目的、有计划地引导学生掌握中医药知识和技能的教学活动。

中医药教学在古代以官办学堂和家传师承授受为主要模式。官办学堂由太医等对学生教授中医经典著作，各科都设有严格的考核制度，学生通过考核方可授予医师或医工等资质，从事行医活动。家传师承往往通过掌握中医药知识的家族长者或者社

会行医者，对家族内部子弟或拜师学医的学生进行中医药知识的传授。教学内容不固定，可能是中医经典著作，也可能仅仅是一科专门中医药相关知识。见中医药教育。

现代中医药院校教育中，课程的教学是向学生传授系统的中医药知识，引导学生主动地、有效地进行学习，营造良好的教学氛围来促进学生成长。专业主要包括中医学、中药学等，中医药专业教育层次覆盖中专、高职、本科、研究生，学制有三年制、四年制、五年制、六年制、七年制、八年制和九年制。中医学专业培养目标是培养能运用中医诊疗思维方法与技能和必要的西医学知识，从事中医医疗、预防、保健、康复等工作的中、高级中医临床人才。教学内容主要包括中医基础理论、中药、方剂、中医诊断、中医经典著作、中医临床各科等；中药学专业的培养目标是培养具备中药学科基本理论、基本知识和实验技能，能在中药科研、生产、检验、流通和使用领域从事中药鉴定、炮制、药剂及临床合理用药等方面工作的中药师、制药工程师等。教学内容主要包括中药药理、中药药剂、中药炮制、中药制剂分析、中药化学、中药资源、药用植物栽培等方面。

(乔旺忠)

zhōngyī shīchéng jiàoyù

中医师承教育（apprentice education of Chinese medicine）　通过师徒关系传授中医药学术思想、知识、经验和技能的一种教育形式。是历史上中医药人才培养的重要途径。

中医药教育最初的模式是家传和师承。中医师承教育包括接

受言传身教式教育和自学成才（私淑）者（见中医药教育）。中医师承教育强调教学实践性，注重临床能力培养，师傅根据徒弟个人基础和特点因材施教，指导徒弟在医疗实践中不断观察、体验感受，动手实践，增强悟性，提高理论与实践能力。在传授中医知识与技能的同时，将济世、仁爱的道德修养潜移默化地影响徒弟。

中华人民共和国成立以后，在发展中医药院校教育的同时，鼓励中医师承教育发展，1956年和1958年卫生部先后颁发了《关于开展中医带徒弟工作的指示》《关于继承老年中医学术经验的紧急通知》等，对中医师承教育给予肯定和支持。中医师承教育纳入政府管理，与以前相比，规范了明确的培养目标和招生对象。1990年，人事部、卫生部、国家中医药管理局联合颁布《采取紧急措施做好老中医药专家学术经验继承工作的决定》，要求遴选有丰富学术经验和技术专长的老中医药专家为导师，选配优秀的中青年业务骨干为他们的学术继承人，采取师承的方式培养中医药人才。1999年卫生部发布《传统医学师承和确有专长人员医师资格考核考试暂行办法》，2006年进行了修订，规定通过中医师承教育方式学习中医药知识和技能的人员，符合国家医师资格考核考试办法规定条件的，参加国家医师资格考试，成绩合格者，获得卫生行政部门统一印制的《医师资格证书》。

(乔旺忠)

zhōngyī jīngdiǎn jiàoyù

中医经典教育 （conventional educational models of Chinese medicine） 教学内容为中医经典

著作的教育活动。中医药学经典著作是医学理论体系、临证规范、诊疗方法的代表性内容，体现了医、文、哲、史与自然科学知识体系的融合。同时，中医经典教育也是加强中医药继承工作的重要内容，是实现中医药创新的重要源泉。

学术界一般将《黄帝内经》（简称《内经》）、《难经》《伤寒杂病论》《神农本草经》看做是中医四大经典。高等中医药院校一般将《黄帝内经》《伤寒论》《金匮要略》《温病条辨》作为中医四大经典课程进行教授。《黄帝内经》和《难经》重在明理，《伤寒杂病论》重在立法、处方，《神农本草经》为药物学专著，《温病条辨》为温病学的重要代表著作之一，建立了完全独立于伤寒的温病学说体系。

《内经》成书标志中医理论的基本形成，是学习中医的基础。后世医家在中医理论上的发展创新，都是《内经》学术思想的继承。读《黄帝内经》《难经》和《神农本草经》的目的是为了掌握中医理论的基础。《伤寒论》和《金匮要略》是临床医学的经典著作，也是中医辨证论治的重要体现。中医经典著作建立的医学理论体系与西方医学有着根本区别，学习中医经典著作可以激发中医学生的学习兴趣和历史成就自豪感，对于中医药专业学生专业思想的巩固有着重要的教育意义。中医经典教育的教学过程分为教授、各家阐释、直译、背诵、联系临床五个阶段。

(乔旺忠)

zhōng-xīyī línchuáng yīxué jiàoyù

中西医临床医学教育 （education of Chinese and western medicine） 将传统的中医药知

识、技能与现代医药知识、技能结合起来，阐明机制，提高临床疗效的专业教育活动。中西医临床医学教育是中国医学教育的一个特殊分支，既有理论发展与创新，又有临床实践意义，属于中国医疗卫生事业工作方针中中西医结合建设的内容。

形成过程 中西医临床医学教育初期是在明末清初，西方医学进入中国传播的背景下发展起来的。19世纪中叶以后，西医大量传入中国，各地教会医院、医学院迅速建立，中西汇通学派出现，中西医各有所长，必须吸取西医之长，为中医所用。清朝唐容川是中西医汇通派较早的代表，认为中西医原理是相通的，中西汇通主要是用西医印证中医，从而证明中医并非不科学。清朝朱沛文认为中医"精于穷理，而拙于格物"，西医"专于格物，而短于穷理"。清朝恽铁樵认为西医重视生理、解剖、细菌、病理、病灶的研究，中医则重形能、气化及四时五行等自然界变化对疾病的影响，中医可以吸收西医之长，与之"化合"。但结合的基点是以中医为主。清朝张锡纯以中西汇通思想应用于临床，其特点是中西药物并用。他认为西医用药在局部，其重在治标，中医用药求其因，重在治本，二者结合，必获良效。汇通派的理论，在近代中医发展史上有着不容忽视的影响。中华人民共和国成立以后，中西医结合大体经历了3个阶段：20世纪50年代的临床实验性描述阶段。主要以西医诊断，中医治疗或联合用药。按西医指标观察疗效。60年代开始的临床研究与实验研究相结合阶段。在临床上主要采用辨证分型的方式分析疾病，并开展实验研究，已经出现一批如针刺麻醉、中西医结合治疗骨折和治疗急腹症等方面的研究成果。80 年代以后的机制探讨和理论创新阶段。初步运用动物模型和实验研究观察手段，把证和经络的研究推到一个更为深入的层次。2001 年教育部增设目录外专业中西医临床医学，2012 年根据教育部《普通高等学校本科专业目录（2012 年）》，中西医临床医学列入本科专业目录中西医结合类。

基本内容　中国设有中西医临床医学专业，本科教育方面，中西医临床医学专业在传授传统中医学理论的同时，加强对现代医学新成就、新技术的学习，注重学生的实践能力和创新精神的培养，顺应中医药进入世界医疗主流体系的趋势，以培养适应社会需要和医药卫生事业发展需要的优秀人才。培养目标是培养具有一定中医学和现代医学专业理论、临床诊断、预防、治疗技能的高级医学人才。该专业学制五年，毕业授予医学学士学位。研究生教育方面，中西医结合基础专业和中西医结合专业是二级学科。目前中西医结合教育主要在临床医学教育，学术方面的结合还处于探索阶段，认识还不统一。

主要课程涉及中医基础医学类、西医基础医学类和中西医临床医学类，如中医基础理论、中医诊断学、中药学、方剂学、生物化学、病理学、中西医结合内科学等。

（乔旺忠）

zàngyīyào jiàoyù

藏医药教育（education on traditional Tibetan medicine）

应用藏医学理论及其治疗、保健方法，培养医药卫生人才的专业教育活动。藏医药教育的发展历史悠久，民族特色突出，为藏族地区培养了大批专门人才。在古代藏医药教育的发展过程中，家传、师承、经院等教育模式并存，注重经典教学。在众多教育模式中，藏传佛教与藏医药教育有着密不可分的关系，对藏医药教育的发展起到了重要作用，构成了藏医药教育独具特色的教育形式。现代藏医药教育已从经院式的师承教育发展成为专业学校教育，教育的层次分为中专、专科、本科、硕士研究生、博士研究生，教育类型包括普通教育、成人教育。

形成过程　藏医药学具有浓厚的民族性和地域性，同时也受到了藏传佛教的深刻影响，吸收了古代中医学、古印度吠陀医学、

古阿拉伯医学的内容，最终形成了独具特色的藏医药学体系。

古代阶段　公元 765 年，玉妥·宁玛云登贡布率领众多弟子在西藏自治区林芝的米林（今米林县南伊沟乡）创建了西藏自治区历史上的第一所藏医学校——"善见城"，意为医学坛城。学校以《四部医典》为主要教材，学制为三至九年，建立了包括学制、教学目标、教材、学位等级和学位考核内容等教学体制。学校培养了数千名藏医学生。首次确立了藏医学学位制度（表）。其后何时何因停办，史书无记载。

近代阶段　"善见城"停办后，其传承主要采取"师带徒"的模式。16 世纪，藏巴第司彭措旺加时期，在日喀则桑珠孜查荣次旺朗杰和次旦多杰兄弟共同创建了"常松堆白朗"，称为仙人集聚院。17 世纪，五世达赖喇嘛重视藏医药学人才的培养。1643 年，在西藏哲蚌寺西殿创办了医学"卓攀郎"，称为医学利众院。五世达赖喇嘛亲自撰写学院教学和管理体系相关章程。1676 年，尼唐仲乾·洛桑加措在桑普尼玛唐建立医学院。此外，在布达拉宫之"拉旺觉"，即东部角楼，创办了藏医学校。1682 年，五世

表　古代藏医教育发展史中的学位等级与考核内容

学位称号	学位等级	考核内容	人数
"帝扎巴"	最低级	完成《四部医典》中的本续、释续和后续三部分根本医典及其注释、补遗的学习任务，最终通过考试并能熟练运用的，即可授予	300
"嘎具巴"	下等	完成《四部医典》中所有四续的根本医典及其注释、补遗的学习任务，最终通过考试并能熟练运用的，即可授予	300
"然均巴"	中等	熟练掌握《四部医典》中所有四续的根本医典及其注释、补遗，完成西藏九大名医所著所译医典，《月王药诊》《甘露宝瓶》的学习任务，最终通过考试并能熟练运用的，即可授予	100
"奔然巴"	最高级	熟练掌握《四部医典》中所有四续的根本医典和其注释、补遗，完成西藏九大名医所著所译医典，《月王药诊》《甘露宝瓶》《八支集要》《仙人耳传秘诀》《句义月光》的本注、总义、分义和补遗等内容，最终通过考试并能熟练运用的，即可授予	100

达赖喇嘛圆寂后，几所医学院因管理体制和经济条件等原因而停办。

1696年，五世达赖喇嘛弟子第司·桑杰加措在与布达拉宫相望的药王山上，创立了西藏近代史上规模最大的医学院——药王山利众医学院。所有学生均从由噶厦地方政府确定的各大寺院中招收，学院领导的任命权归属噶厦地方政府，学院的基础设施建设、师资力量、教学设备等也由地方政府扶持资助。学制为九年，分为初、中、高三种等级的学习，并下设学生实习门诊和实践操作基地小药厂。学院课程设置分为医学和佛教传承两部分。医学方面主要系统学习《四部医典》，同时讲授《〈四部医典〉注释蓝琉璃》《秘诀补遗》《晶珠本草》《医学概论·仙人喜宴》《实用医学选集·大日光仓》《宇妥心要密函》等。学校为每位学员指定指导老师，负责当面指导及传授实践经验。此外，还有野外认药、实践操作训练、记诵考试等学习活动。毕业时《四部医典》全部四续考试内容通过者，被授予"堪布"名位。

这一时期在安多和康巴地区的许多著名寺院，如青海塔尔寺、甘肃拉卜楞寺、四川德格噶图寺，以及北京雍和宫和内蒙古的著名寺院相续创建"曼巴扎仓"（医学院）培养藏医药学人才。

1916年，在原有药王山利众医学院的基础上成立了"门孜康"，即医学和天文历算院，简称医算院。学院设立医学和天文历算两个专业，分为上、中、下三个毕业生等级。最初的学制规定为医学三年，其后改为五年。医学专业最主要的课程是《四部医典》，根据不同等级，制订不同

的教学计划和课程安排，同时学习《四续》《秘诀补遗》《秘诀补遗·解秘钥匙》和《秘诀精选》等课程，安排临床实践学习。另有20多部典籍也在学习及考核的范围内。考核制度主要包括经典的背诵考试、理论理解和诠释考试、药材辨认考试（约有300多种药材）和实践技能考试。学生完成学业通过考试，授予毕业证书。

现代阶段 1951年西藏自治区和平解放以后，藏医药教育事业进入了一个崭新的时代，逐步形成以正规学历教育和在职进修培训为主、民间师带徒带教为辅的格局。1963～1986年期间，西藏自治区举办过8期藏医进修班，为西藏、青海、甘肃、四川、云南、新疆等地的藏医药事业培养了一批业务骨干。1985年西藏大学内设立藏医系，招收高中毕业生27名，培养了第一批藏医高级人才。1989年9月，西藏大学藏医学院正式成立。1993年国家教委批准独立设置药王山藏医学院，2001年国家教育部批准更名为西藏藏医学院。除西藏自治区外，1987年青海藏医学院成立，并于1992年面向全国招生；1989年，甘肃中医学院开设藏医系。此后，成都中医药大学民族医药学院开办藏医学、藏药学专业，云南省德钦州卫生学校开设藏医班。2000年，教育部批准西藏藏医学院藏医学硕士学位授予点。2004年，西藏藏医学院与北京中医药大学联合培养首批民族医（藏医学）博士研究生。自此，藏医学形成了包括中专、大专、本科、研究生等不同层次的学历教育体系。

基本内容 本科层次藏医药教育设有藏医学和藏药学2个专

业，设有藏医高等护理学、藏药市场营销学、藏西医结合及藏医天文星算学专业方向。教学内容主要以《四部医典》为蓝本，掌握藏医基本理论和专业技能的基础上，必须掌握现代医学和中医学相关知识及其他现代科技知识。学业期内设置专业基础课、专业方向课以及特色课、公共基础课、文化素质课及交叉学科课、限选课、任选课、课外实践环节等课程类别。其中藏医、藏药、藏医高护本科分别有24、22、20门专业教材。教学方法以课堂教学和课外实践教学的有机结合，改进传统的课堂教学方式，打破以"灌输式"为主导的传统教学模式，引入"讨论式"教学方法，每门课程安排一定比例课时的讨论课和实践课。实践环节还包括社会实践（寒假）、课间见习、野外认药、实习岗前培训、毕业实习、毕业论文答辩。专科层次藏医药教育设有藏医学（3年）、藏药学（3年）和藏医天文星算学（3年）；研究生教育层次（含硕士、博士）设有民族医-藏医学。学生来自藏、汉、蒙、土、回和夏巴族等多种民族。

藏医学专业 培养掌握藏医学的基本理论与专业技能，从事藏医临床诊疗工作的藏医临床医师、科研人员和藏医专业教师。专业培养要求是掌握藏医药基础理论、基本知识和藏医临床医疗技能，同时必须掌握现代医学知识，受到藏医临床操作技能、医疗、制药、用药等方面的基本训练，具有运用藏医的理法方药防治常见病、多发病的基本能力。该专业的主干学科为藏医基础理论、藏医临床医学。其主要课程包括藏医学概论、藏医人体学、藏医病机学、藏医诊断学、藏医

药物学、藏医方剂学、藏医内科学、藏医外治学、藏医热病疫病学、藏医妇科学、藏医儿科学、藏医典籍选读、正常人体解剖学、生理学、诊断学基础、病理学、药理学、内科学、外科学、妇产科学、儿科学、中医学等。在实践教学环节中，主要包括临床见习、采药认药、毕业实习、学位论文答辩等。本科修业年限为五年。藏医学硕士学位教育设有藏医基础、藏医临床、藏药基础、藏药方剂和藏医医史文献专业方向。

藏药学专业　培养具备藏药学基础理论、基本知识、基本技能以及与其相关的藏医学、药学等方面的知识和能力，能在藏药生产、检验、流通、使用和研究与开发领域从事藏药鉴定、设计、制剂及临床合理用药等方面工作的人才。其主要课程包括藏药方剂学、藏药泻治学、藏药药理学、藏药植物学、藏药矿物学、藏药动物学、藏药冶炼学、藏药水银提炼、藏药炮制学、藏药常用配方学、《晶珠本草》、药材鉴定学、药用植物学、现代医学常用药物学、有机化学等。在实践教学环节中，主要包括临床见习、采药认药、毕业实习、学位论文答辩等。修业年限为五年。

藏医高等护理专业　在掌握藏医护理专业基础理论、基本知识、基本技能以及必须掌握现代医学护理基础知识和基本技能的传统与现代相结合的德、智、体、美全面发展的藏医药高层复合型、应用型藏医护理人员和藏医护理教师。设有17门藏医专业课程和12门现代护理专业课程。在实践教学环节中，主要包括临床见习、毕业实习、学位论文答辩等。修业年限为5年。

藏医药教育培养的人才主要分布于中国西藏自治区、青海、四川、甘肃、云南等省区的藏族地区；北京、上海、广州等中国内地城市也有少量分布；甚至也可见于美国、英国、西班牙、法国、瑞士、俄罗斯、印度和尼泊尔等国家。

(乔旺忠　仁青加)

měngyīyào jiàoyù
蒙医药教育（education on traditional Mongolian medicine）

应用蒙医学理论及其治疗、保健方法培养医药卫生人才的专业教育活动。蒙医药学是中国蒙古民族长期与疾病斗争所积累的经验的总结，在发展过程中吸收了中国藏医和古印度医学精髓，形成了以阴阳、五元、三根、七素、三秽为辨证基础，运用朴素的唯物论和自发的辩证法，具有鲜明民族特色、地域特色的传统民族医学理论体系。

形成过程　蒙医药教育是蒙医药学传承和发展的重要举措。在不同的历史阶段，蒙医药学教育呈现出显著的地域和民族教育特色。

古代起源阶段　16世纪以前，由于受到当时蒙古地区经济、文化、生活习俗等影响，蒙医药学知识主要以家传和师带徒等方式进行传播。当时蒙古地区社会生产力低下，面对疾病带来的痛苦和威胁，人们无能为力，只能求助于各部落、氏族中的萨满（巫医）。此外，草原牧民逐水草而居，草原巡游是蒙医最早采用、最为常见的一种行医方式。因此，在蒙古文字创立以前，蒙医药学知识和治疗经验的传承，主要依靠人和人之间面对面的言传身教，其形式为祖、父辈传授于子孙，或者拜师学医。

形成发展阶段　16世纪以后，以家传或师带徒的教育成为蒙医药传统教育的主要传承模式。无论家族传授医术还是寺庙医学教育，必须首先确立符合相关规定的师徒关系，并举行严格的"拜师""出徒"等仪式。此时，在蒙古地区藏传佛教广泛传播。随着藏传佛教寺院在蒙古族聚居地区的建立，以及蒙古医学对藏医学部分理论的吸纳，建立在蒙古地区藏传佛教寺院的"曼巴扎仓"开始进行有组织、有系统的医学教育活动。这种学校虽属寺庙，且有佛学教育的形式，徒弟皆为喇嘛，但基于当时的历史背景，它已经实际成为了蒙医药的教育基地，推动了蒙医药教育的发展，并为蒙古民族培养了诸多近代著名蒙医药学家。

现代成熟阶段　新中国成立后，在党和人民政府的高度重视下，蒙医药学结束了多年在寺庙中传授的局面，成为中国医学的一个组成部分，蒙医药教育也正式步入了成熟时期。在政府的推动下，内蒙古各地开始举办蒙医学习班、进修班、研究班，或开展有组织的师带徒教育，培养了蒙医药人员。1961年，成立了蒙医学校和蒙医职业学校，蒙医中等教育正式形成。1958年在呼和浩特市成立内蒙古医学院中蒙医系，创办蒙医学、蒙药学专业。自此，蒙医教育正式跨入了全国高等教育行列，蒙医药教育逐步实现了从以师带徒教育为主向现代院校教育为主模式的转变。1978年，在通辽市成立了以蒙医药教育为主的内蒙古民族医学院，设有蒙医、蒙药、临床医学三个专业。1992年内蒙古医学院被批准蒙医学硕士学位授权点；2004年该校与北京中医药大学开始联合培养蒙医学博士研究生。2012

年3月，内蒙古医学院更名为内蒙古医科大学。

基本内容 长期以来，蒙古医药学在北方蒙古族以及其他部分少数民族防病治病中发挥了重要作用。蒙医药学教育以蒙医药理论为主要传授内容，传统传承形式主要有家传、师承、私淑、曼巴扎仓传习（寺庙医药教育）等，至新中国成立后开始引入现代院校教育模式，同时不断与现代医学、药学、中医学等相关学科教育互相交叉影响，逐步形成了适宜自身发展特点的医药教育。

蒙医药院校教育创办五十余年来，在培养层次上经由中专、本科教育提升到研究生教育水平。在人才培养过程中以传授传统蒙医药学知识为主，其指导思想中包含着大量的蒙古族传统文化特点，诸如天地相应、寒热、阴阳、五元、五行、三根、七素、三秽、六因学说及辨证论治理念等，是蒙古族传统文化对人与自然乃至人类自身社会关系综合把握的理论与方法，体现出蒙古族传统文化的深刻特征。在师资队伍结构上经历了由老一辈专家创业、中年学者接替、青年科学带头人培养等一系列学科梯队调整；在学科发展上经历了由传统文献整理到现代实验研究，辨证论治规律探讨到其机制揭示，病案病例分析到临床试验研究等不同层次上的定位与领域扩展。同时，对蒙医药学教材的编写工作也予以高度重视。1985年在通辽市召开首次医学院校蒙医学教材编写会议，随后，由内蒙古蒙医学院负责牵头，内蒙古医学院中蒙医系及有关蒙医药科研院所组成教材编委会，经5年共同合作，最终于1990年完成高等医药院校蒙

医药专业本科用系列教材，正式出版发行并投入使用。已完成蒙医药学系列教材25部，中专教材17部。

蒙医药教育在本科层次开办蒙医学专业（五年制）、蒙药学专业（四年制），毕业分别授予医学学士、理学学士学位。硕士研究生层次设有蒙医学专业，毕业授予民族医学（蒙医）硕士学位。

蒙医学专业 该专业人才要具备蒙医学基本理论和基本知识以及一定的现代医学基本理论知识，在教育过程中学生要接受蒙医临床操作和现代医学临床基本技能的训练，具备运用蒙医理法方药及现代医学知识，防治常见病、多发病和科研工作的基本能力。该专业的主干学科是蒙医基础理论、蒙医临床医学，主要课程由基础医学类、临床医学类、药物方剂学类组成，具体课程包括蒙医基础理论、蒙医诊断学、蒙药学、蒙医方剂学、《四部医典》导读、蒙医疗术、蒙医温病学、蒙医内科学、人体解剖学、生理学、诊断学、药理学、内科学、外科学、妇儿科学等。主要实践性教学环节包括采药认药、药理及制药实习、临床见习、毕业实习等。

蒙药学专业 该专业人才要具备蒙药学各主要分支学科的基本理论和知识，受到蒙药学实验方法和技能的系统训练，具有蒙药鉴定、蒙药炮制、蒙药制备、质量控制评价的基本能力。该专业的主干学科有蒙药学、蒙药药理学。主要课程包括蒙医学基础、蒙药学、蒙医方剂学、药用植物学、蒙药鉴定学、蒙药资源学、蒙药化学、蒙药药理学、蒙药炮制学、蒙药药剂学、蒙药分析、蒙药管理学等。实践性教学环节

主要为生产实习。

蒙医药教育培养的人才主要分布于内蒙古自治区及其周边少数民族地区。

（乔旺忠 陈英松）

wéiyīyào jiàoyù

维医药教育（education on traditional Uighur medicine） 应用维吾尔医学理论及其治疗、保健方法培养医药卫生人才的专业教育活动。维医药教育培养的人才主要分布于中国新疆维吾尔自治区及其周边少数民族地区。维医药教育本科教育主要设有维医学专业、维药学专业。

形成过程 早在公元10世纪（901年至1000年 唐宋），新疆处于喀拉汗王朝时期，新疆阿图什就设立了"麦德日斯·萨其也"（放光）学堂，它是包括医学专科在内的综合性院校。该校聘任医师作为学校医科的授课教师。历史上维医药教育机构有官办、民办、家族学堂三种形式并存，维医药的学习主要通过师承和家传的方式，但不论是何种方式的学习，精通维吾尔医学都要以精通多国语言（如阿拉伯语、波斯语、乌尔陀语等），学习各国医学文化为基础，同时注重实践。

20世纪70年代开始，维吾尔医药学的人才培养逐步实现了由传统师承方式向现代教育方式的转变。新疆地区先后在乌鲁木齐、喀什、和田等地卫校开设大专、中专维吾尔医医疗、药剂专业班，培养维吾尔医药学专业人才。在维吾尔医药学发掘、整理、继承、提高和创新等工作进行的同时，完成了维吾尔医专科通用教材的编写出版工作。1989年，新疆维吾尔医学高等专科学校于新疆和田市成立。2006年，新疆医科大

学开办维吾尔医学本科专业。2011年，新疆医科大学开始招收维吾尔医学专业硕士研究生。

基本内容 维医学专业的人才培养目标为培养适应社会主义现代化建设和维吾尔医学发展实际需要，符合现代医学教育对知识、能力和素质的要求标准，具有良好的医学职业道德，具有较大的发展潜力，富有创新意识，能从事临床、教学和科研等方面工作的德、智、体、美全面发展的维吾尔医学应用型专门人才。所培养的人才需掌握维吾尔医学基础理论和相关技能；具有现代医学基础知识、临床诊疗技能及综合实践能力；掌握一定的自然科学、人文科学知识；具有自我完善、独立思考的能力；具有较强的维吾尔医学临床思维能力。其主干学科为维吾尔医学、基础医学。主要课程有维医基础理论、维医疾病机理学（维医病理学）、维医诊断学、维药学、维医成药学、维医内科学、维医外科学、维医妇科学、维医皮肤病学、维医骨伤科学、维医治疗技术学、人体形态学、人体机能学、药理学、西医内科学、西医外科学。实践教学的主要形式包括实验、临床实习、社区见习、社会实践等。教学方法涉及案例教学、专题讨论、情景教学、临床示教等。

维医药教育主要体现了以下特色：①民族特色与地域特色。维吾尔医药教育对象主要分布于新疆维吾尔自治区等少数民族地区。维医药教育以维吾尔民族医学为主，吸收周边国家及地区的医学知识，形成了自己独具特色的医学体系，其教育内容以传授维医药知识为主，同时要求具有深厚的民族文化底蕴，了解相关

国家及地区的文化背景，以培养"精维通西"的综合型维医人才为目标。②以医为主、医药并重。维医药教育以传授维医为主，同时注重维药知识的传授和临床实践。维药是在维医理论指导下的独特的用药方式，维医与维药不分家。③"双语"授课。维吾尔族语与汉语共同授课，开设公共基础课程、医学基础课程、专业基础课程、维医基础课程、维医专业课程和相关选修课程，授课方式为公共课程和基础课程汉语授课，维医课程维语授课。

（乔旺忠 哈木拉提·吾甫尔）

quánkē yīxué jiàoyù

全科医学教育（general practice education）

传授全科医学知识，提高全科医师工作能力的教育活动。全科医学教育又称家庭医学教育。

全科医学教育与全科医学学科的发展密切相关。由于人口老龄化加重，疾病谱和死亡谱、家庭结构的改变，卫生经济负担的加重、医学模式的转变以及专科医疗服务的局限性等原因，20世纪50年代后期，世界医学界掀起了一场医疗服务模式改变的浪潮，全科医学被推到了改革的前沿。1963年，世界卫生组织的医疗与辅助人员职业与技术教育专家委员会提出了"培养全科/家庭医生"的工作报告，要求医学院校为发展全科医学和培养全科医师贡献力量。1963年，全球第一个全科医学系诞生于英国爱丁堡。1966年第一批全科医学/家庭医学住院医师培训项目在英国、加拿大等国启动。1969年，美国家庭医疗专科委员会（American Board of Family Practice，ABFP）成立，并于同年2月成为美国第20个医学专科，并由此成为国际全科医

学/家庭医学学科确立的标志。1972年，世界家庭医生组织在澳大利亚墨尔本成立。20世纪80年代后期全科医学概念引入中国，经过不断探索试点，进入21世纪后全科医学及全科医学教育得到了快速发展。

全科医学教育涉及医学院校教育、毕业后医学教育以及继续医学教育三个阶段。①在医学院校教育阶段，医学生通过全科医学课程学习和社区卫生实践，了解全科医学知识和全科医学服务的理念，为以后的专业发展做好准备。②毕业后医学教育（主要指全科住院医师规范化培训）是全科医学教育核心，培养对象一般为医学本科毕业生，受训者通过参加临床导师指导下的临床实践，掌握常见病的诊断、治疗和预防能力，以及社区卫生服务能力，成为能独立工作的全科医师；全科住院医师规范化培训一般需要3~4年的专业培训。③全科医学继续医学教育，是指已经取得全科医师资格的人员，需要在做好日常工作的同时不断更新知识，提高能力，以适应学科的发展和实际工作的需要。继续医学教育将贯穿全科医师的整个职业生涯。中国全科医学教育的发展，在借鉴国际经验的同时，注重结合本国实际，具有明显的特色，见中国全科医学教育。

（宗文红）

Zhōngguó quánkē yīxué jiàoyù

中国全科医学教育（general practice education in China）

在中国传授全科医学知识，提高全科医师工作能力的教育活动。全科医学的概念是20世纪80年代末引入中国的。1989年首都医科大学成立了全科医学培训中心，并于1992年举办了第一期全科医

师培训班。之后，医学生的全科医学教育以及全科医师的培训工作在部分医学院校开展。1997年《中共中央、国务院关于卫生改革与发展的决定》中明确提出，要"加快发展全科医学，培养全科医师"。1999年12月卫生部召开了全国全科医学教育工作会议。2000年卫生部颁发《关于发展全科医学教育的意见》《全科医师规范化培训试行办法》《全科医师规范化培训大纲（试行）》，确定了全科医学教育体系基本框架和基本要求，标志着中国全科医学教育工作从探索试点步入规范发展阶段。同年卫生部颁发的《全科医学临床和社区培训基地基本要求》，2007年卫生部颁发的《全科医师规范化培训大纲》、2010年颁发的《全科医师岗位培训大纲》、2012年卫生部、教育部颁发的《全科医生规范化培养标准（试行）》等一系列文件，为全科医师的培养提供了指导。2011年国务院颁发了《关于建立全科医生制度的指导意见》，要求采取多种措施加强全科医师培养，逐步建立统一规范的全科医师培养制

度；明确了相关保障措施。中国香港特别行政区、澳门特别行政区，以及中国台湾地区全科医学教育情况见香港地区医学教育、澳门地区医学教育、台湾地区医学教育。

中国全科医学教育体系，包括临床医学专业（或中医学专业）本科教育、毕业后全科医学教育、全科医师继续医学教育以及其他全科医学相关的各种教育培训见图（图）。

临床医学专业（含中医学专业）本科教育中的全科医学教育，主要是在高等医学专业教学中开设全科医学相关的必修课和选修课，以医学基础理论和临床医学、预防医学基本知识及基本能力培养为主，同时加强全科医学理论和实践教学，着重强化医患沟通、基本药物使用、医药费用管理等方面知识和能力的培养。

毕业后全科医学教育主要以全科医师规范化培训为重点，使临床医学专业本科学生毕业后，经过3年规范化的全科医学培训，取得全科医师规范化培训合格证书，符合学位授予条件者可获得

医学专业学位。此外，自2003年起，部分具有一级临床医学专业博士学位授予权的高等院校，开始招收全科医学专业硕士、博士研究生，授予相应的专业学位或科学学位。

全科医师继续医学教育的对象是具有中级及中级以上专业技术职务的全科医师，通过多种形式，开展以学习新知识、新理论、新方法和新技术为主要内容的继续医学教育，使其适应医学科学的发展和社区卫生工作的实际需要，不断提高技术水平和服务质量。继续医学教育将贯穿全科医师的整个职业生涯。

在毕业后全科医学教育制度基本建立之前，为了解决基层急需全科医师与全科医师规范化培养周期较长之间的矛盾，中国采取有力措施，大力开展全科医学岗位培训。培训的对象主要有：①在社区卫生岗位工作的基层医生。②社区卫生工作业务骨干和管理干部。③愿意转变为全科医师的其他专科的医师。④从事全科医学教育的师资。⑤在社区卫生机构工作的其他专业卫生技

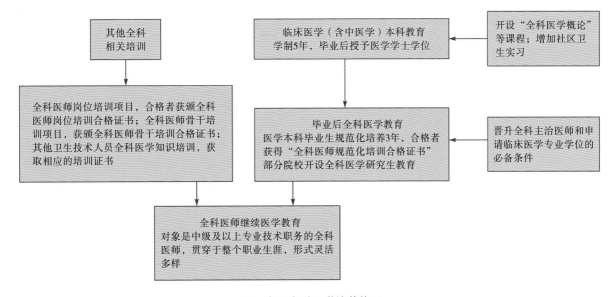

图　中国全科医学培养体系

术人员。通过培训使学员掌握全科医学的基本理论、基础知识和基本技能，提高其防治社区常见疾病和解决社区健康问题的能力，能向个人、家庭、社区提供融医疗、预防、保健等为一体的基层卫生服务，达到全科医师及相关岗位的要求。

（孟群）

guówài quánkē yīxué jiàoyù

国外全科医学教育 (general practice education on abroad)

20世纪50年代后期，世界医学界掀起了一场以全科医疗服务模式为主的改革浪潮。1969年，美国成立了家庭医疗委员会 (American Board of Family Practice, ABFP)，成为美国第二十个医学专科委员会。该协会是非盈利性、独立的美国家庭医生协会，其成立标志着家庭医学的诞生，2005年其更名为美国家庭医学委员会 (American Board of Family Medicine, ABFM)，现为美国第二大的医学专科委员会。1972年，世界家庭医生组织在澳大利亚墨尔本成立，该组织是世界全科/家庭医生的学术组织。国外全科医学的教育体系是医学院校教育、毕业后全科医学教育、继续医学教育/继续职业发展三个阶段教育的连续体。毕业后全科医学教育 (postgraduate training program) 包括：①住院医师培训，为职业训练，以全职培训为主；培训时间：加拿大、意大利、俄罗斯等少数国家为二年制，目前多数国家采取三年制，如英国、美国、澳大利亚、荷兰、法国、奥地利、西班牙、葡萄牙、比利时、土耳其、罗马尼亚、捷克等；有些国家和地区为四年，如以色列、波兰、希腊、斯洛文尼亚、南非、中国香港特别行政区等；五年制的国家有德国、匈牙利、挪威、瑞典、瑞士等；六年制的国家有芬兰（二年在医院，四年在全科诊所）等国。由于对全科医师的素质要求越来越高，有更多的国家将延长至四年。②研究生学位教育，许多国家开办了全科医学硕士学位教育。在一些国家，其他专业的专科医师改做全科医师，除通过全科医学毕业后教育的途径外，还可通过转岗培训与岗位培训来实现。此外，全科医学教育均强调了终身教育的重要，因此各国均开展了不同形式的继续医学教育。

英国全科医师培养（图1）包括本科医学教育、毕业后全科医学教育以及继续医学教育。英国全科医师毕业后培训联合委员会 (Joint Council for Postgraduate Training of General Practitioner, JCPTGP) 和皇家全科医师学院 (Royal College of General Practitioners, RCGP)，分别负责颁发全科医师证书和负责制订全科医师培训标准以进行资格考试和检查评估。

医学本科教育为期五年，医学本科教育课程中包括了对于全科医学入门知识的教育。在选修课程中，学生通过理论学习和观察诊疗来初步认识社区医疗服务相关内容，为将来的全科培训奠定基础。毕业前一年，所有学生

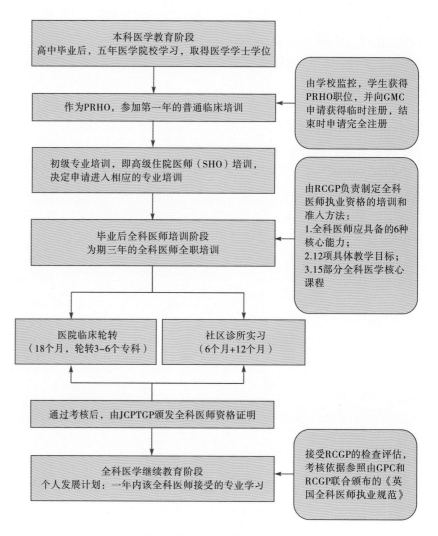

图1 英国全科医师培养体系

都要经过 4~10 周的全科必修课程学习，以培养学生建立起基本的全科医学概念和原则，适当强化学生物理诊断以及临床思维的能力，并培养学生进行社区居民健康研究和养成较好的医患沟通技巧等。

医学本科教育阶段结束后，先进入注册前住院医师阶段（pre-registration house officer，PRHO），为期一年。通过 PRHO 培训，使医学生获得内科、外科相关的基本临床实践，以及掌握基本的医学检验技能，并且，医学生必须向医学总理事会（General Medical Council，GMC）申请临时注册。通过 PRHO 培训，且在 GMC 处申请了完全注册以后，才能进入初级专业培训阶段，即高级住院医师阶段（senior house officer，SHO），在此阶段，医师开始决定选择进入相应的专业进行培训。若选择全科医学，医师在初级专业培训结束并通过考试后，可申请进入全科医师的专门职业培训——毕业后全科医学教育阶段。

毕业后全科医学教育是全科医学培训的核心部分，主要由 RCGP 负责具体管理全科医师执业资格的培训和准入方法。RCGP 是英国唯一得到专科医疗培训委员会（Postgraduate Medical Education and Training Board，PMETB）授权制定全科培训和准入考试标准的学术组织，成立于 1952 年。20 世纪 60 年代末，RCGP 引入了为期三年的毕业后全科医学全职培训模式，通常包括 18 个月的医院临床轮转实践，每科室停留 3~6 个月，一般轮转 3~6 个专科，均为社区常见病相关联的病种，以及 18 个月的社区诊所实习，通常分成 6 个月和 12 个月两部分，主要是在社区有教学经验的高年资全科医师诊所进行实习，从事门诊、出诊、妇儿保健及慢病管理等。在整个培训阶段，都是由具有全科医学教学经验的与社区环境相关的各种人员担当指导教师，其中包括来自大学和教学医院的专职教师、来自社区的兼职教师、社区诊所的医护人员等。此阶段培训的主要目标是使受培训医师达到国家全科医学毕业后教育课程设置方案中强调的全科医师所应具备的 6 种核心能力以及经细化的 12 项具体教学目标。

6 种核心能力包括：①基层医疗保健（首诊服务）的管理。②以人为中心的照顾。③解决具体问题的能力。④综合性服务。⑤以社区为导向的服务。⑥整体性服务。12 项具体教学目标则着重于从知识、技能和行医态度三个方面进行考核。

此外，由 RCGP 制订的全科医学毕业后教育课程主要内容包括：①如何成为一名合格的全科医师。②全科医疗。③自身的和职业方面的责任：临床管理、病人安全、临床伦理学和以病人价值取向为基本的执业服务、促进服务的公平性以及多样性、循证执业、研究和学术活动、教学辅导和临床质量监控。④管理：基层保健服务的管理、信息管理和技术。⑤健康人群：促进健康和预防疾病。⑥基层保健遗传学。⑦急性病人的照顾。⑧儿童与青少年的保健。⑨老年保健。⑩不同性别的特殊保健：妇女卫生保健、男性卫生保健。⑪性健康问题。⑫癌症病人的照顾与姑息照顾。⑬患有精神卫生问题病人的照顾。⑭学习失能病人照顾。⑮临床处理：心血管疾病、消化系统疾病、成瘾药物与酒精中毒问题、耳鼻喉和面部疾病、眼部疾病、代谢疾病、神经系统疾病、呼吸系统疾病、风湿类和肌肉骨骼系统疾病（包括外伤）、皮肤疾病。在此阶段的培训结束前，被培训的医师需要接受考试，即由 RCGP 承办的准入考试，通过考试的医师获得由 JCPTGP 颁发的全科医师资格证明，取得全科医师资格，并注册，准入后的全科医师同时成为皇家全科医师学院的会员。

全科医师取得行医资格后，仍需接受强制性的全科医学继续教育培训。在继续教育培训阶段，每位全科医师每年要提供一份个人发展计划，在此计划中需列出该医师一年内所进行的专业学习。常见的教育方式包括：由大学或学会组织的专家授课课程，以及一些医学相关领域最新进展的讲座；各类学术会议；由英国皇家全科医师学院每年举办的培训全科医学师资的暑假学院；各类远程教学；全科医师参加的期刊俱乐部以及参与撰写发表的科研文章等，每次活动都需要有相应的文字证明。而在服务期间，每年提交的工作报告需接受 RCGP 的检查评估，对于不符合相关标准的执业医师可取消其行医资格。由英国全科医师委员会（General Practitioner Committee，GPC）和 RCGP 联合颁布的《英国全科医师执业规范》作为全科医师再注册的考核依据，其内容包括：临床服务规范；维持良好的医疗实践绩效；与病人的关系；与同事协同工作；教学与培训、评估与评定；科学研究、财务管理、提供信息真实性；保护病人以防止医源性问题的发生。

德国全科医师培养（图 2）

包括学校医学教育、毕业后医学教育以及继续医学教育，其中毕业后医学教育阶段又分为注册前住院医师培养以及全科医师培养。

学校医学教育阶段共六年，包括三年的基础医学课程和三年的临床学习，最后一年主要是临床实习阶段。在临床实习阶段，主要是在内科、外科和学生自选的一个科室各进行为期4个月的固定病房的临床实践。毕业时，需通过学校相关考试以及国家统一医师资格考试（包含3个阶段考试），方能授予医学硕士学位，并获得医师称号。

在毕业后医学教育阶段，毕业生先作为注册前住院医师工作18个月，主要是在上级医师监管下开展临床工作，18个月后经过注册，方可独立行医。

完成注册住院医师阶段后，可选择进入全科医师培训阶段，原先为期三年，自2005年开始提高到五年，与最高要求的欧盟标准一致。全科医师培训阶段包括二年医院内科学及儿科学培训，以及三年全科诊所培训。在培训五年期间，需每周工作40~80小时。在医院培训阶段，主要集中学习内科相关知识和技能；在全科诊所培训阶段，分为全日制正规培训以及非全日制培训两种，带教老师监督和培训时间占掉1/3的时间。培训结束后，可申请考核。考试内容包括一份临床病例报告，如何进行检查、解读相关检查结果、如何治疗和给予建议等。

继续医学教育阶段，一般由联邦医师协会和州医师协会组织并实施管理，继续医学教育的形式多样，包括报告会、专题报告会、各种学术会议等，但德国并没有专科医师资格再认证的要求。

古巴家庭医生培养（图3）

古巴是全球最早开启大学医学教育的国家之一。早在1726年古巴的修道院就已开始教授医学课程。1728年包括有医学院的哈瓦那大学正式成立。古巴是发展中国家中较早开展全科医学教育并取得巨大成功的国家，已成为各国学习的榜样。古巴的医学教育由卫生部主管，其家庭医生培养过程如图4所示，首先是为期六年的院校医学教育，其中，医学

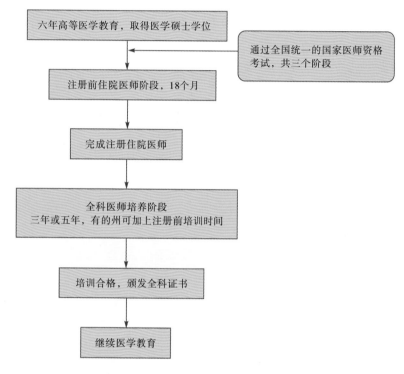

图2　德国全科医师培养体系

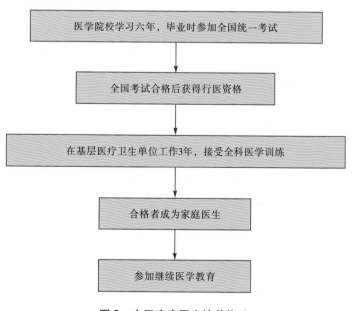

图3　古巴家庭医生培养体系

院校、教学医院、社区综合诊所是古巴开展医学教育的主要场所。在此基础上古巴政府于1984年正式实行"家庭医生制"。

古巴建立的是"三级医疗网"，家庭医生是古巴初级医疗网的主要载体，作为综合性的医学专家，承担着为居民提供早期、基本和普遍的医疗卫生保健服务。古巴的全部医学院（25所）都已设置了家庭医学系。国家实施以社区为基础的医学教育，本科教育中大大强化了家庭医学课程和社区教学，如在2008~2009学年启用的医学本科阶段大学-社区综合诊所医学培训计划中，各年级的家庭医学课程教学的安排是：第一学年第一学期，家庭医学Ⅰ，20周；第二学期，家庭医学Ⅱ，22周。第二学年第一学期，家庭医学Ⅲ，16周；第二学期，家庭医学Ⅳ，21周。第四学年第一学

期，家庭医学Ⅴ，6周。第五学年第一学期，家庭医学Ⅵ，7周。前五年合计安排的家庭医学教学纵跨6个学期，持续长达92周。第六学年临床实习轮转期间还需在家庭医学科室轮转8周。由于古巴在医学教育中强化一个理念，即医生是在医院里实地培养和实践中进行的，因此，古巴的医学教育强调早期接触临床、早期接触社区，医学生入学后即安排到各综合诊所学习和参加社区及临床工作，通过带教教师的指导和培训，使理论知识和实践很好地结合。除了传统的带教方式，古巴还尝试开展远程医学教育，并利用电视、光盘等手段开展教育和培训。医学生完成院校医学教育后参加全国统一考试，合格者具有行医资格，然后必须到基层医疗卫生单位工作3年（其中男性需服兵役1年，工作2年），并

为每人配备2名护士，在辖区诊所指导下，负责120个家庭约750名居民的基本医疗、公共卫生、健康教育等工作及培训，合格者成为家庭医生。家庭医生主要工作内容包括负责病人常见疾病的治疗及转诊、社区居民的医疗保健工作、卫生保健知识的宣传教育及建立社区居民家庭健康及卫生情况档案。古巴对家庭医生的综合素质及能力要求严格，凡业务技能和思想品质不合格者都不能担任家庭医生。此外，政府很重视家庭医生的生活待遇，其工资较高，住房等由国家提供。成为家庭医生开展工作后，还需参加继续医学教育，主要包括国外培训和参加由古巴卫生部、医学会和各医院组织的继续医学教育项目。

美国家庭医学教育培养（图4）主要包括医学院校教育、毕

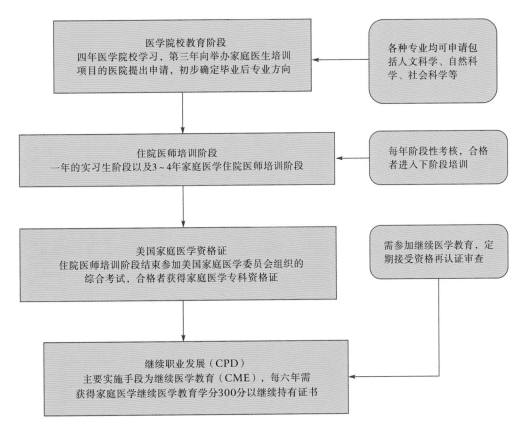

图4 美国家庭医生培养体系

业后家庭医学住院医师培训和继续职业发展，共包括两次重要考试，即美国执业医师执照考试以及住院医师培训结束后的综合考试，合格者获得由美国家庭医学委员会（American Board of Family Medicine，ABFM）颁发的家庭医生资格证书。

医学院校教育期间即开设与家庭医学相关的课程，主要包括临床见习前教育、家庭医学临床见习、临床见习后教育。临床见习前教育重点培养学生整体照顾、家庭照顾和社区卫生保健工作及适应大卫生开展工作的能力。家庭医学临床见习期间要求基于预防与健康、急性和慢性疾病诊治、社区医学与群体照顾医学，实施由全科医学原则以及美国毕业后医学教育认可委员会提出的能力标准构建的培养方案。临床见习后教育重点培养医学生进入家庭医学住院医师培训项目所需的能力。学生可在第三年初步选择毕业后专业方向。想成为家庭医生的毕业生可以向举办家庭医生培训项目的医院提出申请，经考试进入毕业后家庭医学培训项目。家庭医学住院医师培训主要培养住院医师应具备的 6 种能力：病人诊治能力、应掌握的医学知识、以执业为基础的学习与工作改进能力、人际关系与交流技能、专业化方面的能力、以医疗服务系统为基础的职业能力。其培训内容包括：家庭医学核心内容、人类行为和精神卫生、成人医学、产科照顾、妇科照顾、外科病人照顾包括普外及外科亚专科、急诊，新生儿、婴儿、儿童和青少年照顾、社区医学、老年病人诊治、皮肤病病人诊治、影像诊断学、教学会议、住院医师科研与奖学金项目、执业管理、选修课

程，总共为 36 个月。此外，美国的家庭医学设置了 3 个亚专科，包括老年医学、运动医学、青少年医学，家庭医生可在住院医师培训阶段结束后进行申请，得到项目资助后即可参加培训。在家庭医学住院医师培训三年期间，住院医师每年需参加 ABFM 组织的统一考试，合格后方可进入下一阶段培训，三年结束后，还要参加由该委员会统一组织的综合考试，考试合格者获得 ABFM 颁发的家庭医生资格证书，注册成为一名家庭医学专科医师。

注册成为家庭医生后，需参加家庭医学继续职业发展（Continuous professional development，CPD），定期接受资格再认证。CPD 旨在通过个人及团队的不断学习和自我完善，维持高水准医学水平及质量，不断提高医疗能力，以适应预防保健和疾病诊疗的需要。CPD 主要实施的方式为继续医学教育（continuous medical education，CME），要求家庭医生每 3 年需获得 CME 150 学分，每 6 年要获得资格再认证。此外，相较于 CME，CPD 更强调组织和个人能力共建，即要求个人学习目标与组织发展目标一致。

（孟　群）

quánkē yīshī

全科医师（general practitioner，GP）接受过全科医学专门训练、执行全科医疗的卫生服务提供者。又称家庭医生。众多的发达国家都重视全科医师队伍的培养与建设，在国家卫生服务体系人力资源配置中占很高的比重。其中，许多国家相继建立了国家级全科医师培养标准，在医学院校设立全科医学系，以重视基于临床实践的研究工作，重视以社区为导向的基层卫生保健服务以及社区

全科医师团队服务建设，通过建立全科医师首诊制来有效实现国家卫生服务公平性以及保障居民健康水平的提升。

形成过程　全科医师的概念最早源于欧洲，在爱尔兰共和国、英国等国联邦制国家内，对全科医师有着明确的定义。在北美，全科医师更多地被称作家庭医生，但两者的概念又不完全等同。1969 年美国家庭医疗委员会（American Board of Family Practice，ABFP）的成立，标志着家庭医学学科的形成。ABFP 的前身为 1947 年成立的美国全科医学会（American Academy of General Practice，AAGP），后转变为家庭医学。其形成与社会环境、疾病谱改变、政治因素等有较大关联，但这种关系逐渐淡化，ABFP 于 2005 年更名为美国家庭医学委员会（American Board of Family Medicine，ABFM），是美国第二大医学专科委员会。1972 年，世界家庭医生组织在澳大利亚墨尔本成立，该组织是世界全科/家庭医生的学术组织，家庭医学的国际影响力逐步扩大。欧洲国家的全科医师和北美、亚洲等国的家庭医生在内涵上更为接近，均指的是接受过完整家庭医学/全科医学专业规范化培训获得相应资质的医师。美国的家庭医疗学会（American Academy of Family Physicians，AAFP）对家庭医生的定义是经过家庭医疗这种范围宽广的医学专业教育训练的医师，具有独特的态度、技能和知识，从而为家庭的每个成员提供连续性和综合性的医疗照顾、健康维持和预防服务。此外，基层医生或基层保健提供者（primary health care provider）指的是病人最先接触的医师，与家庭医生或全科医

师的定义相差甚远。为了避免与基层医生这样的术语产生混淆，通科医生（Generalist physician）一词于 80 年代产生，是指经过医学各个领域的培训，能够为社区病人提供多科医疗照顾的医师，即经过系统培训的全科医师，但通科医生概念有一定的局限性，故多采用全科医师代替通科医生。全科医学于 20 世纪 80 年代末引入中国，之后，全科医学教育的开展以及全科医师的培训工作逐渐在各省市得到推广。从 2009 年新医改起，家庭医生制度开始在上海等部分城市试点，以后逐步扩大范围。家庭医生指在开展家庭医生责任制服务地区工作的医师，按规定应为取得全科医师资质的医务工作者。

基本内容 全科医师为个人、家庭和社区提供质优、方便、经济有效的、一体化的医疗保健服务，进行生命、健康与疾病全方位负责式管理。主要承担预防保健、常见病多发病诊疗和转诊、病人康复和慢性病管理、健康管理等一体化服务，被称为居民健康的"守门人"。全科医师的教育培训，主要是通过建立完善的全科医学培训途径，包括医学本科教育、毕业后全科专业培训和继续医学教育三个阶段，以医学基础理论和临床医学、预防医学基本知识及基本能力培养为主，加强全科医学理论和实践教学，强化医患沟通、基本药物使用、医药费用管理等方面能力的培养，使经过培养的全科医师无论在哪一阶段都在一个有组织和连贯的教育环境中学习和工作。

全科医师应具备的能力及承担的职责包括：①诊治能力。②评判、治疗个人心理及行为问题的能力。③掌握家庭评估、家庭治疗的能力。④服务社区的能力。⑤掌握社会学与伦理学方面的能力。⑥自我完善与发展的能力。⑦信息掌握和应用的能力。

全科医师应承担的角色包括：①对病人与家庭是医师、健康监护人（代理人）、咨询者、教育者、卫生服务协调者。②对医疗保健与保险体系是守门人、团队管理与教育者。③对社会是社区或家庭参与者、社区健康组织与监测者。

全科医师主要在基层医疗机构、社区卫生服务中心或站点提供服务，为辖区内居民提供基本医疗与公共卫生服务，包括门诊医疗、健康档案建立、慢性病管理、重点人群管理、健康教育、计划生育技术指导等。

（宗文红）

quánkē yīshī tuánduì

全科医师团队（general practitioner team）

以全科医师为核心，配备相关学科的卫生技术人员，为服务对象提供网络式健康照顾的医疗服务集体。又称全科服务团队。

形成过程 全科医师团队在不同的国家、不同的发展阶段有不同的名称，在社区卫生服务发展较完善的国家，家庭责任制医师已取代全科医师团队。如英国的全科医师团队是 1948 年以后成立，形成了由全科医师和其他医务人员（社区和初级保健护士、社会工作者、精神卫生护士、临床精神心理专家、顾问、营养学家、卫生访视员、理疗师和药剂师等）组成的团队。美国的家庭医生是以私人诊所的形式出现，并开始向专业化方向发展，出现联合开业的现象，形成一个团队，可以做到知识和技能的相互补充，

形成某种形式的全科医师团队。2006 年 2 月，国务院印发《关于发展城市社区卫生服务的指导意见》，明确指出要将发展社区卫生服务作为深化城市医疗卫生体制改革。之后，社区卫生服务改革在各地先后试点，各个地区都结合各自的实际开展了许多有特色的工作，全科医师团队就是在这样的背景下应运而生。例如上海从 2003 年开始探索社区卫生服务中心服务模式转换的试点，明确要求"探索以'全科团队'形式开展社区卫生服务"。

基本内容 全科医师团队是社区卫生服务机构为居民提供公共卫生服务和基本医疗服务的主体，主要以基层卫生机构为载体，以全科医师为核心，配备有公共卫生医师、社区护士，部分社区还配有中医、康复等其他卫生技术人员，合理使用社区资源和适宜技术，以健康为中心、家庭为单位、社区为范围、需求为导向，以妇女、儿童、老年人、慢性病病人、残疾人等为重点，以解决社区主要卫生问题、满足基本卫生服务需求为目标，为社区居民提供医疗、预防、保健、康复、健康教育和计划生育技术指导"六位一体"的服务团队。并在提供有效、经济、方便、综合、连续的基层卫生服务过程中强调社区卫生服务工作人员之间相互合作，全面保证对病人及其家庭的医疗、预防、保健、康复及健康促进等任务的实施。

全科医师团队主要在基层医疗机构、社区卫生服务中心或站点提供服务，为辖区内居民提供基本医疗与公共卫生服务，包括门诊医疗，健康档案建立、慢性病管理、重点人群管理、社区护理、康复指导、健康教育、计划

生育技术指导等。

（宗文红）

毕业后全科医学教育 bìyèhòu quánkē yīxué jiàoyù （postgraduate medical education for general practitioners）

在经过认可的培训基地，将医学院校毕业生培养成为合格全科医师的教育活动。又称全科医师规范化培训。培训年限一般为三年。通过毕业后医学教育培训，培养以人为中心、以维护和促进健康为目标，能向个人、家庭与社区居民提供综合性、协调性、连续性的基本医疗保健服务的合格全科医师；使受训学员具有高尚职业道德和良好专业素质、掌握专业知识和技能，具备独立开展全科医师工作的能力。广义的毕业后全科医学教育还包括医学研究生教育，见中国全科医学教育。

培训内容由全科医学相关理论学习、临床科室轮转、社区实习三部分组成。

全科医学理论学习内容包括全科医师综合素质培训相关课程和全科医学相关理论学习。全科医学相关理论课程包括全科医学概论、医患关系与医学伦理学、康复医学、临床心理咨询、社区预防保健、实用卫生统计与流行病学原理与方法、科研设计与论文撰写、社区卫生服务管理。全科医学理论学习采取集中授课和自学相结合的方式进行。

临床轮转主要在经过认可的医院（培训基地）进行。临床轮转涉及的科室为内科、儿科、精神科、急诊科、传染科、外科、妇产科、皮肤科、眼科、耳鼻咽喉头颈外科、康复科。临床科室轮转培训时间原则上不少于二年，并安排一定时间在基层实践基地和专业公共卫生机构进行服务锻炼。

社区实习主要是在指导教师的指导下开展全科医疗和社区卫生服务工作，实行一对一带教。公共卫生及社区实践培训形式有讲课、示教、案例讨论、教学研讨会、社区临床服务与预防工作实践、社区调查、相关专题研究等。教学内容包括全科医疗服务技能、社区重点人群保健、全科医疗服务管理。

全科医师规范化培训对象主要从具有本科及以上学历的临床医学专业毕业生中招收，以提高临床和公共卫生实践能力为主，在国家认定的全科医师规范化培训基地进行。培养期间享受培养基地住院医师待遇，财政根据不同情况给予补助，其中，具有研究生身份的，执行国家现行研究生教育有关规定；由工作单位选派的，人事工资关系不变。培训考核包括轮转考核、阶段考核、综合考核。各科室轮转培训完成后，由科室主任（负责人）根据大纲要求对受训医师轮转期间的学习和工作情况进行考核，组织理论知识和实践技能水平的出科考试，并认真填写各种考察评估记录；各阶段培训结束后，培训基地所在医院组织相应的考试、考核（基础理论、临床和社区卫生服务的综合理论和实践技能）；全部培训结束后，由各省、直辖市、自治区卫生厅（局）组织有关部门对受训医师进行全面考核和统一考试。考核合格者，授予全科医师规范化培训合格证书。在全科医师规范化培训阶段，参加培训人员在导帅指导下可从事医学诊查、疾病调查、医学处置等临床工作和参加医院值班，并可按规定参加国家执业医师资格考试。

（宗文红）

全科医师继续医学教育 quánkē yīshī jìxù yīxué jiàoyù （continuing medical education for general practitioners）

针对全科医师的，以学习医学新知识、新理论、新技术、新方法为主要内容的各种教育活动。是贯穿全科医师整个职业生涯的终身教育。继续医学教育方式采用学分制，其学分获取可通过多种形式获得，包括学术讲座、专题研讨会、学术会议、短期培训班、自学、进修、撰写论文和专著、参与教学科研等。

2000年卫生部颁发《关于发展全科医学教育的意见》，确定了全科医学教育体系基本框架，要求具有中级及中级以上专业技术职务的全科医师接受继续医学教育。2012年《国务院关于建立全科医生制度的指导意见》，要求加强对全科医师继续医学教育的考核，将参加继续医学教育情况作为全科医师岗位聘用、技术职务晋升和执业资格再注册的重要条件。

（宗文红）

全科医师岗位培训 quánkē yīshī gǎngwèi péixùn （in-service training for general practitioners）

对从事或即将从事社区卫生服务工作的执业医师，以学习全科医学知识、提升基本医疗和公共卫生服务能力为主要内容的短期教育活动。旨在使基层医生接受全科医学的理念，熟悉全科医疗的诊疗思维模式，提高其对社区常见健康问题和疾病的防治能力，达到全科医师岗位的基本要求。是全科医师规范化培训制度逐步建立和完善过程中，为适应医药卫生改革、发展全科医学服务对全科医师的迫切需要而采取的重要措施。

2000 年卫生部颁发《关于发展全科医学教育的意见》，确定了全科医学教育体系基本框架，其中包括了全科医师岗位培训，2006 年启动了全科医师骨干培训项目，2010 年颁发了《全科医师岗位培训大纲》。

全科医师岗位培训包括理论教学、临床技能培训和社区卫生实践。理论培训由省级卫生行政部门认定的、具有大专及以上学历教育资质的培训机构承担；临床技能培训由省级卫生行政部门认定的临床培训基地培训；社区卫生实践由省级卫生行政部门认定的社区培训基地进行。此外，还可根据需要安排到预防保健机构、基本医疗保险经办机构、街道办事处、社区居民委员会接受学习。

培训方式采取脱产、半脱产或业余学习的方式进行，采用理论讲授、小组案例讨论、临床和社区实践相结合的以现代化教学手段为辅助的教学方法。培训结束的考核分为理论考试和实践技能考核两部分，由省级卫生行政部门统一组织，其中理论考试由国家医学考试中心统一命题。通过理论及技能考核者，获得省级卫生行政部门审核后统一颁发的《全科医师岗位培训合格证书》。

（宗文红）

shèqū hùshi gǎngwèi péixùn

社区护士岗位培训（ in-service training for community nurses） 对即将从事社区卫生服务工作的注册执业护士开展的短期教育活动。旨在通过培训使学员逐步转变服务理念，掌握社区护理的基本理论和基础知识，具备向个人、家庭和社区提供综合性、连续性、协调性和高情感性护理服务的基本技能，从而达到社区护士岗位的基本要求。

为了解决基层需求，采取多种措施加强全科医学团队卫生技术人才的培养，2000 年卫生部颁发《关于发展全科医学教育的意见》，确定了全科医学教育体系基本框架，其中包括对在社区工作的执业护士等其他卫生技术人员，进行全科医学知识和技能的培训，充分发挥团队作用，提高社区卫生服务质量和水平。2002 年卫生部《社区护理管理的指导意见（试行）》规定社区护士要通过规定的社区护士岗位培训，以满足不断发展的社区护理的需要。2006 年相继公布的《国务院关于发展城市社区卫生服务的指导意见》《人事部、卫生部、教育部、财政部、国家中医药管理局关于加强城市社区卫生人才队伍建设的指导意见》《教育部关于加强高等医学院校全科医学、社区护理学教育和学科建设的意见》等文件，要求在"十一五计划"期间（2006 年~2010 年）中央财政专门设立培训项目，提供培训经费，使城市社区工作的护士普遍得到岗位培训。

基本内容 社区护士岗位培训包括理论培训、临床技能培训、社区实践三个模块。培训内容包括社区卫生服务概论、社区护理概论、社区健康教育与健康促进、社区特殊人群的保健、社区常见慢性非传染性疾病病人的护理及康复、社区常见传染病的护理与突发公共卫生事件的处理、社区精神卫生及精神障碍者的护理管理、社区紧急救护、临终关怀、社区常用护理技术操作。

运行方式 培训方法包括脱产、半脱产的培训方式，采取理论讲授与实践相结合的教学方法为主、自学为辅的方式。培训结束后的考核分为理论考试和实践技能考核两部分。考核试题由国家卫生行政部门建立试题库，并统一命题。实践技能考核工作由省级卫生行政部门统一组织。国家卫生行政部门对培训效果进行抽查。通过培训考核合格者，由省级卫生行政部门颁发《社区卫生岗位培训合格证书》。

（宗文红）

quánkē yīxué kèchéng

全科医学课程（ general practice curriculum） 讲授全科医学理论知识的一组科目及其进程。分为本科教育阶段的全科医学课程以及毕业后全科医师规范化培训阶段的全科医学课程两部分。中国全科医学课程始于 1989 年首都医科大学全科医学培训中心成立之初。

本科教育阶段的全科医学系列课程作为必修课或选修课，对所有临床医学（或中医学）本科生开放。通过学习，使医学生了解全科医学思想、内容及全科医师的工作任务和方式，并为将来成为全科医师、促进全科医师与专科医师的沟通和协作打下基础。全科医师规范化培训的课程针对接受全科医师规范化培养的受训学员开放，旨在通过教育，培养具有高尚职业道德和良好专业素质、掌握专业知识和技能，能独立开展工作，以人为中心、以维护和促进健康为目标，向个人、家庭与社区居民提供综合性、协调性、连续性的基本医疗保健服务的合格全科医师。

本科教育阶段主要核心课程包括全科医学概论、社区卫生服务管理等。毕业后全科医学教育阶段的核心课程包括全科医学概论、医患关系与医学伦理学、康复医学、临床心理咨询、社区预防保健、实用卫生统计与流行病学原理与方法、科研设计与论文撰写、社区卫生服务管理。全科医师岗位培训的核心课程包括全科医学基础及相关理论、全科医疗、社区预防以及社区保健与康复。全科医学课程体系整合了现代生物学、行为科学及人文社会科学，强调以人为中心、以家庭为单位、以社区为基础，并加强了医患交流与沟通技巧等能力的培养。课程中以社区常见病多发病为主，理论结合实践，强调了预防的方法与作用，并在教学过程中实行互动教学，以课堂讨论、案例分析等多种形式开展教学工作。

（宗文红）

quánkē yīxué jiàoyù shīzī

全科医学教育师资 （ general practice faculty ） 承担全科医学教学任务的教师。包括从事全科医学教学工作的理论课教师、临床教师、社区卫生实践指导教师。全科医学教育师资应掌握全科医学的基本理论和思维方法，并熟练应用于相关教学工作之中。

全科医学发展初期，具备资质的全科医学教育师资不足现象严重。为了推进全科医学教育，卫生部 2000 年出台《关于全科医学教育的意见》，强调加强师资队伍建设的重要性，在首都医科大学设立卫生部全科医学培训中心，主要承担全科医学教育师资和管理干部培训的工作，并对全国各地的全科医学教育培训提供技术支持。以后各省、区、市也相继建立了全科医学培训中心。同年卫生部科教司印发的《全科医学临床和社区培训基地基本要求》中确定了全科医学临床培训基地的师资标准以及全科医学社区培训基地的师资标准。全科医学基

础教育师资多来源于公共卫生学院或预防医学系。

（宗文红）

quánkē yīxué péixùn jīdì

全科医学培训基地 （ general practice training base ） 承担全科医学教育培训任务的医疗机构。分为全科医学临床培训基地及社区培训基地。全科医学培训基地是按照要求承担临床教学任务，对拟从事社区卫生服务工作的高等学校医学本科毕业生进行毕业后全科医学教育、对已在社区卫生服务机构工作或拟转岗到社区卫生服务岗位工作的在职执业医师进行岗位培训的场所。

全科医学临床培训基地 具备条件的二级甲等或县级及以上医院均可申请成为全科医学临床培训基地。临床培训基地教学条件包括具有完成全科医学教学任务的门诊、病房、教室、图书馆等，以及必要的教学设备。医院科室设置基本齐全，能按照要求完成教学任务。教学负责人应为具有大学本科以上学历和高级专业技术职务的医师。各科授课或带教教师应具有大专以上学历、有带教经验、具有中级及以上专业技术职务，带教教师必须经过全科医学理论和临床技能培训，定期参加继续医学教育。

全科医学社区培训基地 具备条件的社区卫生服务中心可申请成为全科医学社区培训基地。社区培训基地的教学条件包括服务场所符合卫生行政部门对社区卫生服务中心设置的规定；科室设置及功能完善，至少设有全科医学诊室、健康教育室、预防保健科、康复室等；具备必要的教学空间与相关设施；有相对固定的管理人口和完整的服务记录；具有社区健康促进网络，能利用

社区资源开展服务；与上级医疗、预防、保健机构有密切的业务联系。带教医师应接受过全科医学知识和技能培训，具有全科医学教学意识和经验，能够用全科医学理论指导实践工作；基地全体工作人员应具有团队精神，在社区卫生服务和教学工作中协调合作。

（宗文红）

zhuānyè xuéwèi yánjiūshēng jiàoyù

专业学位研究生教育 （ graduate education of professional degree ） 针对社会特定职业领域的需要，培养具有较强专业能力和职业素养的高层次应用型专门人才的学位教育活动。专业学位与相应的科学学位处于同一层次，培养规格各有侧重。中国的专业学位教育体系以硕士学位为主，硕士、博士两个学位层次并存。医学专业学位研究生教育是医学研究生教育的一种类型，培养从事临床医师、口腔医师、护师及公共卫生和新药研制与开发等工作的应用型人才。

1983 年教育部与卫生部联合下发了《关于培养临床医学硕士、博士学位研究生的试行办法》，1984 年首先在北京医科大学、中国协和医科大学、上海医科大学和中山医科大学试行。1986 年末，国务院学位委员会、国家教育委员会、卫生部联合下达《培养医学博士（临床医学）研究生的试行办法》，开始了临床型博士研究生培养的试点工作。1998 年 2 月，国务院学位委员会颁发了《临床医学专业学位试行办法》并确定首批试点单位，正式开展临床医学专业学位研究生教育试点工作。1999 年国务院学位委员会下发《口腔医学专业学位试行办法》开展口腔医学专业学位研究生教育。

2001 年设置了公共卫生硕士专业学位研究生教育，自 2010 年起，医学专业学位研究生教育进一步扩充，陆续增设了护理硕士专业学位和药学硕士专业学位研究生教育。2011 年又在临床医学专业学位类别下增设了全科医学和临床病理学领域研究生教育。2014年教育部等六部门联合下发《关于医教协同深化临床医学人才培养改革的意见》，推进临床医学专业学位研究生培养模式改革，临床医学硕士专业学位研究生教育与住院医师规范化培训有机衔接，临床医学博士专业学位研究生教育与专科医师规范化培训有机衔接。

中国开设的医学专业学位研究生教育有：临床医学硕士、博士专业学位研究生教育，口腔医学硕士、博士专业学位研究生教育，公共卫生硕士专业学位研究生教育、护理硕士专业学位研究生教育、药学硕士专业学位研究生教育。临床医学、口腔医学硕士专业学位的授予条件包括：完成培养方案所规定的课程学习及学分要求，成绩合格；取得《执业医师资格证书》；完成住院医师规范化培训并取得《住院医师规范化培训合格证书》；通过硕士学位论文答辩。

（段丽萍）

kēxué xuéwèi yánjiūshēng jiàoyù

科学学位研究生教育（graduate education of scientific degree）
培养侧重于理论和学术研究人才的研究生教育活动。医学科学学位研究生教育是医学研究生教育的一种类型，培养将来从事医学基础理论或医学应用基础理论的研究人员。

在 20 世纪 60 年代以前，中国就学习苏联模式开展研究生教育，招收培养医学研究生。当时研究生教育规模比较小，没有实行学位制度。1980 年颁发的《中华人民共和国学位条例》，规定研究生教育分为硕士、博士两级，但未区分专业学位和科学学位。1997 年 4 月，国务院学位委员会审议通过《关于调整医学学位类型和设置医学专业学位的几点意见》，规定硕士、博士这两级学位针对不同学科和不同职业背景对人才的不同要求，分为两种类型：一类是"医学科学学位"，一类是"医学专业学位"；明确了医学科学学位研究生教育以培养从事基础理论或应用基础理论研究人员为目标，科学学位研究生教育进入制度化、规范化管理阶段。

医学科学学位研究生教育涵盖医学门类下的基础医学、临床医学、口腔医学、公共卫生与预防医学、中医学、中西医结合、药学、中药学、特种医学、医学技术、护理学等学科专业，分为硕士和博士研究生教育两个级别。

（段丽萍）

yánjiūshēng dǎoshī

研究生导师（tutor）
按一定标准和程序遴选和审定，负责指导研究生培养的教师和专业人员。又称研究生指导教师。对于临床医学、口腔医学专业学位研究生导师，除了具备一定教学或科研成绩外，还需要较好的临床医疗水平、医德医风等。

形成过程 硕士生导师的遴选，由学位授权单位自主审定。博士研究生导师审批经历三个阶段：第一阶段为 1981～1984 年，需经过国务院学位委员会审核，由国务院批准。第二阶段为 1985～1993 年，需由国务院学位委员会审核批准。第三阶段为 1993 年以后，由学位授予单位自行审定。1993 年、1994 年先后两次在博士学位授予单位进行试点，1995 年为适应博士生教育发展的需要和扩大博士学位授予单位的办学自主权，国务院学位委员会第十三次会议决定全面改革博士生指导教师评审办法，从 1995 年起国务院学位委员会不再单独审批博士生指导教师，逐步实行由博士学位授予单位依据国务院学位委员会和国家教育委员会的有关规定，在审定所属各博士学位授予单位招收培养博士生计划的同时遴选确定博士生指导教师。

基本内容 中国研究生培养制度规定，攻读学位研究生必须有指导教师。研究生导师分为硕士生指导教师和博士生指导教师。研究生导师针对学生个体差异，因材施教，在教师与学生之间建立一种"导学"关系，指导学生的思想、学习和生活。由于学生在学习期间经常接受导师的直接指导，导师的思想、言行举止都会对学生产生深刻影响。

硕士生指导教师具有招收和培养攻读硕士学位研究生的资格。一般由学术水平较高，具有丰富的教学经验和坚实的理论基础、系统的专门知识，在某一方面进行过较系统的研究工作，在教学或研究工作中有一定成绩，正在从事科学研究，具有严谨的治学态度、良好的思想品德，堪为师表的教授、副教授或具有相应专业技术职务的人员担任。

博士生指导教师具有招收和培养攻读博士学位研究生的资格。一般由学术造诣较深，在教学或科研工作中成绩显著，正在从事或指导较高水平的科学研究工作并获得一定的成果，治学严谨，学风正派，思想品德高尚的教授或具有相应专业技术职务的人员担任。

（段丽萍）

yánjiūshēng zhǐdǎo xiǎozǔ

研究生指导小组（graduate steering group） 在研究生培养过程中为更好地发挥导师和集体指导研究生的双重作用而形成的组织形式。1996 年国家教育委员会研究生工作办公室召开的一次博士生培养工作专家研讨会上，专家们呼吁改变传统的师傅带徒弟的单一培养方式，发挥学术群体作用，建立和完善有利于集体培养和指导博士生作用的体制，真正让博士生指导小组专家发挥实际的指导作用。很多研究生培养单位接受了这个建议，通过指导小组形式加强研究生培养工作。

研究生指导小组成员多以研究生指导教师为主，针对研究生的素质和特点、具体培养目标及要求、研究生的研究方向及参与和承担的研究任务等情况来确定其他成员。除教师外，指导小组还可包括实验员及有关的技术人员。研究生指导小组多由指导教师提议，经相关部门审核批准后成立，并在研究生毕业时即告结束。研究生培养工作的重要事项由研究生指导小组讨论决定。研究生指导小组形式可以发挥集体的作用，避免导师个人学术研究的局限性，有利于加强导师及任课教师对研究生的指导，提高研究生培养质量。

（段丽萍）

shuāngdǎoshīzhì

双导师制（double tutorial） 由不同岗位高级专业技术职务的两位教学、科研人员或其中有一位为高级专业技术职务人员或管理人员共同指导研究生的导师负责制。

双导师制于 1988 年首先在中国人民大学实行，1992 年国家教育委员会研究生工作办公室召开的全国文科应用类研究生培养工作座谈会对双导师制予以充分肯定。双导师制一般为高等学校或科研机构的专职导师和实际业务部门的兼职导师共同实施对研究生的指导。实施双导师制，对高等学校或科研机构在研究生培养工作中加强与实际业务部门的联系与合作，取得实际业务部门各方面的支持，是一个重要保证措施，也是培养单位联结和沟通实际业务部门的渠道和桥梁。

双导师制实施过程中，校内与校外导师间应具有相对固定的对应关系，即一位校内导师与一位校外导师共同指导学生。校内导师在完成自己本职工作的同时，还应承担学生与校外导师的联系工作。校内导师的主要职责为侧重于学生学习能力的培养，提升学生的发展空间，以师德教风潜移默化地影响学生，引导其掌握好的学习方法，取得优异的学习成绩，进而培养学生的专业能力。校外导师的主要职责侧重于指导学生提高操作能力，培养学生良好职业道德的形成，完成一定学时的学生实践教学指导工作。

（段丽萍）

kēyán xùnliàn

科研训练（scientific research training） 建立在科学研究活动基础之上，以培养研究生掌握科学研究的手段、方法和技能为主要目的的教育活动。

科研训练是医学研究生教育的重要组成部分，在指导教师的指导下进行。使学生接受从收集有关文献资料、调查及预实验研究、选择课题、制订研究计划、进行研究设计、采集和分析处理数据、做出科学结论，直至撰写科研报告（或论文）等一整套研究方法的综合训练。医学研究生教育的科研训练选题应紧扣医药卫生工作的实际，对医学的发展有理论意义或应用价值。

医学科学学位研究生教育和专业学位研究生教育均应进行科研训练，但医学专业学位研究生更强调学位论文应紧密结合医疗卫生工作实际，学位论文应表明申请人已经具备运用医学的理论和方法分析解决实际问题的能力；学位论文形式可为文献综述、荟萃分析及临床研究报告。在科研训练过程中，要特别注重发挥研究生的主观能动性。教师的角色是教练，主要起引导作用，研究生要根据自己的学习情况、擅长的领域以及兴趣，积极、主动、并有创造性地参与科研活动。

（段丽萍）

xuéwèi kèchéng

学位课程（academic degree course） 申请硕士或博士学位者必修的科目。学位课程学习是医学研究生教育的重要环节。通过学位课程的学习，使研究生掌握取得学位所要求的基础理论和专门知识，为后续的学习和研究打好基础。学位课程包括公共必修课和专业必修课两部分。公共必修课包括马克思主义理论课、外国语等课程；专业必修课是根据不同的学位类型和学科专业开设的反映本门学科最重要的基础理论和专业知识课程，分为专业基础课和专业课。

硕士研究生的学位课程和要求：①马克思主义理论课。要求掌握马克思主义的基本理论。②基础理论课和专业课，一般为3~4 门。要求掌握坚实的基础理论和系统的专门知识。③一门外国语。要求比较熟练地阅读本专业的外文资料。

博士研究生的学位课程和要求：①马克思主义理论课。要求较好地掌握马克思主义的基本理论。②基础理论课和专业课。要求掌握坚实宽广的基础理论和系统深入的专门知识。③两门外国语。第一外国语要求熟练地阅读本专业的外文资料，并具有一定的写作能力；第二外国语要求有阅读本专业外文资料的初步能力。个别学科、专业，经学位授予单位的学位评定委员会审定，可只考第一外国语。

学位课程的考试由学位授予单位组织进行。其中，基础理论课和专业课的考试，由学位授予单位学位评定委员会指定三位专家组成的考试委员会实施。考试委员会主席必须由教授、副教授或相当职称的专家担任。

（段丽萍）

xuéwèi lùnwén

学位论文（dissertation） 高等学校或研究机构的学位申请人为取得学位，在导师指导下所完成的对科学研究或科学试验成果的书面报告。是学术论文的一种形式，是评价学位申请人学术水平的重要依据，也是学位申请人获得学位的必要条件之一，在格式等方面有严格要求。

形成过程 学位制度起源于中世纪的欧洲。1180 年巴黎大学颁发了第一批神学博士学位。学位论文答辩制度由德语国家首创，以后相继被各国效仿。学位论文根据所申请学位的不同，可分为学士论文、硕士论文和博士论文三种；按研究方法的不同，可分理论型、实验型和描述型三类。理论型论文所运用的研究方法是理论证明、理论分析和数学推理；实验型论文是指运用实验方法，

进行实验研究而获得的科研成果；描述型论文指运用描述、比较和说明的方法，对新发现的事物或现象进行研究而获得的科研成果。凡经答辩通过的学位论文，多为具有独创性的研究成果并能显示论文作者的专业研究能力。学位论文要求选题新颖，具有系统性、理论性，阐述详细，参考文献涉及内容全面，有助于对相关文献进行追踪检索。

基本内容 学士学位论文应能表明作者确已较好地掌握本门学科的基础理论、专门知识和基本技能，并具有从事科学研究工作或负担专门技术工作的初步能力。硕士学位论文应能表明作者确已在本门学科上掌握了坚实的基础理论知识和系统的专门知识，并能对所研究的课题有新的见解，有从事科学研究或独立负担专门技术工作的能力。博士学位论文应能表明作者确已在本门学科上掌握了坚实宽广的基础理论知识和系统深入的专门知识，具有独立从事科学研究工作的能力，并在科学或专门技术上做出了创造性的成果。医学专业学位论文可以是含有综述的病例分析报告，紧密结合临床实际，以总结临床实际经验为主。

（段丽萍）

tóngděng xuélì rényuán shēnqǐng xuéwèi

同等学力人员申请学位（application of Master/Doctor degrees by in-service personnel with equivalent qualifications） 在职工作人员达到硕士或博士研究生毕业同等学术水平，经所在单位同意，可向学位授权单位申请相应的学位。《中华人民共和国学位条例》规定：具有研究生毕业同等学力的人员，通过硕士

（博士）学位的课程考试和论文答辩，成绩合格，达到规定的学术水平者，授予硕士（博士）学位。

学位授予单位接到申请后，应对申请人进行资格审查，对其简历、思想政治表现、科研成果、工作成绩、业务能力等相关材料进行审核；对确定具有申请资格的申请人，进行同等学力的认定，包括教学、科研、专门技术、管理等方面做出成绩的认定；专业知识结构及水平的认定（包括课程考试、外国语水平全国统一考试、学科综合水平全国统一考试）；学位论文水平的认定。申请人通过同等学力认定后，经学位授予单位学位评定委员会批准，获得硕士（博士）学位。

同等学力申请临床医学、口腔医学硕士专业学位者，一般指正在接受住院医师规范化培训的住院医师或已获得《住院医师规范化培训合格证书》的临床医师，其申请学位专业应与住院医师规范化培训专业相对应，在经过学位授予单位的资格审查后，通过相关课程考核、临床能力考核和学位论文答辩等同等学力认定后，由学位授予单位学位评定委员会授予临床医学、口腔医学硕士专业学位。

同等学力申请临床医学、口腔医学博士专业学位者，需获得医学专业硕士学位且在本学科专业从事医疗工作一定时间，完成专科医师规范化培训，由学位授予单位对其进行资格审查，认定具有同等学力后，授予临床医学、口腔医学博士专业学位。

（段丽萍）

xuéwèi píngdìng wěiyuánhuì

学位评定委员会（Degree Evaluation Committee） 有学位授予权的高等学校和科研机构，

根据《中华人民共和国学位条例》设立的学位评定组织。负责领导所在单位的学位授予工作。

《中华人民共和国学位条例》及其实施办法，规定学位授予单位应设立学位评定委员会，同时对学位评定委员会的职责、任期及组成人员等做了具体规定。学位评定委员会由9～25名成员组成，任期2～3年。成员包括所在单位的主要负责人和教学、研究人员。委员会成员原则上在博士生导师中遴选。学位评定委员会成员名单应由所在单位报主管部门批准。学位评定委员会主席由学位授予单位有教授或相当职称的主要负责人担任。国务院学位委员会委员是校学位评定委员会的当然委员。

根据国务院批准授予学位的权限，学位评定委员会具有以下职责：①审查并通过接受申请硕士和博士学位的人员名单。②确定硕士学位的考试门数、科目及博士学位基础理论课、专业课的考试范围。③审批主考人及论文答辩委员会的成员名单。④通过学士学位的获得者名单。⑤做出授予硕士学位的决定。⑥审批申请博士学位的人员免除部分或全部课程考试的名单。⑦做出授予博士学位的决定。⑧通过授予名誉博士学位的人员名单。⑨做出撤销因违反规定而授予学位的决定。⑩研究和处理授予学位中的争议和其他事项。

（段丽萍）

xuéwèi lùnwén dábiàn wěiyuánhuì

学位论文答辩委员会（Dissertation Committee） 由同行专家组成的考核、评审申请者相应学位论文的工作组织。负责审查硕士或博士学位论文，并组织答辩，还可就是否授予硕士或博士学位

做出决议。论文答辩通常以口头问答方式进行。

《中华人民共和国学位条例暂行实施办法》对学位论文答辩委员会的组成、职责等做了具体规定。答辩委员会成员在答辩前应审阅论文，答辩时进行提问和参加表决，未出席的委员不得委托他人或以通讯方式投票。

硕士学位论文答辩委员会由3～5人组成，其中一般应有外单位的专家。论文答辩委员会主席由教授、副教授或相当职称的专家担任；博士学位论文答辩委员会由5～7人组成，其中半数以上应是教授或相当职称的专家，成员当中必须包括2～3位外单位专家，论文答辩委员会主席一般由教授或相当职称的专家担任。论文答辩委员会根据答辩的情况，就是否授予硕士或博士学位做出决议。决议均采取不记名投票的方式，经全体成员三分之二以上同意后，方得通过。

（段丽萍）

xuéwèi shòuyǔ biāozhǔn

学位授予标准（the standard of degree granting） 学位获得者应达到的条件和要求。1981年《中华人民共和国学位条例暂行实施办法》规定了学士、硕士和博士三级学位的授予标准。

学士学位授予标准：高等学校本科毕业，成绩优良，能较好地掌握医学学科基础理论、基本技能和专门知识，具有初步从事医学科学研究工作或担负专门技术（临床）工作的能力，授予医学学士学位。

硕士学位授予标准：高等学校和科学研究机构的研究生，或具有研究生毕业同等学力的人员，通过硕士学位的课程考试和论文答辩，成绩合格，达到下述学术

水平者，授予医学硕士学位：①在医学学科上掌握坚实的基础理论和系统的专门知识。②具有从事医学科学研究工作或独立担负专门技术工作的能力。授予临床医学、口腔医学硕士专业学位者还应具有较强的临床分析和思维能力，能独立处理本学科领域常见病，完成住院医师规范化培训等。

博士学位授予标准：高等学校和科学研究机构的研究生，或具有研究生毕业同等学力的人员，通过博士学位的课程考试和论文答辩，成绩合格，达到下述学术水平者，授予医学博士学位：①在医学学科上掌握坚实宽广的基础理论和系统深入的专门知识。②具有独立从事医学科学研究工作的能力。③在医学科学或专门技术上做出创造性的成果。授予临床医学、口腔医学博士专业学位者还应具有较严密的逻辑思维和较强的分析问题、解决问题的能力，熟练掌握本学科的临床技能，完成专科医师规范化培训等。

（段丽萍）

xuékē

学科（discipline） 一定的科学领域或一门科学的分支。具有独立的知识体系。构成一门独立学科的基本要素主要有：①研究的对象或领域，是独特的、不可替代的。②理论体系，即特有的概念、命题、原理、规律等构成严密的逻辑化的知识系统。③方法论，即学科知识的生产方式。在高等学校和科研机构中，学科是教学、科研等的功能单位。

1990年，国务院学位委员会和国家教育委员会联合下发《授予博士、硕士学位和培养研究生的学科、专业目录》。1997年作了修订。1998年教育部颁发了

《普通高等学校本科专业目录》。在此基础上，国务院学位委员会、教育部启动了学科目录修订工作，对学科目录设置与管理的机制进行了改革。2011 年教育部颁发了《学位授予和人才培养学科目录》。学位授予和人才培养学科目录分为学科门类和一级学科，是国家进行学位授权审核与学科管理、学位授予单位开展学位授予与人才培养工作的基本依据，适用于学士、硕士、博士的学位授予及招生和培养。

学位授予和人才培养学科目录分为哲学、法学、经济学、文学、教育学、历史学、工学、理学、农学、医学、管理学、军事学、艺术学 13 个学科门类。每个门类下设若干个一级学科。医学门类下分为基础医学、临床医学、口腔医学、公共卫生与预防医学、中医学、中西医结合、药学、中药学、特种医学、医学技术、护理学 11 个一级学科。

（段丽萍）

yījí xuékē

一级学科（first class discipline）

具有共同理论基础或研究领域相对一致的学科集合。在中国高等教育学位授予和人才培养学科体系中，是学科门类下设的学科层次。又称专业类。医学门类下设基础医学、临床医学、口腔医学、公共卫生与预防医学、中医学、中西医结合、药学、中药学、特种医学、医学技术、护理学 11 个一级学科。

一级学科原则上按照学科属性进行设置。2009 年国务院学位委员会、教育部印发了《学位授予和人才培养学科目录设置与管理办法》，规定一级学科目录由国务院学位委员会和教育部共同制订，并进行学位授权审核与学科管理，是学位授予单位开展学位授予与人才培养工作的基本依据。

一级学科的调整每 10 年进行一次，一级学科调整程序为：①一定数量学位授予单位或国家有关部门提出调整动议，并依据本办法第七条的规定提出论证报告。②国务院学位委员会相关学科评议组对调整动议和论证报告进行评议，提出评审意见。③国务院学位委员会办公室根据论证报告、专家评审意见提出调整方案。④国务院学位委员会办公室将调整方案再次征求学位授予单位和专家意见。⑤报国务院学位委员会会同教育部批准后，编制成一级学科目录。

设置一级学科应具备以下基本条件：①具有确定的研究对象，形成了相对独立、自成体系的理论、知识基础和研究方法。②一般应有若干可归属的二级学科。③已得到学术界的普遍认同。在构成本学科的领域或方向内，有一定数量的学位授予单位已开展了较长时间的科学研究和人才培养工作。④社会对该学科人才有较稳定和一定规模的需求。

（段丽萍）

èrjí xuékē

二级学科（secondary discipline）组成一级学科的基本单元。在中国高等教育学位授予和人才培养学科体系中，是一级学科下设的学科层次。根据教育部 2011 年公布的数据，医学门类包括 11 个一级学科、44 个二级学科。

授予硕士、博士学位和培养研究生的二级学科，原则上由学位授予单位依据国务院学位委员会、教育部发布的学科目录，在一级学科学位授权权限内自主设置与调整。

二级学科目录每 5 年编制一次。由教育部有关职能部门在对原有二级学科的招生、学位授予和毕业生就业等情况进行统计分析的基础上，将已有一定数量学位授予单位设置的、社会广泛认同的、且有较大培养规模的二级学科编制成二级学科目录。

学位授予单位根据国家经济和社会发展对人才的需求，结合本单位学科建设目标和人才培养条件，按一级学科学位授权权限，可在二级学科目录内，自主设置与调整本一级学科下的二级学科。在二级学科目录外，自主增设（含更名，下同）二级学科，须按照教育部规定的基本程序。

设置二级学科应具备以下基本条件：①与所属同一级学科下的其他二级学科有相近的理论基础，或是所属同一级学科研究对象的不同方面。②二级学科要有相对独立的专业知识体系，并已形成若干明确的研究方向。③社会对该二级学科应有一定规模的人才需求。④学位授予单位应设置该二级学科所必需的学科基础及人才培养条件，有一支年龄结构、知识结构和专业技术职务结构均合理的教师队伍，并能开设培养研究生所需的系列课程。

（段丽萍）

jiāochā xuékē

交叉学科（interdisciplinary）

由两门或两门以上的学科相互渗透、融合而成的学科。以单学科或多学科结合为表现形式。交叉学科常常发生在学科的边缘或学科之间的交叉点上。

美国哥伦比亚大学心理学家伍德沃斯于 1926 年首创了专门术语"跨学科"，到了 20 世纪 50 年代，这一术语在社会科学界被普遍使用。1984 年中国国务院通过了《关于学科工作的六条方针》，特别提到"自然科学中有与社会科学交叉的学科，不要搞批判"，这是政府文件中第一次涉及"交叉学科"。1986 年天津创办了《交叉学科》杂志，1987 年，光明日报出版社出版了《交叉学科文库》第一辑。学科交叉的项目通常源于对单一学科无法、或是无意对某些重要问题进行研究的认识。例如，生物医学工程是以技术与工程的手段，研究和解决生物学和医学中的有关问题，是综合生物学、医学和工程技术学的交叉学科，属于高新科技研究领域，其研究方向涉及生物医学信息技术、医疗仪器技术研究、生物医学材料与组织工程研究以及功能成像研究等领域。只有在综合了数个学科的知识和研究方法时，这些研究方向才有可能取得成功。但是，也有不少交叉学科起源于新的研究方向，如纳米生物医学，是在现代医学以及生物学的基础上运用纳米技术开展生物医学研究的新兴交叉学科。交叉学科的发展推动了科学进步，促进了新理论、新发明的产生，以及新的工程技术的出现，促使科学本身向着更高水平和更深层次发展。

(段丽萍)

zhùyuàn yīshī péixùn

住院医师培训（residency training）

医学本科及以上层次毕业生在完成医学院校教育后，以住院医师身份，在认定的培训基地接受以提高临床能力为主的系统化、规范化的专业教育活动。临床医学是一类实践性很强的学科。刚毕业的医学生不具备独立诊治病人的能力，必须在上级医师指导下，经过师带徒式的、日积月累、循序渐进的临床实践过程，才能将院校学习的医学理论知识转化为临床诊疗能力，成为相应专科的合格临床医师。培训期间住院医师具有临床工作者和受训者两种身份。住院医师培训在医学教育连续统一体中属于毕业后医学教育。

形成过程 住院医师培训最早始于德国，发展于 19 世纪 90 年代的美国，经过 100 多年的临床医疗和教学实践的发展，逐渐形成完善的培训体系和国际普遍认可的培训制度。中国住院医师培训经过了长期的探索过程。

初始阶段 1921 年北京协和医学院建立后，基本采用美国的做法，开展住院医师培训。之后，国内其他一些医学院的附属医院相继仿照欧美的做法开展住院医师培训。1962 年卫生部提出在高等医学院校附属医院实施住院医师培养。要求高等医学院校每年选留一定数量优秀医学毕业生，在附属医院接受 2 年的临床工作训练，两年后择优留在附属医院，其余充实基层和农村医疗机构。"文化大革命"期间，这一培训工作中断。1979 年卫生部下发了《高等医学院校附属医院住院医师培养考核试行办法》，部分省市恢复了住院医师培训工作。

部分地区试点 20 世纪 80 年代后期，卫生部开始在部分省市和部属高等医学院校进行住院医师培训试点工作，北京、上海、天津、浙江等地先行开展。在试点基础上，卫生部于 1993 年颁发了《临床住院医师规范化培训试行办法》，1995 年公布了《临床住院医师规范化培训大纲》和 10 个学科的培训细则。各专科的培训时间统一规定为 5 年。培训采取"3+2"模式：前 3 年以临床二级学科为基础进行科室轮转培训，称为第一阶段；后 2 年以临床三级学科为重点进行亚专科培训，称为第二阶段。

课题研究推动 2002 年由卫生部科教司牵头，联合部内有关司局、医学院校和专业社团组织，开展了"建立我国专科医师培训与准入制度"的课题研究，课题由 7 个子课题组成：即，专科医师培训规划研究、专科医师培训模式和标准研究、专科医师培训管理体制与机制研究、专科医师培训和准入制度筹资机制研究、专科医师培训考核与评价体系研究、专科医师准入制度研究、口腔专科医师培训与准入研究。2004 年卫生部批准北京市开展专科医师培训试点工作，相继山东、福建、宁夏、四川、上海等省市都结合本地实际，在培训模式、管理体制和相关政策等方面进行积极探索与实践。

扩大试点范围 在前期住院医师培训试点的基础上，2006 年颁发了《卫生部办公厅关于开展专科医师培训试点工作的通知》《卫生部专科医师培训暂行规定》《卫生部专科医师培训标准总则》和《专科医师培训基地认定管理办法》，公布了第一批专科医师培训的 34 个专科目录，其中，普通专科 18 个，亚专科 16 个，制订了 34 个专科医师培训基地评审认可标准。随后，逐步扩大试点范围，在有条件的地区开展了培训基地评审工作。至 2008 年底，共认定培训基地 1 113 个，其中普通专科基地 605 个，亚专科基地 508 个，涉及 16 个省（直辖市）、19 所高校、100 家医院，为全国建立和推广住院医师培训制度奠定了坚实基础。

纳入工作规划 2009 年颁布的《中共中央国务院关于深化医

药卫生体制改革的意见》明确提出"要建立住院医师规范化培训制度";2013年,国家卫生和计划生育委员会等七部门颁发了《关于建立住院医师规范化培训制度的指导意见》,计划到2020年基本建立住院医师规范化培训制度,所有新进医疗岗位的本科及以上学历临床医师均需接受住院医师规范化培训。

2015年,国家卫生计生委等8部门颁发了《关于开展专科医师规范化培训制度试点的指导意见》,提出到2020年初步建立专科医师规范化培训制度,与住院医师规范化培训制度一起形成完整的毕业后医学教育体系,使中国临床医师培养与社会需求相适应,与国际通行惯例相衔接。

基本内容 住院医师在培训期间,需在上级医师指导下从事临床实践和训练,掌握诊断和治疗的知识和技术,提高临床实际工作能力。一些医院实行住院医师24小时负责制,以便全过程、随时了解住院病人病情的发展变化,及时进行相应处置。在职称系列中,住院医师属于初级职称,是对病人进行全程诊治的一线医师。

住院医师经过3年培训后,需申请总住院医师岗位,接受培训。总住院医师是住院医师晋升主治医师前必须经历的一项工作和训练阶段,时间半年到1年不等。总住院医师在科主任的直接领导下,全面负责科室临床业务和行政管理工作,24小时不离开病区,代为执行"科主任秘书"或"行政科主任"的职能。担任总住院医师期间,要针对自己临床训练尚不充分的内容强化培训,拓展知识和能力,同时锻炼医疗管理工作能力、科研能力和教学

能力。2003年,美国毕业后医学教育委员会规定住院医师每周在医院工作不得超过80小时,以保证医师必要休息,进而保障病人就医安全。

住院医师规范化培训,主要体现在五个方面:统一设置培训专科目录;统一培训模式和培训年限;统一培训标准(包括专科培训标准、培训基地标准);统一培训考试考核;统一颁发合格证书。

住院医师规范化培训制度是对培训对象、招录与匹配、培训模式、培训基地评审认定、培训实施与管理、培训考试考核、培训证书发放等,以及与之相关的经费支持、人事管理、薪酬待遇等支撑条件的政策性安排。

香港特别行政区住院医师培训 亦称专科医师培训。依据香港特别行政区立法局通过的《香港医学专科学会条例》(香港法第419章),1993年12月成立的"香港医学专科学会"是负责专科医师培训、考核和管理的唯一法定机构,依法独立行使制定专科医师培训相关政策、组织培训、认可、检查、考核及证书颁发等职能。"香港医学专科学会"有15个专科分会,负责实施50多个专科的培训、考试、督查等工作。借鉴国际通行做法,香港特别行政区的专科培训从医学毕业生经过一年临床实践取得注册资质后开始,分为两个培训阶段:每个阶段培训时长因专科而异,但总的时间都在6年以上。基础培训3~4年,高级培训2~3年。完成专业培训并考核合格后获得专科学会会员资格,列入香港医务委员会专科医师名册,成为一个能够从事某一专科医疗工作的临床医师。香港特别行政区经过20多

年的实践,培训制度日臻完善,形成了专科医师培训和准入紧密衔接的完整体系。

台湾地区住院医师培训 亦称专科医师培训。台湾地区的专科医师制度全面启动始于上世纪90年代。1988年台湾地区卫生管理部门相继发布了专科设置目录及专科医师的甄审办法,各科专科医师训练纲要及各专科医师培训医院的认定标准等相关文件。台湾地区专科医师培训制度由此建立并逐步完善。关于医师管理的有关文件明确了主管培训相关各方的权责,台湾地区卫生主管部门决定"专科医师之分科及甄审办法",各相关专科医学会负责拟定本专科的培训计划、培训医院的初审、专科医师的考核以及继续教育等。台湾地区专科医师培训设置27个专科,培训时间5~7年不等。台湾地区要求所有专业的住院医师必须先接受2年的一般医学训练,考试通过后再进入专科参加3~4年的专科培训。每一个专科的招录名额由卫生管理部门确定,参加专科医师培训的总量一直控制在1 300人以内。

住院医师培训是医学界历经百余年的实践探索,逐步发展成熟,符合医学人才成长成才规律的一项制度。实施住院医师培训,使医学生在职业生涯的初始阶段就受到系统、规范的培训和临床训练,达到作为合格医师的基本标准,是向社会提供安全、有效、高质量医疗服务的根本保证。

(孟 群 贾明艳)

zhùyuàn yīshī guīfànhuà péixùn

住院医师规范化培训 (resi-
dent standardization training)

毕业后医学教育的重要组成部分,目的是为各级医疗机构培养具有

良好的职业道德、扎实的医学理论知识和临床技能，能独立、规范地承担本专业常见多发疾病诊疗工作的临床医师。住院医师规范化培训对象为：拟从事临床医疗工作的高等院校医学类相应专业（指临床医学类、口腔医学类、中医学类和中西医结合类，下同）本科及以上学历毕业生；已从事临床医疗工作并获得执业医师资格，需要接受培训的人员；其他需要接受培训的人员。

新中国成立之前，北京协和医学院等机构引入美国住院医师培训模式，开展住院医师培训。新中国成立后，部分高等医学院校和医疗机构，引进住院医师培训理念与模式，对住院医师培训的内容、时间、考核、组织管理等方面进行了探索与实践，但并未形成规模与体系，培训内容与模式不统一，培训的规模、人数和影响有限。

1993 年，卫生部下发了"关于实施《临床住院医师规范化培训试行办法》的通知"，包括总则、培训基地、培训与考核、组织领导、经费和待遇、附则等六章内容，对住院医师培训的培训目的、培训对象、培训基地资质与职责、培训内容、培训时间与阶段、培训考核、组织管理、经费与待遇等方面进行了规范与明确。此后，卫生部在全国部署开展住院医师规范化培训工作，开启了中国住院医师规范化培训制度的实践。1995 年，卫生部下发了"关于实施《临床住院医师规范化培训大纲》的通知"，制定了10 个学科的培训细则，制定和规范了全国的住院医师规范化培训标准。各地开展住院医师规范化培训普遍采用的培训方式是"3+2"模式，即前 3 年以临床二级学科（又称为普通专科）为基础进行培训，后 2 年以临床三级学科（又称亚专科）为基础进行培训，培训时间统一为 5 年。此后，卫生部制定和颁发了住院医师规范化培训的标准、基地标准及认可管理办法、考核方法与质量评价、工作评估指标体系以及毕业后医学教育相关政策等一系列规范和标准。相对于以前自发的、散在的、非标准化培训而言，中国住院医师培训进入了规范化培训时期，并逐渐形成制度。

2009 年，《中共中央国务院关于深化医药卫生体制改革的意见》明确指出"要建立住院医师规范化培训制度"。2013 年 12 月，国家卫生计生委等 7 部门颁发了《关于建立住院医师规范化培训制度的指导意见》，对建立住院医师规范化培训制度作出了总体部署。2014 年 8 月，国家卫生计生委下发了"关于印发《住院医师规范化培训管理办法（试行）》的通知"，对住院医师规范化培训的培训目的、培训对象、部门职责、培训基地资质与职责、培训招收的基本过程、培训的实施与考核等进行了明确的统一与规范，培训年限一般为 3 年。2015 年，国家卫生计生委办公厅下发了"关于印发《住院医师规范化培训招收实施办法（试行）》和《住院医师规范化培训考核实施办法（试行）》的通知"，统一了培训招收、考核中的时间与标准，细化措施与具体要求，提高了政策的可行性与操作性。

2015 年，国家卫生计生委等部门联合发布《关于开展专科医师规范化培训制度试点的指导意见》，由专科医师规范化培训制度与住院医师规范化培训制度共同组成完整的"5+3+X"医学毕业后教育体系逐渐成形。专科医师规范化培训是在住院医师规范化培训基础上，按照"5+3+X"，即在 5 年医学类专业本科教育和进行了 3 年住院医师规范化培训后，再依据各专科培训标准与要求进行 2-4 年的专科医师规范化培训，成为有良好的医疗保健通识素养、扎实的专业素质能力、基本的专科特长和相应科研教学能力的临床医师。

（孟 群）

pǔtōng zhuānkē

普通专科 （general specialty）

住院医师参加培训初级阶段进入的临床专科（临床二级学科）。住院医师培训必须先在临床二级学科进行基本的轮转培训，奠定较宽广的专科基础，再进入这一专科的亚专科接受高层次培训。普通专科培训的目标是使接受培训的住院医师达到能够诊治本专业常见病多发病的水平。大学本科及以上学历的医学生毕业后，通过培训招录系统，需选择一个普通专科参加住院医师培训，由此开始从事临床医师的职业生涯。

形成过程 1993 年以前中国住院医师培训没有统一设定培训专科，医院分科不很细。1995 年卫生部颁发了 10 个专业的住院医师培训大纲，有内科、外科、妇产科、儿科、传染科、眼科、耳鼻咽喉科、口腔科、皮肤病与性病科、麻醉科。2006 年，在课题研究的基础上，为推行住院医师"3+X"培训模式试点，卫生部公布了 18 个普通专科：在 1995 年专科的基础上，取消了传染科，增加了急诊科、神经内科、儿外科、康复医学科、精神科、医学影像科、医学检验科、临床病理科、全科医学科。

基本内容 住院医师参加普通专科培训的时间为 3 年。培训的方式主要是在该专科的亚专科和相关专科接受轮转培训，从事临床实践。如参加内科培训的住院医师在三年期间要在呼吸内科、心内科、消化内科、感染性疾病科等亚科轮转，学习和实践各亚专科最常见最基本的病例病种，还要在心电图室、重症监护室、精神科、基层社区等相关科室培训一定时间，通过亚专科和相关科室的轮转实践，培养综合临床思维能力，掌握大内科的全面知识与技能。外科则是在普外科、心胸外科、泌尿外科和骨科等科室轮转，还要在麻醉科、病理科、影像科等相关科室学习和实践。在上级医师指导下，住院医师掌握外科常见病的诊断和处理，完成比较常见的基本外科手术。麻醉科住院医师除了在普外科、神经外科、妇产科、小儿外科等进行亚专业麻醉的培训外，还需在呼吸科、心血管内科、普通外科、骨科等非麻醉科室以及心电图、影像、超声等其他相关科室轮转培训，最后达到能掌握监测、调控和支持人体基本生命功能的基本理论、基本知识和基本技能。全科医学科的住院医师，在认可培训基地的综合医院进行内科、急诊科以及外科、妇产科、儿科、皮肤科等科室轮转培训过程中，还必须到社区卫生服务中心进行基层卫生的培训，培养具有全科医学理念，能为居民提供连续性、综合性、协调性医疗服务能力的全科医师。其他普通专科的培训模式与所列专科基本类似。

意义 普通专科一般是学科发展比较成熟、学科界限比较清晰、对其亚专科具有基础性作用，并形成一定规模的专业学科。普通专科设置用于住院医师规范化培训的初级阶段，其意义是使住院医师通过普通专科的系统化、规范化培训，全面学习和掌握本专科及相关学科的知识和临床能力，能够适应基层医疗机构的需要，同时为今后深入到亚专科培训奠定坚实基础，积蓄发展后劲。

（贾明艳）

yàzhuānkē

亚专科（subspecialty） 住院医师参加第二阶段培训进入的临床专科（临床三级学科）。又称亚科。通常由普通专科发展分化形成。亚专科设置主要用于完成第一阶段普通专科培训并取得合格证书的住院医师，根据个人职业发展意愿和医院专科发展需求，选择某一亚专科，经培训基地择优招录到亚专科培训基地接受专科医师的培训，成为从事某一亚专科临床工作的专科医师。亚专科人才的培训年限 2～4 年不等，依据各亚科复杂程度和成才需要时间而定。

形成过程 医学科学技术日新月异，使临床医学专科逐步向高精尖方向分化和发展，当技术、设备、人才等条件发展到一定阶段，就从原专科分离出来，成为相对独立的学科。一个新亚专科的设立必须具备的条件是，学科定义界定清楚、与原专科有差异性、学科数量和专家队伍形成一定规模、社会有稳定需求。如内科，几十年前是一个大内科概念，随着医学科学的不断进步，内科逐步分为消化、呼吸、心内科等若干亚科。外科逐步分出普通外科、心胸外科、泌尿外科、小儿外科等十几个亚专科。有些亚专科，如神经外科、骨科等，基于其专科发展的复杂性、特殊性、

人才培养的长期性，以及社会和医疗机构的需求，被列入与内科、外科等普通专科同等的地位，进行住院医师和专科医师的一体化培养。由于医学科学技术发展不平衡和医疗服务体系的差异，国际上住院医师、专科医师培训专科目录设置和名称不尽相同。美国亚专科 100 多个，加拿大基本专科和亚专科 60 多个，中国香港特别行政区 60 多个、中国台湾地区设 27 个。卫生部 2006 年公布的亚专科有 16 个，内科系统 8 个亚专科：消化内科、呼吸内科、心血管内科、肾内科、血液科、内分泌科、感染性疾病科和风湿免疫科；外科系统 8 个亚专科：普通外科、骨科、泌尿外科、心外科、胸外科、神经外科、烧伤外科和整形外科。

亚专科的设立是医学科学不断发展的客观反映，随着医学学科的分化与融合，亚专科的设置也将与时俱进。

基本内容 住院医师完成第一阶段普通专科培训后，进入亚专科培训，培训模式与在普通专科培训基本相同，住院医师需要到各专业组轮转学习，参加临床实践，轮转病房、门诊、实验室和相关科室，完成培训目标规定的病例病种要求；这期间还要担任一定时间的总住院医师职能，培养一定的临床医疗管理、教学和科研能力，成为能够掌握该亚专科的多发病、常见病和部分疑难病诊疗能力的独当一面的专科医师。

亚专科培训是培养高级临床医师不可逾越的阶段，通过这一阶段的专门培训，住院医师得以完成从基础阶段向成熟阶段的过渡，为成为具有专长的高级医师奠定坚实基础。

（贾明艳）

péixùn biāozhǔn
培训标准 (training standard)

住院医师完成培训后在知识技能及职业素养方面应达到的目标要求。又称毕业后医学教育标准。通常由行业主管部门组织医学教育机构和临床医学专家制订，被业内普遍接受并认可。

形成过程 1995 年之前，中国住院医师培训基本在各省市医学院校附属医院开展，医院制订培训细则，国家没有规定统一标准。1993 年，卫生部在颁发《关于临床住院医师规范化培训试行办法》之后，收集了部分省市和高等医学院校的住院医师培训细则，组织全国临床医学专家编写国家培训标准，于 1995 年以《临床医师规范化培训大纲》的形式下发，对 10 个培训专科制订了培训的具体要求和实施细则。2006 年卫生部进行住院医师、专科医师培训制度的改革，按照设置的 18 个普通专科和 16 个亚专科目录，委托中国医师协会组织全国的临床专家制订专科医师培训标准。2009 年又组织专家对普通专科培训标准进行了修订。2012 年卫生部为适应社区卫生服务工作的需要，颁发了全科医师规范化培训标准。

2003 年，世界医学教育联合会设立的毕业后医学教育全球标准项目组，曾制订并公布了毕业后医学教育的全球标准，并取得广泛共识。该标准只涉及对住院医师培训项目标准的一般要求，不包括各培训专科的培训标准。它由 9 个领域的 38 个亚领域构成，9 个领域即：①任务和成果。②培训过程。③受训者考核。④培训者。⑤人员配备。⑥培训环境和教育资源。⑦培训过程的评估。⑧管理和行政。⑨继续不

断地更新。亚领域指某一领域所应涉及的各个方面，其中"培训过程"列出学习途径、科学方法、培训内容、培训组织和期限、培训和服务的关系、培训的管理六个方面；在受训者中则规定了入选政策和选拔、培训者的人数、对受训者的支持和咨询、工作环境四个方面。每一方面标准采用二级方式表述：一是基本标准，是评估时必须达到的最低标准；二是达优标准，是按照国际上最佳培训时间的共识所规定的标准。

基本内容 中国住院医师培训标准编写采用总则和各专业细则，附带培训参考书刊的架构。总则主要对培训对象、培训年限、培训目标、培训方式、培训内容等共性内容做出了界定，明确住院医师规范化培训是培养临床医师所必经的毕业后医学教育阶段，目标是为各级医疗机构培养具有良好的职业道德、扎实的医学理论知识和临床诊疗技能，能独立诊治常见病、多发病的合格医师。住院医师规范化培训时间为 3 年（实际培训时间不少于 33 个月）。

各专业培训标准即为各专科培训细则，根据各专科住院医师规范化培训要求，对每一专业应该轮转培训科室和轮转时间、每一轮转科室应掌握的内容及程度、病例病种数量和操作技能种类数量等都做出明确、具体的规定。培训内容分为掌握和了解两个层次，学习病种及例数要求上，又分为基本要求和较高要求两个级别。掌握内容、基本要求是对所有培训基地培训住院医师必须达到的最低标准，了解内容和较高要求则是对条件较好的培训基地提出的达优标准。基本要求和较高要求的架构，既考虑了中国各

地医疗教育资源发展不均衡的现状，鼓励努力达到较高标准，又强调了保证达到全国统一基本标准的必要性。培训标准的制订和实施，为住院医师规范化培训证书能够在全国通用奠定基础，同时为逐步建立中国的专科医师准入制度做了必要的准备。

培训标准是指导住院医师培训的纲领，但随着医学科技的进步和临床工作的变化，培训标准依据住院医师临床实践培训数据的循证分析，将适时进行必要调整和更新。

制订住院医师培训标准的目的是要规范培训方和受训方的培训行为，指导培训基地严格按照培训标准的要求组织培训活动，使受训的住院医师依据标准要求主动、自觉地接受培训，达到培训目标。

(贾明艳)

péixùn móshì
培训模式 (training model)

住院医师培训的基本形式。通常由国家卫生专业人员培训主管部门或机构统一规定。依据临床医师人才成长应该遵循从宽到专、逐级递进的原则，住院医师规范化培训一般采取先在普通专科轮转，培训合格后再到亚专科培训，最后确定某一专科的培训形式，大致分为二或三个培训阶段。根据专业的特点和需要，每一培训阶段的培训时间各不相同。

形成过程 1993 年以前，住院医师培训没有统一的培训模式和培训标准，参加培训的都是本医院招录的住院医师；培训处于自发的状态，培训轮转科室、培训内容、培训时间基本上由实施培训的医院和科室自行制定；培训之后也没有统一的考核与评价。

按照 1993 年卫生部下发的

《关于临床住院医师规范化培训试行办法》中"培训时间4~6年，分两阶段进行"的要求，第一阶段为2~3年，住院医师在所参加培训的专科主要科室和相关科室进行轮转培训，完成培训大纲要求的专业理论学习和各项基本临床训练，考核合格后，进入第二阶段，在亚专科继续轮转，接受2~3年的深入临床培训，达到能独立处理本专科常见病及某些疑难病症的能力。

2006年以后，根据《卫生部专科医师培训暂行规定》，培训模式采取"3+X"模式，培训分为普通专科和亚专科阶段，普通专科阶段，住院医师在普通专科下的亚专科轮转培训3年，通过结业考核后，一部分住院医师到二级医院或基层医疗卫生机构就业，一部分根据个人意愿或单位需求，进入亚专科培训阶段，到认定的亚专科培训基地接受培训，培训时间依据专科不同需2~4年不等。2006年培训模式与1993年培训模式比较，相同之处都要求住院医师规范化培训第一阶段必须在临床实践中进行科室轮转培训，时间基本为3年。不同点是2006年以前培训模式的培训目标是以国家的中级职称基本要求为标准，各个专科的培训时间统一为5年；2006年以后确定的"3+X"模式，强调培训目标和时间依各专科不同而不同，培训全过程必须在认定的培训基地进行。

2013年国家卫生和计划生育委员会等七部委颁布的《关于建立住院医师规范化培训制度的指导意见》中，提出"5+3"培训模式，"5"指的是5年医学院校教育，"3"是3年住院医师规范化培训，其他关于住院医师培训场所和培训要求基本与前相同。

"5+3"培训模式只涉及住院医师规范化培训的第一阶段普通专科，如果培养亚专科医师，还需要一定时间继续培训（因学科而异），才能构成完整的培训模式。

对于临床医学专业专科医学生，采取"3+2"培训模式，即经过3年医学专科教育毕业后，再经过2年培训，考核合格并按有关规定申请助理执业医师资格。

意义 住院医师规范化培训模式，反映了临床专家和医学教育专家对临床医师成长规律进行长期培训实践探索、改进和完善的结果。随着对住院医师规范化培训规律认识的深化，培训模式逐步完善。培训模式对住院医师规范化培训时间、培训过程、培训内容、培训形式等核心要素做出统一规定，是保证住院医师规范化培训结果同质化的必要条件。

(孟 群 贾明艳)

péixùn jīdì
培训基地（residency training base） 经过认可的，开展住院医师规范化培训的医疗卫生机构。一般为符合条件的综合医院或专科医院。培训基地由国家卫生行政主管部门或委托行业权威机构，依据培训基地标准，经过规定的程序予以评审和认定。

形成过程 1993年以前住院医师培训工作基本在医学院校附属医院或教学医院开展，尚无基地概念；1993年卫生部在《临床住院医师规范化培训试行办法》中，提出二级甲等医院以上条件的医院可以二级学科为单位申请作为临床住院医师的培训基地。2006年卫生部颁布《卫生部专科医师培训基地认定管理办法》，明确培训基地设置在经省级及以上卫生行政部门批准设立的医疗机构中符合条件的临床科室。全科

医师培训基地由符合条件的综合医院中有关临床科室与社区医疗服务机构及公共卫生实践基地共同组成。培训基地分普通专科医师培训基地（下称"普通专科基地"）和亚专科医师培训基地（下称"亚专科基地"）两类。2006年卫生部确立并公布了18个普通专科、16个亚专科（见普通专科和亚专科），并委托中国医师协会在全国范围内开始大规模的基地评审和认定工作。2013年国家卫生和计划生育委员会等七部委颁布的《关于建立住院医师规范化培训制度的指导意见》中，培训基地的定义为承担住院医师规范化培训的医疗机构。原则上设在符合条件的三级甲等医院，亦可结合当地医疗资源实际情况，将符合条件的其他三级医院和二级甲等医院作为补充。对于不能完全满足培训要求的可以在区域内进行协同协作，共同承担培训工作。培训基地认定以认定培训专科为基础，医院有培训专科被认可即成为培训基地。

培训基地的专科目录统一设置，但专科名称和数量随着医学专科发展变化适时进行调整。培训基地根据专科设置目录和专科培训基地标准进行评审和认可，经过认可的培训基地具有招录和培训住院医师资质。为保证住院医师规范化培训质量，认可基地的同时核定能够容纳住院医师的人数和认定的周期。在认定周期内，主管部门对培训基地实施动态管理，委派专家和管理者对基地的运行状态、住院医师的满意度进行巡查，促进培训基地建设。

主要职能 培训基地按照颁布的培训标准和要求，为住院医师制订培训计划，组织各种教学与学术活动，安排住院医师进行

科室轮转培训，负责对住院医师规范化培训过程的考核。住院医师每轮转一个科室，基地都要安排教师指导住院医师进行临床实践训练，完成培训标准的要求。轮转结束，培训基地要对住院医师是否达到培训标准，从医德医风、出勤情况、临床实践指标完成情况、临床综合能力、参加业务学习活动等方面进行评价考核。考核合格方可进入下一科室的轮转培训，不合格者延长培训时间。

培训基地实行培训科室主任负责制，全面负责培训实施工作。同时配备专（兼）职培训管理人员，协助主任落实培训任务。

培训基地必须按照培训标准和规定程序进行认定，是保证住院医师规范化培训达到基本标准的前提和基础；住院医师必须到认定的培训基地接受培训，能够整体上提高临床医师职业素质，实现医疗服务水平的均质化。

（贾明艳）

péixùn jīdì biāozhǔn

培训基地标准 （criteria of training base）

承担住院医师规范化培训机构必须具备的要求。培训基地条件是开展住院医师规范化培训的基础，合格培训基地是达到培训目标的保障。培训基地标准由国家权威性培训管理部门指定专科委员会的专家制订，经过规定论证和报批程序后予以公布。

标准构成 培训基地标准包括两部分：一是培训基地所在医院的条件；二是培训专科科室以及相关科室的条件。依据每一专科的特点和培训要求，培训基地标准的具体内容和要求各不相同。

医院标准 医院需为住院医师规范化培训提供良好的工作、学习和生活环境，保证培训期间有足够的临床实践机会。申请成

为培训基地的医院必须满足的核心要求有：①医院整体条件，包括医院资质、总床位数、年门诊和急诊量、年诊治病人数、科室设置、图书馆和信息网络建设、教学经费投入和住院医师住宿等支撑条件。②医院教学条件包括培训组织机构、培训主管部门、教学相关制度建设、教学设备设施等。

培训专科标准 分为普通专科医师培训基地标准和亚专科医师培训基地标准。普通专科（临床二级学科）设置，主要包括培训专科的科室（亚专科的专业组）设置、床位数、门急诊数量、收治病种病例数、临床技能操作种类和数量、科室教学设施等要求；教学管理制度、教学活动情况、师资队伍结构及带教能力，对住院医师规范化培训过程的考试考核、历年培训情况、住院医师规范化培训档案管理等。全科医师培训基地除了上述综合医院标准，还有与之相联系的社区卫生服务机构标准，即社区开展卫生服务情况、社区师资带教能力、培训工作情况等。如果医院培训专科的科室设置不全或一些指标不能完全达到标准，其薄弱或缺少部分可与院外符合条件的医疗机构或专科医院联合，优势互补，共建培训基地，联合培养住院医师。联合基地必须签订协作培养协议，保证按标准要求完成规定的培训内容。

意义 设立培训基地标准，可以引导申请承担住院医师规范化培训的医疗机构依此进行自我评价，有针对性地加强医院的学科建设和教学能力建设。以培训基地标准为依据，评审和认定培训基地，使住院医师在具备条件的环境里接受培训，培训质量则

有了基本保证。

（贾明艳）

péixùn jīdì rènkě

培训基地认可 （accreditation on training base）

国家权威认可机构或委托专业评估组织对申请住院医师规范化培训基地的机构进行评审并对评审结果予以认定的活动。培训基地认定条件包括申请基地的医院条件和培训专科的条件。评审以各专科培训基地标准为依据。2014年国家卫生和计划生育委员会的文件规定，住院医师规范化培训基地由省级卫生行政主管部门组织认定，报国家卫生行政部门备案。

认可程序 培训基地认可程序大致分为申请与受理、自评、形式审查、实地评审、公示五个程序。①具有申报资质的单位可以是医疗机构，也可以是高等医学院校。②申请受理后，申报者按照专科目录、依据有关文件要求和住院医师培训基地评审标准进行自评，将自评报告和有关申报材料上报评审机构。③评审机构根据培训基地标准进行形式审查，通过者，将实地评审时间通知申请单位。④评审机构组织专家小组进行实地评审。评审活动内容有复核各种申报数据、材料，实地勘察培训设施和环境，现场考核带教师资和临床住院医师，召开管理者、指导老师以及住院医师等各方面人员的座谈会，发放并回收调查问卷等。实地评审后，专家小组填写评审资料，形成评审意见。评审机构根据申请单位的申报材料和专家实地评审意见，做出认定结论，同时核定培训规模，即培训职位数。认可结论分为合格、基本合格和不合格三类。⑤认定结果要进入公示程序，公示期为2周。对认定结

果持不同意见者，可在公示期内上诉，提请复审。不合格者，不具备培训住院医师的资格，不得招收住院医师进行培训，2 年以后才可再次申请。认定的培训基地要将核定的住院医师招录职位数和基地的相关信息上报到国家住院医师规范化培训信息系统，向申请培训的人员提供信息咨询服务。

动态管理 为提高住院医师规范化培训质量，对培训基地实行动态管理制度。一是培训基地主管部门要对已经认定的基地进行定期再认定；二是组织专家对基地进行不定期巡查。巡查中发现有问题的，主管部门将责令基地限期整顿和改进。再认定和巡查中评估不合格的，将撤销其培训基地资格，将在培住院医师安排到其他培训基地继续培训。培训基地认可是保障培训质量的关键环节，需要制订并严格执行评审程序，还需要对实施评审认可的专家进行培训，保证基地的评审认可的公平性和权威性。

（贾明艳）

péixùn guǎnlǐ

培训管理（training management） 对住院医师规范化培训全程进行督导和质量监控的一系列组织活动。住院医师规范化培训管理工作涉及面广、管理周期长、参与机构多，政策性强，需要周密计划，相关各方加强配合、密切衔接，才能提高管理效率，保证培训质量。

培训管理主要包括组织管理、基地管理、学员招录、培训实施、住院医师在培期间管理、考试考核、证书发放、培训经费管理、培训质量评估和监测等方面。

培训组织管理 住院医师规范化培训实行分级管理。一是国家层面设立的指导全国培训的权威性指导和决策机构。卫生部 2005 年成立了毕业后医学教育委员会，其主要职责是研究制订毕业后医学教育发展规划、确定培训专科目录设置、组织审定各专科住院医师培训标准、培训基地认可标准、认可培训基地，对全国培训工作进行指导、监督、检查和评估。毕业后医学教育委员会设置若干专科委员会，研究指导每一专科的住院医师规范化培训。二是地方省市级毕业后医学教育委员会，其主要职责是：在国家级组织领导下，负责本省（区、市）的住院医师规范化培训工作。三是医疗卫生机构或高等院校成立的毕业后医学教育管理组织，其职责是具体组织住院医师规范化培训任务，负责住院医师在培期间的管理工作。四是培训项目负责人，即培训专科主任，具体实施培训工作，确保培训目标内容和指标的实现。每一级管理机构都有专门的管理人员，按照职责分工，层层落实培训工作。

培训学员招录 每年由国家根据卫生事业发展对医学卫生人力的需求和各地的培训能力确定住院医师招录计划，分配给各地培训机构，再由毕业后医学教育委员会或指定专门负责招录机构向社会公布招录有关信息。拟参加培训的医师按照自己的志愿申请培训专科，选择培训基地，报送相应个人信息。一般允许申请人填报多个志愿。招录机构将申请人信息转送到培训基地。培训基地对申请人进行资质审核，确认是否录取。住院医师招录是一个双向选择的匹配机制，申请人可一次即被确认，也可能经过多次才被录取。许多国家建立了住院医师培训招录的计算机网络匹配服务系统，使招录工作更加人性化、规范化，效率更高。

培训实施管理 主要是培训基地和培训医院的职责。培训基地负责人和培训医院要按照国家颁布的培训标准和要求，为每一位住院医师安排培训计划，落实培训指导医师，定期组织教学和学术活动，为学员创造必要和良好的学习、工作和生活环境。培训基地负责人和指导医师要指导、督促住院医师的临床实践活动，定期对其进行多方位评估，并将评估结果反馈本人，促其改进。如非住院医师个人原因导致培训计划不能如期完成，培训基地有责任帮助其调整培训计划，保证培训达标。培训实施管理还有培训过程的考试考核、组织住院医师参加相关的执业医师资格考试等。

培训人员管理 住院医师在培训期间具有双重身份，既是医院工作的医师，又是培训学员，医院要与其签订有关协议，以保障住院医师在培训期间的合法权益。对于由就业单位委托培训基地进行培训的住院医师（"单位人"），其基本薪酬、社会保障、工龄及人事档案由送培医院负责和管理；未与就业单位签订聘用或劳动合同，以"社会人"身份自愿到培训基地参加培训的住院医师，其培训期间的基本劳动报酬、社会保障由政府出资解决，其人事关系和档案交由专门人事部门代理。上述两类培训对象在培训基地参加临床工作的其他劳动报酬，如夜班费、加班费等均应由培训基地医院负责，应与本院同资质的住院医师享受同等待遇。

培训经费管理 培训经费包括住院医师在培期间薪酬待遇、

培训基地建设、培训管理和考试考核等。中国住院医师培训采取政府主导，医院、社会和个人多元筹资机制，国家对中西部地区和用于全科医师培训的经费予以倾斜。国家划拨的培训经费应专款专用，不得挪作他用。

培训质量监控 各级管理部门根据权限和职责对住院医师规范化培训工作进行评估、检查、监督和指导，主要是定期再认定和不定期巡查。其中，住院医师的评价和满意度被列入重要指标，培训结业考试考核对培训质量起着引导和反馈作用。培训质量不能达到培训要求的，责其限期整改，限制招生；培训质量差，住院医师投诉多的，给予黄牌警告、情节严重的撤销基地资格。

此外，住院医师规范化培训管理还涉及培训基地认证（见培训基地）、培训考试考核（见培训考试考核）、培训合格证书（见培训合格证书）。

（贾明艳）

péixùn kǎoshì kǎohé

培训考试考核 （examination and assessment of training）

对住院医师规范化培训期间及培训结束后的职业素质和医学知识及临床能力进行的评价活动。中国住院医师规范化培训考试考核管理分为三级：国家卫生主管部门负责制订考试考核标准和要求；省级卫生主管部门根据国家要求负责组织辖区统一的结业考核，对培训基地实施培训过程考核行使督查和指导之责。培训基地医院实施对住院医师规范化培训过程考核。培训考试考核是评鉴住院医师是否达到培训目标的重要手段，具有规范培训各方的培训和管理，保障培训质量的作用。

考试考核以培训目标和专科培训标准为导向，贯穿住院医师规范化培训的全过程。考核主要内容有医德医风、专业理论知识、临床实践能力、人文素质、完成培训达标情况、参加学术活动和教学情况等。考试考核包括培训过程考核和结业考核两部分。

培训过程考核：主要考核住院医师轮转培训情况。住院医师应如实记录培训的必轮科室和选修科室培训时间和培训要求的内容，轮转到每一个科室的临床实践活动，包括完成规定的病例病种，手术及技能操作数量，参加科室学术和教学活动等，作为培训过程考核的依据。要求培训的住院医师记录在《住院医师规范化培训登记手册》，或输入专门计算机管理系统。培训基地对住院医师完成轮转前进行出科考核。考核形式有笔试、口试或技能操作；基地负责人和指导医师要按照培训的六方面要求给每一个完成轮转的住院医师进行综合评价，包括住院医师的自我评价，还有同行医师、上级医师、护士和病人的评价。对完成培训各项指标的住院医师，培训基地医院负责进行初审，报省级卫生主管部门审核后，颁发住院医师《结业考核准考证》，参加省级卫生行政部门统一组织的结业考核。

培训结业考核：包括专业理论考试和临床实践技能考核。命题依据国家颁布的各专科住院医师规范化培训标准。理论考试内容包括专业理论知识、临床思维能力和相关人文知识。一般统一组织，题型、题量、考试时间由主办机构统一要求。临床实践技能考核普遍采用客观结构化临床考试方式（objective structured clinical examination，OSCE），评价临床实践能力。OSCE模拟临床场景，选择相对典型案例，使用模拟器具、标准化病人或者真实病人等多种方式搭建一个测试医师综合临床能力的平台。根据培训标准对有关临床实践能力要求，设计若干"站"，每一站考的内容、方式各不相同，通常共设计十几个站。考站分长站和短站，长站一般10分钟，短站5分钟。应试者要经历多个站点、多项内容与形式的考试。考官在现场直接或间接观察应试者并打分评价，对住院医师的实践技能、知识和态度进行综合评价。考核全科医师，还应增加模拟社区医疗卫生服务的场景和考核内容。

考试考核结果：对培训过程考核、专业理论考试和临床实践技能考核都达标的住院医师，颁发住院医师培训合格证书。

对于培训过程考核不合格的住院医师区别情况分别处理：因医德医风出现严重问题或因各种原因不适合从事医疗工作的终止培训；对临床实践培训时间不足，或出科考核不合格的应延期培训，不具备参加结业考核的资格。由于培训基地的原因，导致住院医师培训不达标，基地有责任调整培训计划，并安排补充培训；属个人原因所致不合格，延期培训费用由个人负担。

（贾明艳）

péixùn hégé zhèngshū

培训合格证书 （training certificate）

住院医师完成规范化培训并通过认可机构的考试考核且认定为合格后获取的凭证。欧美国家和一些地区的住院医师考试考核出专科委员会组织，并负责颁发该专科的合格证书，其证书作为认可住院医师具备从事某一专科医疗工作资质的依据。有些国家和地区还将培训合格证书作为住院医师私人开业、与医疗保险公司签约合同，或成为专科会员的条件。

中国住院医师培训合格证书按规定程序颁发。颁证机构要严格审核住院医师的个人信息、在基地培训情况、考试考核情况等，要对授予住院医师的培训合格证书进行统一编号，登记在册并向社会公示。所有与颁发证书有关的信息和资料都要妥善归档保存，以备查询。中国住院医师培训合格证书由国家卫生和计划生育委员会统一设计印制、省级（区、市）卫生行政主管部门盖章签发，同时加盖培训基地医院的印章，由培训主管部门负责发放。培训合格证书丢失、破损，需补办的，要按照统一规定程序予以办理。

培训合格证书在全国有效。根据 2013 年国家卫生和计划生育委员会、教育部等 7 部门联合下发的文件，取得《住院医师规范化培训合格证书》并符合国家学位要求的临床医师，可授予医学硕士专业学位，合格证书作为临床医学专业学位中级技术岗位聘用的条件之一。若到基层医疗机构工作，可提前 1 年参加全国卫生专业技术中级资格考试，同等条件下优先聘用。申请个体行医，在符合规定条件的前提下，卫生行政部门应当予以优先批准。住院医师规范化培训合格证书可作为医师注册职业范围和申请相应专业方向的专科医师培训的重要依据。

（贾明艳）

hùshi péixùn

护士培训（nurse training）　针对在职护士开展的各类适应岗位需求的教育活动。既有根据各种岗位要求，对护士进行分阶段、渐进性的系统培训，又有贯穿护士整个职业生涯的持续性终身教育；既包括按照制度规定开展的各种护士规范培训，也包括多种形式的培训活动。2008 年 5 月起施行的《护士条例》明确规定，医疗卫生机构应当制订、实施护士在职培训计划和定期考核制度，并保证护士接受培训。落实护士培训制度，是提高护理队伍的专业水平和职业素养，保证护理质量的根本举措。

中国开展的护士培训主要有：①护士岗前培训。指护理专业毕业生在进入护理岗位之前参加的短期培训。内容包括医院的基本情况和规章制度、危急事故安全演练、职业健康安全教育、感染控制相关知识，以及护士的基本素质要求、医德规范、行为和礼仪要求等。培训考核合格方可上岗。②护士规范化培训。根据岗位规范化的要求，对新从事临床护理工作的护士，结合实际工作进行的有计划的系统培训。见护士规范化培训。③专科护士培训。为临床各专科护理领域培养具有该领域专长的高级护理人才的培训活动。见专科护士培训。④社区护士岗位培训。指针对从事或将要从事社区卫生服务工作的护士的培训。见社区护士岗位培训。⑤继续护理教育。指护士规范化培训合格、已取得护师职称人员的终身教育培训。根据 2000 年卫生部、人事部继续医学教育规定，护理工作人员在整个职业生涯中，要不断接受新知识、新理论、新技术、新方法的教育，适应科技发展和工作岗位的需要。⑥护理管理岗位培训。指针对从事护理管理岗位工作人员的培训。由国家卫生行政部门组织制订统一的培训大纲和培训要求。培训工作实行分级负责制。培训内容以管理知识和技能为主，以适应护理管理岗位的需要。

（尤黎明）

hùshi guīfànhuà péixùn

护士规范化培训（standardized training for nurse）　对高等、中等院校护理学专业毕业生进行以提高护理工作能力为主的、有计划的教育活动。通过培训，达到卫生技术人员职务试行条例规定的护师水平。2006 年卫生部颁布了《临床护士规范化培训试行办法》及培训大纲，规定了护士规范化培训的培训对象、培训要求、培训时间及考核、培训基地及培训工作的组织领导等。规范化培训是护士毕业后教育的重要阶段，是护理学专业终身教育的一部分，与学校护理教育、继续护理教育相互衔接，起到承上启下的作用，并且为培养专科护士奠定基础。

按照培训对象的不同学历层次，培训的时间有所区别：大学本科毕业生为 1 年，高职毕业生为 3 年，中职毕业生为 5 年。护士经过规范化培训，应达到 1986 年中央职称改革工作领导小组《卫生技术人员职务试行条例》规定的护师基本条件。培训内容包括思想品德、职业素质、医德医风、本专业基础理论知识、基础护理和专科护理的操作技能、外语等。业务培训方式以轮回参加各科室临床实践为主，要求掌握基础护理和专科护理的操作技能，掌握常见病、多发病及一般急症病人的抢救配合及护理，培养独立运用护理程序为病人实施整体护理的能力。理论知识和外语的学习以讲座和自学为主，要求了解本学科的进展，了解临床护理科研的基本方法，初步掌握一门外语，能承担实习护士的临床带教工作。护士完成规定的培训内容，获得相应的学分，由培训基地进行全面考核，成绩合格者发给合格证书，该证书可作为申报护师职称的依据。在以上基本培训要求的基础上，各地区、各培训基地可根据实际情况制订具体培训计划及考核要求。

(尤黎明)

zhuānkē hùshi péixùn

专科护士培训 (training for clinical nurse specialist)

为临床各专科护理领域培养具有该领域专长的高级护理人才的教育活动。培训方式可分为学历教育和非学历教育。专科护士是在某一专科护理领域具有较高的理论水平，具有分析判断处理各种复杂临床护理问题的能力，并且能胜任扩展了的临床护理实践的护士。专科护士的护理实践范畴和特征取决于其获得执业资格并从事执业活动的国家或地区的需要。随着中国社会经济和医学科学的发展，先进的医疗技术及人民群众对护理服务的要求日益提高，护理工作的范畴与功能不断扩展，对护士的专业技术水平和能力提出了新的要求，护理专科化已成为临床护理实践发展的方向，专科化程度也已成为衡量护理专业化水平的重要标志。建立专科护士培养制度，培养能在专科护理领域发挥带头人作用的高素质护理人才，是提高临床护理实践水平和促进护理专业发展的重要策略。

形成过程 1900 年，《美国护理杂志》的编辑凯瑟琳·德·威特（Katherine De Witt）在该杂志发表的论文中，首次提出专科护理的概念。最初的专科护理人才是在临床实践中产生的，他们在某个临床护理领域具有广博的知识、丰富的经验和高超的技能，其权威地位得到同行及服务对象的认可。20 世纪 30 年代起，美国有些医院通过对护士的短期培训，培养专科护理人才。1947 年美国哥伦比亚大学凯瑟琳·尼尔森（Katherine Nelson）博士与纪念斯隆-凯特琳癌症中心护理部主任安妮·费里斯（Anne Ferris）女士合作开设癌症护理研究生课程，1954 年美国罗格斯大学赫得嘉·佩普劳（Hildegard Peplau）教授开设精神科护理硕士学位课程，20 世纪 70 年代美国护士学会提出专科护士应具有硕士学位。随着高等护理教育的发展和护士临床实践能力的提高，美国已在数十个专科领域培养高级护士约 15 万人（含专科护士、开业护士等），培训方式从非学历教育的专科护理证书课程为主逐步发展到以硕士、博士学位课程为主。20 世纪 60 年代加拿大、英国等国家开始实施专科护士培养制度，培训方式并不都是学历教育。英国皇家护理学院作为英国主要的护理学术组织，负责制订培训标准，由大学提供得到学校批准的培训课程。20 世纪 90 年代，新加坡、日本等亚洲国家也开始实施专科护士培养制度。中国香港特别行政区从 1992 年开始，制订了 20 多个专科的专科护士培训课程及专科护士工作标准。

2000 年中山大学附属肿瘤医院和浙江邵逸夫医院分别设立了造口专科护士和糖尿病专科护士岗位。2001 年中山大学造口治疗师学校成立并开始招生，成为国内第一所规范化培训专科护士的办学机构。10 年来，中国专科护士的培训方式有为期数个月的专科护理证书课程，也有研究生课程进修班；培训课程涵盖的专科领域有造口护理、糖尿病护理、老年护理，重症监护、手术室、肿瘤专科护理等。2005 年卫生部颁布的《中国护理事业发展规划纲要（2005~2010）》中，提出在临床专业性、技术性较强的专科护理领域，有计划地开展专业护士培训，培养一批临床专业化护理骨干。2011 年卫生部颁布的《中国护理事业发展规划纲要（2011~2015）》中，进一步提出建立和完善专科护理岗位培训制度，开展专科护士的规范化培训，重点开展重症监护、急诊急救、血液净化、肿瘤、手术室等领域的专科护士培养。2011 年，中国有 20 余所大学开始招收护理硕士专业学位研究生，培养直接参与临床护理实践的高级应用型、专科型护理人才。

基本内容 专科护士培训的对象是有临床工作经验及相应专科工作经验的临床一线护士，大专及以上学历，热爱专科护理工作，具有良好的综合素质和职业素养。培训方式主要有专科护理证书课程、专科护理研究生课程进修班和护理硕士专业学位研究生。专科护理证书课程通常是脱产 3~6 个月的专科理论学习和临床实践训练，完成全部课程学习及临床实践训练，理论及操作技能的各项考核成绩合格，发给专科护理结业证书。专科护理研究生课程进修班的教学内容由研究生公共课、专科护理课和专科护理临床实践训练构成，完成全部课程学习及临床实践训练，理论及操作技能的各项考核成绩合格，发给研究生课程结业证书；通过规定的学位课程考试并完成学位论文者，可以申请硕士学位，见护理类专业。

(尤黎明)

zhōngshēn jiàoyù

终身教育（lifelong education）

人们在一生各阶段当中所受各种教育的总和。包括教育体系的各个阶段和各种方式，既有学校教育，又有社会教育；既有系统的正规教育，也有非系统的在职教育、短期培训、自学等。

终身教育涵盖教育的一切方面。终身教育并不是一个教育体系，而是建立一个体系的全面的组织所根据的原则。终身教育开始于人的生命之初，终止于人的生命之末，包括人发展的各个阶段及各个方面的教育活动。既包括纵向的一个人从婴儿到老年期各个不同发展阶段所受到的各级各类教育，也包括横向的从学校、家庭、社会各个不同领域受到的教育。

终身教育具有如下特点：①终身性。它突破了正规学校的框架，把教育看成是个人一生中连续不断的学习过程，实现了从学前期到老年期的整个教育过程的统一。②全民性。接受终身教育的人包括所有的人，无论男女老幼、贫富差别、种族性别。③广泛性。终身教育既包括家庭教育、学校教育，也包括社会教育。包括人的各个阶段，是一切时间、一切地点、一切场合和一切方面的教育。④灵活性和实用性。任何需要学习的人，可以随时随地接受任何形式的教育。学习的时间、地点、内容、方式均由个人决定。

终身教育，初现于 20 世纪 20 年代，发展于 60 年代，最终形成为国际性的教育思想。1965 年，法国保尔·郎格朗在巴黎召开的联合国教科文组织成人教育会上提出"终身教育"的概念，并系统阐述了终身教育的必要性、内容、目标、方法和发展战略；1970 年，联合国教科文组织出版了保尔·郎格朗的《终身教育引论》这一终身教育的代表性著作，终身教育理念开始引起各国的重视；1972 年，联合国教科文组织的国际教育委员会所写的报告《学会生存——教育世界的今天和明天》面世；1983 年，在德国汉堡举行的"国际终身教育会议"又一次强调了终身教育原则的重要性；20 世纪 90 年代，国际 21 世纪教育委员会向联合国教科文组织提交了《教育——财富蕴藏其中》的报告，从更广阔的国际经济、政治、文化背景上论述终身教育思想的地位作用。经过 30 年的倡导和推动，终身教育已成为当代国际教育领域影响最大、传播最广的一种教育理念和思潮，成为越来越多的国家和地区教育改革和发展的指导原则。

20 世纪 90 年代，终身教育在中国日渐产生广泛的影响。1993 年，《中国教育改革和发展纲要》指出，"成人教育是传统学校教育向终身教育发展的一种新型教育制度"，第一次在权威性的官方文件中正式使用了"终身教育"的概念。1995 年，全国人大颁布的《中华人民共和国教育法》明确提出要"建立和完善终身教育体系"。确立了终身教育在中国的法律地位。1998 年，经国家科教领导小组原则通过的《面向 21 世纪教育振兴行动计划》，明确要求到 2010 年基本建立起终身学习体系。构建中国一体化的终身教育、终身学习体系，促进学习化社会的形成，已成为面向 21 世纪教育改革与发展的重大历史使命。

在医学教育方面，1991 年卫生部颁布了《继续医学教育暂行规定》，对卫生技术人员的继续教育提出了明确要求。在此基础上，2000 年卫生部、人事部联合颁发的《继续医学教育规定（试行）》，要求卫生技术人员在整个职业生涯中，不断接受以学习新理论、新知识、新技术、新方法为主的终身教育，不断提高专业工作能力和业务水平，以适应医学科学技术和卫生事业的发展。中国继续医学教育实行学分制。

（孟　群　刘文川）

jìxù zhíyè fāzhǎn

继续职业发展（continuing professional development CPD）

将传统的继续医学教育的要求扩展到专业知识的更新与职业能力的社会要求相结合的教育活动。是在传统的继续医学教育概念的基础上提出的内涵更为广泛的新概念。见继续医学教育。"继续职业发展"源于 2003 年世界医学教育联合会举办的主题为"医学教育的全球标准：为了更好的保健服务"的大会，将继续医学教育（continuing medical education，CME）更名为继续职业发展（CPD）。继续职业发展贯穿于医师的整个职业生涯，其目的是更加强调提高每位医师适应岗位需求的职业能力，满足病人和卫生保健服务发展的需要，CPD 是一个更为广泛的概念，传统的 CME 是指医学实践的知识和技能领域内的继续教育，而 CPD 包含着高质量的医务工作者所需要的更广泛的专业范围，包括医学、管理、社会、人文、法律法规等。传统的 CME 是 CPD 的一个组成部分。世界医学教育联合会发布了《继续职业发展的国际标准》，对继续职业发展进行了定义和详细阐述。CPD 国际标准由 9 个领域和 36 个亚领域构成。

继续职业发展强调医疗实践

所固有的、多方面能力的继续发展，包括更广泛的职业素质，是每一位专业人员在提供医学科学和卫生保健中对不断变化的社会需要和个人需要作出响应的塑造、再塑造的过程；这是一个医师保持、更新、发展和强化应对病人所需的知识、技能和态度，所从事的正式或非正式的全部活动。保持执业质量的愿望和需要是继续执业终身学习强有力的促进因素。

继续职业发展包括医师参加的一切正式和非正式的教育培训活动，其目的是保持、更新、发展和提高自身的知识、技能和态度，以便对病人的需要作出响应。医师是自发的和独立的，他们在没有任何外界压力下为病人的最大利益而行动。医师参加继续职业发展活动既是一种道德义务，也是提高自身卫生服务质量的必要条件。医师持续终身的学习，其最强有力的动机是维护职业素质的意愿和期望，见继续医学教育。

(孟群 刘文川)

jìxù yīxué jiàoyù duìxiàng

继续医学教育对象 （subject of continuing medical education）

完成毕业后医学教育培训或具有中级以上（含中级）专业技术职务从事卫生技术工作的人员。

继续医学教育的对象存在"广义"和"狭义"之分。"广义"的继续医学教育对象指院校医学教育之后，在医疗卫生岗位上工作的卫生技术人员。狭义的继续医学教育对象指已完成医学院校教育、毕业后医学教育（住院医师规范化培训、研究生教育），正在从事医疗卫生工作的卫生技术人员。1991年卫生部颁布的"继续医学教育暂行规定"中

指出：继续医学教育对象是毕业后通过规范和非规范的专业培训，具有中级或中级以上的专业技术职务的正在从事专业技术工作的卫生技术人员。2000年卫生部、人事部颁布的《继续医学教育规定（试行）》进一步明确继续医学教育对象是完成毕业后医学教育培训或具有中级以上（含中级）专业技术职务从事卫生技术工作的人员。这种定义区分了继续医学教育与毕业后医学教育（以及各种专业岗位培训），将后者作为继续医学教育的前提条件；也明确了不能把成人教育中的补课教育、学历教育、职业培训列入继续医学教育的范畴；体现了继续医学教育以学习新理论、新知识、新技术、新方法为主的特点。

(刘文川 景汇泉)

jìxù yīxué jiàoyù xíngshì

继续医学教育形式 （forms of continuing medical education）

开展继续医学教育活动的方式。根据2000年卫生部、人事部《继续医学教育规定（试行）》的要求，各地区、各单位应根据不同内容和条件，采取灵活多样的形式和办法，开展以短期和业余学习为主的继续医学教育活动。

主要有培训班、研修班、学术会议、参观学习、专题讨论（研讨）、业务考察、案例分析、临床病例讨论会、技术操作示教、短期或长期培训等形式。自学也是继续医学教育的重要形式之一，有计划、有组织、有考核方式的自学以及个性化学习可获得继续医学教育学分。随着信息技术的发展，远程和网络作为一种新的教育形式已经在继续医学教育中广泛应用。卫生技术人员通过远程或网络的形式参加继续医学教育学习也可以获得相应的继续医

学教育学分。

(刘文川 景汇泉)

jìxù yīxué jiàoyù xuéfēn

继续医学教育学分 （credites of continuing medical education）

继续医学教育对象参加继续医学教育活动完成相应的学习内容，经考核合格获得的相应分值。中国继续医学教育实行学分制管理。继续医学教育对象是否完成每年规定的学分是年度考核的重要内容；也是卫生技术人员聘任、专业技术职务晋升和执业再注册的必备条件之一。

继续医学教育学分分为Ⅰ类学分和Ⅱ类学分。Ⅰ类学分为国家级和省级继续医学教育项目授予的学分；Ⅱ类学分为各省审批的市级项目、自学、论文发表、科研立项以及单位组织的学术活动等授予的学分。

学分标准 全国继续医学教育委员会规定，继续医学教育对象每年所获得的学分不低于25学分。其中Ⅰ类学分要达到5~10分；Ⅱ类学分达到15~20学分。Ⅰ类学分和Ⅱ类学分不可互相替代。经单位批准到上级医疗卫生机构进修培训6个月以上人员，经考核合格，视为完成当年的继续医学教育25学分。

Ⅰ类学分计算方法 国家级继续医学教育项目，每3小时授予1学分；主讲人每小时授予2学分，每个项目授予学分数最多不能超过10学分。省级继续医学教育项目，每6小时授予1学分；主讲人每小时授予1学分，每个项目授予学分数最多不能超过10学分。国家级远程继续医学教育项目和推广项目按照课件的学时数每3小时授予1学分，每个项目授予学分数最多不能超过5学分。

Ⅱ类学分计算方法　全国继续医学教育委员会在 2006 年下发的《继续医学教育学分授予管理办法》明确规定：除现代远程继续医学教育Ⅱ类学分授予的具体规定由各省、自治区、直辖市继续教育委员会制订外，其他形式的继续医学教育均由所在单位继续医学教育主管部门审核后授予相应学分。

学分登记制度　继续医学教育对象参加继续医学教育活动所获得学分的登记工作由所在单位主管部门负责。其程序是：继续医学教育对象自愿选择继续医学教育形式，经考核合格者，由批准立项的继续医学教育项目举办单位授予学分并颁发学分证书。或以刷学分卡的形式将学分记录在册。继续医学教育对象的学分由所在单位汇总，报上一级继续医学教育委员会审核。

（刘文川）

jìxù yīxué jiàoyù xiàngmù

继续医学教育项目（project of continuing medical education）

经继续医学教育委员会审批公布的继续医学教育活动。公布的内容包括项目编号、项目名称、举办单位、培训对象、内容简介及学分数、时间、地点等。举办培训项目是继续医学教育的重要形式。继续医学教育项目分为国家级继续医学教育项目、省级继续医学教育项目，以及市级、区县级和医疗卫生机构管理的继续医学教育项目等，分别由相应的继续医学教育委员会或医学教育管理部门负责审批公布。

1991 年 7 月 1 日，卫生部颁布了《继续医学教育暂行规定》中，第一次引用了"项目"和"学分"的概念，将进修学习、参加长期或短期进修班，以及自学等多种方式的教育培训活动，纳入继续医学教育管理。将项目分为若干个级别，并赋予不同的学分类别，使继续医学教育的内容适应不同的对象、不同专业和不同层次的需求，引导继续医学教育对象根据自身的工作和成长需要选择参加。

对于卫生技术人员必须掌握的公共卫生和预防医学知识、法律法规以及医疗卫生改革政策等内容，2000 年全国医学教育委员会将其纳入必修项目，要求各类卫生技术人员必须学习。

（刘文川　景汇泉）

guójiājí jìxù yīxué jiàoyù xiàngmù

国家级继续医学教育项目

（national projects of continuing medical education）　全国继续医学教育委员会评审并公布的继续医学教育活动。参加国家级继续医学教育项目学习可获得继续医学教育活动Ⅰ类学分。

国家级继续医学教育项目每年申报一次，实行属地化管理。医疗卫生机构以及医学教学、科研机构可按隶属关系申报，由省级继续医学教育委员会负责向全国继续医学教育委员会推荐。国家级继续医学教育委员会组织学科专家组进行评审。获批项目予以面向全国公布。国家级继续医学教育基地举办的项目（基地项目）和第二年继续举办的项目（延续项目）均属于备案项目，可不经学科专家组评审，但必须向全国继续医学教育委员会申报备案，并由全国继续医学教育委员会公布才能生效。

国家级继续医学教育项目以现代科学技术发展中的新理论、新知识、新技术、新方法为主要内容，注重项目的针对性、实用性和先进性。国家级继续医学教育项目必须符合下列条件之一：一是本学科的国际发展前沿；二是本学科的国内发展前沿；三是边缘学科和交叉学科的新进展；四是国外及国内先进技术、成果的推广；五是填补国内空白，有显著社会或经济效益的技术和方法。举办形式灵活多样，有学术讲座、学术会议、研讨班、专题讲习班、培训学习班、远程继续医学教育等。

（刘文川　景汇泉）

shěngjí jìxù yīxué jiàoyù xiàngmù

省级继续医学教育项目（provincial projects of continuing medical education）

由省（自治区、直辖市）级继续医学教育委员会评审、批准并公布的继续医学教育活动。此外，由省级继续医学教育基地举办的继续医学教育项目，以及中华医学会、中华口腔学会、中华预防医学会、中华护理学会、中国医院协会、中国医师协会六个社团组织评审公布的继续医学教育项目，也属于省级继续医学教育项目。省级继续教育项目是继续医学教育形式之一。卫生技术人员参加省级继续医学教育项目学习，经考核合格可以获得相应的继续医学教育学分。

省级继续医学教育项目以现代医学科学技术发展中的新理论、新知识、新技术、新方法为主要内容，注重针对性、先进性、实用性。具体应体现在以下方面：①项目处于本学科的国内或省内发展前沿。②边缘学科和交叉学科的新发展。③获厅（市）级科技进步二等奖以上科研成果的应用和推广。④先进技术的引进和推广。⑤填补省内空白，有显著社会、经济效益的新技术和新方法。

（刘文川　景汇泉）

jìxù yīxué jiàoyù rènzhèng
继续医学教育认证（accreditation for continuing medical education）

对继续医学教育项目、基地及学分等进行合格评定的过程。中国的继续医学教育认证实行分级管理制度。见国家级继续医学教育项目和省级继续医学教育项目。

（刘文川）

jìxù yīxué jiàoyù jīdì
继续医学教育基地（continuing medical education base）

经过全国或省级继续医学教育委员会认证批准开展继续医学教育活动的医疗卫生机构或医疗卫生机构内设的二级、三级学科。国家级继续医学教育基地举办的培训项目不需要经全国继续医学教育委员会学科专家组审定，但需要在规定的时间内申报备案，并由全国继续医学教育委员会办公室公布。

根据全国继续医学教育委员会印发的《国家级继续医学教育基地申报认可试行办法》的规定，2002年开始了国家级继续医学教育基地的试点工作。国家级继续医学教育基地建立在相关学科领域综合实力较强的医院或医学院校，主要从国务院学位委员会认定的博士学位授权点、国家级重点学科或国家级重点实验室中选择。通过申报并经全国继续医学教育学科组专家评审，截止2013年共有国家级继续医学教育基地52个。

根据《国家级继续医学教育基地申报认可试行办法》规定，国家级继续医学教育基地实行滚动式管理，每三年评估一次。全国继续医学教育委员会分别于2005年、2006年和2007年对国家级继续医学教育基地就如何发挥国家级继续医学教育基地的特色与优势、学科带头人的培养、理论与实际操作培训、教师与教材的选择和使用、项目学分授予等环节进行评估，2010年对第一批17个国家级继续医学教育基地进行了新一轮的基地认可工作。

（刘文川 景江泉）

xiàndài yuǎnchéng jìxù yīxué jiàoyù
现代远程继续医学教育（modern distance continuing medical education）

利用现代信息技术开展的异地继续医学教育培训活动。包括互联网、电视、卫星等形式的继续医学教育。现代远程教育已成为继续医学教育的重要途径。

1995年卫生部科教司开始组织论证、探讨如何利用迅速发展的现代信息技术为医学教育服务。2000年卫生部科教司致函中国卫生卫星科技教育网（双卫网），建议其为全国卫生技术人员提供继续医学教育服务。2000年卫生部颁发《关于在职卫生技术人员开展远程继续医学教育的意见》，对远程医学教育的对象和内容、远程医学教育的组织和管理、远程医学网络建设、远程医学的教学管理、远程医学的教学评估等提出了指导性意见。同年卫生部下发了《远程医学教育教学站和网站管理暂行规定》和《远程继续医学教育教学管理暂行规定》，要求开办远程继续医学教育网站和各类远程医学教育教学站应具备的条件和审批程序。从2002年起，卫生部先后批准了双卫网、好医生网、华医网、复旦大学中山医院网、北京大学医学网络教育学院和四川大学附属华西医院等机构作为试点单位，开展国家级远程继续医学教育；参加学习的学员能够获得Ⅰ类继续医学教育学分。2008年8月，卫生部和教育部联合下发了《关于加强继续医学教育工作的若干意见》提出加强对现代远程继续医学教育工作的管理，进一步完善了远程继续医学教育机构的项目申报、审批办法等。

与面授教育相比，远程继续医学教育具有很多优点。①可及性强。通过远程的方式，打破了地理区域的限制，免去了外出学习的交通食宿费，节省大量人力和经费，使更多的医务人员，尤其是边远地区的医药卫生人员，能方便地随时使用网络享受高质量的教育和辅导。②自由度高。学员可以不受时间、地点的限制，根据自己的需求自行下载教学课件和个人所需的知识进行学习，有效解决在职医务人员工作与学习相互影响的矛盾，并使继续医学教育更具针对性。③覆盖面广。远程教育克服了学员人数的限制，教育形式灵活多样，解决了师资力量不足的问题，满足不同社会层次的学习需求。④信息量大。通过网络技术，信息来源丰富，知识更新速度快，可以使学员随时随地获得最新医学动态，了解前沿专业知识。互联网+医学教育普及应用，为远程继续医学教育发展提供了更广泛空间。

远程教育形式也有其缺点：远程教育与面授教学所达到的沟通、情感表达、人格塑造等效果还有差距；医学教育中有很多需要实际操作的技术培训，仅通过远程教育难以取得理想的效果，必须结合现场培训进行。

（宗文红）

jìxù yīxué jiàoyù pínggū
继续医学教育评估（evaluation of continuing medical education）

根据一定的标准及指标体系，对继续医学教育工作的开展过程及结果，进行质和量的价值判断。评估是加强继续医学教育管理，推动继续医学教育健康发展的重要措施。

1998 年卫生部继续医学教育委员会颁布了《继续医学教育评估指标体系及实施办法》，并开始在各省、自治区、直辖市及部直属单位开展继续医学教育评估工作。2000 年卫生部、人事部颁发《继续医学教育规定（试行）》，明确要建立继续医学教育的评估制度，规定全国继续医学教育委员会和省级继续医学教育委员会定期对开展继续医学教育情况进行检查评估。2004 年，全国继续医学教育委员会对评估指标体系进行了修订完善。

全国继续医学教育委员会组织的评估工作分为自评、复评、认定三阶段：自评阶段，评估对象根据《继续医学教育评估指标体系和评估指南》进行对照检查，写自评报告；复评阶段，评估机构组织专家组实地抽查，对自评结果进行复核；认定阶段，评估机构根据评估对象自评与实地复核结果，对继续医学教育工作情况进行全面总结和评价，全国继续医学教育委员会并对做出突出成绩的单位和个人给予表彰。

继续医学教育评估工作的内容包括政策制度、组织管理、实施情况、完成情况 4 个方面。对评估对象继续医学教育工作的情况作出全面评价。

（刘文川 景汇泉）

jìxù yīxué jiàoyù wěiyuánhuì

继续医学教育委员会（Continuing Medical Education Committee）

对继续医学教育工作进行指导、协调和质量监控的组织。

发展过程 1991 年 7 月卫生部发布《继续医学教育暂行规定》，要求卫生技术人员须按规定接受继续医学教育。目的是使卫生专业技术人员保持高尚的医德医风，不断提高专业工作能力和业务水平，跟上医学科学的发展。1996 年 6 月成立了卫生部继续医学教育委员会，负责制订《继续医学教育项目认可办法和学分授予办法》，负责国家级继续医学教育项目、主办单位和学分的审批、公布和管理。第一届卫生部继续医学教育委员会主任委员由时任卫生部部长陈敏章兼任，办公室设在卫生部科技教育司。2000 年 12 月，卫生部、人事部联合发布《继续医学教育规定（试行）》，使继续医学教育与卫生技术人才的使用管理相结合。原卫生部继续医学教育委员会进行调整、更名，成立全国继续医学教育委员会。全国继续医学教育委员会主任委员由时任卫生部部长张文康兼任，办公室仍设在卫生部科技教育司。

机构组成 按照 2000 年卫生部、人事部联合发布的《继续医学教育规定（试行）》，全国继续医学教育委员会由卫生部、人力资源和社会保障部及解放军总后卫生部相关司局的领导及各地卫生厅局领导、高等医学院校领导、学术团体和医疗卫生单位的领导及专家组成。委员会成员一般每届任期 5 年，如有工作调动等情况，可进行调整。根据工作需要，每 1~2 年召开一次全体会议。全国继续医学教育委员会聘请有关专家组成若干学科组。学科组成员一般任期 3 年。全国继续医学教育委员会的日常办事机构为卫生部科技教育司。

参照全国继续医学教育委员会的做法，各省、自治区、直辖市相继建立了省级继续医学教育委员会，负责指导、监督、协调当地继续医学教育工作。部分医疗卫生机构，根据工作需要成立了继续医学教育委员会。

工作职能 全国继续医学教育委员会的工作职责主要有：①研究全国继续医学教育的方针、政策和规定。向有关行政主管部门提出建议。②研究和提出全国继续医学教育的总体规划和实施计划。③负责拟订继续医学教育项目的评审标准，申报、认可学分授予办法、国家级继续医学教育项目、基地评估指标体系和远程教育管理办法等。④负责国家级继续医学教育项目的评审。评审结果作为卫生行政部门批准和公布的依据。⑤组织选编、出版国家级继续医学教育项目的优秀文字教材、音像教材和远程继续医学教育课件。⑥积极创造条件，开展远程教育，推动全国继续医学教育广泛深入地开展。⑦对省级继续医学教育委员会、解放军总后卫生部、国家卫生和计划生育委员会直属单位及相关单位的继续医学教育工作进行指导、检查和评估。⑧负责国家级继续医学教育基地的评审。评审结果作为行政主管部门批准和公布的依据。

学科组承担以下任务：①负责国家级继续医学教育项目的评审。②推荐优秀的国家级继续医学教育文字、音像教材和远程继续医学教育课件。③研究并向全国继续医学教育委员会提出有关学科的继续医学教育发展计划和建议。④全国继续医学教育委员会安排的其他有关工作。

（郭 立 马 真）

Àidīngbǎo Xuānyán

爱丁堡宣言（the Edinburgh Declaration）

世界医学教育联合会 1988 年 8 月在英国爱丁堡市召

开的世界医学教育会议上发表的医学教育宣言。该宣言明确了之后一段时期医学教育的改革方向，并且得到了全球医学教育界的广泛认可。

形成过程 在爱丁堡宣言颁布之前，世界医学教育联合会分别在非洲区（布拉扎维）、美洲区（加拉加斯）、欧洲区（都柏林）、中东区（安曼）、东南亚区（新德里）、西太平洋区（瓜拉）召开了6次医学教育协会会议，会议强调，继续医学教育是医学职业培训的重要组成部分，医学教育的发展理念、组织管理、教学内容、培训方法等均需要改革。1988年8月在爱丁堡市召开的世界医学教育会议发表了著名的爱丁堡宣言。1988年8月12日爱丁堡宣言纸质版发行，宣言被广泛刊登于各种媒体上，并发表在著名的医学杂志《柳叶刀》（the Lancet）上。

基本内容 宣言中指出医学教育的目标是培养能够促进全体人民健康的医师。为了达到这个目标，医学教育机构需要作出以下改革：①扩大实施教育计划场所的范围，使之包括社区的所有卫生资源而不仅仅是医院。②保证课程计划的内容反映国家卫生工作的重点以及可供利用的资源。③把现在广为应用的被动的学习方法改变为更为主动的学习方法，包括自我指导和独立学习以及导师辅导等，以保证终身、连续学习。④制订课程计划和考试制度，以保证达到专业能力和社会准则的要求，而不仅仅是对知识的死记硬背。⑤使培训教师成为教育家而不仅仅是学科内容上的专家，并予以教育上取得优异成绩的培训教师奖励，如同对生物医学科学研究上或临床工作上取得优异

成绩的人员一样给予奖励。⑥进一步强调促进健康和预防疾病，并将该内容充实到有关如何处理病人的教学工作中去。⑦在临床和社区场所中也采用解决问题式的方法作为学习的基础，以便把科学理论教育和实践教育结合起来。⑧选择医学生时，不仅要注重学生的智能和学业成绩，还要注重对个人素质评价。⑨鼓励和促进卫生部门、教育部门、社区卫生服务部门和其他有关团体之间的合作，共同制定政策和计划，并共同加以实施和检查。⑩保证实行能够使培养学生的人数与国家对医师的需求量相一致的招生政策。⑪增加同其他卫生人员和与卫生有关的专业人员共同学习、共同研究和共同服务的机会，将此作为协作共事训练的一部分。⑫在继续医学教育工作上，明确职责和资源分配。

意义 爱丁堡宣言自1988年发表后，被翻译成多种语言，并且广泛应用于医学教师和其他医学培训人员。爱丁堡宣言的原则得到许多国家的政府部门、医学教育协会、医学院校以及相关国际组织的赞成和认可，对世界医学教育改革影响深远。

（赵玉虹）

Shìjiè Yīxué Jiàoyù Liánhéhuì

世界医学教育联合会 （World Federation for Medical Education，WFME） 医学教育和培训方面的全球性非政府组织。1972年9月，在哥本哈根会议上，由世界卫生组织的总干事代表、世界医学协会主席、地方医学教育协会代表和其他相关人员联合签署成立。世界医学教育联合会的使命是通过制订医学教育中的最具科学性和伦理性的标准，力争为全人类创造更好的健康保健。

为此，世界医学教育联合会需要寻求与医学教育相关的新方法、新工具和新的管理模式，提高在全球范围内医学教育的质量。

机构组成 WFME是一个与世界卫生组织日内瓦总部密切相关的非政府组织，同时与世界卫生组织区域办事处、联合国教育科学文化组织、世界医学协会、国际医学生协会联合会和其他与医学教育相关的国际组织都有紧密的联系。世界医学教育联合会遵循世界卫生组织的组织模式。具体包括三部分：执行委员会、六个区域医学教育协会和哥本哈根隆德大学国际医学教育中心。

执行委员会 世界医学教育联合会执行委员会成员包括：①世界医学教育联合会主席。②上一任世界医学教育联合会主席。③六个区域医学教育协会主席。④世界卫生组织在世界医学教育联合会的代表。⑤世界医学协会在世界医学教育联合会的代表。⑥国际医学生协会联合会在世界医学教育联合会的代表。⑦美国外国毕业生医学教育委员会在世界医学教育联合会的代表。

六个区域医学教育协会
①欧洲医学教育协会。②中东区医学教育协会。③西太平洋区医学教育委员会。④非洲医学教育协会。⑤医学院校协会泛美联盟。⑥东南亚医学教育协会。

哥本哈根隆德大学国际医学教育中心 由丹麦哥本哈根大学健康保健学院和瑞典隆德大学医学院的教师和管理人员所组成的团队，他们为世界医学教育联合会各项官方活动的发展提供了论坛。

主要职能 世界医学教育联合会的活动涉及医学教育的各个阶段，即学校医学教育、毕业后

医学教育、继续医学教育（继续职业发展）。其具体职能包括：①通过出版物、举办会议和年会、协商会和其他的方式，加强成员间的信息交流。②开展和推广能够提高医学教育质量的项目。③开展医学教育对比研究，促进医学教育研究的发展。④开展和推广促进医学教育和卫生服务有机结合的规划方案。⑤简化医学教育者和有关国际组织联系，使二者联系更直接、便利。世界医学教育联合会在医学教育领域开展的服务项目包括：促进医学教育质量改进，促进医师能力建设，促进课程发展，制订医学教育国际标准，支持自我评价研究、同行评议和实地考察等评估，提供咨询和顾问服务，WFME 本身虽不是医学教育认证机构，但却致力于推广医学教育认证。

世界医学教育联合会对于医学教育领域的最大贡献在于制定了医学教育的全球标准。医学教育全球标准制订的项目启动于1997 年，医学教育全球标准三部曲最终版本已于 2003 年出版。其他主要成就包括：1984 年，重新定位医学教育的国际合作项目；1988 年，颁布爱丁堡宣言；1993年，提出举办全球医学教育首脑会议的建议；1997 年，实施医学教育全球化标准项目；2004 年，与世界卫生组织建立了长期的战略伙伴关系，制订了 WHO 与 WFME 政策联合开发认证系统；2005 年，制订评审标准；2006 年，发布国际认可的医学院校；2007年与美国外国医科毕业生教育委员会（Educational Commission for Foreign Medical Graduates，ECFMG）建立伙伴关系，ECFMG2010 年发布新规，从 2023 年起，只有符合美国医学院校联合会和类似的

WFME 之类的标准的学校的学生才可以申请 ECFMG 认证。

WFME 顺应信息化时代的潮流，将在 WHO-WFME 战略合作伙伴的框架内，与其六大地区性医学教育学会和 ECFMG、国际医学教育与研究促进基金会、世界卫生组织进行合作开发新的医学院校全球目录，并对所保存的信息定期进行更新。

（赵玉虹）

wǔxīngjí yīshēng

五星级医生（five-star doctor）

由世界卫生组织倡导的承担医疗服务提供、医疗决策、健康教育、社区领导、服务管理五种职能角色的医师。是医学人才培养的理想目标。由世界卫生组织卫生人力开发教育处处长查尔斯·布伦（Charles Boelen）博士在1992 年提出。五种角色包括：①医疗服务提供者：即能根据病人预防、治疗和康复的总体需要，提供卫生服务。②医疗决策者：即能从伦理、费用与病人等多方面的情况，综合考虑和合理选择各种诊疗新技术。③健康教育者：即医师不只是诊疗疾病，更应承担健康教育的任务，主动、有效地增强群体的健康保护意识。④社区领导者：即能参与社区保健决策，平衡与协调个人、社区和社会对卫生保健的需求。⑤服务管理者：即协同卫生部门及其他社会机构开展卫生保健，真正做到人人享有卫生保健。"五星级医生"将传统的"病人-医师-治疗"模式，转变为集医疗、预防、保健、康复于一体，面向个人、群体、社区，广大群众主动参与的综合性模式，以更好地体现医学与自然学科、人文社会学科的结合。

形成过程 20 世纪以来，国

际医学教育界将修订医师培养目标作为医学教育改革的一项重要内容，围绕重新设计 21 世纪的医学教育和人才培养，开展了一系列关于培养目标的研究工作。世界医学教育联合会，每 5 年召开一次世界医学教育峰会，针对世界范围内医学教育普遍存在的问题，开展高层次的讨论，并积极探索改革措施。1985 年，美国医学教育联络委员会在医学生教育计划认可标准中增加了一项要求，即"各医学院必须明确培养目标。"《美国医学教育的未来方向》和《为 21 世纪培养医生》等著名研究报告，着重讨论了未来医师的培养目标。此种情况下，世界卫生组织提出"五星级医生"概念。1988 年世界医学教育联合会发表的爱丁堡宣言指出："医学教育的目的是培养促进全体人民健康的医师"。"病人理应指望把医师培养成为一个专心的倾听者、仔细的观察者、敏锐的交谈者和有效的临床医师，而不再满足于仅仅治疗某些疾病"。1992 年"五星级医生"的概念被正式提出，在全世界引起较大反响。

意义 "五星级医生"的培养目标反映了医学发展的趋势，体现了大众的需要，亦为医学教育指明了方向，已经被许多国家和地区所接受。虽然是针对培养全科医师提出来的，但它对临床专科医师的培养也具有有益的启示，促使世界各国医学界、医学教育界对培养未来社会所需医师的关注及研究。"五星级医生"概念符合发展中国家和发达国家的共同需要，培养"五星级医生"应当成为全球卫生保健对策的一部分。

（赵玉虹）

ōuzhōu yīxué jiàoyù xiéhuì

欧洲医学教育协会 （Association for Medical Education in Europe，AMEE）

世界医学教育联合会 （World Federation for Medical Education，WFME） 在欧洲的一个区域性协会，AMEE 是 WFME 理事会成员。1972 年在瑞典首都哥本哈根成立，并于 2000 年获得英格兰慈善基金会认证。AMEE 致力于促进医学教育者及专业人士之间的交流，推动整个欧洲及世界医学教育协会的建立。

机构组成 AMEE 由执行委员会领导。执行委员会包括主席、秘书长兼财务主管和六个成员。所有人员 3 年服务期满后需要进行重新选拔。AMEE 的日常运营由 AMEE 办公室人员负责。

AMEE 成立以来，其规模和活动范围得到稳定发展，其会员遍布五大洲 90 多个国家，包括教育工作者、研究人员、管理人员、课程设计人员、医学评估专家、学生和卫生专业人士。每年 8 或 9 月份，在年会期间举行会员大会，供会员进行交流并增补执行委员会成员。

主要职能 AMEE 帮助教师、医师、科研人员、管理者、课程设计人员、医学评估专家和学生获得医学的最新进展，推动整个欧洲及世界医学教育协会的建立。AMEE 开展的主要工作包括：举行年度会议；发行出版物（*Medical Teacher* 杂志和 AMEE 教育指南）；开展相关课程，如：医学教育基本技能 （essential skills in medical education，ESME），医学教育基本技能评估 （essential skills in medical education assessment，ESMEA）等；开展一些医学项目包括：Meded World 网站、循证医学教育指南 （best evidence medical education，BEME）；组建特别兴趣研究小组等。

年度会议 自 1973 年开始，每年 8 月末或 9 月中旬 AMEE 将在一个欧洲城市召开年会。AMEE 年度会议已经成为所有对医学和医疗专业教育感兴趣的学者聚集地，每年有来自世界各国的超过 1800 人参加，他们一起在这里分享彼此的观点，了解世界医学教育发展过程中的重要事件。AMEE 网站上提供每年会议的详细信息。

出版物 AMEE 的期刊，《医学教师》（*Medical Teacher*），为月刊，实行同行评议，被联机医学文献分析与检索系统 （Medline） 收录，由英富曼出版集团 （Informa Healthcare） 出版。发表医学教育研究和方法相关的报告、病例研究、评论、实践指南及循证医学教育指南等，以此来帮助读者了解医学专业教育中的最新进展。AMEE 教育指南的设计注重实用性，引导如何实施一些广为关注的热点项目如以问题为基础的学习，结果为导向的教育，用于评估学生的学习档案袋和其他一系列热点。AMEE 是 BEME 协作组织的创始成员之一，旨在通过信息传播（支持循证决策，出版高质量的医学教育系统综述，用证据来支持实践的一种文化）促进最佳循证医学教育。

课程 ESME 课程是为满足涉及教学的医师、科学家和其他健康保健专家的培训需求而设计，已开展多年。ESME 课程强调基本技能，多以大型主题会议的方式开展。由外聘专家组织，通过互动的方式，参会人员可以与其他人员进行讨论。

此外，计算机强化学习的基本技能 （the essential skills in computer-enhanced learning，ESCEL）课程及医学教育研究的基本技能 （research essential skills in medical education，RESME） 课程也为参与者提供了不同的学习途径。

医学项目 Meded World 为一个全球性的在线医学教育社区，医学院校和教师学生可以通过这个国际化网络来分享观点、经验和专长，享受国际化联合学习机会的途径，以促进医学教育进一步发展。Meded Central 是一个建设中的在线医学教育资源，包括医学教育术语、出版物、机构、医学院校、医学协会和医学名人。这个数据库向所有人免费开放。作为百科全书网站，注册的用户可以进入网站的许多领域。

（赵玉虹）

Měiguó yīxué jiàoyù

美国医学教育 （medical education in United States）

涉及美国医师在教育和培训中的所有教育活动。包括院校医学教育、毕业后医学教育、继续医学教育三个阶段，是西方医学教育的典型代表。美国高中毕业生需先接受四年制大学教育，毕业后才能报考四年制医学院校。从医学院校毕业后经过 4~8 年的培训取得专科医师资格证书，最终成为一名专科医师。注册后的医师每年需参加继续医学教育，获得一定数量学分以维持其医师资格。

形成过程 18 世纪之前，美国的民间医师、牧师、僧侣们对殖民地拓荒者的医疗服务做出了贡献，在医疗实践中出现了"对症疗法"，病人对医学的接受程度大大增加。18 世纪早期，师徒承袭的医学教育模式成为医师培训的主要形式。典型的医师培训期要持续三年。18 世纪中、晚期，出现了早期的私立医学院，成为当时医学教育的主导媒介主体。

19 世纪早、中期，有 26 所新的医学院建立。到 1876 年，全美医学院总数增加到 47 所。19 世纪晚期，相继建立了数十所医学院校。美国的医学教育也发生着重大改革，积极倡导新的医学教育理念：医学教育的目的应在于培养问题解决者和批判性思维者，强调医学生自我学习和动手动脑能力训练的重要性。1885 ~ 1925 年间出现医学院与医院合并的改革，大量的捐款用来建设新的实验室，形成全职教员队伍，增加大批临床设备。第一次世界大战之后，出现了在医院的医学教育-见习制度。20 世纪 20 年代，临床见习成为全美医学院毕业生的必修内容。20 世纪初，医学教育面临另一次挑战，医疗市场对专科医师的需求增加。见习期后的住院医师培训成为训练医学专家的前期阶段。1889 年，出现住院医师制度——霍普金住院医师系统。到 20 世纪 30 年代，住院医师制度已经成为医师专业培训的唯一途径。1910年提出的弗莱克斯纳报告使美国医学教育发生了历史性的转折：医学教育和医学考试认证开始走向标准化，美国医学会也成为非法定性的全国性学校认可机构，美国各州成立了州医学委员会联合会，接受了美国医学会的三级分类标准，美国医学院校入学标准逐步正规化，在入学前要求学生具有学士学位；医学院校学制逐渐改为四年。教育基金会作用增强。见弗莱克斯纳报告。

基本内容 美国医学教育包括院校医学教育、毕业后医学教育和继续医学教育三个阶段。

院校医学教育 学生完成 4 年的大学本科教育，取得学士学位，通过美国医学院协会组织的医学院入学考试后方可进入医学院校。公立医学院以招收本州学生为主，学制四年，前 2 年学习基础医学课程。这些课程包括解剖学、生物化学、生理学、药理学、组织学、胚胎学、微生物学、病理学、病理生理学、神经科学等。后 2 年学习临床学科并进行临床见习。在有经验医师的指导下，观察和参与病人的治疗，毕业后授予医学博士学位。医学院校只授予学位，不能颁发医师执照。医学生通常在医学院二年级学习结束时参加美国医师执照考试的第一部分考试，四年级学习结束时参加第二部分考试，毕业后 1~3 年参加第三部分考试，获得执业资格。

毕业后医学教育 从被认可的医学院校毕业，获得医学博士学位，并且在校时已通过第一、第二部分美国执业医师考试（United States Medical Licensing Examination，USMLE）的学生，即可申请住院医师培训。住院医师按学习年限分为实习医师、低年资住院医师、高年资住院医师、总住院医师。其培训可分为两个阶段，包括第一年的毕业后培训和之后专业培训。

第一年的毕业后培训 医科毕业生通过住院医师职位匹配项目经双向选择获得毕业后培训的职位。在经认证的培训场所（培训基地）接受第一年实习期培训，主要让毕业生对临床医疗有初步认识。完成第一年毕业后培训，毕业生可参加 USMLE 第三部分考试，通过后可获得医师执照。

专业培训 第一年毕业培训结束，取得执业医师资格后，可申请加入选定专业的住院医师培训。培训的目标、大纲、期限和认定考试由各专科的专业委员会制订。在美国，全科医师只是专科医师中的一种，没有任何特殊之处。住院医师实行轮转培训，每月换一个科室。他们主要在医学教授或主治医师的指导下完成工作。很多美国住院医师的每周工作量在 100 小时以上。各专业培养年限依据专业的不同大致为 3~7 年不等，如普通内科需要 3 年，普通外科需要 5 年。完成培训后，必须参加专科委员会规定的考试，通过者获得专科医师资格证书和"专科医师"称号。

继续医学教育 美国是最早开展继续医学教育的国家之一，1972 年，美国医学会明确提出了继续医学教育的定义和目标。在广泛推动继续医学教育开展过程中，为加强继续医学教育活动的管理，保证教育质量，美国逐步建立起继续医学教育的认证制度。认证周期一般为 4 年，优秀者为 6 年，在有效期即将结束时（离终止日期还有 15 个月）就开始重新认证。取得一定的继续医学教育学分是医师参加再次资格认定考试的必要条件之一。

运行方式 在校医学教育阶段的学生由各医学院校管理，需参加美国执业医师考试（USMLE）。USMLE 由美国国家医学考试委员会（National Board of Medical Examiner，NBME）和联邦医学委员会（Federation of State Medical Examination）共同管理。具体的合作形式是由这两个组织共同组成一个 USMLE 考试委员会，下面分设三个委员会分别负责第一、二、三部分考试设计，其中 NBME 侧重第一、二部分，联邦医学委员会侧重第三部分，三个分设委员会的工作再通过由两大组织成员组成的综合性的考试材料开发委员会和合格标准设定专家组做进一步处理。

进入毕业后医学教育阶段，由美国毕业后医学教育认证委员会（Accreditation Council For Graduate Medical Education，ACGME）制订美国住院医师培训标准。ACGME是一个非官方、非营利性的行业组织，它和所属的26个住院医师培训评审委员会负责住院医师教育项目的评价和认定工作。完成ACGME认定的亚专科培训项目是获得亚专科医师证书的首要条件，但是，在某些专科，美国医学专科委员会（American Board of Medical Specialties，ABMS）的成员委员会可以自己核准一些高级培训项目，且不需要ACGME制订标准。ABMS下设24个专科委员会，可颁发36种基本的专科医师资格证书和88类亚专科的专科医师证书。各专业的专科委员会制订全国统一的各种专科住院医师培训的目标、大纲、期限和认定考试等。

继续医学教育由继续医学教育认证委员会（Accreditation Council for Continuing Medical Education ACCME）对认证合格者和授权的各州医学会在认证有效期内实施管理和监控。ACCME的认证主要依据《商业赞助标准》《ACCME认证基本领域及要素》和《认证政策》3个文件。其认证程序分为两类，一类是ACCME直接认证继续医学教育举办单位；另一类是ACCME只对各州医学会的认证资格实行认可，后授权各州医学会对本州继续医学教育活动的举办单位进行认证。

特点 ①注重医学生互动与沟通能力的培养。许多医学院从第一年就开始训练医学生与病人互动的能力，特别注重形成和谐交流、人文关怀的理念。②医学基础与临床课程相互渗透。在前两年的基础医学教学中，有目的地穿插临床内容，以增强兴趣，加深理解。在后两年的临床学科教学阶段中，临床教师非常注重联系基础医学知识。③注重学习环境的营造建设。大课堂集中教学与小组分散教学优势互补，标准化病人与模拟病人的特殊作用。④注重教育理念的先进导向，如"问题为基础的学习法"普遍推广。⑥注重网络信息技术的应用。网络化教学展现了现代化医学教育的高效、直观、便捷与魅力。美国各大学的医学院实现了所有课程的网络化教学，可随时上网浏览所学内容。

（赵玉虹）

Fúláikèsīnà bàogào

弗莱克斯纳报告（Flexner report） 美国教育家亚伯拉罕·弗莱克斯纳（Abraham Flexner）1910年发表题目为《美国和加拿大的医学教育：致卡内基基金会关于教育改革的报告》，后称为《弗莱克斯纳报告》，简称《报告》。

形成过程 19世纪末至20世纪初，欧洲的医学教育走向现代模式，但美国医学界的大多数人只满足于开业行医，对新的医学观念加以抵制，造成民众的医疗需求无法满足。同时，美国的医学教育也不受到认可，存在诸多问题：医生的选拔标准不严格，课程体系简单重复，学生无临床实践，也无资格认证标准。

在此严峻形势下，1904年美国医学会（American Medical Association AMA）成立了医学教育委员会，对医学院校进行评估调查，并向AMA提供年度报告。1908年，AMA委托卡内基教学促进基金会对北美医学（院校）的教育情况实施全面调查，并委托弗莱克斯纳负责考察工作，因此发表了著名的弗莱克斯纳报告。

基本内容 弗莱克斯纳报告中指出了当时的医学教育状况已经不能适应现代医学发展的需要，需要建立规范的、符合现代教育的医学院，提高教育质量的标准，限制和淘汰落后的医学生和医学院，实行教师队伍专职化。弗莱克斯纳报告长达300多页，报告资料涉及155所医学院，包括美国的正规医学院116所，非正规医学院32所，其余7所院校位于加拿大。弗莱克斯纳在《报告》中对上述医学院作了详细的分析，主要从资金来源、入学要求、学制、医学教育和医学考试认证、师资培训及教学医院医师所担任的临床教学职责五个方面进行：

在资金来源方面《报告》指出，除了21所正规的医学院依靠州财政（15所）和捐款（6所）外，其他学院则几乎全部依靠学费收入办学。大多数医学院存在资金缺乏的问题，所得学费收入除了维持师资和正常办学开销外，已无力进行进一步投资以适应新形势需要。

在入学要求方面，《报告》对医学生提出了较高入学标准：所有非南方的医学院要求学生在入学前至少具有2年的大学教育基础，而南方的学校可以招收高中毕业学生。

在学制方面《报告》提出了四年制医学学位模型：学生应该有两年的基础科学学习，两年的教学医院学习；学生应具有调查研究的经验，能胜任科研及临床工作，最后培养成的合格医师应是医师与科学家的综合体。

在医学教育和医学考试认证方面《报告》提出，应建立各州医学考试委员会并举行医学院校认证。相关委员会成员由医学界专家和知名人士组成。在举行认证考试方面，政府应赋予各州委员会相应权力并组成专门机构，严格筛选合格的医学院校。

在对师资培训和教学医院的要求方面《报告》指出，医院应该隶属于大学，以保证临床教学顺利进行。医院中教师也应与大学教师一样，可取得教师职业的职称以及相应的工资标准。医院的教授不应把个人临床工作作为收入的来源，但是可以在所研究的学术范围内从事顾问和咨询工作。对教授的选拔应首先考虑其所受培训、学历情况和教学科研能力等方面，而不能以资历和行政能力作为标准。大学应该为医学生前两年的课程学习提供实验设备、师资、场所等资源。

意义 弗莱克斯纳报告确定了美国医学教育发展的方向，使美国医学教育发生了历史性的转折。归纳起来，主要有以下几方面影响：

霍普金斯模式形成及推广弗莱克斯纳报告对美国高等医学教育改革最重要的影响是形成了约翰·霍普金斯模式。1893年，约翰·霍普金斯医学院成立，它完全仿照了当时最为先进的德国医学教育模式，即以实验室和医院为基础的研究型医学教育模式，使生物科学与临床结合以及注重科学推理方法的课程教学模式成为主导。弗莱克斯纳报告引发的改革以约翰·霍普金斯大学医学院为样板，在25所院校进行试点，随后，在全国范围内推广。

医学教育和医学考试认证的标准化 1912年后，美国各州在原有执照委员会基础上，成立了州立医学委员会联合会，接受了AMA的ABC三级分类标准，对C级学校实行淘汰。改革使得

1906~1936年间，76所院校关闭或被合并。至此，AMA也成为非法定性的全国医学院校认可机构。

美国医学院校入学标准的正规化 美国各州资格认证委员会开始责令所有医学院校采用更高的入学标准和更加严格的课程要求。1914年，美国医学会提出入学前一年大学教育的入学标准。1918年，提出两年大学教育的入学标准。到1922年，38个州要求医学生必须具有入学前两年大学教育的基础，越来越多的学校要求入学前要完成本科教育。直到今天美国的医学教育在入学前绝大部分都要求学生具有学士学位。

美国医学院校的学制开始标准化 弗莱克斯纳报告对于美国的医学院学制产生了长远影响，形成了今天美国医学教育的结构，即医学教育课程共计4年，前两年属临床前教育，以解剖学、药理学、生理学、病理学、微生物学、医学伦理等课程教学为主。后两年进行临床实践教育，学生需参加内科、儿科、外科、妇产科等科室的临床实践学习。

教育基金会作用增强 1910~1936年间，洛克菲勒基金会及其他基金会的巨额捐款源源不断地流入像约翰·霍普金斯那样被弗莱克斯纳所看重的学校，使这样一批学校得到发展逐渐成为科研和教育中心，而没有被他看重的学校则由于资金匮乏而被淘汰掉。教育基金会在美国医学教育中重要作用充分体现出来。

由于《报告》和随后的改革对于黑人和女性等弱势群体没有予以重视，20世纪早期高等医学教育中存在的种族歧视和性别歧视状况没有多大改善，黑人和女性接受教育的机会仍然很少。

（赵玉虹）

Yīngguó yīxué jiàoyù

英国医学教育（medical education in the United Kingdom）在英国，高中毕业生经过5~6年的医学院校学习，取得医学学士学位后，可进入毕业后培训。经过6~10年的专业培训，合格者获得专科医师或全科医师资格。获得资格的医师在执业中需参加继续医学教育，以维持其医师资格。英国的高等医学教育已经走过了800多年的发展历程，总体可划分为三个阶段，13世纪初到20世纪60年代初的精英教育阶段、20世纪60年代开始的高等医学教育大众化阶段以及1995年之后进行的高等医学教育普及化阶段。

基本内容 英国医学教育包括院校医学教育、毕业后医学教育及继续医学教育三部分。

院校医学教育 高中生毕业后进入医学院校学习，学制为5~6年，分为基础医学和临床医学两个阶段，其中基础2~3年，临床3年，毕业时获得医学学士学位，然后进入毕业后培训阶段。

毕业后医学教育 医学生毕业后均需接受一年的培训，即普通临床培训或称注册前住院医师年，由学生所在毕业学校监控。在普通临床培训的一年中，学生必须向英国医学总理事会申请获得临时注册，以获得最基本的行医资格，但是不能独立开业。成功通过普通临床培训，并在英国医学总理事会申请完成注册后，学生可进入专业培训，分为初级专业培训和专科医师培训两个部分。

初级专业培训 又称为高级住院医师阶段。通常在完全注册后2~3年内完成，初级专业培训的职位需通过参加竞争性面试获

得。初级专业培训要接受大量有关所选专业的基本专业训练。完成初级专业培训，通过考试，并成为皇家专科的成员后，医师可进入家庭医生的专门职业培训，或者进入一个特定领域的高级专科医师培训项目。

专科医师培训　4~6 年的注册专科医师培训，即高级专业培训。高级专业培训由各类高级联合培训委员会监控，时间因专科不同而异。成功完成高级培训的住院医师可获得由专科医师培训管理局颁发的专科医师培训结业证明。获得专科医师培训结业证明的医师可向英国医学总理事会申请列入专科医师名册，此时才有资格申请获得顾问医师职位。

全科医师培训　在本科教育阶段，医学生通过选修课和必修课两种形式接受全科医学入门教育。选修课包括每周或隔周跟随教师进行理论学习、观察诊疗，各种社会调查、家访和科研活动。必修课所有医学生毕业前一年都要经过4~10周的全科课程学习。从毕业后到取得全科医师资格之间的培训过程，包括三个阶段，即：普通临床培训、初级专业培训、全科医师培训。培训目标要达到英国皇家全科医师学会所编定培训大纲里的六个基本要求而细化成的12项教学目标。每项目标都是具体的可以考核的，每个目标要突出 3 个内容：知识、技能和行医态度。受训者主要以自学、实践、解疑的方法来提高自身水平，受训者的学习成果按照皇家全科医师学会指定的六种方法收集在电子档案中。每个受训者有一名全科导师全程监管。培训流程主要是标准的三年全职培训方式，通常包括 18 个月在医院专科和同等时间在社区诊所的培

训。课程的最后 12 个月受训者们通常在社区。完成培训课程并且通过皇家全科医师学会组织的考试，受训者方可结业。见国外全科医学教育。

继续医学教育　英国政府每年对参加继续医学教育者给予一定的奖励，包括物质奖励。英国对继续医学教育的要求正逐步规范化，并有与专科医师资格再认定结合的趋势。全科医师的继续医学教育要求每年准备一份个人发展计划，年终时指定一名同行医师阅读该份教育计划，并与计划的拥有人面谈，分析过去一年学习的亮点和盲点，提议下一年该注意的地方。继续医学教育的方式包括：大学或学院组织强化课程、医学新进展讲座、学术会议、远程教学等。这些教育活动主要由皇家医学会和专科医师协会举办，举办单位向参加者授予继续医学教育学分。

运行方式　英国高校的管理与运行完全由学校自主组织与实施。在对高校的管理中，政府与学校的责权明确。大学（医学院）负责学生的管理，政府为学校提供政策指导与支持。

毕业后医学教育由多个部门共同管理。英国毕业后医学教育委员会负责研究讨论专业培训计划，审议培训机构，并认可培训职位，各地区均有自己的毕业后医学教育委员会。全科医师毕业后培训联合委员会负责颁发全科医师证书。医学总理事会为有资格在英国、欧盟和海外行医的医师注册，处理注册医师的执业过失和犯罪行为，完善标准。专科医师培训管理局是为专科医师颁发培训结业证明的法定机构，授予各皇家专科学会设置并监管高级住院医师和专科医师培训岗位，

核准或驳回海外医师的专科医师资格申请。毕业后教务长负责本地区毕业后教育工作，通常由大学和地方卫生当局任命。所有的培训项目和培训岗位均由各相关的皇家专科学会和地区毕业后教务长批准。皇家全科医师学会负责制订全科医师培训标准，对全科医师进行资格考试，并检查其工作质量。

英国医学总理事会设立了独立的委员会专门监管继续医学教育方面的事务。该委员会与再认证委员会共同协作，对医师进行行医资格再认证，制定最佳培训方针。英国医学总理事会出版的《继续职业发展指导手册》已经成为英国各个专科医师协会在举办继续医学教育活动时都需遵从的守则。英国医学总理事会将继续医学教育的管理权移交给英国皇家医师学会。为了增进全国继续医学教育的一致性，爱丁堡、格拉斯哥、伦敦 3 个皇家医师学会成立了皇家医师学会联合会。继续医学教育提供者需要向英国皇家医师学会联合会的 3 个成员提交申请，以获得继续医学教育活动的批准。如果参与者对继续医学教育活动评价持续较差，皇家医师学会联合会有权利收回认证。如果提供者和演讲者存在了利益冲突或者在教育过程中出现广告，皇家医师学会联合会有权收回学分。

特点　英国的医学教育灵活多样，主要表现有：①高等医学教育教学方法灵活多样。采用以问题为中心的教学方法，着重培养学生的自学能力和人际沟通能力。注重实习生教学，实行导师制负责完成毕业论文。②专业课程设置的多样性，办学层次的多样化。英国高等医学教育的医学

专业分为两个层次。生命科学、护理学、药学、健康医学、病理学等专业为较低的层次，对学生的基本素质要求相对低一些。临床及外科、牙科为较高层次的医学教育，学生通常是由前一个层次的学生中挑选出来的精英学生构成。由于层次的不同教学要求、课程设置、学制、学费等许多方面的要求也不尽相同。③学位的设置呈多样性，体现多层次的办学理念。英国高等医学教育的不同的专业，学制不尽相同。其中包括两年的证书班、三年的学士学位、四年的荣誉学士学位、一年的硕士研究生证书班、一年半到两年的硕士研究生、三年的博士研究生等项学位。学生的学习能力、家庭的经济状况和爱好与就业取向决定了学生与学校对高等医学教育层次的双向选择。④学分制及学制的规定十分灵活与宽松。所有课程的学习都可以全日制和非全日制的形式来完成，学生可以根据每个人的实际情况做出理性的选择。主干课程必修，其他的课程可以跨系、跨学院任意选择。学生的学费按学分的多少来缴纳。

（赵玉虹）

Déguó yīxué jiàoyù

德国医学教育（medical education in German）

德国的医学生经过 6 年医学院校学习，毕业考试合格后进入医院成为注册前住院医师，在上级医师监控下工作，没有处方权。一年半后，经上级医师评判合格方可注册，然后在具有培养专科医师资格的医院里进行 5~8 年的专科培训或全科医师培训，培训合格后成为可以独立工作的专科（全科）医师。医师需终身持续接受继续医学教育以维持其医师资格。

德国医学教育起源于 1386 年海德堡大学。德国是现代西医学的发源地，其标志在于 1840 年前后德国医学界首先将科学实验室方法导入医学界。截止到 2010 年，德国共有医（药）学院（系）39 所，除 5 所独立建制外，其余均设在综合性大学。

基本内容　德国医学教育分为院校医学教育、毕业后医学教育、继续医学教育三个阶段。

院校医学教育　中学毕业考试合格并获得毕业证书的学生可直接申请进入大学医学院学习，不必另行参加入学考试，但学习期间淘汰制度严格，旨在培养高素质人才。医学院学制六年，涵盖 3 年基础课程和 3 年临床课程的学习。学习内容包括：医学课程学习、急救工作的训练、护理服务、临床见习、临床实习等。教学形式有大课、小课、实验课、课堂讨论、专题讲座、实习等。德国医学生根据教育目标的要求完成培养计划，在整个学习过程必须参加三个阶段全国统一的国家医师资格考试，全部考试通过后获得国家医师资格考试合格证书，毕业时授予其医学硕士学位。此外，在校期间，学生也可进行博士学位课题的研究工作，完成论文者可获得博士学位。

毕业后医学教育　医学院校毕业后，医学生必须实习 18 个月并获得官方认可，方可独立行医。这一过程也可以在参加某一专科培训时进行。注册前住院医师临床经验有限，只能承担少部分责任，因此他们必须在上级医师的指导下从事至少 9 个月非手术科室或至少 6 个月手术科室的临床工作。成为注册医师后，住院医师可以选择进入专科医师培训或者全科医师培训。专科医师培训

依据各专科的不同，培训时间 4~6 年或 6~8 年不等。培训包括初级培训和高级培训，高级培训至少 2 年。顺利完成培训并通过考试者被授予专科医师资格证书，取得专科医师称号。全科医师培训为期 3 年（有些地区可以包括毕业后实习培训的时间），考试合格后，颁发全科医师证书。

继续医学教育　为持续终身的教育。政府以法律形式确保继续医学教育的开展。职业法规定：各类医师均有义务接受继续医学教育，提供继续医学教育的机构集中在行业学会和科研机构。继续医学教育的形式多样，包括报告会、专题报告会、各种学术会议等，部分课程利用网络教育的方式。执业医师需参加多种学习，累计学时。医师 3 年内需学习 60 学时，而且 60% 的课程要在培训中心学习，40% 可在各州举办的课程或其他学习活动中心完成。

运行方式　德国的医学院校教育由相应的政府部门及各医学院校管理。根据德国《高等学校总纲法》以及各州高等教育法，德国的医学博士学位由有权授予学位的高等院校的各院系授予，各高等学校授予学位条例的批准和监督由各州文教部主管。而在校期间参加的全国统一的国家医师资格考试由国家考试局负责对各阶段考生报考的条件、资格、学历的认定，进行考试的组织、监督以及考试成绩的评价等。

毕业后医学教育主要由德国医学会及州医学会负责管理。德国医学会是德国医学管理的中心机构，是德国 17 个州医学协会的联合会，负责制定和解释毕业后培训的内容、时间和目标以及颁授专科医师称号，在卫生政策和立法中起着重要作用。德国州医

学协会也称德国地区医学会，是一个由医师组成的医师学会或职业团体，负责制定本地区专科医师标准、专科和专科培训机构的认定及受训者的期终考核并为合格者授予专科医师资格证书。

继续医学教育一般由联邦医师协会和州医师协会组织实施和管理。医师协会根据各地医师工作中存在的问题和需要，每年提供有针对性、有组织、有计划的继续医学教育课程。

特点 德国医学教育的特点明显。主要体现在：①宽进严出，淘汰率高。德国的大学没有入学考试，学生持中学毕业证书即可进入大学医学院学习。医学生在学习期间，除接受本校考试外，还必须经过三阶段的国家医师资格考试。成绩分数线是根据淘汰率而浮动的，竞争激烈。②学制和学位结构单一。医学教育通常为 6 年，医学学位为医学硕士和博士学位两个层次。德国医学博士的培养不是医学 6 年教育以后的独立学习，而是融入 6 年医学教育之中。③医学博士学位不是获得"执业许可证书"的必备条件。完成了医学院校规定的学业，通过医师考试并且完成 18 个月的实习，即使没有医学博士学位，仍然可以申请并获得执业许可证书。④院校医学教育与毕业后教育以及执业资格间关系清晰。医学生完成学校规定学业并通过国家医师资格考试可获得毕业证书，此后必须完成国家规定的 18 个月实习，才能向各州卫生主管当局申请执业许可证书。

(赵玉虹)

Fǎguó yīxué jiàoyù

法国医学教育（medical education in France） 法国高等医学教育经过 2005 年的改革后，确立了由院校医学教育、毕业后医学教育和继续医学教育三个各自相对独立又相互联系的阶段组成，并建立了比较成熟的全科医师、专科医师培训与准入制度。高中毕业生经过 9~11 年三阶段的医学院校学习，经过住院医师培训过程，获得国家医学博士（全科医师）或国家医学博士（专科医师）文凭，从而有资格成为独立的医师或进入医院工作，其后为更新知识、提高诊疗水平，医师可以主动接受医学新知识、新技术的培养、进修和自学等活动，参与继续医学教育学习。

法国传统的医学教育制度形成于 13 世纪，历史悠久。1789 年以前为法国的古典医学教育时期，学位分为学士、执业医师、博士。学士只能在博士的指导下进行医疗和教学；执业医师有权独立从事医疗和教学工作；博士分高级博士和低级博士，前者拥有讲课、教学、发表评论和简介以及独立从事医疗活动的权利，后者是为外地人和外国人设立的，只在授予学位的医学院所在地以外的地区和未设医学院的城市才有效。法国于 1793 年关闭旧大学，建立新大学。要求学生从第一年起就参加医院临床学习，同时实行住院实习医师制度。1862 年教育部就毕业后的专科医师培训做出正式规定。1892 年政府规定行医者必须取得医学博士学位，并向行政当局和医学会注册。1983 年开始，要求学生在入学前必须在大学理学院学习一年预科，并获得相应的合格证书。法国在 1988 年先后两次对医学专业第三阶段的教育进行重大改革，规定第三阶段医学教育分为全科医学教育和专科医学教育两部分，其目标是培养全科医师和专科医师，培训

期限分别为 2 年和 3~5 年。同时，对专科医师的授予标准进行了规定。至 2007 年，法国有 49 所医学院，平均每校年招生 140 人。

基本内容 法国医学教育由院校医学教育、毕业后医学教育和继续医学教育三部分组成。

院校医学教育 共分为 3 个阶段：

第一阶段 为期 2 年，为基础医学教育阶段。法国的高中毕业生全国会考通过后可自愿报名参加医学院第一年课程的学习，名额不限。第一学年结束后，学生参加国家统一考试。医学院根据考试成绩排序，结合第二学年的招生人数（具体招生人数由教育部和卫生部根据医师的需求数量共同确定）决定进入第二学年学习的人数。在学习过程中，医学生每完成一个阶段的学习，都要通过严格的考试才能开始下一阶段的学习。

第二阶段 为期 4 年，侧重于临床学习。第一年在学校学习疾病学、细菌学等，后 3 年在医学院附属医院学习疾病的诊断和治疗。医学生顺利完成第二阶段课程后，可获得"临床与治疗综合证书"。此后如果想成为专科医师，则须参加全国会考，成绩合格者根据考试成绩和自身意愿选择注册第三阶段的专科医师培训。如果志愿成为全科医师或未通过专科医师遴选考试的医学生可以注册第三阶段的全科医师培训。

第三阶段 专科医师、全科医师培训年限不同。全科医师需经过 3 年培训，考核合格后学校授予全科医学国家医学博士文凭和全科医师证书。专科医师培训计划包括理论教学和临床轮转两大部分，经过 4~5 年的培训，考

核合格后，学校授予专科医学国家医学博士文凭和专科学习证书。肿瘤科、营养科、儿科等亚专科文凭，在经认可的医院有关科室完成 4~5 个学期的学习和实习任务，合格后可获得补充专科学习证书。

毕业后医学教育 法国的住院医师培训属于院校教育的一个组成部分，为一个特殊阶段，在高等教育的第三阶段实施。住院医师既是学生又是医院的雇员。作为特殊的学生，住院医师必须在大学、卫生局及劳动局注册。他们在医疗工作上有处方权，承担相应的医疗责任。

继续医学教育 法国是世界上第一个通过立法形式将继续医学教育法制化的国家。继续医学教育的方式包括：订阅医学杂志、电视教育、讨论会、学术会议等传统的教学方法，以及流行病学调查、医疗研究、治疗分析、病例讨论、听课等新方式。大学也积极参与继续医学教育，其主要任务是提供有组织的专科理论知识培训，评估继续医学教育质量等。

运行方式 法国的医学院校教育由教育部和卫生部联合主管。医学院的具体招生人数、培训医院和培训项目的要求由教育部和卫生部共同制订，每一阶段的会考也为全国统一考试。第三阶段专科医师的培训主要在大学和承担固定培训任务的职业协会进行。

法国的继续医学教育是在国家继续医学教育委员会（Comite' national de FMC）的统一领导下进行，与医学院校相互独立。国家继续医学教育委员会是卫生部下设的一个组织领导机构，由法国卫生部、继续医学教育协会全国联合会、卫生专业机构和大学代表共同组成。其主要任务是提供有组织的专科理论知识培训，评估继续医学教育质量。另外，法国的教育学会、医师公会、医务公会等地区协会和全国性的行业机构也都积极参加继续医学教育工作。

特点 法国的医学教育有如下特点：①培养目标明确。法国医学教育培养目标为培养全科医师和专科医师，全科医师由于培训时间短，只能进行基础的医疗保健工作；专科医师培训合格后可在医院或高校从事医疗或教育工作。②竞争性强。招生制度严格，淘汰率高，实行"精英式"医学教育模式。法国医学院经过两轮筛选，一年级学生只有少数进入专科医学教育。③培养过程以临床能力为导向。医学生早期接触临床，且临床实习和工作时间长，既避免了长时间纯理论课学习的枯燥，又有利于提高学生学习的积极性，培养学生临床思维、分析和独立工作能力。④医学教育完整性和连续性很强。三阶段一贯制医学教育制度比较特殊，住院医师培训与医学院校教育的第三阶段重合。

（赵玉虹）

Éluósī yīxué jiàoyù

俄罗斯医学教育（medical education in Russia） 俄罗斯的医学生经过 4~6 年的学校医学教育且通过国家毕业医学考试获得普通医师资格证书和毕业证书，之后可选择进入毕业后培训成为专科医师或者继续学位教育成为医学博士或者副博士。医师在规定的年限内必须参加继续医学教育，否则取消医师资格。俄罗斯医学教育有 300 多年的历史，在世界医学教育中有很高的地位。2004年，俄罗斯医师总数为 68.83 万，

每万人口中的医师数为 47.73 人；中等医疗服务人员，如医士、助产士、护士等，总数为 154.58 万，每万人口中的中等医疗服务人员为 107.20 人。2004 年，俄罗斯高等医学教育机构有 57 所，尚不包括综合性大学的医疗系和药学系。

形成过程 俄罗斯医学人才的培养始于 17 世纪中叶。1654年，当时的医务衙门建立了医疗学校，其目的是为军队培养医师。1707 年，成立了莫斯科总医院附属军医学校，此时医师的培养才具有了系统性。1764 年，创立了莫斯科大学医疗系。1798 年，在彼得堡成立了内科科学院、外科科学院，对俄罗斯医学学科及医学教育的发展起到了重要的作用。1917 年，十月革命前，俄罗斯有 17 所高等医学院校，在校 8 600 人，每年毕业生为 900 人。1918~1922 年，又开设了 16 所新的高等医学院校，重新修订了教学大纲，开设预防医学课程，建立公共卫生学教研室，在深入研究临床医学的同时提出了发展预防医学的任务。1928 年，确定了学生在四年级以后要进行生产实习。1930 年，各大学的医疗系被改组为独立的医学院并归属于卫生部门。各医学院除了培养普通医疗专业的医师外，开始培养保健医师和儿科医师。从 1936 年开始，在口腔医学院和药学院培养口腔医师和药剂师。1940 年，医师及药剂师的数量共计 16 400 人。从 1945 年开始，高等医学教育进入了新时代，医疗、儿科及卫生保健专业的学制从五年调整为六年。1949 年起，口腔医学专业、药学专业的学制从四年调整为五年。1972~1973 年，苏联的医学院、药学院及包括隶属于各大学

的医疗系和药学系的院校已经超过 90 所。1966~1972 年，受过高等医学及药学教育的专业人员超过 25 万人。

苏联解体以后，高等医学教育受到冲击，但医学教育主体尚在。俄罗斯政府为支持高等医学教育的改革和发展，制定、颁布、批准、实施了一系列有关的法律、条例和优惠政策，俄罗斯高等医学教育正在依靠原有的基础、尚存的实力稳步前进。

基本内容 俄罗斯的医学教育包括高等学校医学教育、毕业后医学教育及继续医学教育三个阶段。

高等学校医学教育 高等医学教育结构包含几个层次：不完全的高等教育、授予学士学位的普通高等教育、授予硕士学位的高等教育、授予包括副博士和博士学位在内的普通高等医学教育、毕业后学位的教育。俄罗斯没有全国统一的高考，因此，高中毕业生及相关人员参加各医学院校组织的入学考试，合格后进入医学院校学习，学制 4~6 年。除口腔和儿科专业单独设置外，其他各临床专科在医学院校的前 3 年均归于普通临床医学专业，学习基础和临床理论，自四年级开始普通临床专业的学生开始划分内、外、妇、神经等不同临床专科，主要在临床机构进行有组织的临床医学学习。

俄罗斯的普通高等医学教育作为学历教育，不授予学位，国家毕业考试合格者，获得医学院校毕业证书和普通医师资格证书，有行医权；而四年制医学学士学位获得者无权行医，只能从事医师助理工作。

毕业后医学教育 普通医师资格证书获得者可直接进入为期

两年的毕业后培训，第一年为实习医师培训，完成后获得结业证明，第二年为住院医师培训，完成后发专业证书，获得专科医师资格。获得普通高等医学教育学历教育证书毕业后的研究生教育，属于学位教育，有医学副博士和医学博士两个学位教育阶段。俄罗斯的医学院校毕业后教育多为副博士和博士学位教育课程。

副博士学位教育阶段 学制 3~5 年。通常学生在医学院毕业后从事 3~5 年以上临床工作，可申报研究生进入医学副博士教育阶段。学生需完成一定的国家规定课程与专业课程的学习，通过相应的考试，在导师指导下完成副博士学位论文的科研课题，书写论文，通过答辩，由国家高等学位委员会审批后授予副博士学位证书。此外，在攻读副博士期间要完成普通大学教师教学任务，临床医学专业需担负医学院的临床教学课程和实习带教。

博士学位教育阶段 学制 3~5 年。获得副博士学位的专业技术人员工作一个阶段后，选定博士学位专业科研课题，由导师推荐，向学院（大学）学位委员会提出申请，在院校学术委员会宣读开题报告，经院校学术委员会投票通过，报国家高等学位委员会批准给予注册许可后，可进入博士学位教育阶段。这一阶段主要是在导师指导下完成博士学位论文的科研课题并通过国家规定的专业课程考试，撰写论文，通过答辩，由国家高等学位委员会审批后授予博士学位证书。

继续医学教育 最早源于沙俄时代的医师进修教育。前苏联时期，主要有医师进修教育、教师进修教育和卫生干部培训三种。在俄罗斯，国家明文规定，医师

工作满 3~5 年，必须参加一次定期培训，否则就取消行医资格，并与工资挂钩。

临床医师继续医学教育在教育内容上选择一些发展迅速的学科及热点问题。主要包括：①专门化实习医师训练，时间 1~2 年。②专科医师制度的临床训练，时间 2 年，对象为成绩优秀的实习医师。③医师专修班，时间为 4~5 个月，对象为具有 3 年工龄以上工作经验的专业人员。④公共卫生医师进修课，时间为 2~9 个月，对象为具有 5 年以上公共卫生工作经验的专业人员。⑤高级医师短期再培训，时间为 1~3 个月，学习新兴的或尖端的医学科学技术。医学师资继续医学教育是向普通医学院校和医师进修学院教师提供的进修教育。时间为 1~2 个月，目的在于让教师学习教育科学和新技术，提高教育素养和教学能力。卫生干部培训是向卫生行政部门领导、医院院长、门诊部主任等提供进修教育，主要学习管理科学、新知识、新技术等。

运行方式 俄罗斯卫生部医师资格认定协会以俄罗斯联邦医疗卫生保健管理机构，俄罗斯联邦流行病监管中心以及俄罗斯卫生部医疗生物应急机构为主体。协会设立在隶属于俄罗斯联邦卫生部的卫生、医疗科学研究机构。医师资格认定协会在俄罗斯联邦宪法框架内进行活动，俄罗斯卫生部规定其活动权限。

医学院校教育后，医学生取得普通高等医学教育学历教育证书，之后可进入学位教育。国家高等学位委员会是一个权威性的政府机构，负责批准授予副博士和博士学位。

特点 俄罗斯医学教育有如

下特点：①医学学位教育的多层次结构：包括4～6年医学本科、3～5年医学科学副博士学位及3～5年博士学习。②"博士"学位的特殊含义：俄罗斯医学博士学位带有极强的学术性质，由国家最高学位委员会决定授予，学校无授予权。③学位论文答辩的严格程序：医学科学副博士、博士学位论文答辩委员会一般由各相关学科专家、教授19～21人组成。学生通过答辩后由国家最高学位委员会审批，颁发学位证书。④学位与职称的相互挂钩：评定副教授必须具备医学科学副博士学位，评定教授必须具备医学科学博士学位。⑤审批严格：只有国家高等学位委员会有权批准授予副博士和博士学位，需经二十多道手续，6个月至1年完成。⑥继续医学教育为定期培训，且工作满一定年限后方可参加。

(赵玉虹)

Àodàlìyà yīxué jiàoyù

澳大利亚医学教育（medical education in Australia）

澳大利亚医学生在医学院校经过3～6年的学习，考试合格后被授予学士学位。毕业后培训包括2年的职前培训及3～7年的专业培训，以完成医师注册并获得相应的医师资格。医师在职业生涯中需参加继续医学教育以维持其医师资格。澳大利亚医学教育始于1883年悉尼大学医学院。20世纪80年代以前，澳大利亚医学生的培养一直沿袭英国模式。20世纪80年代末，部分医学院校开始仿效美国医学生的培养模式进行改革。在教育管理方面，澳大利亚政府只负责国民的高等教育第一学位，大学归联邦政府管理并拨款；医院由州政府拨款、管理。

基本内容 澳大利亚医学教育包括院校医学教育、毕业后医学教育和继续医学教育三个阶段。

院校医学教育 教育模式主要包括两种：①英国模式：高中毕业生经择优选拔后进入医学院学习，学制5～6年，经考核合格后，获得内外科临床医学学士学位。医学教育课程由各个医学院校自己设置，国家只规定范围，一般分为基础医学和临床医学两个阶段，包括基础学科的教学、讨论和实习，各辅助临床学科的学习及临床实习。②美国模式：已获得学士学位的大学毕业生，经选拔进入医学院校学习，学制3～4年，考核合格后，获得内、外科临床医学学士学位。医学生第一年学习基础医学课程，第二年学习临床课程，第三年为临床见习期，第四年为临床实习期。此外，部分大学还提供了7年或8年的联合课程，合格者可获得内外科学士兼文学学士学位或者内外科学士兼哲学博士学位，而医学博士学位相对于哲学博士学位是一个更高级的博士学位。在悉尼大学，申请者必须拥有内外科学士学位，在悉尼大学从事至少3年的教学和科研工作并且提交一篇已经发表的论文，通过答辩后才能获得医学博士学位。大学本科属于就业前培训，享受国家的优惠待遇。

毕业后医学教育 毕业后医学教育分为早期临床医学培训和专业培训两个阶段。

早期临床医学培训 即职前训练，包括毕业后第一年和毕业后第二年的培训。其中第一年为注册前实习期，完成并通过考试后，第二年可向各州医学委员会申请正式注册，并可根据个人意愿申请下一步的培训职位。如欲成为全科医师可向澳大利亚皇家全科医师学院（Royal Australian College of General Practitioners, RACGP）申请培训职位；如欲成为专科医师可向各专科医学会申请培训职位。有些专业培训可以从毕业后第二年开始。

专科医师专业培训 由全国专科医师学院制订培训要求并管理专业医师培训教育和考试，各专业医学会组织安排专业培训工作。培训计划包括两个阶段：初级培训阶段和高级培训阶段。根据专业不同，持续时间3～7年不等。培训依赖于临床实践，主要内容包括：医学知识和临床技能的全面性教育培训；完成经过认定的培训项目，强调理论联系实际的能力；达到相关医学会对会员的要求。培训合格后，可取得专科医师资格。若想成为一名合格的专科医师，除获得初级医学学位，完成专科的毕业后培训外，还应该达到澳大利亚医学会关于英语熟练程度的要求。

全科医师专业培训 培训计划主要是3年的毕业后教育课程。第一年在综合性大医院进行培训，培训内容主要为内科、外科、儿科、妇产科、急救、精神卫生（疾病）、心血管疾病、糖尿病等诊疗技术。第二年、第三年在经认可的社区全科医疗机构中进行社区卫生、预防、保健等工作。在第三年培训中，受训者有机会以独立的医师身份进行诊疗工作。培训后准备在农村工作的全科医师还必须追加一年时间，学习麻醉、急救、土著人疾病（地方病）、诊疗器械应用等知识和技能。受训者完成培训计划后，需通过学会考试，方可被授予学会会员资格。澳大利亚全科医师学会负责制订全科医师毕业后培训课程和资格考试内容。

继续医学教育 现行的法律中继续医学教育是非强制性的，但各专业医学会及全科医师协会都鼓励其成员积极参与继续医学教育项目。各学会也积极开展相应的继续医学教育项目。早在1973年澳大利亚联邦政府就成立了技术与继续教育委员会，明确提出把技术教育与继续教育结合在一起，建立了"学习—工作—再学习—再工作"的多循环式终身教育模式。皇家澳大利亚内科学院推出了职业标准保持项目，包括继续医学教育、质量保证以及教学科研三个方面，每5年为一个周期，其目的是使成员能参与继续医学教育，提高职业水平和服务质量。RACGP也开展了"质量保证和继续医学教育项目"培训计划，强制性要求全科医师每3年修完一定的学分。继续医学教育学分已逐渐成为医师资格再认证的重要条件之一。

运行方式 澳大利亚学校医学教育由政府提供资金支持及政策保障。澳大利亚医学会（Australian Medical Council，AMC）是全国性的学校医学教育标准咨询机构，认定澳大利亚和新西兰的医学院校和医学课程。专科医师的毕业后培训由专业医学会负责制定培训标准并组织安排专业培训工作。澳大利亚医学会负责住院医师及专科医师培训项目的认定，全国毕业后医学教育委员会联合会则主要统一和协调各州的毕业后医学教育工作，监督、协调低年资医师的教育和培训。全科医师毕业后培训课程及全科医师资格统一考试由澳大利亚皇家全科医师学院负责组织安排。国家设有全科医师管理研究中心，负责制定全科医师教育、管理政策和措施，并指导全科医师管理

组织工作。在研究中心下设有126个全科医师管理组织，负责审查、批准全科医师开办医疗点的申请、组织辖区内全科医师的继续医学教育等工作。医师的注册由医学会管理，每个州和地区都有各自的政策来管理医师注册。

特点 澳大利亚医学教育具有如下特点：①"联邦性"：在教育管理方面，大学归联邦政府管理并拨款；医院由州政府拨款、管理。各个州和地区医学教育委员会都有各自的政策管理医师注册。②三级学位体系：澳大利亚医学学位体系仍包含内外科学士学位、医学硕士学位和医学博士学位兼哲学博士学位。内外科学士学位属于一级学位，是攻读高级学位的必经阶段，硕士以上的学位统称为高级学位。其中，研究生教育分为三种类型，分别授予医学研究生结业证书、医学研究生毕业文凭、医学硕士学位，三者相互关联，可以逐级申请。③培养模式多样：部分院校沿袭英国医师培养模式，其医学学位体系也是英国医学学位体系的翻版；部分效仿美国医学生的培养模式，从已获得学士学位的本科毕业生中招生，与美国不同的是，依然授予毕业生内外科学士学位而非医学博士学位。部分院校还提供了七年制和八年制的联合课程。七年制的医学生毕业后授予内外科学士及文学学士学位的双学位，八年制的医学生毕业后授予内外科学士及哲学博士双学位，强调学生的研究技能。

（赵玉虹）

Rìběn yīxué jiàoyù

日本医学教育（medical education in Japan） 日本高中毕业生通过入学考试进入医学院校，经过6年学习，可选择进入研究

生教育阶段或专科医师培训阶段。获得执业资格的医师需持续参加继续医学教育以维持医师资格。

形成过程 日本的医学教育最早是传授中国的传统医学，后经一定的改良和发展，形成了"东洋医学"，以师带徒的传授方式代代相承。17世纪初，日本的医学教育模式以中医学为主，中医、佛教医与日本经验医学并存。随后，日本建立了多所医学校，开始"专业"培训，至1801年，日本已建成13所医学馆（所）。19世纪日本主要采用荷兰和德国的医学教育模式，开设西医外科学，并开始实行医师执照政策。第二次世界大战以后，日本开始学习美国医学教育模式。新的教育计划学制6年，包括2年的基础教育和4年的医学专业教育，同时实行毕业后1年临床实习和国家医师考试制度。在"一县一医大"的构想下，从20世纪50年代开始日本政府升格和新设了一批医学院校，招生人数激增，出现了"医师过剩"现象。由于医学人才过剩，日本政府限制了医学院校的招生规模，规定每所医学院校每年招收学生不超过100名，至2006年日本有医学生46 800人，其中32.8%为女性。

基本内容 日本医学教育包括院校医学教育、毕业后医学教育和继续医学教育三部分内容。

院校医学教育 高中毕业生可报考国立、公立、私立大学的医学部。通过由全国统一入学考试和各医学院校组织的第二次考试后方可进入医学院校学习。日本本科医学教育的标准学制为6年，其中4年临床实习前教育期、2年临床实习期。除招收高中毕业生外，有些学校还招收本科毕业生，其学制为4年或5年。自

1975 年大阪大学率先实施以来，至 2006 年已有 36 所采纳针对本科毕业生的培养方案，但低于招生人数的 10%，另有 4 所学校提供医学博士、哲学博士联合学位培养方案。每校每年招收本科毕业生人数均不超过 5 名。

院校医学教育的课程设置以医学教育研究与发展分会拟定的整合式医学教育课程模板为"样板核心课程"。该课程归纳了本科医学教育的基本核心要素，以 1218 条特定行为目标及相应教学内容指南展现出来，要求所有医学院校以 70% 的现有授课时间实施该核心课程，另外 30% 的时间用于完成学校自定的课程目标。在学生考评方面，最后学年末，各校都自行进行毕业考试，通过者可获得医学博士学位。此外，从 2005 年开始，一部分大学在进入临床实习前举行统一考试——公共成效考试（the common achievement test，CAT）。CAT 由计算机考试及客观结构化临床考试两部分组成。学生必须通过 CAT 考试才能进入临床实习阶段。

毕业后医学教育　日本的毕业后医学教育有两种途径：一种是高等医学院校教育—初级临床研修—专科医师培训的临床医师培养方式；另一种是高等医学院校教育—研究生教育的医学科研人员培养方式。

初级临床研修　日本从 2004 年起开始实行新的 2 年期毕业后临床培训体系。培训课程规定：第一年培训包括普通内科学（不少于 6 个月）、普通外科学、急救医学（包括麻醉学），第二年则为儿科学、妇产科学、精神病学及社区医学。培训的教学医院分三类：独立医院、行政医院和协作医院。独立医院，可独立培训住

院医师的医院，一般为大学附属医院及主要教学医院；协作医院，则必须辅助行政医院（公立医院），共同培训住院医师。取得医师资格者必须完成此项临床研修，合格者方可独立行医。

专科医师培训　初级临床研修结束后，在大学附属医院或者临床研修指定医院的固定科室进行研修，成为专修医师。此阶段时间跨度 4~6 年不等。培训期间或结束后，受训者必须参加学术委员会的基本专科考试，考试合格者才能获得学术委员会授予的专科医师称号。

大学院教育　指硕士和博士研究生教育。非医学院校的大学院博士课程为 3 年，博士毕业者在医学机构内只能从事研究，不能从事临床工作。医学院校的博士课程 4 年。报考基础医学博士课程，必须是医学院校毕业生或在国外完成医学课程者；报考临床医学博士者，除具有医学本科毕业学历外，还要有 1 年的实习医师经历并通过国家医师资格考试，取得医师资格。

继续医学教育　面向全体医师，最主要形式是医师自发地进行学习，每年至少参加 50 学时以上的继续医学教育（如文献介绍、讲座、讲演会、讨论会等）及 10 学时以上的专业辅导，然后上报到医师学会，由会长颁发学习证明。在日本继续医学教育是医师开业保持认证的必要条件。医师要取得认证证书需在日本医师会制订的 84 个项目的学习计划中选择 30 个以上项目学习，在 3 年之内修到 30 学分以上；也可通过讲习会获得学分，但一天之内最多只能参加 5 个小时的讲习会，最多获得 5 个学分。

运行方式　学校医学教育结

束时公共成效考试的组织机构为日本医学院校及口腔医学院校联合体，成立于 2005 年 3 月。

国家医师资格考试与医师注册：每年 2 月中旬，由日本厚生劳动省下属的医政局医事科举行国家医师资格考试，为期 3 天。应试者必须提交在本国或别国已完成正规医学本科教育的证书，当年 3 月底即将毕业的学生也可参加考试。考试合格者授予国家医师执照及进行医师注册，并有资格参加住院医师培训。注册后每 2 年要向厚生省提供规定报告。完成初级研修及专科研修后可进行相应的注册变更。

专科医师资格由各专科委员会授予。日本医学会成立于 1902 年，其主要目的是提高医疗水平，主要任务是从事医学相关科学研究，筹办学会以及收集和整理医学、医疗相关的情报。下设药理学会、解剖学会、内分泌学会、儿科学会、医史学会和医学教育学会等 107 个分科学会。

特点　日本医学教育有如下特点：①医学教育的目标明确：形成良好人格与稳定心理，具备过硬的医学、医疗知识与技术，养成终身学习的习惯。②临床医学/口腔医学学位设置单一：本科学制为 6 年，未设立硕士学位，博士学制 4 年，博士入学之前要求相应的临床工作经验。③制订核心教育课程：规范教学质量评价，打破学科界限，建设综合型教育体。④教学模式和方法：推广以问题为基础的教学模式，强调"问题解决"型教学方式。⑤培养学生科研能力：在一定时间安排学生以小组为单位到各个基础医学科研室或教研室见习并参加医学相关的科研活动。

(赵玉虹)

Gǔbā yīxué jiàoyù

古巴医学教育 （medical education in Cuba）

古巴高度重视医学教育和卫生人才培养，其医学教育富有特色。古巴的医学教育由卫生部主管，卫生部根据需求确定招生数量，教育部门仅负责教师资格的认定。古巴建立有三阶段的医学教育体系。古巴有 24 所医学院校，每年招收 2 000 多名新生，在校生 1.4 万人。医学院校、教学医院、社区综合诊所是古巴医学教育的主要场所。古巴在 14 个省还设立了多功能医疗教育中心，承担地区性的医疗、教学服务协调工作。在 169 个市（区）建立培训站，有 2 292 个大学教学点。古巴院校医学教育学制为六年，相关医学类专业医学教育学制为四年。古巴医学教育注重在医疗实践中进行，在医院临床实践中实地培养。古巴医学教育强调早期接触临床、早期接触社区，诊所和社区是其医学教育重要场所。综合诊所是医学教育的主要场所。医学生入学后即安排到各个综合诊所接触和参加社区及临床工作。在带教教师指导下，医学生一边接受教育，一边参加临床和社区实践，这一方面使理论知识和实践很好地结合，另一方面使医学生通过尽早接触临床和社区，培养专业思想和为病人解除病痛、保护居民健康的神圣使命感、责任感，学习医疗卫生保健服务技能。这种教学安排对古巴医学生的专业思想影响很大。医学生毕业时参加全国统一考试，通过者即有行医资格。

古巴还积极开展远程医学教育，并利用电视、DVD 等手段，开展医学教育和卫生技术人员培训。

古巴建立了严格的住院医师培训的毕业后医学教育制度，全科医师在医学院校毕业后必须接受 3 年的全科医学住院医师培训，培训主要在综合诊所进行，培训内容根据居民对卫生服务的需求，特别加强公共卫生服务能力的训练，并针对一些地区的特殊需求，对全科医师进行有针对性的塑造（如训练专门为老年人、为孕妇等人群提供服务的全科医师）。在强化全科医师服务社区居民的同时，重视各医疗机构专门人才的规范培训，即在全科医师培训的基础上，再进行 3~4 年其他专科的训练。培训合格的专科医师主要在各级医院工作，也可到有需求的综合诊所，如有的综合诊所配备了心血管专科医师，很受居民的欢迎。

到基层医疗卫生单位工作 3 年（其中男性需服 1 年兵役，工作 2 年），这 3 年边工作边接受全科医学训练，合格者即成为全科医师。若想成为其他专业专科医师，还需接受 3~4 年的培训，如眼科医师、妇产科医师需接受 3 年培训，神经外科医师需接受 4 年培训（图）。专科医师还需参加继续医学教育。继续医学教育活动主要包括国外培训和参加由古巴卫生部、医学会和各个医院组织的继续医学教育项目（活动），从而保证知识不断更新，及时掌握新技术、新进展。

高质量的医学人才充实了古巴基层医疗卫生机构，在卫生服务体系中发挥了十分重要的作用，深受居民的信任和欢迎。古巴医学毕业生"下得去、留得住、用得上"的主要原因有四个：①树立良好的医学价值观。一方面加强医学生树立追求医学科学真理、救助伤者、弱者，保护健康的高尚精神，另一方面，通过医学生早期接触临床、早期接触社区，了解医疗卫生工作的环境和任务，增强提供医疗卫生服务的责任感和使命感。②实行计划体制。医学生毕业必须到基层工作至少 3

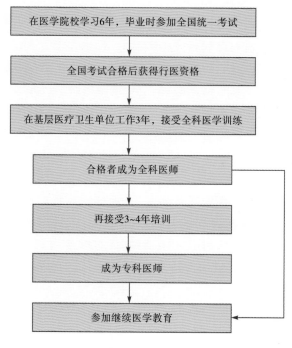

图　古巴专科医师培养过程示意图

年，同时，古巴在 14 个省建立了医学院校，并依托当地的医学院校为当地培养人才，保证了基层医疗机构有高素质的医学毕业生工作（主要解决了"下得去"的问题）。③古巴工资级别是根据医师的教育、学历、学位不同而有区别。工作成绩与工资数额之间没有必然的联系。同一级别的医师在城市和农村、在大医院和综合诊所享受同等待遇，在专业发展上也有相同的机会（主要解决了"留得住"问题）。④医学教育教学内容根据卫生服务需求确定。医学生早期接触临床、社区，理论与实践结合，以及建立了全科医师规范化培训制度，保证了医学生具有较宽的医学知识和较强的实践能力（主要解决了"用得上"问题）。

（曾 诚）

yīxué jiàoyù yánjiū

医学教育研究（research in medical education）

探索医学教育一般原理和规律的科学研究活动。医学教育研究以拓展医学教育理论、解决医学教育实践问题为目的，以教育学理论及社会学、管理学等学科理论为指导，运用科学的研究方法和手段，认识医学教育这种特殊社会活动所存在的普遍问题和现象。医学教育研究包括研究者、研究范围、研究对象、研究方法及手段、研究机构等基本要素。

形成过程 相对于医学科学及其他学科，医学教育研究是一个年轻的学术领域，是随着医学教育实践发展而产生的。真正意义上的医学教育研究不过百余年历史。20 世纪初叶，在生物医学较快发展的影响下，美国开展了大规模的医学教育调查研究，产生了著名的《弗莱克斯纳报告》

的医学教育研究成果，对以后北美的医学教育，乃至全世界医学教育都产生了深远的影响，成为全世界医学教育改革的动力，促进了医学教育的科学化、标准化发展，是医学教育研究的一个典范。此后较长时期，由于医学教育研究缺乏理论性，研究问题较为简单，研究内容局限，研究范围较为狭窄，研究方法单一，科学性欠强，医学教育研究的发展缓慢。20 世纪 40 年代中期至 70 年代初，经济社会发展变化迅速，医学科学快速发展，大众卫生需求发生较大改变，国际范围内医学教育改革浪潮日益兴起，教育学、心理学、社会学等的理论和方法被引入医学教育研究，有组织、系统性的医学教育研究逐渐增多，医学教育研究的科学性、系统性不断增强。如 20 世纪 60 年代，加拿大麦克玛斯特大学医学院以认知心理学建构主义理论为基础，研究创建了"以问题为基础"的医学教育模式，实施学生自主学习的医学教育，引领了全世界医学教育几十年的改革潮流。此后，为适应由单一的生物医学模式向生物-心理-社会医学模式转变和医学教育变革的需要，医学教育研究的范围逐步向医学教育的本质等领域拓展，向医学教育与社会需求的适应性的研究拓展，医学教育研究开始呈现出全方位、多视角、系统化的发展态势，理论研究、实践探索开始得到重视和加强，很多医学院校相继建立了医学教育研究专门机构（见医学教育研究机构）。一批有影响的医学教育研究成果也相继产出。如 2010 年初，由 20 位国际医学教育专家组成的研究组，在查阅文献和分析大量国别、区域和全球数据资料的基

础上，从全球的视角，以多学科理论为指导，运用系统分析方法，系统回顾了百年来全球医学教育发展历程及重大改革，综合分析了世界医学教育的现状及影响未来发展的关键因素，于同年 12 月发表了题为《新世纪医学卫生人才培养：在相互依存的世界为加强卫生系统而改革医学教育》的研究报告，展望了未来全球医学教育改革的新愿景，倡导医学教育改革的新理念和新模式，提出了具体的改革措施和行动计划建议。该研究报告一经问世，即受到医学教育界广泛关注，引起强烈反响。

基本内容 医学教育研究主要有三方面：第一，解决医学教育现实中的实际问题，促进医学教育改革和发展，更好地适应社会的需求；第二，总结和积累医学教育知识，发展和完善医学教育的科学理论，建立医学教育的科学体系；第三，提高教师的教育教学素质。

医学教育研究的基本步骤主要有四个：一是确定研究问题。按照应用价值或理论价值、可行性原则，通过查阅文献，选定研究的范围，确定研究的问题，并细化研究方案；二是收集和整理资料。围绕研究主题，运用收集资料的方法和技巧，收集基础资料，并进行加工整理；三是分析资料。对资料进行抽象概括，得到论述和验证假设所需要的信息；四是总结结果和得出结论。结合对医学教育理论和实践的认识与理解，对研究结果进行说明解释，经过推理、判断、归纳，概括解释研究结果的理论或实践意义。

特点 医学教育研究的对象是人或由人组织成的团体，故除

具有一般的科学研究活动的基本特点外，医学教育研究还呈现出自身一些特性，主要有五个：一是综合性。医学教育与社会经济、教育、卫生、文化、科技等有着十分广泛的联系，又交织在一起，医学教育问题涉及多方面的因素，医学教育研究需要教育学、心理学、社会学、管理学、伦理学、哲学、医学等多学科的整合，以多视角、多方法进行综合研究。二是整体性。来自社会、经济、卫生、教育、家庭和学生自身的诸因素都会影响医学教育现象的发生和发展，在对一个医学教育问题进行考察的过程中，不只是研究医学教育内部的问题，还要综合研究对这个医学教育问题可能产生影响的诸多因素。三是人文社会性。医学教育研究的对象广泛，既涉及自然科学特别是医学领域的一些逻辑性很强的问题，又涉及人文社会科学的诸多问题，研究方法要体现人文社会性，研究过程需要良好的交流沟通技能。四是伦理性。医学教育研究对象很多涉及人，无论研究行为，还是研究方法，都必须遵守尊重原则、不伤害原则、公正原则等研究伦理和道德规范。五是较长周期性。教育的滞后性决定了医学教育研究往往需要经过一个比较长的周期。

（曾　诚）

yīxué jiàoyù yánjiū jīgòu

医学教育研究机构（institution of medical education research）

从事医学教育科学研究的专门单位。关于医学教育研究机构的名称较多，如医学教育单位、医学教育中心、医学教育研究中心、医学教育研究室、医学教育研究所、医学教育发展中心、医学教育系等。

形成过程　医学教育研究机构是随着医学教育的发展而逐步产生的。医学教育是一种按照社会需求，有目的、有计划、有组织地培养卫生人才的教育活动，卫生人才的教育培养比其他产品的生产更为复杂，从微观的课程、教学内容、教学方式方法，到宏观的社会需求、医学教育政策和制度、医学教育发展战略等，都需要进行科学研究，需要有专门机构、专门人员予以组织实施。最早的医学教育专门研究机构建立于美国。1958 年，美国凯斯西储（Case Western Reserve）大学建立医学教育研究办公室。1959 年，美国芝加哥伊利诺伊大学和弗吉尼亚医学院也相继建立类似机构。全美大多数医学院校建立了专门的医学教育研究机构。20 世纪 70 年代，影响全世界的"以问题为基础"的医学教育模式，就是起源于加拿大麦克玛斯特大学医学院的医学教育研究室。英国的许多医学教育研究机构建立于 20 世纪 70 年代及之后，最著名的苏格兰邓迪大学医学院于 1973 年建立医学教育研究中心。该中心不仅为本大学医学教育改革和发展服务，而且成为全英的医学教育研究中心，设有硕士和博士学位培训项目，为欧洲医学教育研究联合会的秘书处。澳大利亚于 1970 年由政府出资支持医学教育改革，在新南威尔士大学建立了医学教育咨询机构。1977 年荷兰马城大学建立医学教育发展研究中心。20 世纪 70 年代，世界卫生组织在世界范围推动建立医学教育研究机构，泰国、斯里兰卡、伊朗等发展中国家纷纷建立起专门的医学教育研究机构。21 世纪以来，德国、日本、马来西亚、菲律宾、印度尼西亚、新加坡和一些中东国家相继建立医学教育研究机构。中国医学教育研究机构的建立兴起于 20 世纪 80 年代，先是由少数重点医学院校建立起专门的医学教育研究机构。随着医学教育改革的扩大和深入，对医学教育研究的需求也越来越大，许多医学院校也纷纷开始建立起医学教育研究的专门机构。

机构组成　各校医学教育研究机构的组成不尽相同，其主要形式有：独立设置的机构、高等教育研究机构的一个分支机构、隶属于医学教育管理部门等。其内部设置一般有：办公室、研究室、培训部、期刊和信息资料编辑部等。

主要职能　医学教育研究机构的职能主要是开展医学教育教学科学研究、教学和培训、提供咨询服务、编辑出版医学教育杂志或信息资料。作为学术单位，医学教育研究机构的首要职能是研究，开展医学教育理论和应用研究，包括医学教育宏观政策、中观的教育教学模式、课程改革、微观的教学方式方法和手段、考核评价方法等，涉及医学教育的各个阶段、各个环节。医学教育研究机构为学校制订改革发展规划、行政管理决策、教育评估、教学计划等提供服务，通过调查研究，分析数据，撰写咨询报告，成为医学院校管理的重要助手。教学和培训工作也是医学教育研究机构的主要职能之一，帮助教师提高教育教学理论和教学技巧，培训教师学会备课、讲课，写好教案和讲义，用好辅导材料、多媒体手段，开展考试设计命题，使用模拟技术，进行课程改革，实施教学研究等，更好地在医学教学过程中担当讲授者、辅导者、考官、学者等各种角色等。有些还是学校考试中心，开展医学考试分析，将考试分析报告反馈给教研室、教师、学生，对成绩落后的学生进行心理咨询，学习辅导等。这些机构在各国医学教育改革、课程开发、师资培训、考试评价、质量保证等方面发挥了重要作用。为本校、区域及全国医学教育的发展、教学改革发挥了专门研究、咨询及具体组织实施的作用。中国的一些医学教育研究机构还积极承担国家教育和卫生行政部门的医学教育宏观改革发展政策的研究和咨询工作，成为国家医学教育和卫生人力开发政策、规划、改革方案制订的重要智囊机构。经过长期发展，医学教育研究机构的职能从单一到多元，从单纯研究到开展教学和人才培训、提供咨询服务等，具有多元职能。

（曾　诚）

yīxué jiàoyù yánjiū fāngfǎ
医学教育研究方法（research methods of medical education）

研究医学教育现象和问题、揭示医学教育规律所采用的科学方法。在医学教育研究中，应用适宜的方法以探求医学教育内部各要素之间，以及各要素与其他事物之间的关系，探索医学教育的质与量、结构与规模之间的变化和规律。医学教育研究方法的价值体现在三个方面：一是医学教育研究方法是开展医学教育科学研究的桥梁，对医学教育研究起着引导、规范作用；二是可以提高医学教育研究的效率，增强医学教育研究及其成果的科学性；三是医学教育研究方法的创新可以带来医学教育新知识、新理论的发现和新思想的产生。

形成过程　古代有总结医学教育经验的记载，所用方法有的是关于事实的记录，也有的是初步的经验概括，但并未形成一套科学的研究方法。随着教育，尤其是医学教育的兴起和发展，社会科学研究的调查法、文献法、历史研究法，以及自然科学研究的归纳法、实验法、统计法等先后引入医学教育研究领域，特别是辩证唯物主义和历史唯物主义为医学教育科学研究奠定了科学的方法论基础，医学教育科学研究方法的发展及使用进入了一个新阶段。医学教育研究方法的发展可分为四个阶段：

第一个阶段是注重思辨的阶段。在这一阶段，医学教育研究的方法意识甚为朦胧，甚至还未从哲学的母腹中分化出来，没有鲜明的方法特征，是以哲学为理论依据、以分析归纳为特点的思辨进行的。

第二个阶段是强化实证。19世纪，医学教育研究中的方法意识有所增强，强调实证在医学教育研究中的重要地位和作用，即从一定的假设出发，对假设逐步加以验证，也就是以演绎为资料分析的主要方法。

第三个阶段是定性研究的兴盛。定性研究几乎不运用严格的统计程序，研究问题也不受操作化变量框架的束缚，它从研究对象的角度去理解他们的行为、处境、态度、见解，倾向于通过与研究对象的长期接触，在他们平常的生活、学习情境中收集资料，进行分析。20世纪70年代后，定性研究获得了进一步的发展，并呈现出了多样化的趋势，在具体的研究方法、技术、策略、风格乃至研究观念上，都出现了多样化的理解和运用。从20世纪90年代起，定性的医学教育研究获得了长足的进展。20世纪90年代，美国罗伯特·伍德·琼斯（Robert Wood Johnson）基金会资助了康乃尔大学医学院等8所美国医学院进行课程改革医学教育研究项目，全方位研究教学与课程、评价之间的关联性作用，完成了著名的《为未来培养医师》的医学教育研究报告，为美国的医学院校教育阶段的改革提供了坚实的数据基础。

第四个阶段是定性研究与定量研究的融合。从20世纪70年代起，以科学主义为基础的定量研究与以人文主义为基础的定性研究从长期对立开始走向融合，并在医学教育研究上表现出三个发展趋势：第一，现实的医学教育教学问题成为日益重要的研究课题；第二，研究人员日益重视医学生或医学教育技术的研究，而不只是医学教育本身；第三，教师问题受到研究者关注。英国谢菲尔德医学院实施了医学教育环境设计与重塑研究，运用了教育学、心理学、社会学等理论，综合运用了定性研究与定量研究方法，使用医学教育环境测量量表，围绕课程体系改革主题，建立起网络化，方便师生之间、学生之间、教师之间沟通的教育学习环境，达到通过控制医学教育环境来促进课程有效实施的目的。1981年，美国医学院协会组建了研究医师培养的医学教育研究课题组，以便开发改善医师普通专业教育的策略。课题组调查了美国、加拿大的129所医学院，大学学院、专业学会协会组织，于1984年发表了"改善医学专业教育策略报告"，该报告主张无论从事何种专科的医师，都应该具备共同的知识、技能、态度和价值观，并建议医学院校重视对学生的素质教育，采用学习目标方法导向实施素质教育。20世纪90年代美国医学院协会成立了医学院医学生学习目标专题研究小组，在全国范围内开展了医学院培养目标研究。该项研究的主要目的是确定21世纪美国医学院校毕业生应具备的知识、技能、态度及价值观，为医学院校制定各自的可依据的、清晰明了而又详细全面的培养目标。从1988年起，美国医学院协会已公布了三份医学院培养目标研究报告。这三份研究报告探讨了当代医学问题，从医师的素质和职责、现代医学信息和群体健康的角度，以及现代人必须具备的交流沟通技能等方面，提出了21世纪医师的一系列培养目标，包括18类66款102项具体的培养目标。此外，还提出了便于各校实施教育计划改革的策略。

随着传统的教育研究方法不断完善、新的教育研究方法的出现和持续发展，医学教育研究方法在理论和技术上都有很大的发展，并呈现出一定的发展趋势，如：①调查研究日益广泛。②更加注重医学教育实验研究的规范化和科学水平。③心理研究方法在医学教育研究中越来越多地得到应用。④注重医学教育行动研究。⑤注重在医学教育自然情境中进行研究等。

适用范围 由于医学教育是一个复杂的多层结构的开放系统，因此，作为对医学教育现象、问题及规律进行研究的方法也呈现出多种形态和复杂性。学术界对医学教育研究方法的分类尚没有一个比较清楚、统一的标准。按照科学研究方法的最基本的分类，可以将医学教育研究方法按照定性、定量、定性定量结合的维度加以划分。定性研究方法是指在自然情景中以收集定性资料为主，通过诠释和移情的途径来揭示和理解医学教育教学现象及其内部规律的一类研究方法，主要有文献分析法、历史研究法、人种学研究法、行动研究等。定性研究方法主要适用于下述研究：对医学教育现象进行比较深入细致的描述和分析，对小样本进行个案调查；注重对过程的探讨；通过归纳手段自下而上建立理论；注意从参与者的角度找到医学教育问题所在，用开放的方式收集资料，关注参与者的态度；比较研究中的差异描述；在自然情景下研究医学教育现象，对资料进行定性的评价分析；处理有关观念意识方面的材料等。定量研究方法是指通过对研究对象大量的观察、实验和调查，获取客观材料，从个别到一般，归纳出事物的本质属性和发展规律的一类研究方法，主要有：教育实验方法、教育测量、教育评价方法等。对医学教育研究方法进行严格的划分是困难的，因为定性研究不等于没有数字，而定量研究中也不乏价值判断和逻辑推理；思辨必须依赖一定的概念、事实、材料进行，实证中也必然存在着思辨。在实际的医学教育研究中，定量研究与定性研究常常结合运用。

医学教育常用的研究方法有医学教育历史研究法、医学教育调查研究法、医学教育比较研究法、医学教育实验研究法、医学教育科学理论研究法等。不同的医学教育研究方法适用于不同的研究目的或不同性质的研究对象。

医学教育历史研究法 是对过去发生的医学教育事件进行分析和解释，进而总结出规律性的结论，以指导或改进现实。历史研究法的基本步骤是：分析研究课题的性质、所要达到的目标以及有关的资料条件；搜集和鉴别史料；对史料进行分析研究，形成结论。运用医学教育历史研究法的注意事项有：注意历史研究中资料来源及分析鉴别；坚持唯物史观，正确处理古与今的关系、史与论的关系，批判、继承与创新的关系；研究者应具有历史感和现实感。

医学教育调查研究法 是研究者通过亲自接触和广泛了解医学教育现状，对取得的第一手资料进行分析和研究，以发现某些问题的特征和发展趋势的研究方法。具体的调查方法有问卷调查、访谈调查等。调查法的基本步骤是：确定调查课题；选择具体的调查方法；选取调查对象；制订调查计划；设计调查表或访谈提纲；进行预调查；修订调查工具；进行正式调查；统计资料、分析结果；撰写调查报告。运用医学教育调查研究法的注意事项有：进行预调查以完善问卷或访谈提纲；调查材料整理完成后，对于所调查的事实应加以综合分析和讨论，在此基础上做出结论、提出建议；下结论要准确，富有概括性；提出建议要从实际出发，中肯并具有可行性。

医学教育比较研究法 是按一定的标准对两个或两个以上的医学教育对象进行对比分析，以确定它们之间的共同点和差异点、共同规律和特色本质。教育比较研究法的基本步骤是：确定比较目的，选定比较主题；广泛搜集、整理资料；对材料进行比较分析；做出比较结论。运用医学教育比较研究法需注意：保证研究对象的可比性；保证资料的准确性、可靠性和典型性；坚持全面本质的比较。

医学教育实验研究法 是按照一定的假设，通过人为控制某种医学教育因素，有目的、有计划地观察和分析医学教育现象的变化及产生的结果，进而论证医学教育现象中某种因果关系的研究方法。医学教育实验研究法的一般步骤是：确定实验课题，形成意见假设；明确实验变量；选择实验设计类型；制订实验方案；实施实验；将实验过程中搜集到的资料进行整理和分析，验证实验假设，写出实验研究报告。运用医学教育实验研究法需注意：实验课题的范围应恰当，既不能太大，也不能太小；必须有明确的假设；要能检验假设；能为实验结果提供有意义的解释。

医学教育科学理论研究法是以一定科学理论为指导，在已有的客观现实材料及理论研究成果基础上，运用分析综合、抽象概括等方式进行加工整理，以理论思维水平的知识形式反映医学教育的问题或客观规律的研究方法。医学教育科学理论研究法的思维过程是：形成问题意识，确立命题假设；了解情况，初步形成理论思路；深入思考，完善和修订理论框架及其论证思路；验证、说明及解释。运用医学教育科学理论研究法需注意：立足医学教育现实形成命题；遵循科学、合理原则，确立理论研究的逻辑起点；所形成的理论体系结构要保证其合理性。不同的医学教育研究方法适用于不同的研究目的或不同性质的研究对象。

（曾 诚）

Zhōngguó Gāoděng Jiàoyù Xuéhuì Yīxué Jiàoyù Zhuānyè Wěiyuánhuì

中国高等教育学会医学教育专业委员会（Medical Education Committee of the China Association of Higher Education）

中国本科和研究生层次医学教育的全国性学术团体。曾称全国高等医学教育学会。是中国高等教育学会的团体会员。于1991年12月正式成立，其宗旨是：贯彻党的教育方针和卫生工作方针，通过组织开展高等医学教育科学研究和学术活动，促进中国高等医学教育的改革与发展。

机构组成 中国高等教育学会医学教育专业委员会（简称专委会）主要实行团体会员制，设会员大会、理事会、常务理事会，也有个别个人会员。设顾问、理事长、副理事长、常务理事及理事，由中国医学教育、卫生等管理专家和学者担任，聘请高等医学教育界知名人士或对医学教育有重大贡献的专家担任名誉理事长、顾问和名誉会员。专委会主办了《中国高等医学教育》学术期刊作为会刊。研究范围涉及高等医学教学管理、医学教育科学研究、体育教育、校办产业发展建设、行政管理、中医药学教学管理、高职高专教育、基础医学教育、临床医学教育、麻醉学教育、医学检验教育、护理学教育、儿科医学教育、口腔医学教育、法医学教育、医学影像教育、医学心理学教育、医药教材建设、医学教育期刊、综合大学医学教育、药学教育、医学网络教育、公共卫生教育、全科医学教育、人文艺术教育等。

主要职能 中国高等教育学会医学教育专业委员会根据一个时期中国高等医学教育改革与发展形势所面临的问题、国家教育行政部门对高等医学教育的方针与工作部署、高等医学教育的实际状况等，组织开展全国性的医学教育课题研究和学术活动，为教育行政部门的宏观决策提供参考意见，促进高等医学教育研究

和学术水平的提高，提高医学院校人才培养质量，推动学校管理的科学发展。其基本任务是：①根据教育部关于高等教育的工作方针和中国医药卫生事业发展的需要，结合中国高等医学教育改革和发展中面临的重要理论和现实问题，组织专题研究；承担有关部门委托的医学教育论证工作的研究任务，为国家有关决策提供咨询和建议；组织会员单位就共同关心的重大问题开展协作研究。②接受教育部委托，组织实施高等医药院校教育教学评估。③举办高等医学教育学术会议，开展学术讨论，交流研究成果、改革经验并推广应用。④出版医学教育学术刊物，编辑有关高等医学教育的信息资料。⑤开展医学教育学术国际交流与合作。

（曾 诚）

Zhōnghuá Yīxuéhuì Yīxué Jiàoyù Fēnhuì

中华医学会医学教育分会（Chinese Medical Association Education Branch，CMAEB）

隶属中华医学会负责医学教育的学术分支机构。1978年改革开放以后，中国医学教育开始恢复和逐步发展起来，医学教育研究日益受到政府和医学院校的重视，发展较快。到80年代初，在全国范围内已创办发行了学术性刊物《医学教育》和情报性刊物《国外医学·医学教育分册》，不少医学院校建立了专门的研究机构，出版了医学教育内部刊物，与国外医学教育界开展了学术交流。为团结医学教育工作者，开展研究工作，促进医学教育事业发展，经中华医学会同意，筹备中华医学会医学教育分会。1981年5月，在四川医学院举行了医学教育学术会议，会议讨论并通过了中华

医学会医学教育分会筹备委员会人选。1984 年 2 月，中国科学技术协会批复中华医学会，同意成立医学教育专业委员会。中华医学会医学教育分会的宗旨是：团结和依靠全国医学教育工作者，坚持实事求是的科学态度，开展医学教育研究和学术交流，为促进中国医学教育的改革和发展，更好地满足人民的健康需求作出贡献。

机构组成　根据中华医学会章程有关精神和学会宗旨，中华医学会医学教育分会设置了学会秘书处、学术部、培训部和青年委员会等内部机构。学会秘书处为常设办事机构，秘书处办公室分别设在北京大学医学部医学教育研究所和首都医科大学医学教育研究所内。学会举办有《中华医学教育杂志》学术期刊（原名《医学教育》）。

主要职能　中华医学会医学教育分会以医学教育学和医学教育管理学为学术活动的学科基础，搭建医学教育与医学教育管理学的学科建设和学术交流平台，以追求医学教育和医学教育管理的学术水平为目标。其学术活动覆盖所有层次、各个阶段的医学教育，包括中等医学教育、高等医学教育、留学生医学教育、毕业后医学教育和继续医学教育等。中华医学会医学教育分会的学术活动也覆盖医学教育相关的各类活动。

（曾　诚）

yīxué jiàoyù xuéshù kānwù

医学教育学术刊物（academic journals of medical education）

以刊登学术论文为主的连续性医学教育出版物。一般由医学教育社团组织或医学院校举办，并需要行政主管部门批准。包括公开出版发行和内部编辑的医学教育学术刊物两大类。医学教育学术刊物登载的文献可涉及医学教育所有领域及相关学科，展示医学教育研究领域的成果，其内容主要以原创研究、综述、评论等形式的文章为主，动态消息、资料性文章等为辅。

医学教育学术刊物是随着医学教育改革发展、医学教育研究活动的广泛开展而产生和发展的。国际医学教育学术刊物中，声誉较高、有较大影响的有：《医学教育》（Medical Education）、《医学教师》（Medical Teacher）、1925 年创刊的《医学教育学》（Academic Medicine）、《医药卫生教育进展》（Advances in Health Science Education and Education for Health）、《医学的教与学》（Teaching and Learning in Medicine）、《初级卫生保健教育》（Education for Primary Care）、《循证医学教育指南》（BEME Guide）等。

中国最早的医学教育学术刊物是北京医学院 1981 年创刊的《医学教育》，2006 年更名为《中华医学教育杂志》。开办时间较早、影响范围较广的医学教育学术刊物还有：浙江大学和中国高等教育学会医学教育专业委员会主办的《中国高等医学教育》、重庆医科大学和中华医学会主办的《中华医学教育探索》、北京中医药大学主办《中医教育》、西安交通大学和陕西省医学会主办的《西北医学教育》、天津医学高等专科学校主办的《继续医学教育》、中国药科大学和中国医药教育协会主办的《药学教育》等。此外，不少医学院校还编辑了经批准出版的医学教育内部刊物。

医学教育学术刊物设置的主要栏目一般有：教育理论、医学教学方法、课程、教育教学评价、医学教育管理、毕业后医学教育、继续医学教育、医学与社会、医学与哲学等。医学教育学术刊物成为联结着包括教师、管理人员等医学教育工作者，关心医学教育的社会团体及人士的纽带，发挥着传播医学教育信息、反映医学教育研究动态、推广医学教育教学改革经验及成果的功能。医学教育学术刊物反映医学教育及其研究进展和研究水平，是医学教育工作者及学生进行医学教育学术研究探索和交流的园地，是研究者开展医学教育科学研究的必要支撑条件，是交流医学教育研究学术思想和经验的平台，是医学教育工作者获取医学教育研究信息的重要途径，是将医学教育研究成果转化为人才培养实践的媒介。

（曾　诚）

Zhōngguó Yīxué Jiàoyù Gǎigé Hé Fāzhǎn Gāngyào

中国医学教育改革和发展纲要（outline for medical education reform and development in China）

中国医学教育改革和发展的纲领性文件。是指导医学教育进行规模、布局、层次、结构调整的依据。其基本精神，对医学教育的发展具有长期指导作用。

为贯彻实施"科教兴国"战略，推动医学教育的改革和发展，卫生部和教育部于 1999 年初组织了"2001～2015 年中国医学教育改革与发展规划研究"课题组。该课题组通过对卫生服务需求与卫生服务改革、卫生人力现状分析与发展预测、医学教育现状评价与发展趋势等三个方面的调查研究，收集并分析了大量有价值的资料，对医学教育的改革和发展提出了系统全面的政策建议，拟订了《中国医学教育改革和发展纲要（征求意见稿）》。经广泛征求意见和论证，卫生部、教育部于 2001 年 7 月将《中国医学教育改革和发展纲要》颁发全国贯彻实施。

该项研究的特点是：教育与卫生主管部门共同组织，密切配合，统一部署，科学安排；领导部门、医学院校、用人单位共同承担调研任务，组成了分工明确、结构优化的研究队伍；形成了以卫生服务需求为目标，以卫生人力发展为基础，引导医学教育改革与发展的科学系统的研究思路；采用了分析资料与实地调研相结合、书面调查与专家论证相结合、回顾性研究与前瞻性研究相结合、定性研究与定量研究相结合的研究方法；既注重全国性的总体研究，又注重不同经济社会状况的地域性研究，使研究结果更具科学性和实用性。

《中国医学教育改革和发展纲要》的内容包括医学教育面临的形势、医学教育改革与发展的指导思想和方针、医学教育改革与发展的目标、调整规模和结构、深化医学教育改革、完善医学教育体系、加快为农村培养人才、拓宽筹资渠道、改善办学条件、加强党和政府对医学教育的领导等八个部分。

《中国医学教育改革和发展纲要》颁发后，各地卫生和教育行政主管部门及医学院校积极贯彻落实，取得了显著成效，有力地推动了中国医学教育的改革和发展。

（文历阳）

Zhōngguó yīxué yuànxiào tǒngkǎo

中国医学院校统考（national final examination of China medical colleges and universities）

1982 年开始卫生部组织的对全国部分医学院校自愿参加的应届医科毕业生统一考试。为逐步建立国家医学考试制度探索考试方法，不断提高教学质量，推动医学教育研究工作的深入开展，1982 年 11 月，卫生部组织了 13 所高等医学院校的医学专业应届毕业生，对内科学、外科学、儿科学、妇产科学四门临床专业课进行了统一考试。以后，又连续举办了三年。1986 年停止举办。

1982 年 1 月在西安召开的卫生部部属医学院校工作会议决定组织部分高等医学院校毕业生统考。1982 年 3 月在上海由卫生部科技教育司召开了有关统考工作的专题会议，对统考工作进行了布置。决定采用多选题题型进行考试。会议制订了统考命题方案及工作进程，确定这次统考范围包括内科学（含传染科、神经科、精神科）、外科学、儿科学（含新生儿及小儿传染病）、妇产科学。各学科命题范围仅限于教学大纲中规定的要求学生掌握的内容和部分熟悉的内容，并适当地联系基础医学知识和预防医学知识。试题共为 200 道，分两类，其中第一类 160 题属知识记忆和理解部分，第二类 40 题属知识的应用部分。考题选用 A、B、C、K 四种题型。

鉴于当时中国医学院校广大师生对多选题题型还比较生疏，同年 7 月在长春举办了医学多选题考试工作讲习班，学习出题原则和方法，培训了一批熟悉多选题考试的教师；同年 9 月在昆明由卫生部科技教育司召开了试题审定会，对各校选送来的 4 300 余道考题分科进行了审定，将审定合格的考题存入题库。

统考前，由卫生部科技教育司按命题方案，采取随机抽样的方法从各科的备用试题中按比例组合正式试题。考试时采取院校间交叉监考的方法，临考前由监考教师取题，在考场当众启封。考试结束，由监考院校按标准答案进行评卷，应试者所在院校负责核对，最后将考生答卷送交卫生部。1982 年 12 月和 1983 年 4 月，卫生部科技教育司分别在上海和北京两次召开统考成绩统计分析会议。会后将全部资料编辑成《1982 年部分医学院校医学专业应届毕业生试行业务统考统计分析资料》。

1982 年卫生部实施的医学院校统考，引起了各医学院校的重视，1982 年有 13 所医学院校参加，1983 年 44 所，1984 年 46 所，参加统考的院校不断加强备考工作力度。统考成绩从一个侧面反映了教学质量，是评价教学质量的一个较好形式，促进了各校确立教学为主的思想和教师队伍的建设，对于医学教育质量的提高起到了一定的推动作用，但是由于曾一度按统考平均成绩作为学校教学质量排列名次，冲击了学校正常教学秩序，影响临床实习。1985 年开始调整，把统考时间安排在临床实习前进行。

1982 年第一次统考以后，统考办公室在学校领导干部、教师和学生 665 人中征求意见，对实行统考的必要性进行调查，结果是 83.3% 赞成，10.7% 反对，6% 未表态，其中高分组学生赞成百分比高于低分组学生，干部与教师反对者基本相同。1986 年停止统考。以后对 89 级毕业班 197 名学生又进行一次抽样调查，67.5% 学生不希望参加统考，73.6% 学生也不同意把业务统考分成基础医学和临床医学两次进行，即使由国家发给及格证书，

45.7%的学生也不愿参加。在医学院校统一考试取得经验的基础上，卫生部于1985年成立国家医学考试中心，旨在建立起各学科的考试程序、命题标准、统一的技能考试标准和医德考核鉴定要求，为国家实行医师资格考试制度做准备。

(孙宝志)

quánguó yīxué jiàoyù huìyì

全国医学教育会议 （national conference for medical education）

改革开放以来，以医学教育为主题的全国性会议主要有3次，1990年和2008年全国医学教育会议，2011年全国医学教育改革工作会议，这三次会议分别围绕着当时卫生事业发展对医学人才的需求和医学教育领域的热点、难点，进行经验交流和讨论，对重点工作任务进行部署。三次全国性会议对于及时把握医学教育的方向，形成共识，加强宏观管理，推动医学教育和卫生事业的改革与发展，起到重要作用。

1990年全国医学教育会议

20世纪90年代初，中国农村卫生事业快速发展，但医学教育发展缓慢，人才培养能力严重不足。为了实现中国政府向世界卫生组织承诺的"人人享有初级卫生保健"的目标，加快农村卫生技术人才的培养，卫生部于1990年11月19~21日在北京召开全国医学教育工作会议，会议主题是进一步加强农村卫生技术人才培养，为实现初级卫生保健提供人才基础。

会议分析了中国农村卫生人才队伍建设现状，主要存在数量不足、学历层次低、队伍不稳定、人力资源分布不均衡、缺少配套政策措施等问题。会议明确提出，要多形式、多层次发展医学教育，争取2000年达到全国平均每千人口一名医师的目标；根据当时的实际情况，提出积极发展高等医学专科教育，重点为农村基层培养医学人才；会议交流了各地为农村培养医学人才进行改革的做法和经验。对于各地采取的改革措施，如定向招生定向分配、高等学校举办校外专科班、改革教学内容适应农村需要、加强乡村医生培养、制定特殊政策激励和稳定农村卫生技术队伍等，给予充分肯定。与会代表深受启发，形成了共识。会议要求，卫生行政部门要加强对农村卫生人才培养工作的领导，积极争取各级政府加大医学教育投入，协调有关部门深化医学教育改革，更好适应农村卫生事业发展的需要。会后卫生部印发了《关于进一步加强农村卫生技术队伍建设的意见》。

2008年全国医学教育工作会议

进入21世纪后，随着国家经济和社会的发展，医学院校的招生规模不断扩大，教育的层次结构和培养质量与卫生事业的改革发展不相适应，迫切需要加强管理、深化改革。2008年2月28~29日，卫生部和教育部在北京联合召开全国医学教育工作会议。会议主题是：深入贯彻党的十七大精神，加强医学教育与卫生需求的结合，以提高教育质量为核心，深化改革，规范管理，努力建设医学教育强国，促进"人人享有基本医疗卫生服务"重大战略目标的实现，为提高全民健康水平服务。

会议强调，中国正在举办世界最大规模的医学教育，要从医学教育大国变为医学教育强国，提高教育质量刻不容缓，要坚持用科学发展观统领医学教育的改革与发展；卫生人才培养要以卫生事业改革和发展的需求为导向，调整医学教育的层次结构，建立健全卫生人才培养体系和保障机制，要围绕教育、培训、准入、稳定等关键环节，探索建立农村卫生人员培训的长效机制，要在政策导向和资金、项目安排上对农村卫生人才培养给予倾斜；要健全和完善社区卫生人才培养体系，稳定社区卫生人才队伍，争取在三年内使所有城市社区卫生技术人员达到相应的岗位执业要求。全国各省区市都要开展全科医师的规范化培训，逐步建立全科医师规范化培训制度；要促进公共卫生、护士等其他人才培养的均衡发展；要做好住院医师、专科医师培训试点和继续医学教育工作，重视并加强中医药学教育，积极开展医学教育国际交流合作。会后，教育部、卫生部相继联合印发了《关于加强医学教育工作提高医学教育质量的若干意见》《关于医学教育临床实践管理暂行规定》《关于加强继续医学教育工作的若干意见》等一系列宏观指导文件。

2011年全国医学教育改革工作会议

随着医疗卫生改革工作的深入，医学人才培养的基础作用日益突出。为适应新的形势，卫生部和教育部于2011年12月6日，在北京联合召开全国医学教育改革工作会议。会议主要任务是贯彻落实国家教育规划纲要，推进医学教育综合改革，全面提高医学教育质量，为医药卫生体制改革和医药卫生事业发展提供坚实的人才保证和强力支持。

会议强调，要遵循医学教育规律，落实教育规划纲要，服务医药卫生体制改革，开创医学教育发展新局面；要以全科医师培养为重点，加快培养高质量医药卫生人才，为提高全民健康水平提供有力保障。会议对推进医学教育综合改革、加强全科医师培养、加强医师职业精神和实践能力培养；全面提高医学教育质量等问题进行了工作部署。

会后下发了《关于实施临床医学教育综合改革的若干意见》《关于建立全科医生制度的指导意见》《关于建立住院医师规范化培训制度的指导意见》等宏观指导文件。

（贾明艳　解江林）

索　引

条 目 标 题 汉 字 笔 画 索 引

说　明

一、本索引供读者按条目标题的汉字笔画查检条目。

二、条目标题按第一字的笔画由少到多的顺序排列，按画数和起笔笔形横（一）、竖（丨）、撇（丿）、点（丶）、折（乛，包括丁乚𠃌等）的顺序排列。笔画数和起笔笔形相同的字，按字形结构排列，先左右形字，再上下形字，后整体字。第一字相同的，依次按后面各字的笔画数和起笔笔形顺序排列。

三、以拉丁字母、希腊字母和阿拉伯数字、罗马数字开头的条目标题，依次排在汉字条目标题的后面。

五 画

六 画

十　画

条 目 外 文 标 题 索 引

内 容 索 引

C

G

H

J

W

X

拉丁字母

本卷主要编辑、出版人员

执行总编　谢　阳

责任编审　解江林　彭南燕

责任编辑　郭广亮

文字编辑　解江林　郭广亮

索引编辑　张　安

名词术语编辑　郭广亮

汉语拼音编辑　王　颖

外文编辑　顾良军　郭广亮

参见编辑　郭广亮

责任校对　李爱平

责任印制　姜文祥

装帧设计　雅昌设计中心·北京